<u>Gedeon</u>
Empirische Heilmethoden
in der Allgemeinmedizin

Empirische Heilmethoden in der Allgemeinmedizin

Eine Einführung in die biologische Medizin

Von Dr. med. Wolfgang Gedeon

Mit 61 Abbildungen und 5 Tabellen

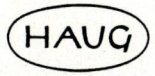

Karl F. Haug Verlag · Heidelberg

CIP-Kurztitelaufnahme der Deutschen Bibliothek

Gedeon, Wolfgang:
Empirische Heilmethoden in der Allgemeinmedizin : e. Einf. in d. biolog. Medizin / von
Wolfgang Gedeon. – Heidelberg : Haug, 1986.
ISBN 3-7760-0915-2

Herstellerische Betreuung: Axel Treiber

Verlags-Nr. 8660 · ISBN 3-7760-0915-2

Satz: Hagedornsatz, 1000 Berlin 46

Druck und Verarbeitung: Konkordia Druck GmbH, 7580 Bühl/Baden

Dieses Buch ist meinen Eltern gewidmet.

Inhalt

Einleitung

Immer mehr Ärzte erkennen, daß ein langes Medizinstudium und auch langjährige Krankenhauserfahrung sie nicht befähigen, die in der Allgemeinpraxis auftauchenden Krankheitsbilder zufriedenstellend zu behandeln, daß sie mit der klinischen Medizin sozusagen nur auf einem Bein stehen.

An sie wende ich mich, wenn ich mit diesem Buch einen Überblick über verschiedene in der Klinik nicht praktizierte und dort auch weitgehend unbekannte Heilmethoden gebe. Diese Methoden – zum Teil aus alter ärztlicher Tradition und zu Unrecht vergessen, zum Teil aus dem Bereich der Erfahrungsheilkunde und Volksmedizin, zum Teil auch neueren Ursprungs, inauguriert von avantgardistischen Praxispionieren – diese Methoden können vielfach gerade da ansetzen, wo die Insuffizienz der klinischen Medizin am größten ist. Sie können also, um beim Bild zu bleiben, den Arzt in der Praxis auf zwei Beine stellen. Hierin soll der praktische Wert dieses Buches liegen: Die verschiedenen Methoden werden orientierend dargestellt, eine erste Anleitung und Einführung werden gegeben sowie Hinweise auf eventuelle Monografien, selbstverständlich ohne den Anspruch, diese ersetzen zu wollen.

Darüber hinaus will ich nicht nur einen Überblick, sondern eine Synopsis geben. Synopsis bedeutet Zusammenschau, Ordnung, Einordnung, Wertung, Darstellung des einigenden geistigen Bandes und der zugrundeliegenden Philosophie des Systems.

Dies sei der theoretische Wert des Buches! Hier wende ich mich auch an die Ärzte, die schon Erfahrungen mit einzelnen Methoden haben. Wohl gibt es zum Teil gute Monografien über Akupunktur, Neuraltherapie usw., auch synoptische Darstellungen aus theoretischer Sicht, z. B. durch den Pathologen *Pischinger* und durch den Biophysiker *Popp*. Es fehlt aber eine synoptische Darstellung aus dem Blickwinkel der Allgemeinpraxis. Und gerade dieser Blickwinkel ist für die Medizin der entscheidende!

Somit soll hier der Versuch gemacht werden, die verschiedenen biologischen Heilmethoden auf der Grundlage einer Zusammenschau von Zellularpathologie, Humoralpathologie und erweiterter Neuralpathologie einzuordnen und zu werten.

Wie in der klinischen Medizin haben wir auch bei den biologischen Therapeuten eine Tendenz zur zentrifugalen Aufsplitterung in Spezial-

11

und Ultraspezialgebiete: Die einen machen nur noch Elektroakupunktur, die anderen klassische Homöopathie, wieder andere spezialisieren sich extensiv auf die Neuraltherapie, beherrschen hier die ausgefallensten Injektionstechniken, die Indikationen für andere Methoden sind ihnen dagegen oft nicht geläufig. Bei aller Notwendigkeit einzelner Spezialpraxen mit therapeutischer Monostruktur ist es heute wichtiger, die verschiedenen empirischen Methoden zu einem System zu integrieren. Wenn man ein klares theoretisches Konzept hat, kann man zielgerichtet die jeweiligen Heilverfahren da einsetzen, wo sie ihre Stärken haben, kann man mit solch einem Kombinationssystem wesentlich effizienter behandeln als mit einem Monosystem. In der Breite, d. h. für das Gros der Patienten, ist die Kombinationstherapie der Monotherapie überlegen, was vor allem in der Kassenpraxis relevant ist. Denn hier ist das Häufige häufig und das Seltene selten.

Es geht also nicht nur um die Kombination einzelner sogenannter Außenseiterverfahren mit der klinischen Medizin, sondern auch um die sinnvolle Kombination der verschiedenen Außenseiterverfahren untereinander.

Ein paar Worte zu den verschiedenen Begriffen, unter denen die hier behandelten Methoden firmieren:

Der geläufigste Begriff ist *„alternative Heilverfahren"*: Wenn z. B. ein Infekt homöopathisch behandelt wird anstatt antibiotisch, dann ist hier die Homöopathie eine Alternative zur klinischen Medizin. Es gibt jedoch Befürchtungen, man könne mit der Bezeichnung „alternativ" zu sehr in eine politische Pauschaleinordnung geraten. Außerdem handelt es sich in vielen Fällen um eine *Ergänzung* des therapeutischen Spektrums der klinischen Medizin, weswegen von verschiedener Seite der Begriff *„komplementär"* vorgeschlagen worden ist. Auch dieser Begriff ist, wenn man ihn auf das ganze System ausdehnt, nur teilrichtig, da ja ein Teil der Methoden eine echte *Alternative* darstellen.

Ein weiterer Begriff ist *„Erfahrungsheilkunde"*, wobei Erfahrungswissen als relativer Gegensatz zu wissenschaftlich fundiertem und theoretisch abgesichertem Wissen verstanden wird. Wer aber die Methoden der klinischen Medizin, vor allem in der Therapie, kritisch betrachtet, wird feststellen: Auch hier wird vorwiegend Erfahrungsheilkunde betrieben. Im weiteren Sinn kann Medizin überhaupt nur als Erfahrungsheilkunde betrieben werden.

Auch der Begriff *„Naturheilverfahren"* ist nur relativ richtig, da er im wesentlichen mit den klassischen Methoden von *Kneipp* belegt ist.

Verfahren wie Ozon-, Neural-, Frischzellen-Therapie u. ä. basieren zwar auf natürlichen Regulationsmechanismen des Organismus, entsprechen aber längst nicht mehr dem Ideal der natürlichen Heilmittel Luft, Licht, Wasser und Ernährung.

Die Begriffe *«nichtklinische»* oder *«außerklinische»* Heilmethoden sind nichtssagend, weil sie nur eine Negation darstellen, ohne den Inhalt positiv zu präzisieren.

Der Begriff *„Außenseitermedizin"* ist auch nicht mehr zutreffend, da dieser Sektor heute in der Gesamtmedizin schon einen zu breiten Raum einnimmt, als daß man noch von Außenseitertum sprechen könnte.

Der passendste Begriff ist für mich *„biologische Medizin"*. Inwiefern er die betreffenden Methoden am besten charakterisiert, wird noch ausgeführt. [¹]

An welchen Kriterien habe ich mich bei der Auswahl der hier vorgestellten Heilweisen orientiert:
● an der relativen Bewährtheit
● an der Erlernbarkeit
● an der Praktikabilität, bezogen auf die allgemeine Kassenpraxis.

Mit *„relativ bewährt"* meine ich natürlich keine Doppelblindstudien.

Die gibt es über fast keine der betreffenden Methoden; übrigens auch nicht über die meisten in der klinischen Medizin angewandten Verfahren. Auf die grundsätzliche Insuffizienz dieses Prüfungsstandards wird noch eingehend eingegangen.

Nein, unter „relativ bewährt" meine ich im wesentlichen den Verbreitungsgrad einer Methode. Es sollen also schon eine breitere Erfahrung vorliegen, schriftliche Ergebnisse oder auch einfache Statistiken. Methoden, die nur eine sehr geringe Verbreitung haben, nur im engen Umkreis des Inaugurators betrieben werden, werden nicht näher behandelt. D. h. nicht, daß man sie nicht vielleicht später einmal zu den „relativ bewährten" Methoden wird zählen können, heißt auch nicht, daß einzelne Ärzte nicht schon weitere Erfahrungen damit sammeln sollten.

Der Verbreitungsgrad einer Methode ist ein *relativer* Gradmesser der Objektivität: An einer Methode, die sich über einen längeren Zeitraum hält, muß irgend etwas dran sein. Sie muß zumindest einem bestimmten Teil der Patienten helfen. Es gilt dann eben herauszufinden, bei welchen Patienten dies der Fall ist. Sicherlich können auch völlig untaugliche Methoden eine kurze Blütezeit erleben, aber in der Regel nur eine kurze von maximal einigen Jahren. Solche Fälle haben wir ja in der klinischen Medizin laufend.

„Relativ bewährt" heißt also: eine Methode wird in mehreren Praxen und schon mehr als einige Jahre betrieben, und es gibt Literatur über sie.

Das Kriterium *„Erlernbarkeit"* bedeutet, daß eine Methode vom durchschnittlich ausgebildeten Arzt, der schon in einer Praxis tätig ist, vom zeitlichen Aufwand her erlernbar ist und keine besonderen medialen oder sonstigen nichtrationalen Fähigkeiten vorausgesetzt werden (wie dies z. B. bei der Radiästhesie der Fall ist). Besonders subjektive Methoden, wie z. B. die Pulsdiagnostik, werden deshalb weggelassen, da hier die Reproduzierbarkeit der Ergebnisse besonders gering ist.

Unter *„Praktikabilität"* verstehe ich, daß eine Methode vom zeitlichen und finanziellen Aufwand her unter den Bedingungen der Kassenpraxis durchführbar ist. Freilich ist die unmittelbare Erstattung durch gesetzliche oder private Krankenkassen nicht unbedingt die Voraussetzung zur Auswahl. Denn die Krankenkassen richten sich ja im wesentlichen nach universitären Gutachten, nur in Ausnahmefällen wird dieses Prinzip durchbrochen. Bezüglich der Abrechnungsfähigkeit besteht also eine Ambivalenz: ein Teil der Leistungen kann über Krankenschein abgerechnet werden, ein anderer Teil der Leistungen wird als Privatleistung neben der Kassenleistung erbracht.

Ist dieses Buch nun wissenschaftlich?

Ja und nein. Die Universität versucht heute, Wissenschaft zu monopolisieren und unausgesprochen der Einzelpraxis die Legitimation zu wissenschaftlicher Arbeit abzusprechen. Insofern sie den Wissenschaftsbegriff auf experimentelles und statistisches Vorgehen reduziert, was einen großen institutionellen Apparat voraussetzt (Labors, Biometriker, Apparate, Geld!) hat sie natürlich recht. Aber ist diese Reduktion gerechtfertigt?

Ich denke nein! Logisches, bio-logisches, psycho-logisches, philosophisches Denken ist immer noch die entscheidende Quelle von Wissen, somit der entscheidende Faktor einer Wissenschaft, die wirklich Wissen schafft. Andererseits haben Experimente, Statistiken usw. mehr oder weniger affirmativen Charakter, sind im Prinzip unkreativ und nur ein Hilfsmittel für die Erkenntnis.

Außerdem hat jeder Arzt in seiner Praxis ein ständiges Experimentierfeld, womit ich nicht irgendwelche besonderen Praxisversuche meine, sondern jede Therapie, die ein gewisses individuelles Experiment darstellt.

Man sollte also das Modell in Frage stellen, wonach die hohe Institution die Forschung betreibt, deren Ergebnisse dann in den Praxen lediglich konsumiert werden; ebenso die Usurpation des Begriffs „Wissenschaft" im ausschließlichen Sinne durch die Universität. Gerade das gründliche Durchdenken von Problemen, das auch das Infragestellen von Axiomen impliziert, ist in der Institutionsungebundenheit der freien Praxis wesentlich besser möglich und auch weiter verbreitet als in der immer stärker formierten und bürokratisierten Universität und den ihr anhängenden Kliniken. [2]

Es stellt sich die Frage, inwieweit man als Einzelarzt eine solche Fülle von verschiedenen Methoden kompetent überschauen kann. Sicher können Details der einzelnen Methoden durch Einzelspezialisten besser dargestellt werden. Die Wertigkeit der Einzelmethode im Gesamtkonzept zu beurteilen, ja erst überhaupt die einzelnen Methoden zu einem Gesamtkonzept zu verbinden, dies kann nicht von einem Autorenteam, sondern nur vom einzelnen Arzt geleistet werden! Er muß ja, wenn er verschiedene Methoden anwendet, tagtäglich in seiner Praxis die Zusammenschau leisten, wobei die meisten freilich dies vorwiegend intuitiv tun und sich nicht rational darüber Rechenschaft ablegen, warum beim einen mehr mit homöopathischen Mitteln oder Neuraltherapie und beim andern mehr mit Ernährungsmaßnahmen und Ozontherapie ein Erfolg zu erwarten ist. Dabei kommt dem Allgemeinmediziner in der Kassenpraxis eine besondere Kompetenz zu, die Wertigkeit verschiedener Heilverfahren zu beurteilen. Denn im Gegensatz zu Kliniken, auch im Gegensatz zu speziellen Privatpraxen, hat man hier ein völlig ungefiltertes Patientengut, das in seinem Verhalten und Ansprechen auf Therapien am charakteristischsten für die Gesamtpopulation ist.

Meines Erachtens spielt die Praxis für die Erneuerung der Gesamtmedizin die entscheidende Rolle. Man sollte hier ruhig mehr Selbstbewußtsein zeigen und aufhören, ständig um die Gunst der Universitätsanerkennung zu buhlen. Dies ist nicht nur unwürdig, sondern führt auch zu nichts, allenfalls zu faulen Kompromissen.

Man sollte vielmehr die Einseitigkeit des klinischen Konzepts und sein Versagen in weiten Bereichen der Medizin aufzeigen und die eigenen Erfahrungen systematisch und ohne blauäugige Gläubigkeit sammeln und vertiefen! Es gilt, der Praxis in weiten Bereichen ein eigenes medizinisches Gesicht zu geben und den immer noch bestehenden Anspruch der Universitätsmedizin auf Richtlinienkompetenz für die Praxis zu unterlaufen. Natürlich geht es dabei nicht um die pauschale Negation der klinischen Medizin, wie sie von manchen Laien dümmlich betrieben wird. In der Allgemeinpraxis aber spielt sie nicht mehr die entscheidende Rolle. Hier muß sie eingeordnet werden in das umfassendere Konzept einer neuen biologisch orientierten Allgemeinmedizin.

1. KAPITEL

Die Medizin zwischen Natur- und Geisteswissenschaften

Um die Wertigkeit der biologischen Medizin in der Gesamtmedizin und insbesondere auch ihre Grenzen zu verstehen, möchte ich zunächst in einem philosophischen Exkurs den ontologischen und erkenntnistheoretischen Rahmen dieser Arbeit abstecken.

Ontologisch können wir, wie dies viele philosophische Systeme tun, vier Seinsebenen unterscheiden:

- eine anorganische Seinsschicht (sie entspricht dem Element Erde) [3],
- eine organische Seinsschicht (sie entspricht dem Element Wasser),
- eine psychische Seinsschicht (Gedanken und Emotionen, sie entspricht dem Element Luft),
- eine spirituelle, geistige Seinsschicht (sie entspricht dem Element Feuer).

Wir haben dabei ein Spektrum vom Grobstofflichen (Anorganischen) zum Feinstofflichen (Geistigen). Freilich stehen diese vier Seinsebenen nicht nebeneinander oder übereinander, vielmehr durchdringen die feinstofflicheren Ebenen die grobstofflichen, oder anders ausgedrückt: Die grobstofflichen sind die Erscheinung, die feinstofflichen das Wesen.

Es gibt nun verschiedene Möglichkeiten, die Wirklichkeit zu erfassen.

Die alten Weisheitslehren der Menschheit gehen zu Recht davon aus, daß die Welt mit dem Verstand nur sehr unvollkommen erfaßt werden kann; denn die Arbeit des Verstandes setzt eine Trennung von erkennendem Subjekt und erkennbarem Objekt voraus. Wahre Wahrnehmung des Wirklichen aber bedeutet Erleben der Einheit von Subjekt und Objekt, bedeutet Einswerden mit dem Kosmos. Daß diese uralten Gedanken wieder modern und hoffähig im Sinne unseres naturwissenschaftlich bestimmten Zeitalters sind, verdanken wir der modernen Physik: Um ein System zu beobachten, muß man es zuerst beobachtbar machen, oder mit anderen Worten: Jede Beobachtung bedeutet ein Verändern dessen, was man beobachtet. Diese Schlußfolgerung (sogenannte Kopenhagener Deutung) ziehen *Heisenberg, Bohr* und andere aus den Phänomenen der Quantenphysik. Sie bedeutet eine grundsätzliche Infragestellung der axiomatischen kartesianischen Zweiteilung in res cogitans und res extensa, entsprechend den Begriffen Subjekt und Objekt.

Ausgangspunkt für die Kopenhagener Deutung war die Widersprüchlichkeit, die bei der physikalischen Interpretation des Lichts aufgetreten ist: Bekanntlich verhält sich Licht je nach Versuchsordnung mal als Teilchen (also korpuskular), mal als Welle. Wir können nicht sagen, was Licht wirklich ist. Wir können nur sagen, wie es sich unter bestimmten Bedingungen verhält. Dies bedeutet, die Widersprüchlichkeit als Grundprinzip des Seienden zu akzeptieren und damit Verstand und Logik zu relativieren, die auf einem System der Widerspruchsfreiheit axiomatisch gebaut sind. Mit anderen Worten: Mit logischem, rationalem, d.h. widerspruchsfreiem Denken allein läßt sich die Wirklichkeit nur teilweise erfassen, da diese im Prinzip widerspruchsvoll ist.

Wir können also grob unterscheiden zwischen einer rationalen und einer nichtrationalen oder transrationalen Wahrnehmung der Wirklichkeit (z. B. in der Meditation, in der Kunst, in der Religion usw.). Bei der rationalen Wahrnehmungsweise können wir wieder unterscheiden zwischen einer *naturwissenschaftlich experimentellen* und einer *geisteswissenschaftlich philosophischen*. Die naturwissenschaftliche Methode können wir mit den Begriffen *induktiv, analytisch, kausal und experimentell* charakterisieren, die geisteswissenschaftliche mit den Begriffen *deduktiv, synthetisch, teleologisch, dialektisch*.

Induktiv heißt vom Einzelnen zum Allgemeinen gehen, wobei man natürlich nie alle Einzelheiten erfassen kann und von daher ein Extrapolieren erforderlich ist, um zum Ganzen zu kommen. In diesem Sinne bildet die Naturwissenschaft *Theorien,* die ihre Einzelergebnisse zum System zusammenfügen sollen.

Die Geisteswissenschaft hingegen geht davon aus, daß das Ganze immer mehr als die Summe der Einzelteile ist und daß die Gesetzmäßigkeiten des Ganzen primär intuitiv zu erfassen sind. Von dieser intuitiven Ganzheitsschau leitet man dann auch Erkenntnisse für konkrete Einzelprobleme ab. Statt des Experiments in der Natur, in der Materie, experimentiert man in Gedanken oder im Streitgespräch (siehe z. B. die Dialektik des *Sokrates*).

Kausales Denken beschränkt sich darauf, die Gegenwart aus der Vergangenheit zu erklären. Teleologisches Denken erklärt die Gegenwart aus der Zukunft, unterstellt also einen Zweck, eine Absicht oder besser ausgedrückt: einen Sinn der Entwicklung, fernab vom Zufall.

Experimentelles Vorgehen setzt nach *Galilei* Isolierbarkeit des Systems, Reproduzierbarkeit und Quantifizierbarkeit voraus. Diese Bedingungen sind im Anorganischen cum grano salis, je mehr wir ins Organische, also ins Biologische, gehen, desto weniger realisierbar.

Denn Bios, Leben, bedeutet immer komplexer werdende Individualität und Einmaligkeit in der Zeit. Also mit je höheren Lebewesen wir uns befassen, desto weniger können wir reproduzierbare Ergebnisse bekommen.

Außerdem bedeutet jedes Quantifizieren einen *qualitativen* Verlust. Nehmen wir als Beispiel einen Wasserfall! Wir können ihn anschauen, unseren Blick in der sprudelnden Gischt verlieren, uns vom brausenden Rauschen betören lassen und das Gefühl der Einheit mit der Natur empfinden. Wir können aber auch die Wassermassen, die in der Zeiteinheit heruntergespült werden, berechnen, die Reibungswiderstände am Stein, die Abnutzung des Gesteins, die Energiegewinnungsmöglichkeiten usw. Quantifizieren und überhaupt naturwissenschaftliches Vorgehen bedeutet also immer Reduzieren der Wirklichkeit.

Solange man dies macht, um bestimmte praktische Erleichterungen im täglichen Leben zu bekommen, und das ist ja die eigentliche Aufgabe der ganzen Technik, ist dies gerechtfertigt. Schlimm wird es aber, wenn dieses reduzierende Vorgehen als Weltanschauung verabsolutiert wird, wenn also jede nicht- oder überrationale Erkenntnisweise geleugnet wird nach dem Motto: Meßbares messen, Nichtmeßbares meßbar machen (soweit noch *Galilei*) und das, was sich nicht meßbar machen läßt, für *unwirklich* erklären.

Pietschmann spricht hier sehr treffend vom „naturwissenschaftlichen Zeitalter" in dem Sinn, daß die Naturwissenschaft weit über die praktischen Belange hinaus, für die sie zuständig wäre, den Platz einer *Ersatzreligion* in unserer Zeit eingenommen hat.

Fassen wir zusammen:

Die philosophische (geisteswissenschaftliche) und die naturwissenschaftliche (experimentelle) Methode sind rationale Methoden, wobei die philosophische zwar weniger exakt, dafür aber umfassender ist, integraler, weniger reduktiv, wenngleich sie gegenüber der transrationalen Wahrnehmung wiederum als reduktiv anzusehen ist. So gesehen steht sie in der Mitte zwischen naturwissenschaftlicher und transrationaler (z. B. religiöser) Weltauffassung.

So sehr sich die philosophische und die naturwissenschaftliche

Methode gegenseitig benötigen und miteinander ergänzen, so ist doch die philosophische die übergeordnete. Denn die rein naturwissenschaftliche Methode erzeugt nur Faktenwissen und kein tieferes Verstehen eines Sachverhalts. Eine Verabsolutierung der naturwissenschaftlichen Methode führt zu einem materialistisch reduzierten, primitiv mechanischen Weltbild, einem totalen *Objektivismus,* in dem auch die Menschen nur noch Objekte sind und mit ihnen entsprechend verfahren wird.

Die Verabsolutierung der philosophischen Methode hingegen führt zu Spekulationismus, Spintisiererei, totalem *Subjektivismus,* d.h. einem Verlust des Realitätsgefühls, im Extrem zum Wahn.

Bezogen auf unsere anfangs erwähnten vier Seinsschichten können wir sagen, daß die philosophische Methode alle vier Seinsschichten erfaßt, jedoch nach unten hin, also zum Anorganischen hin, immer unkompetenter wird. Die naturwissenschaftliche Methode hingegen ist nur in der ersten und teilweise noch in der zweiten kompetent, wobei sie in der zweiten, also der organischen Ebene, bereits teilweise unkompetent wird.

Wo steht nun die Medizin in diesem System? Seit alters her ist sie weder in der geisteswissenschaftlichen, philosophischen Fakultät noch in der naturwissenschaftlichen untergebracht, sondern stellt eine eigene Fakultät an der Universität dar. Dies charakterisiert deutlich ihre *Stellung in der Mitte zwischen Natur- und Geisteswissenschaft.* Wobei heute, dem Zeitgeist gemäß, das Gleichgewicht stark zugunsten der Naturwissenschaft und zuungunsten der Geisteswissenschaft verschoben ist.

Als praktische Wissenschaft steht die Medizin im Leben und ist somit der Komplexität und Widersprüchlichkeit des Lebens unterworfen. Sie muß deshalb rational *und* nichtrational-intuitiv an die Probleme herangehen; oder anders ausgedrückt: Sie steht *in der Mitte zwischen Wissenschaft und Kunst,* weshalb sie zurecht auch als Heil*kunst* bezeichnet wird. Auch hier hat sie heute ihre Mitte verloren, stark zugunsten der Wissenschaft und zuungunsten der Kunst.

Die *klinische Medizin* versteht sich heute ja bewußt als *rein naturwissenschaftliche* Medizin. *B. Naunyn* hat um die Jahrhundertwende gesagt: Die Medizin ist Naturwissenschaft oder sie ist überhaupt nicht. Diese Losung war damals kurzfristig durchaus erfolgbringend, da ein neues Prinzip, die Zellularpathologie, entdeckt und noch nicht annähernd ausgeschöpft war.

Als langfristige Losung mußte sie unweigerlich in die Sackgasse führen! Mit dieser Methode kann man zwar eine Unmenge von

Faktenwissen addieren, niemals aber eine Krankheit von Grund auf verstehen, schon gar nicht den kranken Menschen.

Deshalb forderten die klassischen Ärzte *Hippokrates* und *Paracelsus,* der Arzt müsse gleichzeitig ein Philosoph sein. Ein philosophischer Arzt sei ein „wahrhaft königlicher Mann", so *Hippokrates; Paracelsus* nannte die Philosophie eine der vier „Säulen" seiner Medizin.

Unsere Kliniker und Universitätsmediziner meinen dagegen, natur*philosophisches* Wissen sei primitives Wissen, diene allenfalls als Arbeitshypothese und erst natur*wissenschaftliches* Wissen stelle tatsächliches Wissen dar. Ich stelle dem entgegen: Nur im Gesamtkonzept einer naturphilosophisch ausgerichteten Medizin kann sich auch naturwissenschaftliches Denken fruchtbar entwickeln, d.h., wenn es dem philosophischen Denken untergeordnet ist, und nicht umgekehrt!

Zur Zeit des *Paracelsus* (Abb. 1) hatte die Medizin das letzte Mal die klassische Mitte zwischen Natur- und Geisteswissenschaft. *Paracelsus* war zum einen in der mittelalterlichen Mystik und Religiosität verwurzelt, baute auf den „Säulen" des klassisch-deduktiven Systems der Astrologie sowie der Alchimie, zum andern war er ein heftiger Gegner leerer Spekulationen und der Wegbereiter der naturwissenschaftlichen Methode in der Medizin, indem er „experimenta ac ratio" postulierte und propagierte. Erfahrungsgemäß halten sich solche klassischen Höhen nicht lange Zeit. Schon bald verlieren die Nachfahren die Mitte und geraten in das eine oder andere Extrem. Auf der anderen Seite aber stehen solche Systeme wie ein Leuchtturm in der Geschichte und können für einige Jahrhunderte eine Orientierung geben. Auch in der klinischen Medizin wird noch irgendwie die Bedeutung des *Paracelsus* gesehen, freilich unbewußt und ohne zu wissen, was er im einzelnen vertreten hat: Zahlreiche Kliniken führen seinen Namen, *Paracelsus*-Medaillen werden verteilt usw.

Wenn man die heutige Situation ansieht, muß man feststellen, daß die *geisteswissenschaftliche Komponente in der Medizin völlig unterentwickelt* ist, nicht annähernd adäquat dem gewaltigen Gebäude des naturwissenschaftlichen Bereichs.

Freilich gibt es mehrere geisteswissenschaftliche Ansätze: So hat *Viktor von Weizsäcker,* ausgehend von der Tiefenpsychologie und Psychoanalyse, ein **anthropologisch psychosomatisches Modell** entwickelt, das die Biographie als entscheidenden Faktor für das Verständnis einer Krankheit heranzieht. Von *M. Balint* stammt die Theorie von der

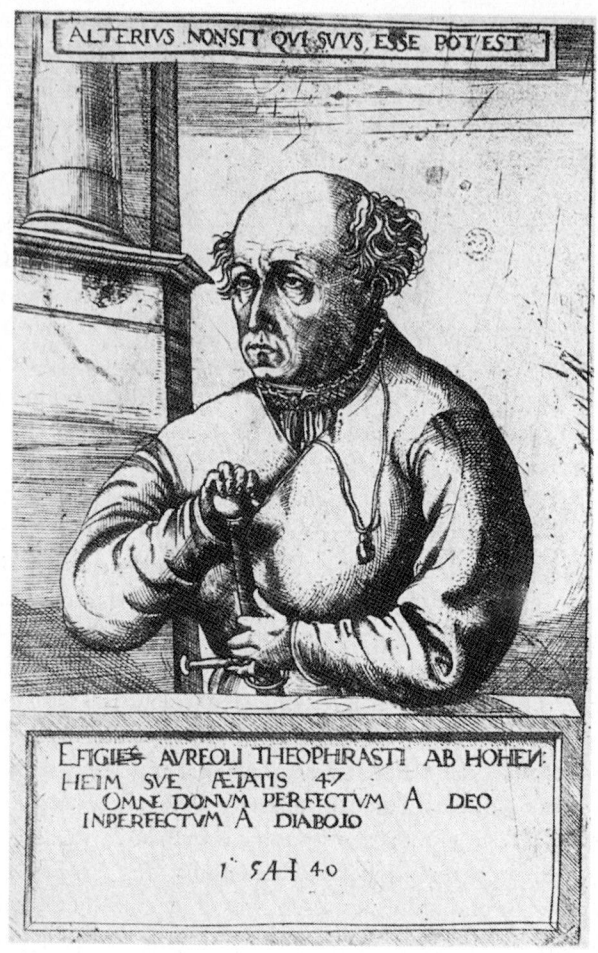

ALTERIVS NONSIT QVI SVVS ESSE POTEST

EFIGIES AVREOLI THEOPHRASTI AB HOHEN:
HEIM SVE ÆTATIS 47
OMNE DONVM PERFECTVM A DEO
INPERFECTVM A DIABOLO

1 5A4 40

Abb. 1: *Paracelsus* (aus *Illustrierte Geschichte der Medizin,* Band 9, Andreas Verlag Salzburg).

psychologischen Wirkung des Arztes als Person *(„Arzt als Droge")*. Diese Vorstellungen sind freilich fragmentarisch, stellen kein abgeschlossenes System dar, es fehlt ihnen der metaphysische Background und die praktische Durchschlagskraft.

Ein metaphysischer Background ist schon eher bei *C. G. Jung* aufgerissen, der auch bewußt auf alte Weisheitslehren des Ostens wie auch des Westens zurückgreift.

Überhaupt können die heute sehr aktuellen **Philosophien des Ostens,** in der Medizin vor allem das Akupunktursystem mit seiner taoistischen Yin-Yang-Lehre, eine naturphilosophische Betrachtungsweise fördern. Man sollte freilich bei der vielfach propagierten Synthese von westlichem und östlichem Weg beim westlichen Weg nicht von seiner einseitig naturwissenschaftlichen Endentwicklung ausgehen, sondern die gesamte klassisch abendländische Philosophie in ihrer Fundamentalität einbeziehen. Vielfach haben gerade die Leute, die sich heute so Hals über Kopf in den östlichen Weg stürzen, wenig von unserer klassischen Tradition von *Sokrates, Platon* bis *Kant, Goethe* usw. mitbekommen. Das Resultat ist dann eine reine Übernahme, das Konsumieren des östlichen Wegs, allenfalls mit ein paar westlichen, naturwissenschaftlichen Ergänzungen.

Neben der psychosomatischen Anthropologie und der taoistischen und auch Yoga-Philosophie des Ostens hat als dritter geisteswissenschaftlicher Faktor die von *Rudolf Steiner* entwickelte **Anthroposophie** an Einfluß gewonnen. Der Versuch, mit geisteswissenschaftlichen Methoden die Medizin zu erweitern, hat hier auch schon praktische Früchte getragen, z. B. in der *Iscadortherapie* bei Krebs, die sich immer größerer Verbreitung erfreut.

Um das geisteswissenschaftliche Prinzip in der Medizin jedoch entscheidend zu stärken, erscheint mir wesentlich, **die paracelsische Medizin** in ihrer Mehrdimensionalität wiederzuentdecken, vor allem die vier paracelsischen „Säulen" zeitgemäß weiterzuentwickeln. [4]

Ich möchte hierauf nicht weiter eingehen, da dies den thematischen Rahmen dieses Buches sprengen würde. Dieser konzentriert sich auf *die beiden ersten Seinsebenen,* befaßt sich hier insbesondere mit dem Ungleichgewicht innerhalb der naturwissenschaftlichen Methodik in der Medizin: Ist doch hier das kausal-mechanische, vor allem am Anorganischen orientierte Denken stark dominant gegenüber dem primär am Organischen ansetzenden biologischen Denken!

Um die Synthese zu einer wahrhaft neuen klassischen Medizin zu erreichen, bedarf es zum einen der Korrektur dieses letzteren Ungleichgewichts – einer Aufgabe, zu deren Lösung ich mit diesem Buch beitragen will; zum anderen aber der eben aufgezeigten Stärkung des geisteswissenschaftlichen Prinzips – das ist die größere Aufgabe der kommenden Jahre!

Die psychische und spirituelle Ebene wird in diesem Buch also bewußt ausgeklammert (wenngleich sie in den verschiedenen Kapiteln zwischen den Zeilen immer wieder mitschwingt!). Doch seien hier noch **ein paar Worte zur sogenannten Psychosomatik** gesagt!

Der Begriff „psychosomatisch" wird heute sehr undifferenziert verwendet: Da, wo man mit der klinischen Medizin am Ende ist, wird einfach von „psychosomatischer Krankheit" gesprochen. Dies ist oft irreführend, mitunter auch gefährlich. *Perger (157)* schlägt hier eine sehr realistische Unterscheidung folgender Art vor:

1. *echte psycho-somatische Krankheiten,* wo seelische Komplexe, Ängste, Belastungen usw. körperliche Krankheiten induzieren.

2. *unechte psycho-somatische Krankheiten,* wo das Psychische nur als Anlaß bzw. Auslöser für eine in Wirklichkeit primär körperliche Krankheit fungiert.

3. *somato-psychische Krankheiten,* die primär organisch sind, aber eine sekundäre psychische Symptomatik haben.

Diese Unterscheidung ist im wesentlichen von *praktischer* Bedeutung für unsere Therapie: Müssen wir mehr auf psychologischer oder mehr auf medizinisch organischer Ebene wirken?

Wie das Verhältnis zwischen Seele und Körper dagegen *wirklich* ist, können wir sowieso nicht klären. Nicht umsonst ist dies eine der ältesten Fragen der Philosophie. Der Yoga lehrt: Es gibt grobstoffliche und feinstoffliche Dinge. Die feinstofflichen seien die Ursache für die grobstofflichen, was hieße, daß das Psychische in diesem Sinne generell als Ursache auch für körperliche Krankheiten anzusehen wäre.

Andere gehen dagegen von einer psychophysischen Parallelität aus; d. h., wir haben einen Prozeß, der sich unter verschiedenen Bedingungen verschieden darstellt. Wie beim Licht, das sich je nach Versuchsanordnung als Welle oder als Teilchen verhalte, so stelle sich auch beim Menschen ein und dasselbe Geschehen, je nachdem wie man herangeht, mal mehr psychisch, mal mehr körperlich dar. Ich meine, man sollte auch bei stark psychisch betonten Leiden erstmal alle organisch-biologischen Möglichkeiten ausschöpfen! Selbst wenn diese nicht primär für das Krankheitsgeschehen verantwortlich sind, ergibt sich dadurch eine bessere psychologische Therapiemöglichkeit.

Wenngleich auch ein mechanisch denkender Materialismus das Hauptproblem in der heutigen Medizin darstellt, so ist nicht alles, was dagegen ist und glänzt, auch Gold!

Ich denke an gewisse selbsternannte Priester, auch „Priester-Ärzte" (!),

Wochenend-Workshop-Gurus und andere, die vorgeben, starke heilende mediale Kräfte zu haben und der materiellen Medizin nicht zu bedürfen. Die *wenigsten* von ihnen haben diese Kräfte!

Den Extremisten dieser spiritistischen Gegenbewegung möchte ich einen Weisheitsspruch aus den Upanishaden vorhalten, der Geheimlehre der alten Inder, der da in etwa lautet: Diejenigen geraten ins Dunkle, die sich nur mit dem Endlichen, Materiellen, befassen! Diejenigen geraten *in noch größeres Dunkel* , die sich nur mit dem Unendlichen, Immateriellen, befassen. [4a]

2. KAPITEL

Die Grundlagen des biologischen Denkens

Die heutige klinische Medizin basiert auf der Zellular- und Solidarpathologie *Virchows*. Theoretisch werden in diesem Konzept die Krankheiten auf Veränderungen der einzelnen Zelle zurückgeführt. Erkenntnisse gewinnt man dabei nicht primär am lebendigen Patienten, am Krankenbett, sondern an der Leiche, im Obduktionssaal also, oder auch in vitro, im Laboratorium.

Das morphologische Denken, repräsentiert durch die Anatomie und die Pathologie, überwiegt das funktionelle Denken, das durch die Physiologie repräsentiert wird. In der Praxis spielen operative Maßnahmen gegenüber konservativen eine große Rolle, die Chirurgie hat ein höheres Prestige als die innere Medizin.

Will sich die innere Medizin in diesem System profilieren, muß sie sich auf „ersatzchirurgische" Maßnahmen stürzen, seien es aufwendige Angiographien, Endoskopien u. ä.

Zweifelsohne hat die heutige klinische Medizin große Erfolge zu verzeichnen, denken wir an die Unfallchirurgie, an gewisse Gefäßoperationen bei Verschlüssen, an Transplantationen usw. Die morphologische *Diagnostik* erfährt ihre höchste Ausdifferenzierung in der Computer- und Kernspintomographie.

Viele Krankheiten sind heute durch diese Medizin noch positiv beeinflußbar, die früher nicht mehr zu beeinflussen waren. Freilich bestehen die Erfolge im wesentlichen darin, daß nicht mehr tolerable Endzustände von Krankheiten in einen für den Patienten tolerierbaren Zustand gebracht, keinesfalls jedoch dadurch geheilt werden.

Auf der anderen Seite aber gibt es viele Krankheiten, die mit den heutigen klinischen Methoden nicht nur nicht positiv beeinflußbar sind, sondern durch diese, wenn sie trotzdem eingesetzt werden, sogar eine Verschlechterung erfahren; Krankheiten, die früher besser behandelt worden sind, wie z. B. Rheuma, Migräne, diverse Wirbelsäulensyndrome usw.

Der Anatom *Hyrtl* ermahnte seinerzeit die Chirurgen:

„Meine Herren, vergessen Sie nicht, daß auch eine gelungene Operation nur beweist, daß Sie die Krankheit nicht zu heilen verstanden!" (in *186*, S. 9) D.h., die Chirurgen sollten sich bewußt sein, daß sie am Endpunkt eines Krankheitsgeschehens reparieren, wo Heilung nicht mehr möglich ist. Dieser symptomatische Charakter der Operation ist jedoch vielen Chirurgen nicht mehr geläufig, und oft bilden sie sich ein, kausal zu behandeln, wenn sie einen Koronarbypass legen oder einen Krebstumor entfernen.

In diesem mehr und mehr hybriden Bewußtsein stellen sie immer häufiger Indikationen zu Operationen, die nicht nur unnötig einen Patienten belasten und gefährden, sondern ihm sogar mehr schaden als nutzen.

Als Stichwort sei die Unzahl der Uterusexstirpationen bei Descensus, leichten Myomatosen oder anderen gutartigen Erkrankungen erwähnt. Bei zahlreichen Frauen wurden dadurch hormonelle und Stoffwechsel-krankheiten induziert (siehe bei *Aschner* Kapitel IX).

Auch viele Bandscheibenoperationen gehören hierher, wo die Symptomatik sich nicht gebessert hat – weil beispielsweise der funktionelle Aspekt einer Wirbelgelenksblockierung vernachlässigt worden ist –, wo darüber hinaus noch eine zusätzliche Wirbelsäuleninstabilität durch die Operation gesetzt worden ist.

Eine neuere Vergleichsstudie belegt auch den eklatanten Mißerfolg der extra-intrakraniellen Bypassoperation bei Carotis interna- und Cerebri media-Verschlüssen. [5]

Es stellte sich heraus: Die operierte Patientengruppe hatte 14% mehr tödliche und nicht tödliche Schlaganfälle als die nicht operierte!

Zahlreiche Tonsillektomien, Gastrektomien, Cholezystektomien, Prostatektomien [6] muß man in der Praxis als unnötig und somit auch schädlich für den Patienten einstufen. Die Verkennung des symptomatischen Charakters einer Operation bedingt also falsche und zu häufige Operationsindikationen. Dies ist *ein* Pferdefuß des klinischen Konzepts.

Der andere ist mitunter noch schwerwiegender: Das morphologische Denken, das sich ja grundsätzlich in der Chirurgie bewährt, bleibt nicht auf diese beschränkt, sondern wird auch auf die innere Medizin übertragen. Nach dem Beispiel der Chirurgen, die das wegschneiden, was zuviel ist, z.B. einen Tumor, gehen jetzt auch die Internisten und die gesamte übrige Medizin vor:

Wenn die Körpertemperatur zu hoch ist, schneide ich das, was über dem Normwert steht, einfach ab, z.B. durch ein antipyretisches Mittel.

Wenn der Blutdruck zu hoch ist, schneide ich das, was über dem Normwert liegt, einfach ab, z. B. durch ein antihypertensives Mittel.

Wenn die Harnsäure zu hoch ist, schneide ich das, was über dem Normwert liegt, einfach ab, z. B. durch ein Allopurinol-Präparat.

Vielleicht ist Fieber aber eine äußerst sinnvolle Heilreaktion des Körpers (allgemeine Abwehrförderung, viruzid, usw.)? Vielleicht stellt ein „normaler" Blutdruck bei einem Sklerotiker eine relative *Hypo*tonie mit bedrohlichen Versorgungskonsequenzen im Gehirn, am Herzen und anderswo dar? Wissen wir, ob wir mit der Allopurinol-Kosmetik den Eiweißstoffwechsel insgesamt günstig beeinflussen, oder verlagern wir nur ein Geschehen? Wird dadurch beispielsweise eine Nierensteinbildung vielleicht sogar gefördert? Derartige Gedanken fallen bei einer solchen Medizin unter den Tisch! Wundert es uns dann, wenn inzwischen Kongresse über Arzneimittelschäden und Nebenwirkungskrankheiten abgehalten werden müssen? Wenn viele behaupten, durch die modernen Arzneimittel würde mindestens genausoviel Schaden wie Nutzen gesetzt?

Die *Verabsolutierung* des *Virchow*schen Prinzips hat zu einer „Eisberg-Betrachtungsweise" geführt. Wie beim Eisberg sieht man nur noch das obere, über dem Wasser liegende Achtel, nicht jedoch die übrigen sieben Achtel des Krankheitsgeschehens. Eindrucksvoll wird diese Kurzsichtigkeit und Oberflächlichkeit durch ein Zitat des Hannoveraner Anatomieprofessors *H. Lippert* belegt, das zwar extrem, aber durchaus nicht uncharakteristisch für die Denkweise der Universitätsmedizin ist. Er schlägt vor, die dank moderner Kindernahrung überflüssig gewordene weibliche „Brustdrüse ... zur Vorbeugung gegen Brustkrebs schon vorsorglich bei Mädchen" zu entfernen. [7] Mit dieser Argumentation kann man natürlich alles herausschneiden: die Gebärmutter, weil es Krebs geben könnte; die Gallenblase, weil es zum Empyem kommen könnte; den Magen, weil es zur Perforation kommen könnte, usw.

Fazit:

In der heutigen Medizin dominieren das operative Vorgehen, das Behandeln mit Hilfsmitteln, in der inneren Medizin das Prinzip der Suppression und der Substitution. Die Maßnahmen sind primär reparativ, der heilende Aspekt wird vernachlässigt. Dies ist der Preis für die zum Teil spektakulären Erfolge bei gewissen Schwersterkrankungen!

Auf somatisch-naturwissenschaftlicher Ebene wurde das *Virchow*sche Konzept von zwei Seiten angegriffen. Zum einen von der Schule des

Nervismus und der **Neuralpathologie** *(Pawlow, Ricker, Speranski)* und den Neuraltherapeuten (Gebrüder *Huneke*).

Im Gegensatz zur Zellular- und Organpathologie, die von einer relativ isolierten Tätigkeit der einzelnen Zelle bzw. des einzelnen Organs ausgeht, verficht *Pawlow,* der Begründer des Nervismus, der Organismus werde erst durch das Nervensystem eine Ganzheit und bilde über bedingte Reflexe, die über das Nervensystem ablaufen, auch eine Einheit mit der Umwelt.

Speranski formuliert dann: „Krankheit ist Reizbeantwortung des Organismus unter dem führenden Einfluß des Nervensystems." (in *56,* S. 24)

Die zentrale Schaltstelle des hypothalamischen Systems wird dann auch von anderen Autoren *(F. Hoff)* herausgestellt. Das neuralpathologische Konzept kritisiert vor allem den *lokalistischen Aspekt* des *Virchow*schen Systems. Es stellt die Ganzheitlichkeit des reagierenden Organismus heraus sowie die differenzierte Abstimmung der einzelnen Organfunktionen durch das regulierende vegetative Nervensystem.

Zum anderen wird die *Virchow*sche Medizin durch die **Humoralpathologie** grundsätzlich kritisiert *(Aschner, Pischinger, Reckeweg* und andere). Die Humoralpathologie lehrt ja seit alters, daß Krankheiten durch Verschlackung und schlechte Mischung der Säfte entstünden, was man *Dyskrasie* nannte, und daß jeder Organveränderung eine Milieuveränderung vorausgehe. Heute spricht man nicht von „Dyskrasie", sondern von einer „Stoffwechselstörung". *Pischinger* hat nun das die Zellen umgebende Säftesystem genauer untersucht und durch naturwissenschaftliche anatomische Begriffe präzisiert. Die zentrale Rolle in seinem System spielt das *weiche interstitielle Bindegewebe,* das ubiquitär im ganzen Körper ist und somit die Ganzheit im Organismus anatomisch repräsentiert.

Sämtliche Kapillaren und Endfasern des vegetativen Nervensystems enden nicht an den Organzellen direkt, sondern hier im weichen Bindegewebe.

Dieses hat dadurch eine zentrale Funktion für die Regulation und für die Ernährung der Organzellen: nicht nur als passives Transitmedium für Nährstoffe, Schlacken und Neurotransmitter, sondern als aktiv regulierendes System mit relativer Autonomie. D. h. beispielsweise: Befehle des hypothalamischen Zentrums können von den Organzellen nur in Abhängigkeit von der Ausgangssituation des extrazellulären (humoralen) Systems ausgeführt werden. Demnach stelle das nervale Element zwar einen regulierenden, aber einen sekundären Faktor dar, demnach müßten sowohl die Organ/Zellularpathologie wie auch die Neuralpathologie dem übergeordneten Konzept der Humoralpathologie ein- und untergeordnet werden.

Von der praktischen Seite her, also von der Therapie, hat vor allem *B. Aschner* für eine Wiederbelebung humoralpathologischer Gedankengänge gesorgt. Entsprechend der theoretischen Konzentration auf Organ- und Zellveränderungen konzentriere sich die klinische Medizin vorwiegend auf Einzelsymptome, verliere sich in lokalistischer Betrachtung und einseitigem Spezialistentum. Dem stellt *Aschner* die konstitutionelle und antidyskratische Behandlung gegenüber. Bevor man sich auf einzelne Organsymptome stürze, solle man die konstitutionellen Merkmale beachten: das Alter, das Geschlecht, Blutfülle oder Blutleere usw. Durch die Vernachlässigung dieser Aspekte seien auch wichtige praktische Methoden wie der Aderlaß, die Blutegelbehandlung und andere verdrängt worden, die sich über Jahrhunderte als wirksame Mittel bei der Behandlung zahlreicher präorganischer und organischer Störungen bewährt hätten. Soweit *Aschner.*

Schließlich gehört hierher noch *Reckeweg;* wiewohl allgemein als Homöopath bekannt, ist er doch in seiner *Theorie* eindeutig Humoralpathologe. Zwei Aspekte sind in seinem System relevant:

Die klare Formulierung des *teleologischen Prinzips* in Biologie und Medizin. So bedeutet Krankheit für ihn – ganz im Sinne der humoralpathologischen Verschlackungstheorie – Belastetsein des Körpers mit Giften; die einzelnen Krankheiten stellten eine Reaktionsphase des Körpers mit dem Ziel der Giftausscheidung dar.

Zum zweiten betont *Reckeweg* die *Entwicklung eines Krankheitsgeschehens,* ausgehend von einer humoralen Veränderung über verschiedene Phasen bis hin zur zellulären Degeneration.

Den Übergang, wo aus der primär humoralen (noch funktionellen) Erkrankung eine primär zelluläre Erkrankung wird, nennt er den „biologischen Schnitt". Diesseits dieses Schnitts sind die Störungen reversibel, es ist eine echte Heilung möglich. Jenseits des biologischen Schnitts sind sie irreversibel, es ist allenfalls eine reparative Behandlung mit Defektheilung möglich.

Wir können uns die fließenden Übergänge vom humoralen zum zellulären (organischen) Pol folgendermaßen vorstellen (Abb. 2):

30

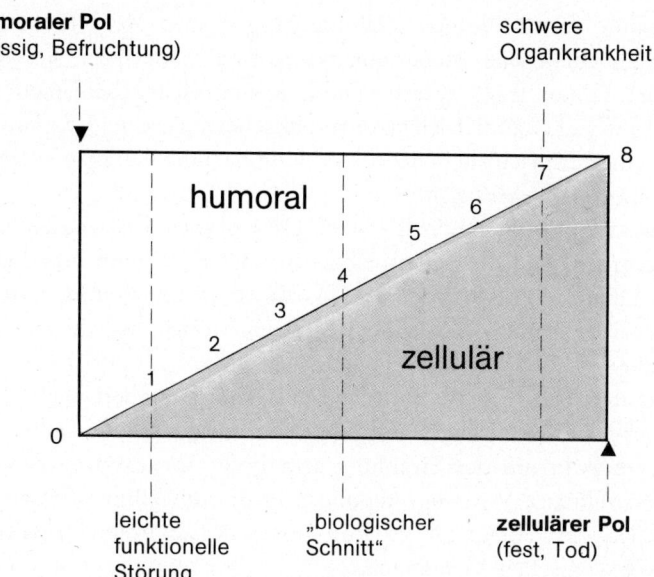

Abb. 2: *Humoral-zelluläres Krankheitsspektrum.*

Eine Krankheit bei 1 wäre also überwiegend humoral einzuschätzen, die zellulären Manifestationen dabei sekundär, es würde sich also um eine primär funktionelle Erkrankung handeln.

Bei 4 läge dann der biologische Schnitt, bei 7 hätten wir eine primär sich organisch manifestierende Erkrankung mit massiven zellulären Veränderungen, bei 8 hätten wir schließlich totale Degeneration, d. h. den Tod.

Dieses Schema, das ich vom Prinzip her noch mehrfach verwenden werde, ist natürlich wie jedes Schema nur teilrichtig. Denn selbstverständlich sind auch auf der rechten Seite, also bei 6 oder 7, massive humorale Veränderungen, absolut gesehen, sogar mehr als links. Diese spielen jedoch, und das drückt das Diagramm aus, in der Bewertung der Krankheit und in der therapeutischen Konsequenz relativ eine geringere Rolle. Hier wäre dann beispielsweise als spezifische Organtherapie eine Operation vonnöten.

Die dritte grundsätzliche Kritik an der Theorie der klinischen Medizin kommt aus dem Lager der Biophysik, vor allem von *Popp*. Sie stellt gleichzeitig eine Relativierung des zellularpathologischen wie auch des humoralpathologischen Konzepts dar. *Popp* geht in seinem Modell davon aus, daß die Ordnung des Wachstums und die Schnelligkeit der

Steuerung von Millionen Zelluntergängen und Neubildungen nicht durch biochemische Steuerungsmechanismen erklärbar sei, da diese hierfür viel zu träge wären. Diese Steuerungsmechanismen müßten physikalischer, nämlich elektromagnetischer Art sein. Er glaubt sie in Form einer ultraschwachen Zellstrahlung nachgewiesen zu haben, die er *„Biophotonenstrahlung"* nennt.

Diese Biophotonen würden in der DNS gespeichert werden, und man könne sagen, daß die Lichtspeicherung das Kriterium von Leben sei. Denn beim Zelltod würden schlagartig diese Biophotonen freigesetzt werden, bei Zellen, die länger tot seien, könne man sie nicht mehr feststellen.

Die ultraschwache Biophotonenzellstrahlung steuert nach *Popp* nun sämtliche biochemischen Vorgänge im Organismus. Dabei sei das Frequenzspektrum der Strahlung sehr breit: Im kurzwelligen Bereich würden zelluläre Vorgänge reguliert, im mittelwelligen Organfunktionen, im längerwelligen globale Funktionen des gesamten Organismus bis hin zu psychischen Vorgängen.

Wie kann eine Strahlung, die so schwach ist, daß sie der Lichtintensität einer Kerze in 20 km Entfernung entspricht, solch entscheidende Effekte ausüben? *Popp* greift hier auf Theorien des Nobelpreisträgers *Ilja Prigogine* zurück, der bei der Beschreibung sogenannter *dissipativer Strukturen* nachgewiesen hat, es komme nicht nur auf die Menge der Energie an, sondern in gleicher Weise oder noch mehr auf ihren Ordnungsgrad, auch „Kohärenzgrad" oder Informationsgehalt genannt.

Wie *Popp* nachgewiesen hat, haben biologische Systeme eine sehr hohe Sensibilität und können auch energetisch sehr schwache Signale perzipieren, wenn diese einen entsprechend hohen Ordnungsgrad haben. Technische Detektoren würden diese Sensibilität nicht annähernd erreichen.

Wir haben hier also eine *Erweiterung des biologischen Spektrums in den nichtstofflichen, rein energetischen Bereich* und können dies wieder in einem Diagramm veranschaulichen (Abb. 3). Dabei repräsentiert diesmal das nichtstoffliche, energetische Prinzip den einen Pol (0), das stoffliche Prinzip, das den humoralen und zellulären Aspekt beinhaltet, den anderen Pol (8). Stellung 0 entspricht also einem rein psychischen, körperlosen Zustand, Stellung 8 entspricht einem völlig unbeseelten (anorganischen) Zustand, also der menschlichen Leiche.

Wenn wir das Verhältnis zwischen Energie und Masse, zwischen

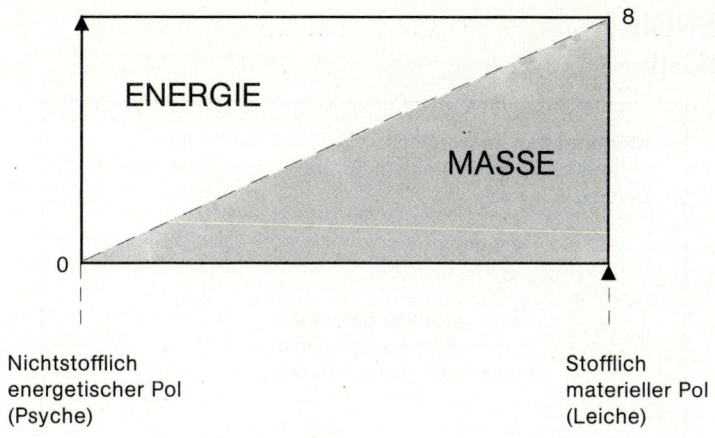

Abb. 3: *Energetisch-materielles Krankheitsspektrum.*

stofflichem und nichtstofflichem Element noch näher beschreiben wollen, können wir letzteres als steuerndes, formgebendes Prinzip charakterisieren, etwa im Sinn der causa formalis des *Aristoteles,* ersteres als materiales Prinzip, im Sinne der causa materialis. Auf der Organebene haben wir diese Polarität im Verhältnis zwischen Neuralpathologie und Zellularpathologie, wo auch das nervale Prinzip als steuerndes Prinzip gegenüber dem zellulären als materialem Prinzip auftritt. Deshalb bezeichne ich im folgenden das bioenergetische Konzept, soweit es in der Medizin Anwendung findet, als **„Neuralpathologie im weiteren Sinne"** oder auch als **„bioenergetische Neuralpathologie".***Krankheit* im Sinne der bioenergetischen Neuralpathologie bedeutet eine *Störung des Energieflusses* im Körper, also ein Zuviel oder Zuwenig an „Bio-Energie" in einzelnen Organbereichen. Wir haben dann drei Pole in unserem theoretischen Konzept, nämlich den neuralpathologischen (bioenergetischen), den humoralpathologischen und den zellularpathologischen. Im Spektrum vom Nichtstofflich- Energetischen zum Stofflich- Anorganischen liegt die Humoralpathologie in der Mitte zwischen bioenergetischer Neuralpathologie und Zellularpathologie (Abb. 4).

Damit haben wir eine differenzierte Betrachtungsweise für das Geschehen auf der somatischen Ebene geschaffen, die uns vor einseitigen, ausschließlich auf das Grobstoffliche konzentrierten Anschauungen der klinischen Medizin bewahren kann und uns auf der anderen Seite

ENERGIE
PSYCHE

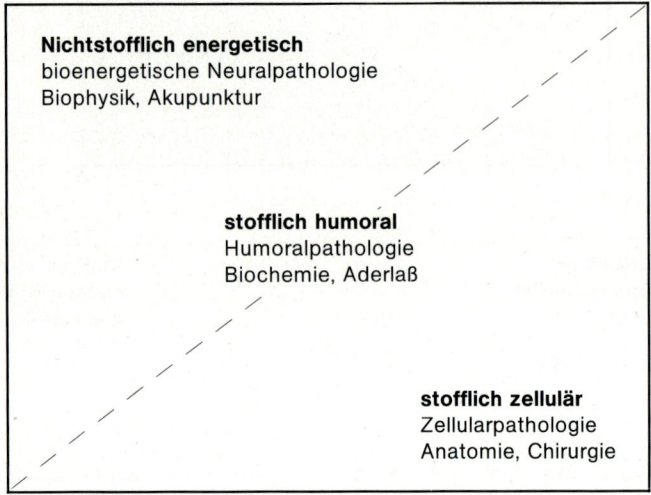

Nichtstofflich energetisch
bioenergetische Neuralpathologie
Biophysik, Akupunktur

stofflich humoral
Humoralpathologie
Biochemie, Aderlaß

stofflich zellulär
Zellularpathologie
Anatomie, Chirurgie

MASSE
MATERIE

Abb. 4: *Dreipoliges Pathologiekonzept im energetisch-materiellen Krankheitsspektrum.*

deren Ergebnisse sinnvoll einordnen läßt. Dadurch ist eine ganzheitsme-
dizinische Anschauung möglich, die die subtilen fließenden Übergänge
vom Anorganischen über das Organisch-Biologische in den psychischen
Bereich hinein erfaßt. [9]

Des weiteren ist unsere biologisch theoretische Konzeption durch ihr
dynamisches Krankheitsverständnis charakterisiert: Krankheiten werden
nicht mehr schubladenmäßig katalogisiert, sondern als verschiedene
Phasen in einem ablaufenden Prozeß verstanden.

Wesentlich unterscheidet sich unser biologisches Denken vom herkömmlichen klinischen Konzept durch Einbeziehung der teleologischen
Komponente: Wie die vitalistischen Vorstellungen der alten Ärzte gehen
wir von einem *Spiritus vitae* aus – *Paracelsus* nennt ihn auch den
„Archaeus", den inneren Arzt –, der alles organische Geschehen sinnvoll
steuert und ohne den eine Heilung unmöglich ist. Medicus curat, natura
sanat! Auf der biologisch-organischen Ebene kann man sich reduktives

34

und quantitatives Vorgehen weniger leisten als auf der anorganischen, man muß *qualitativer denken,* wir haben hier den **Übergang vom naturwissenschaftlichen zum naturphilosophischen Vorgehen.**

Für die **Therapie** ergeben sich daraus folgende Prinzipien:

1. Sie muß *ganzheitlich* sein, darf sich also nicht nur auf die spezifischen Symptome der Krankheit stützen, sondern muß auch in gleicher Weise die unspezifischen (vegetativen) Basisfunktionen und konstitutionellen Merkmale berücksichtigen.

2. Wir müssen das diagnostische und therapeutische Spektrum in den *präklinischen (funktionellen) Bereich* verschieben, also „nach links". Je früher wir behandeln, desto größer sind unsere Heilchancen.

3. Auch kleine *subtile Heilreize* können wirksam sein, nicht nur grobe mechanische! Es kommt auf die Phase des Krankheitsgeschehens an.

Zusammengefaßt bedeutet biologische Medizin den Primat der Physiologie gegenüber der Anatomie, den Primat der konservativen Therapie gegenüber der chirurgischen, bedeutet größere Gewichtung der Ergebnisse am Krankenbett als der Ergebnisse des Obduktionssaals und des Laboratoriums *(In vivo-Medizin statt In vitro-Medizin!).* Biologische Medizin ist weniger reduktiv, weniger starr, weniger morphologisch, auch weniger exakt, dafür aber besser geeignet, die Spezifität des Lebenden gegenüber dem anorganisch Toten zu erfassen.

In der Praxis bedeutet das z. B. weniger Schmerz- und Beruhigungsmittel, weniger Antibiotika, weniger Kortison, überhaupt weniger Chemie, weniger Substitution, weniger Suppression, eine zurückhaltendere Stellung der Operationsindikationen und vor allem das **„primum nil nocere"** als oberstes Gebot [9ª].

3. KAPITEL

Über die Bedeutung des Allgemeinarztes

Die klinische Medizin ist in zahlreiche Teilgebiete aufgesplittert. Ständig tauchen neue Subspezialisten auf, denken wir an „Rheumatologen", „Allergologen", „Phlebologen", usw.! Im chirurgischen wie auch im diagnostisch-technischen Bereich hat diese Spezialisierung und Subspezialisierung sicherlich einen Sinn.

Hackethal (81) hat eindringlich die negativen Folgen eines nicht spezialisierten Universalchirurgentums aufgezeigt. Auch bei der Vielzahl der technischen Untersuchungen (Sonographie, Röntgen, Computertomographie, Szintigraphie usw.) muß man sich auf eine oder zwei Methoden konzentrieren, um sie zu beherrschen.

Freilich stellen die technischen Untersuchungen für die eigentlich ärztliche Tätigkeit mehr oder weniger *Hilfs*tätigkeiten dar. Unter *eigentlich ärztlicher* Tätigkeit verstehe ich: Erheben der Diagnose in groben Umrissen, Festlegen eines entsprechenden diagnostischen Plans mit Indikationsstellung für technische Untersuchungen und Festlegen einer Generallinie in der Therapie. Über die Koordination fachärztlicher Aktivitäten hinaus ist es die Aufgabe des Allgemeinarztes, den kranken Menschen ganzheitlich zu erfassen und ihn geistig zu führen.

Im ambulanten kassenärztlichen Bereich ergibt sich durch die Vielzahl der gleichzeitig einen Patienten behandelnden Fachärzte mitunter ein schönes Durcheinander. Denn im Bereich der konservativen Therapie ist die heutige Spezialisierung und Beschränkung auf ein Fachgebiet mitunter absurd:

Nehmen wir als Beispiel die Hormontherapie in der Gynäkologie. Sie hat einschneidende Wirkungen auf die Schilddrüse, auf die Venen, auf die kardiale Situation und anderes. Also ist sie eigentlich keine gynäkologische, sondern eine allgemeinmedizinische Therapie, bzw. kann nur in engster Abstimmung mit dem Allgemeinmediziner durchgeführt werden. Oder die Behandlung einer Maculadegeneration durch den Augenarzt:

Hier geht es doch um Herzinsuffizienz, Arteriosklerose, Diabetes mellitus usw., alles keine Probleme des Augenarztes! Letztlich kann sich also die ganze Spezialistentätigkeit im ambulant-konservativen Bereich nur bei einer differenzierten integrativen Tätigkeit des Allgemeinarztes sinnvoll auswirken.

Schönberger (229) gebraucht ein schönes Bild: Fachärztliches Wissen entspricht einer Laserlampe, allgemeinärztliches Wissen einer Kerze. Mit einer Laserlampe kann man einen ganz kleinen Bereich extrem gut ausleuchten; ist man aber in einer dunklen Höhle, dann hilft einem das zunächst gar nichts, wohingegen man sich mit dem viel schwächeren Licht einer Kerze grob orientieren und zurechtfinden kann. Die finstere Höhle, in der wir Ärzte rumtappen, sind die diversen Krankheiten unserer Patienten.

Eine andere Möglichkeit, das Verhältnis Allgemeinmedizin-Facharztmedizin zu charakterisieren, gibt uns eine alte chinesische Weisheit: Stehst Du im Tal, kannst Du die Einzelheiten gut erkennen, hast aber keinen Überblick. Je höher Du auf den Berg steigst, desto mehr verlierst Du die Einzelheiten der Dinge aus dem Auge, desto mehr gewinnst Du aber auch an Überblick über das Ganze.

Nachdem es den Menschen nicht gegeben ist, gleichzeitig auf dem Berg und im Tal zu sein – das wäre eine göttliche Eigenschaft –, so müssen wir je nach Bedarf rauf- und runtersteigen, auch in der Medizin! Die Talarbeit entspricht dabei mehr der fachärztlichen, die oben am Berg mehr der allgemeinärztlichen Arbeit.

Wir müssen heute feststellen, *daß die Entwicklung der Allgemeinmedizin mit der der fachärztlichen Medizin nicht standgehalten hat.* Der „Allgemeinarzt", wie ihn die Weiterbildungsordnung der Ärztekammer definiert, stellt eine weitgehend *formale* Qualifikation dar: Man kann dreieinhalb Jahre eine mitunter reine Subspezialistentätigkeit in einer Krankenhausabteilung und dann noch ein halbes Jahr Praxisvertretungen ableisten und kann dann diese Bezeichnung führen. Eine *echte* Qualifikation kann man aber nur durch eine längere Lehrzeit bei einem erfahrenen Allgemeinarzt erwerben! Darüber hinaus ist es erforderlich, daß sich die Allgemeinmedizin als Fach im Sinne einer differenzierten Basis- und Ganzheitsmedizin theoretisch neu formiert. Welche Ansätze haben wir heute?

Das Konzept von R. N. Braun

Da wäre zunächst *R. N. Braun* zu nennen. Für ihn ist die Allgemeinmedizin die **„Medizin des raschen Rats"**, sie stehe unter Handlungszwängen, die eine Übernahme der aufwendigen klinischen Arbeitsweise utopisch mache. Das Problem dabei sei, daß jeder Arzt unbewußt (intuitiv) bestimmte diagnostische Vorgehensweisen entwickle, die jedoch auch noch nach Jahren der Praxiserfahrung zu wichtigen Unterlassungen führen könnten. Als Lösung hierfür empfiehlt er diagnostische Schablonen, die freilich nirgendwo eine Bedeutung erlangt haben.

Weiterhin versucht *Braun,* mit gewissen Begriffen die allgemeinärztliche Tätigkeit näher zu umreißen. Er spricht vom „Erkennen der abwendbar schweren Verläufe", die ein entsprechendes Handeln erforderten, sowie vom „abwartenden Offenlassen der Diagnose" bei den übrigen Fällen. Diese **Filterfunktion,** die *Braun* hier beschreibt und die auch eine stärkere Betonung der **Prognose** gegenüber der Diagnose impliziert, charakterisiert sicherlich *eine* Seite der allgemeinärztlichen Tätigkeit.

Überhaupt könne man – so *Braun* – in der Allgemeinpraxis keine exakten Diagnosen stellen, sondern allenfalls „Symptom- oder Syndromklassifikationen". Exakte Diagnosen könnten nur Kliniken mit ihren diversen Apparaten erstellen. „Hypertonie" wäre beispielsweise eine Symptomklassifikation, keine Diagnose; „Bild einer Appendizitis" wäre eine Syndromklassifikation, „Appendizitis" wäre dann eine echte Diagnose. Daß der klinische Diagnosebegriff für die Allgemeinpraxis nicht paßt, ist für *Braun* also primär ein methodologisches Problem, nämlich das Problem der begrenzten Mittel in der Allgemeinmedizin. Wir haben aber bereits im 2. Kapitel ausgeführt, daß die klinische Medizin mit all ihren Apparaten aufgrund der Beschränktheit ihres Konzepts gar nicht in der Lage ist, präorganische Störungen zu erfassen und zu differenzieren. Gerade aber mit diesen präorganischen Störungen sowie mit anderen atypischen Verläufen von klinischen Krankheitsbildern haben wir es in der Allgemeinmedizin in besonderer Weise zu tun. Ein klassisch klinisches Krankheitsbild ist hier eher die Ausnahme.

Geiger (in *85a,* S. 349 f.) spricht deshalb sehr treffend von *„PPP-Krankheiten"* in der Allgemeinmedizin. Damit meint er „Prä-, Post- und Para-Krankheiten":

„Prä" im Sinne von Frühphase, funktioneller Vorphase, noch nicht voll entwickeltem Bild.
„Para"-Phase im Sinn von untypischem Verlauf.

„Post"-Phase im Sinn von Spätphase, ebenfalls mit nur noch abortiver oder atypischer Symptomatik im Vergleich zum klassischen klinischen Bild.

Wenn sich solche Patienten, die ja normalerweise gar nicht stationär behandelt werden, dennoch mal ins Krankenhaus verirren, dann bekommt man zwar seitenlange Arztbriefe mit zahlreichen Untersuchungsergebnissen, aber auch keine handfesten Diagnosen im klinischen Sinne. Selbst wenn vom finanziellen und zeitlichen Aufwand die Allgemeinpraxis die gleichen Mittel wie die Klinik hätte, wäre also dadurch die diagnostische Präzision nicht wesentlich größer als heute üblich. Denn – mal philosophisch ausgedrückt – die *Nichtübertragbarkeit des klinischen Diagnosebegriffs in die Allgemeinpraxis ergibt sich nicht aus der methodologischen Begrenztheit der Praxismittel,* wie *Braun* meint, *sondern aus der ontologischen Verschiedenheit der Krankheitsbilder bzw. Krankheitsphasen,* die in der Praxis bzw. in der Klinik behandelt werden.

Auch mit der Konsequenz, die *Braun* für die allgemeinmedizinische Forschung zieht, bin ich nicht einverstanden. Die wissenschaftliche Tätigkeit des Allgemeinmediziners solle sich im wesentlichen auf das statistische Ordnen der auftretenden Fälle beschränken. Gemäß dem **„Fälleverteilungsgesetz"** solle der Praktiker dem Kliniker zeigen, welche Krankheiten von diesem im besonderen zu erforschen und zu lehren seien. Zur Krankheitenlehre durch Spezialisten gebe es keine Alternative. Damit degradiert meines Erachtens *Braun* die Wissenschaft von einer neuen Allgemeinmedizin zu einer ausschließlich *formalen,* die im wesentlichen Hilfsfunktionen für die *inhaltsbezogene* klinische Wissenschaft zu leisten hätte.

Die praktische Konsequenz des *Braun*schen Konzepts sind dann auch eine Unmenge von Statistiken über Häufigkeit dieser oder jener Krankheit in der allgemeinen Praxis, ohne daß dies zu irgendwelchen besonderen Ergebnissen geführt hätte.

Warum soll denn eine allgemeinmedizinische Forschung nicht legitimiert sein, zu inhaltlichen Problemen von Krankheiten Stellung zu nehmen, z. B. zur Digitalistherapie, zur Hochdruckbehandlung usw.?

Hier haben doch die Allgemeinärzte mehr Erfahrungen als die Leute, von denen die Richtlinien für diese Therapie in der Regel ausgearbeitet werden. Warum sollen wir denn statistisch feststellen, daß ein Großteil der Patienten unter funktionellen Beschwerden leidet, die inhaltliche Erforschung dieser funktionellen Krankheiten dann aber an die klinischen Forscher weitergeben, bei denen der Anteil an Patienten mit funktionellen Störungen relativ gering ist?

Das Konzept von P. Mössinger

Tiefer in das Problem dringt meines Erachtens **P. Mössinger** ein. In seinem Buch *„Der praktische Arzt als Fachmann für Erfahrung und Beobachtung"* stellt er der in die Krise geratenen einseitig kausal-mechanischen Universitäts- und Spezialistenmedizin die empirisch-hippokratische praktische Medizin gegenüber. Beide würden sich durch eine verschiedene Denkrichtung unterscheiden: Die Spezialistenmedizin käme von der Diagnose zur Therapie, denke deduktiv, die praktische Medizin dagegen von der Therapie zur Diagnose, arbeite also induktiv. Durch die Entwicklung der mathematischen Statistik hätte die praktische Medizin jetzt eine Methode zur Verfügung, ihre rohempirischen Ergebnisse zu objektivieren und auf ein höheres theoretisches Niveau zu heben.

Dadurch würde sie endlich der Spezialistenmedizin ebenbürtig. Diese hätte schon seit langem eine solche wissenschaftliche Stütze in Form der Physik und sei deshalb der praktischen Medizin bisher voraus gewesen.

Mössinger betont also die Bedeutung des empirisch am Krankenbett oder im Sprechzimmer gewonnenen Wissens gegenüber dem im Labor und durch Apparate erbrachten. Dadurch hebt er bewußt die Bedeutung der Therapie, in der sich das ärztliche Handeln verdichtet, gegenüber der Diagnose hervor. Der Verabsolutierung des induktiven Prinzips als Methode der Praxis kann ich freilich nicht zustimmen:

Auch die Klinik muß vielfach probatorisch und empirisch vorgehen *(92);* auf der anderen Seite spielt das deduktive Element auch in der Praxis eine wichtige Rolle, z. B. bei der Ableitung einer Therapie vom Konstitutionstyp. [10] Die Statistik als theoretische Grundlage einer neuen Allgemeinmedizin zu propagieren, erscheint mir auch nicht angebracht. Denn zum einen hat die Statistik keine spezifische Bedeutung für die Allgemeinmedizin: gerade in der klinischen Wissenschaft wird sie massiv angewandt. Zum anderen wird sie in ihrer Bedeutung für die Medizin heute ohnehin überschätzt (siehe Kap. 4).

Eine gewisse Rolle in der allgemeinmedizinischen Szene spielen auch die schon erwähnten (Kapitel 1) psychosomatisch-anthropologischen Konzepte von *V. von Weiz-säcker, M. Balint* und anderen, auf die einzugehen jedoch nicht im thematischen Rahmen dieses Buches liegt.

Die übermäßig berufspolitische Ausrichtung

Schließlich gibt es in der gesamten institutionalisierten Allgemeinmedizin eine starke berufspolitische Ausrichtung, ja man kann sagen: Die universitäre Allgemeinmedizin stand bei uns von Anfang an im Schatten der Berufspolitik. Sie konzentrierte ihre Bemühungen zu sehr auf eine Institutionalisierung an der Universität (sprich Einrichtung von allgemeinmedizinischen Lehrstühlen) und auf eine administrative Formalisierung der Weiterbildungsfrage.

Die historische Aufgabe einer neuen Allgemeinmedizin ist für mich freilich eine andere, nämlich *die klinische Medizin grundsätzlich zu kritisieren: Ihre gebietsweise Ineffizienz und relativ hohe Toxizität, ihre „doppelblinde" methodologische Engstirnigkeit und ihre besondere Beschränktheit, wenn sie sich Richtlinienkompetenz auch für die allgemeinmedizinische Praxis anmaßen will.* Dieser historischen Aufgabe ist die institutionalisierte Allgemeinmedizin bislang nicht gerecht geworden, vielmehr ist sie ein wohlwollend toleriertes Anhängsel des klinischen Apparats geblieben!

Zur Heilpraktiker-Frage

Die Einseitigkeit der Klinik und die schwache Entwicklung einer wirklich neuen Allgemeinmedizin haben zu viel öffentlicher Kritik und Skepsis beigetragen, zum andern die Konjunktur in verschiedenen paraärztlichen Heilberufen entfacht. So haben sich vor allem die *Heilpraktiker* stark vermehrt und erfreuen sich eines großen Zuspruchs bei den Patienten.

Ich habe nichts gegen die Heilpraktiker, denn sie haben mitgeholfen, zahlreiche traditionelle Heilverfahren vor der Versenkung zu bewahren (Homöopathie, Chiropraktik, Blutegel usw.). Freilich meine ich, daß die ursprüngliche Idee vom Heilpraktikerberuf heute immer mehr verkehrt wird. Meines Erachtens sollten sich die Heilpraktiker einerseits vor allem auf die klassischen Naturheilverfahren *(Kneipp, Felke, Priessnitz)* konzentrieren, zum anderen auf Methoden, die dem rationalen und damit wissenschaftlichem Zugang kaum oder gar nicht zugänglich sind, z. B. Radiästhesie, Magnetopathie, Pulsdiagnostik. Hier werden *intuitive Fähigkeiten* verlangt, die eine besondere Sensitivität erfordern. Sie setzen auch keine akademische Ausbildung voraus, im Gegenteil kann diese sich dabei sogar als störend erweisen.

Statt dessen werden heute in der Heilpraktiker-Szene vor allem Neuraltherapie, Ozontherapie u. ä. betrieben, also durchaus wissenschaftsfähige Methoden; man versucht, die Heilpraktikerausbildung als verkürztes Medizinstudium aufzubauen – der Heilpraktiker sozusagen als *Taschenbuchausgabe des Arztes!* Auch gibt es, nachdem der Heilpraktiker ein ausgesprochener Modeberuf geworden ist und keine besonderen fachlichen Prüfungen verlangt werden, inzwischen viele Schaumschläger in diesen Reihen. Das hat diesem Stand, in dem früher die Familientradition eine wichtige Rolle gespielt hat (das Wissen wurde vom Vater auf den Sohn weitergegeben) sicherlich geschadet.

Inwieweit das Heilpraktikertum in der jetzigen Form weiter floriert, hängt letztlich auch von der Entwicklung einer *neuen Allgemeinmedizin* ab. *Sie könnte in idealer Weise den klinischen mit dem naturheilkundlichen Bereich verbinden.* Ohne vorurteilsbehafteten Skeptizismus, den viele Kliniker gegenüber den biologischen Heilmethoden haben, und ohne blauäugig naive Gläubigkeit, wie sie viele Heilpraktiker oft an den Tag legen, könnte sie in ihrer spezifisch integrativen Kompetenz diese Aufgabe lösen und damit *der gesamten Medizin eine stärkere biologische Ausrichtung geben.*

Zusammengefaßt hat für mich eine neue Allgemeinmedizin also drei Aufgaben:

- die differenzierte Koordination der klinischen Methoden in der ambulanten Versorgung
- die Integration von klinischen und biologischen Heilmethoden zu einer wirkungsvollen Basismedizin
- einen reformatorischen Auftrag im Sinne einer neuen geistigen Ausrichtung der gesamten Medizin (wie ich dies in Kap. 1 angedeutet habe). [10a]

4. KAPITEL

Von der Wissenschaftlichkeit der derzeitigen Wissenschaft oder: Kann der „kontrollierte klinische Versuch" wirklich der Maßstab zur Beurteilung empirischer Heilmethoden sein?

Diese Frage ist sehr entscheidend. Denn aufgrund ihrer positiven Beantwortung werfen diverse Universitätsmediziner den Bannstrahl der Verachtung auf die empirischen Heilmethoden.

Wollen wir kurz vorausschicken, wovon wir reden: In der Arzneimittelprüfung unterscheiden wir *vier Phasen:* In der *ersten Phase,* der Sondierungsphase, werden Tierversuche durchgeführt sowie Einzelversuche an freiwilligen Patienten. In *Phase zwei* wird dann die Wirksamkeit gezielt im kontrollierten klinischen Versuch (KKV)geprüft, möglichst im Doppelblindversuch. In der Regel werden bis zu 200 Patienten in solch einen Versuch einbezogen. Wird hier eine Wirksamkeit festgestellt, geht das Medikament in *Phase drei,* nämlich in eine breitere klinische Prüfung, wo insbesondere die Nebenwirkungen des Medikaments erfaßt werden sollen. Stehen diese im Verhältnis zur Indikation, dann wird das Medikament zugelassen. In der *Phase vier* (also *nach* der Zulassung) wird das Medikament dann in der Praxis geprüft, wobei hier vielfach Nebenwirkungen, die in der Phase drei wegen des begrenzteren Rahmens nicht evident geworden sind, zu einem Widerruf der Zulassung führen.

Man kann hier schon feststellen, daß Phase zwei relativ exotische Bedingungen repräsentiert, die beim späteren Gebrauch der Medikamente, vor allem in der Allgemeinpraxis, nicht gegeben sind.

Man unterscheidet weiterhin *kontrollierte* und *unkontrollierte* Studien, letztere auch *Feldstudien* genannt. *Prospektive* Studien sind solche, die von vornherein als Versuch angelegt sind, bei *retrospektiven* Studien hingegen wird das Befundmaterial erst nachträglich, also *nach* der Behandlung, ausgewertet. Bei den Feldstudien gibt es keine Kontrollgruppe. Im kontrollierten klinischen Versuch dagegen werden mindestens zwei Gruppen gebildet. Die eine erhält die zu prüfende Therapie, die andere bekommt entweder eine dem derzeitigen Wissensstand entsprechende übliche (Standard-)Therapie oder aber eine Plazebotherapie.

Die Zuteilung der Patienten zu den beiden Gruppen erfolgt rein zufällig, z. B. durch einen Zufallszahlengenerator oder durch Würfel, was man *Randomisation* nennt. Dadurch will man die zahlreichen das statistische Experiment störenden Variablen gleichmäßig auf beide Gruppen verteilen und diesbezügliche Unterschiede der beiden Gruppen nivellieren. Der erreichte oder nicht erreichte Unterschied zwischen den beiden Gruppen soll dann einzig und allein durch die zu prüfende Therapieform zu erklären sein. Als Beurteilungsgrößen verwendet man schließlich sogenannte *Zielgrößen,* z. B. den RR-Wert bei der Beurteilung eines Hochdruckmittels, einen Laborwert oder auch subjektive Angaben wie „gebessert", „nicht gebessert".

Zur zusätzlichen Ausschaltung subjektiver Momente empfiehlt man die *„double blind"-Methode* (Doppelblindverfahren), d. h. weder dem Arzt noch dem Patienten soll bekannt sein, um welche der beiden Therapieformen es sich jeweils handelt. Solcherart gewonnene Ergebnisse gelten dann als „objektiv" gesichertes medizinisches Wissen.

Es ist auffallend, wie unbekümmert in der Medizin noch der Begriff „objektiv" verwendet wird. In der Physik ist man wesentlich vorsichtiger und spricht seit der Erschütterung des Objektivitätsbegriffs durch *Heisenberg* lieber von *„Intersubjektivität"* (161).

Diese ist natürlich wichtig, um Wissen vergleichbar und kommunizierbar zu machen. Es steht aber nicht mehr der Gedanke dahinter, daß auf der einen Seite die Wirklichkeit für sich existiere und unabhängig von Subjekten dargestellt werden könne (objektiv im konventionellen Sinne, basierend auf der kartesianischen Zweiteilung). In der *Heisenberg*schen „Unschärfenrelation" wird ja nachgewiesen, daß Ort und Geschwindigkeit eines Teilchens nicht gleichzeitig erfaßt werden können und daß jedes Eingreifen, jedes Messen notwendigerweise ein Verändern des Meßsubstrates bedeutet, d. h. *das Beobachten verändert das Beobachtete* (siehe Kap. 1). Was im Bereich der Elementarteilchen gilt, gilt noch mehr für die ärztliche Wirklichkeit. Aber sehen wir einmal davon ab!

Sehen wir davon ab, daß nach *Kienle* auch für folgende Arzneimittel, die zum essentiellen Arsenal der klinischen Medizin gehören, keine kontrollierten klinischen Versuche vorliegen, soweit es sich um ihre Anwendung bei behandlungsbedürftigen Erkrankungen handelt: „Alle Arzneimittel, die bei schweren Infektionen (Hirnhaut-, Lungen-, Bauchfellentzündungen usw.) Anwendung finden, einschließlich Antibiotika, Antimykotika und Tuberkulostatika, alle Antiepileptika, alle Hustenmittel, fast alle Seren und Impfstoffe sowie die meisten Antidote (*116*, S. 160).""

Sehen wir schließlich auch noch davon ab, daß mit derselben angeblich so objektiven Methode von verschiedenen Untersuchungen und Kliniken völlig verschiedene Ergebnisse gewonnen werden, z. B. in der Frage der Langzeitnitrattherapie, in der Onkologie, bei den verschiedenen Krebstherapien, usw. Untersuchen wir vielmehr unvoreingenommen den Wert des klinischen Prüfungsstandards!

Zunächst kann man feststellen, ich zitiere dabei den Statistiker *Hengst*: „Statistische Aussagen beziehen sich nie auf ein Einzelereignis oder eine einzelne Messung, sondern nur auf Gesamtheiten vieler Ereignisse oder Beobachtungen. *Die Anwendung statistischer Resultate auf einen Einzelfall ist unzulässig.*" (vom Verfasser hervorgehoben; in *117*, S. 29) D. h. ein im statistischen Test durchgefallenes Mittel kann im Einzelfall durchaus günstig, umgekehrt ein erfolgreich getestetes im Einzelfall ungünstig sein.

Wir haben dieses Problem ständig in der täglichen Praxis!

Weiterhin haben wir bei unseren klinischen Versuchen keine Zufalls*auswahl,* sondern nur eine Zufalls*zuteilung,* denn hier kommt ja der Patient zum Arzt und nicht umgekehrt der Arzt zum Patienten. Wir haben also keine zufällig ausgewählten Kollektive, wie beispielsweise bei einer Meinungsumfrage, und können dementsprechend das Ergebnis auch nicht auf die Gesamtpopulation verallgemeinern. [11]

Der subjektive Faktor

Kann man nun den subjektiven Faktor im KKV ausschalten? Sicherlich nicht!

Er spielt z. B. eine Rolle bei der Verlaufsbeurteilung, vor allem bei der *Validität der Zielgrößen.* Als Zielgrößen kommen *harte* und *weiche* Daten infrage. Entweder man beschränkt sich auf relativ gut reproduzierbare Parameter mit den üblichen Nachteilen solcher Reduktionen, daß man nämlich nicht genau sagen kann, inwieweit der Parameter spezifisch für die Gesamtkonstellation der Erkrankung ist. Gerade die in der Allgemeinmedizin vorkommenden Erkrankungen lassen sich in den seltensten Fällen auf wenige exakt meßbare Parameter reduzieren. Gibt man sich mit sogenannten weichen Daten zufrieden, so nimmt man hierbei den erhöhten subjektiven Anteil bei der Bewertung in Kauf.

Auf jeden Fall wird die Validität der Zielgröße nicht durch die Signifikanz eines Tests erfaßt, vielmehr setzt diese die Validität der Zielgröße voraus.

Auch beim Verhalten der Patienten spielen subjektive Faktoren eine Rolle, die durch Randomisation nicht ausgeglichen werden können. Nehmen wir z. B. an, ein Medikament A habe relativ starke Nebenwirkungen auf das Allgemeinbefinden, das vergleichsweise geprüfte Medikament B jedoch sei gut verträglich. Natürlich wird dadurch das Einnahmeverhalten beim Medikament A negativ beeinflußt und führt zu einer verschiedenen Compliance bei beiden Versuchsgruppen. Das gleiche gilt auch für den Ausfall von Patienten. Patienten, die längere Zeit ein schlecht verträgliches Medikament bekommen, haben natürlich eher die Nase voll und steigen aus dem Versuch aus als die Patienten in der Kontrollgruppe, die ein gut verträgliches Medikament bekommen. In jedem KKV spielen der subjektive Faktor „Arzt" und der subjektive Faktor „Patient" eine große Rolle, was man durch keinerlei Verfeinerung des statistischen Apparats eliminieren kann!

Zur Frage der Formalmethodik

Kann man mit Statistik überhaupt inhaltliche Probleme lösen?
Nehmen wir z. B. ein zu prüfendes Mittel gegen Bluthochdruck. Eine statistisch signifikante Senkung des Blutdrucks besagt, daß das Mittel eine Wirkung auf einen erhöhten Blutdruck hat, jedoch nicht, daß es wirksam gegen die Krankheit Bluthochdruck ist. Denn es kann sich ja um eine Symptomverschiebung handeln, das Allgemeinbefinden des Patienten kann sich verschlechtern, bzw. die Krankheit kann sich in einen anderen Organbereich verschieben (siehe Vikariationslehre von *Reckeweg*). Die Beurteilung eines Versuchsergebnisses ist deshalb immer von der *inhaltlichen* Krankheitskonzeption abhängig, die man hat.

Noch deutlicher wird das z. B. bei gewissen Statistiken aus der allgemeinmedizinischen Forschung, wo man sich lebhaft darüber streitet, ob nun der Anteil der psychosomatischen Erkrankungen 5%, 30% oder 70% ausmache. Für jede dieser Zahlen gibt es Statistiken, was freilich völlig unsinnig ist, solange man sich nicht einigen kann, was denn überhaupt eine „psychosomatische Erkrankung" sei.

Man sollte sich nachhaltig klar machen: **Eine Formalmethode wie die Statistik kann immer nur im Rahmen einer inhaltlichen**

Vorentscheidung eine Strukturierung und Präzisierung von Ergebnissen bringen, jedoch nicht die Frage beantworten, inwieweit die inhaltliche Vorentscheidung „objektiv" richtig ist oder falsch.

Die Frage „Was ist eine psychosomatische Krankheit?" oder „welche Bedeutung hat das Symptom Bluthochdruck für eine Erkrankung?" kann also nie statistisch beantwortet werden.

In der klinischen Forschung jedoch vertuscht man häufig durch einen gewaltigen statistischen Apparat die am Anfang der Arbeit stehende inhaltliche Problementscheidung. [12]

Reduktionismus und Komplexität

Die Statistikgläubigkeit der klinischen Forschung verkennt nicht nur ihre methodologischen Grenzen, sondern neben der Subjektivität auch die *Komplexität ihres Forschungsthemas.* Um ein berechenbares Modell zu erhalten, muß die Statistik eine Krankheit oder was immer sie auch untersucht, auf ganz wenige Parameter reduzieren. Dieser dem statistischen System immanente Reduktionismus wird gerade der in der Allgemeinmedizin bestehenden Komplexität der Krankheitsbilder wie auch der Komplexität der gleichzeitig verordneten Therapien nicht gerecht. *Um an Objektivitätsgehalt zu gewinnen, verliert die Statistik an Komplexitätsgehalt.*

Der Komplexitätsgehalt ist jedoch genauso wichtig für die Qualität des Wissens wie der Objektivitätsgehalt. Hier ist die Kasuistik der Statistik weit überlegen: Durch sorgfältige Beobachtung und Deskription kann ein Sachverhalt in seiner ganzen Komplexität mit der kasuistischen Methode erfaßt werden!

Was sie als Einzelstudie gegenüber der Kollektive erfassenden statistischen Studie an Objektivitätsgehalt weniger hat, das hat sie ihr an Komplexitätsgehalt voraus. *Je komplexer ein Krankheitsgeschehen, je differenzierter und individueller ein therapeutisches Konzept ist, desto kompetenter wird die kasuistische Methode gegenüber der statistischen.* Auch heute noch ist sie in der Medizin die aussagekräftigere und die eigentlich medizinspezifische!

Statistik als Hilfswissenschaft

Die Statistik hingegen ist, wie auch die Physik, die Soziologie und andere Fächer, für die Medizin eine *Hilfs*wissenschaft.

47

Selbstverständlich hat sie als solche ihre Berechtigung, nicht nur in der Epidemiologie. *Offene Feldstudien* stellen durchaus eine *Ergänzung* des medizinischen Wissens dar. Sie „sind dadurch charakterisiert, daß im Rahmen des Versuchsprotokolls die Auswahl und Beurteilung der Probanden in voller Kenntnis der applizierten Intervention erfolgt. Auf Verschleierungstaktiken und auf die Bildung einer randomisierten Kontrollgruppe zum Prüfkollektiv innerhalb der selben Arztpraxis oder des selben Zentrums, damit also auf als wesentlich angesehene Instrumente zur Vermeidung systematischer Fehler wird bewußt verzichtet. Allenfalls werden randomisierte Vergleichskollektive auf der nächst höheren Stufe gebildet, indem man wiederum alle Patienten eines Arztes oder Zentrums einer Vergleichstherapie unterziehen läßt" (in *117,* S. 331 f.).

Wenn *in Ausnahmefällen* kontrollierte Studien durchgeführt werden, sollten folgende Bedingungen unabdingbar sein:

a) Alle Beteiligten müssen wissen, daß es sich um ein Experiment handelt.

b) Die am Versuch teilnehmenden Ärzte müssen beiden Therapieformen gegenüber indifferent sein, d. h. sie dürfen noch keine Meinung bezüglich der Überlegenheit einer der beiden im Versuch angewandten Therapieformen haben. Bei einer entsprechenden Meinungsänderung müssen sie sofort aus der Studie austreten.

c) Das Protokoll muß ein individuelles Ausschern jederzeit erlauben (nach *Howard* und *Friedman* in *117,* S. 217). Natürlich führen diese Bedingungen zu einer erheblichen Einschränkung der methodischen Exaktheit, aber die *„Reinheit" der Arzt-Patientenbeziehung muß in jedem Fall Vorrang haben vor der methodischen Sauberkeit irgendwelchen wissenschaftlichen Vorgehens!*

Bessere Kasuistiken!

Wenn man die kasuistische Methode gegenüber der statistischen aufwertet, muß man dies mit der Forderung verbinden, das bisherige Niveau der Kasuistiken zu verbessern. Das fängt schon bei der Auswahl der Patienten an: Therapieerfolge bei Akuterkrankungen mit hoher Spontanheilungsrate (Lumbago, einfache Infekte, Pharyngitis usw.) sagen ja wirklich nichts aus. Wenn ich eine Methode propagieren will, muß ich dies anhand von Fällen demonstrieren, bei denen Therapieresistenz gegenüber üblichen Methoden schon länger besteht und eine Spontanheilung nicht sehr wahrscheinlich ist.

Des weiteren ist eine genaue Beschreibung der „objektiven" und subjektiven Daten der Vorgeschichte und vor allem auch der Therapie-vorgeschichte unerläßlich.

Schließlich sollten die Erfolge möglichst quantifizierend dargestellt werden. Damit meine ich nicht primär apparativ ermittelte Daten, die man natürlich auch verwendet, sofern man sie hat, sondern eine *Präzisierung der subjektiven Daten*. Angaben wie „Der Patient fühlte sich besser" oder „Es ging dem Patienten dann wieder gut" bringen nichts. Unter Präzisierung der Angaben verstehe ich, wenn ein Patient beispiels-weise bei der Therapie eines Augenleidens sagt: „Ich kann jetzt wieder die Menschen auf der anderen Straßenseite erkennen, vor der Therapie konnte ich das nicht. Ich kann jetzt wieder die Zeitung lesen, vor der Therapie konnte ich das nicht."

Oder wenn man den Erfolg einer Akupunkturbehandlung bei Migräne in der Einsparung an Schmerzmitteln angibt: Der Patient benötigte vor der Behandlung jede Woche eine Packung mit zehn Schmerzzäpfchen, nach der Behandlung kam er mit der gleichen Packung sechs Wochen aus. Solche „subjektiven" Angaben sind dann bedeutungsvoller und „härter" als Laborergebnisse!

Es ist also unsinnig, von einer *Hierarchie der Erfahrung* zu sprechen und dabei die statistische Erfahrung höher einzuschätzen als die kasuistische (z. B. *256*). *Eigentliches Wissen ist immer inhaltliches Wissen, das Ergebnis eines kreativen Prozesses. Die Statistik dagegen ist rein affirmativ,* also ein bestätigendes Verfahren ohne jegliche kreative Komponente. [13]

Sehen wir uns nur die Atmosphäre auf den meisten Kongressen an: Da hört man stundenlang Zahlen und Tabellen, das Ganze ist irgendwie unlebendig, tot, erstickt durch die Formalmethodik. Leben bedeutet Vielfalt, Spontaneität, auch Ausnahme von der Regel! Kasuistik ist besser in der Lage, dies darzustellen, ist lebendigeres Wissen. [14]

Die ethisch-juristische Problematik beim KKV

Nicht zuletzt sei auf die ethisch-juristischen Probleme kontrollierter Studien hingewiesen!

Martini (135), der die Grundlagen der klinischen Methodik ausgearbeitet hat, schreibt dazu, nachdem er weitausholend die Würde des

Menschen abgeleitet hat: der Charakter der bewußten Freiwilligkeit bei jedem Experiment am Menschen sei unverzichtbar. Dann stellt er jedoch fest, daß diese bewußte Freiwilligkeit einer Grundforderung des kontrollierten Versuchs widerspreche, nämlich der Unwissentlichkeit des Patienten. Nachdem diese eine Conditio sine qua non für den Versuch sei, müsse man hier eben eine Ausnahme machen und den Patienten dann doch nicht aufklären!

Letztendlich ist ihm also die exakte Lösung des methodologischen Problems wichtiger als die von ihm aus der Würde des Menschen abgeleitete Freiwilligkeit der Versuchsperson.

Aber nicht nur bei der *Aufklärungspflicht,* auch beim sogenannten *Trendproblem,* beim *Plazeboproblem* u.a. treten Interessenkonflikte zur methodischen Durchführung des Experiments auf.

Jeder klinische Versuch verändert das ursprüngliche Arzt-Patientenverhältnis, deformiert es in gewisser Weise moralisch!

Sicherlich ist jedes Therapieren irgendwie ein Versuchen. Die Frage ist, ob sich die Richtschnur, an der sich der Versuch orientiert, aus der Arzt-Patientenbeziehung ergibt oder aber aus einer Art Fremdbestimmung von außen, wie im kontrollierten klinischen Versuch. Hier ist die *Flexibilität des Therapeuten wesentlich eingeschränkt,* insbesondere die Individualisierung der Therapie. Eine individuelle Kombination mit anderen Therapieverfahren, eine individuelle Dosisanpassung, individuelle Therapiepausen usw. sind weitgehend durch den Versuchsrahmen erschwert oder unmöglich. Man versucht dies mit dem Streben nach wissenschaftlichen Erkenntnissen, die ja anderen zugute kämen, zu rechtfertigen. Dabei müßte man erstmal den Nachweis erbringen, daß diese Methode *unabdingbar* für die Gewinnung wissenschaftlicher Erkenntnisse sei.

Dies aber ist nicht der Fall, denn die Medizin hat über Jahrtausende Hervorragendes ohne diese Methode geleistet, und auch heute sind die relevanten Ergebnisse medizinischen Fortschritts im wesentlichen nicht die Früchte kontrollierter Studien! [15]

Man gibt zwar vor, eine hohe Verpflichtung für die Gesamtbevölkerung zu haben, wenn man solche Versuche macht. Meines Erachtens steckt aber mehr eine egoistische Deformierung der eigenen Arzt- und Forschermoral dahinter, die z.B. den Nobelpreisträger *Szentgyorgi* formulieren läßt: „Der Wunsch, Leiden zu mildern, ist für die Forschung von geringem Wert. So jemandem sollte man den Rat geben, in der Wohlfahrtspflege zu arbeiten. Die Forschung braucht Egoisten, richtige

Egoisten, die ihrer eigenen Freude und Befriedigung nachgehen, diese aber in der Lösung der Rätsel der Natur finden!" (in *117*, S. 194)

Gesundheitspolitische Gesichtspunkte

Die Doppelblindfanatiker aus den Reihen der klinischen Medizin versuchen nun, ihre Methode nicht nur im Rahmen einer wissenschaftlichen Diskussion durchzusetzen, sondern vor allem auch gesundheitspolitisch administrativ, wie die Auseinandersetzungen um das Arzneimittelgesetz deutlich zeigen. Aber wie in der Gesellschaft, wo eine totale Planwirtschaft das wirtschaftliche Leben erdrückt und stagnieren läßt und sich das Prinzip „so viel Planung wie nötig, so wenig wie möglich" bewährt, so sollte man auch in der Medizin verfahren!

Gute Medikamente setzen sich früher oder später nach einer eigenen Dynamik durch, unwirksame oder solche mit besonderen Nebenwirkungen können sich nicht auf längere Dauer halten. *Der Kontrollmechanismus der Wissenschaft ist nur relativ.*

Als der französische Minister *Guizot* 1845 von verschiedenen Seiten gedrängt wurde, die Homöopathie in Frankreich zu verbieten, reagierte er wie folgt: „Wenn es sich bei der Homöopathie nur um eine Chimäre oder ein wertloses Verfahren handelt, wird sie von selbst von der Bildfläche verschwinden. Stellt sie dagegen einen Fortschritt dar, wird sie sich ungeachtet aller Gegenmaßnahmen verbreiten." (in *260*, S.163).

Im Doppelblindversuch wird ja nur die Wirksamkeit eines Medikaments geprüft (Phase 2), die Nebenwirkungen kommen ja erst in Phase 3, oft erst in Phase 4 an das Tageslicht. Wäre der Doppelblindversuch ein wirksamer Filter zum Ausschluß von schweren Nebenwirkungen, wäre er allenfalls noch gerechtfertigt. Dies ist er gerade nicht. Er versucht nur die Wirksamkeit oder besser Wirkung eines Medikaments zu objektivieren, diese ergibt sich aber in der Regel besser aus der Wirklichkeit der ärztlichen Praxis. Die Gefahr, daß potente Mittel, z. B. aus dem Bereich der Naturheilweisen, durch das Prüfverfahren verloren gehen, ist größer als die Gefahr, die dadurch entsteht, daß unwirksame Mittel auf den Markt kommen.

Fassen wir zusammen:

Es geht nicht darum, dem klinischen Konzept einen diffusen Subjektivismus entgegenzustellen und das Motto „Wer heilt, hat recht" zu verabsolutieren, wie das vielfach in der Außenseiterszene geschieht.

Wissen muß auch austauschbar, vermittelbar und kommunizierbar sein. Deshalb ist es legitim, Wissenschaft zu betreiben und sich mit formalen Kriterien der Überprüfbarkeit von Wissen zu beschäftigen.

Das klinische Forschungskonzept freilich ist *objektivistisch und statistikgläubig.* Es nährt die Illusion einer mathematischen Medizin, die schon in der Klinik nicht realisierbar ist und schon gar nicht in der Allgemeinpraxis. **Medizin ist viel zu komplex, als daß sie mit der Simplifikation der Statistik erfaßbar wäre.**

Noch nie in der Medizingeschichte hat es eine Methode gegeben, die auf der einen Seite so wenig zum praktischen Erfolg der ärztlichen Kunst beigetragen, auf der anderen Seite sich so anmaßend in ihrem Kompetenzanspruch geriert hat, wie die Methode des kontrollierten klinischen Versuchs. Hier wird vom „königlichen Weg der Erkenntnis" gefaselt, in Wirklichkeit handelt es sich um den zum Scheitern verurteilten Versuch, aus der Medizin eine experimentelle Wissenschaft zu machen.

Einfache statistische Auswertung von Kasuistiken – Ja! Auch offene Feldstudien können sinnvoll sein; für epidemiologische Zwecke und für in vitro-Versuche sind statistische Methoden unentbehrlich. *Das Verfahren des sogenannten kontrollierten klinischen Versuchs aber spielt in der Medizin keine große Rolle,* schon gar nicht das absolut unärztliche Doppelblindverfahren! Im Verhältnis zum moralischen Schaden, den letzteres anrichtet, ist sein erkenntnismäßiger Nutzen zu vernachlässigen. Denn auch hier ist mitunter der Schaden größer als der Nutzen, weil vielfach eine *Pseudoobjektivität* vorgetäuscht wird, die de facto nicht besteht. [15a]

5. KAPITEL

Wie stichhaltig sind die Argumente gewisser Gerichtsmediziner gegen die „Außenseitermethoden"?

In der Regel begnügt man sich klinischerseits mit der Feststellung, die Vertreter alternativer Heilweisen könnten keine Beweise vorlegen, die den Kriterien des kontrollierten klinischen Versuchs entsprächen.

Insofern ist es schon etwas Besonderes, wenn einige Gerichtsmediziner und Juristen wie *Prokop, Oepen* und *Wimmer* sich konkret mit verschiedenen hier behandelten Methoden befassen. Hören wir zunächst, wie Frau *Oepen* die sogenannte Außenseiterszene charakterisiert (*147*, S. 1107):

1. Die „Außenseiter" würden sich „meistens in besonderer Weise ihren Patienten (zuwenden) und ihnen relativ viel Zeit (widmen)".

2. Sie würden sich „vor allem um chronisch Kranke oder (noch) nicht Kranke („Frühdiagnostik")" bemühen.

3. Sie würden relativ häufig Privatkliniken bzw. Sanatorien „besitzen oder leiten" oder teilhaben „an Industriebetrieben, die von ihnen vorzugsweise angewandte Medikamente oder Geräte herstellen."

4. Die Zeitschriften der „Außenseiter" seien an den großen Kliniken und Forschungsinstituten kaum oder gar nicht bekannt. Sie enthielten „relativ oft Pseudogenauigkeiten und pauschalbeschriebene Resultate" mit ungenauer Dokumentation. Literaturangaben fehlten häufig.

5. Die sogenannten Schulmediziner würden sich zwar nicht immer so intensiv und ausgiebig dem Patienten zuwenden, jedoch Maßnahmen veranlassen, die „nur wissenschaftlich anerkannte Methoden umfassen".

Soweit zusammengefaßt die Kritik von Frau *Oepen*.

Punkt 1 sieht zunächst noch nach einem erfreulichen Lob aus, im weiteren wird jedoch klar, daß damit die Plazebo- und Suggestionshypothese vorbereitet werden soll.

Dies gilt auch für *Punkt 2*, wo sie an anderer Stelle (*148*, S. 1377) von einer „vorwiegend an unklaren und chronischen Krankheiten leidenden und damit vermehrt suggestiblen Patientengruppe" spricht. Noch deutlicher äußert sich hier *Prokop:* „Daß mitunter bei Neurotikern und Psychopathen ein okkultistisches Verfahren mehr verfängt, ist unbestritten." (*169*, S. 70) Ich komme noch auf den Plazebovorwurf zurück.

Punkt 3 spricht das Geschäft mit der Krankheit an, ein sicherlich sehr unschönes Kapitel, jedoch alles andere als spezifisch für die Außenseiterszene. Was soll hier das pharisäerhafte Getue von Frau *Oepen?* Weiß sie nicht, wo in der Medizin das große Geld verdient wird, was Klinikleiter an Universitätskliniken verdienen? Hat sie schon einmal die Privatrechnung eines Chefarztes gesehen, der an zahlreichen unnötigen Untersuchungen bei Krebspatienten im letzten Stadium noch Tausende von Mark herausholt? Sprechen wir nicht von der Pharmaindustrie und den Schmiergeldern für ihre Opinion-leader!

Wenn man also dieses Problem aufreißt, dann mit zwei offenen Augen, nicht nur mit einem.

Mit einer Kritik an den empirischen Heilmethoden hat dies jedoch nichts zu tun!

Übrigens gibt es verschiedene Umfragen (*181* u. *232*), nach denen 60–80% der niedergelassenen Ärzte nichtschulische Heilverfahren, also sogenannte Außenseitermethoden, einsetzen würden. Sicherlich haben die wenigsten von ihnen ein eigenes Sanatorium!

Punkt 4 ist auch sehr pauschal. Zum einen liegt es an den Kliniken, wenn sie die Zeitschriften der Erfahrungsheilkunde nicht lesen; zum andern finden sich auch in offiziellen Fachzeitschriften jede Menge Pseudogenauigkeiten.

Man sollte auch den Begriff „wissenschaftlich" (siehe *Punkt 5* bei Frau *Oepen*) nicht unreflektiert wie ein heiliges Wort quasi verwenden. Er ist, wie wir in den vorherigen Kapiteln bereits gesehen haben, durchaus diskussionswürdig.

Alles in allem fällt die Charakteristik der sogenannten Außenseiter durch Frau *Oepen* sehr oberflächlich aus, ist an vordergründigen Kriterien orientiert und versteht in keiner Weise die konzeptionellen Verschiedenheiten der beiden Richtungen. Kein Wunder, wenn man hier nach der Kompetenz von Gerichtsmedizinern (*Prokop* und *Oepen*) sowie Juristen *(Wimmer)* fragt, die sich zu Richtern über diese Methoden aufspielen, wiewohl sie keinerlei eigene Praxis damit haben!

Frau *Oepen* beruft sich auf selbst erhobene Obduktionsbefunde, deren Ergebnisse man allerdings in ihren Arbeiten vermißt, und auf die „Beobachtung von Behandlungen" (*151,* S. 1401).

Außerdem habe sie Kongresse und Kurse besucht.

Noch „einleuchtender" freilich ist die Antwort von *Prokop:* „Gerichtsmediziner beurteilen auch Morde, Tötungen, Körperverletzungen und

Sittlichkeitsverbrechen, ohne sie selbst begangen zu haben." (in *77*, S. 341)

Als Beispiel die Akupunktur-Kritik

Um die Methode der Kritik dieser Gerichtsmediziner zu untersuchen, nehmen wir als Beispiel die Auseinandersetzung um die Akupunktur (*169* u. *151*).

Es wird der Akupunktur zunächst vorgeworfen, sie habe kein morphologisches Substrat für die Punkte und Meridiane, und daraus wird geschlossen, die Existenz der Akupunkturpunkte sei eine Fiktion. Das erste stimmt, das zweite nicht.

Der Histologe *Kellner* hat zwar zahlreiche Untersuchungen an verschiedenen Hautproben durchgeführt und ihren Gehalt an *Meissner*schen Druckkörperchen, *Krause*schen Körperchen und Glomusorganen überprüft. Der zunächst festgestellte Unterschied diesbezüglich zwischen indifferenten Hautpunkten und Akupunkturpunkten kann jedoch nicht als beweisend angesehen werden, da die verschiedenen Hautstückchen aus nicht vergleichbaren Hautarealen entnommen worden sind.

Es ist also richtig:

Für die Akupunkturpunkte gibt es heute noch keine morphologische Erklärung. Es ist aber falsch, daraus zu schließen, die Akupunkturpunkte wären eine Fiktion. Sie stellen eine *funktionelle* Realität dar, die auch naturwissenschaftlich beweisbar ist:

Bergsmann hat an Patienten, bei denen exakte klinische Ergebnisse der Lungenuntersuchung vorlagen, Hautwiderstandswerte an Akupunkturpunkten und an indifferenten Stellen gemessen und dabei folgendes festgestellt:

„Sowohl bei den Leichtkranken als auch bei den Schwerkranken ist auf der freien Seite" (auf der Seite, wo die Lunge nicht erkrankt war), „also bei fehlender Belastung keine signifikante Differenz der Meßwerte am Punkt und an indifferenter Haut feststellbar. Auf der belasteten Seite der Leichtkranken unterscheiden sich die Meßwerte von Punkt und Haut nur mit einem statistischen Trend. Hingegen löst die starke Belastung durch eine schwere Krankheit auf der belasteten Seite eine statistisch signifikante Differenz der Meßwerte aus. Daraus ist zu schließen, daß der Punkt erst dann meßbar wird, wenn das Gebiet, in dem er liegt, reflektorisch angesprochen wird." (*24*, S. 711) Als Resümee dieser Arbeit stellt er dann fest:

„1. Unter steady state-Bedingungen ist der Punkt" (gemeint ist der Akupunkturpunkt) nicht meßbar, da sich in diesem Fall seine physikalischen Eigenschaften nicht von der indifferenten Haut unterscheiden.

2. Die Meßbarkeit des Punktes entsteht durch Reizeinwirkungen, die seine physikalischen Eigenschaften stärker und/oder schneller verändern als die der indifferenten Haut . . ." (24, S. 712)

Prokop macht es sich da einfacher: „Daß die Akupunkturpunkte lediglich in der Phantasie ihrer Verfechter existieren, ist durch einfache Analogieschlüsse zu beweisen." (*169,* S. 10)

Er stellt weiter fest:

„Daß die *Meridiane* so eigenartig unharmonisch oder gar zickzackartig verlaufen – z. B. im Kopfbereich – dafür gibt es keine Erklärung." (*169,* S. 4)

„So will der kritische . . . Leser eigentlich wissen, warum beispielsweise der Uterus seinen Akupunkturpunkt zwischen den beiden Crura anthelicis hat oder das Zwerchfell auf dem Crus helicis . . ." (*169,* S. 63)

Warum, warum, warum ist die Banane krumm, Herr Prokop?

Ihre Warumfragen widersprechen völlig der naturwissenschaftlichen Methode, für die Sie sich sonst so stark machen! Genauso könnte man fragen, warum die Elektronen vom Minuspol zum Pluspol und nicht umgekehrt wandern, warum die Kugel die schiefe Ebene hinunterrollt und nicht hinauf usw.

Es gibt übrigens Patienten, die den Verlauf ihrer Schmerzen minutiös entsprechend dem Verlauf eines bestimmten Meridians beschreiben. Nachdem Herr *Prokop* als Gerichtsmediziner mit Patienten nicht soviel zu tun hat, fehlen ihm freilich diese Erfahrungen.

An anderer Stelle (*169,* S. 38) befaßt er sich mit den verschiedenen Theorien oder besser Hypothesen zur Akupunkturwirkung. Die Vorstellung, die Theorie könne bestimmen, was in der Praxis richtig sei oder nicht, durchzieht dabei wie ein roter Faden seine Gedankengänge. Naturwissenschaftlich gesehen, kommt aber erst die Praxis, dann die Theorie. D. h. die Widerlegung der einen oder anderen Theorie der Akupunkturwirkung widerlegt in keiner Weise die Wirksamkeit der Akupunktur als Heilmethode.

Darüber hinaus gibt es inzwischen auch Theorien, die durchaus stichhaltig sind, z. B. die Serotonin-Ausschüttungstheorie bei der Akupunktur. Hier kommt *Prokop* sichtlich ins Schwimmen:

„Wenn aber das *Serotonin* wirklich so eine bemerkenswerte Wirkung hat ... und die magische Wirkung der Akupunktur nunmehr eine naturwissenschaftliche Begründung erhalten sollte, dann fragt man sich, warum das nicht viel sicherer durch Gaben von Phenothiazinen oder Lokalanästhetika herbeigeführt wird." (*169*, S. 38)

Läßt sich also ein biochemischer Effekt eindeutig nachweisen, kann *Prokop* seine Theorie von der biochemischen Effektlosigkeit der Akupunktur nicht mehr halten, dann springt er völlig unlogisch auf eine andere Argumentationsebene und fragt, ob man das nicht besser mit anderen Mitteln herbeiführen könne.

Penn spricht von einem *Diskussionssyndrom der Orthodoxen bei der Auseinandersetzung mit Außenseitern.*

„Es verlaufe in Stufen und beginne mit einem Nicht-zur-Kenntnisnehmen, gelange dann in ein Stadium der tausend Einwände, vor allem mit dem Hinweis auf die Gefährlichkeit der neuen Methode, um schließlich, wenn eine Wirkung nicht mehr abzustreiten sei, sich der Suggestionshypothese zu bedienen: d. h. alles sei ein Plazeboeffekt." (in *77*, S. 715)

Das Plazeboproblem

Selbstverständlich kommt auch dieser „Vorwurf" der Plazebowirkung bei *Oepen* und *Prokop* dann, wenn die übrigen Argumente schwinden, wie also bei der Akupunktur. Nun kann man dem entgegenhalten, daß es Berichte über sehr wirkungsvolle Akupunkturen bei Tieren gibt. Wichtiger aber ist die Frage:

Was ist überhaupt ein Plazeboeffekt?

Das Plazeboproblem ist ja *nicht spezifisch für die alternativen Heilmethoden,* sondern durchzieht die ganze Medizin: Man hat z. B. festgestellt (in *86*):
● In klinischen Versuchen bekamen Patienten der Plazebo-Gruppe – sie hatten den gleichen Beipackzettel wie die Patienten der Verumgruppe – alle möglichen Nebenwirkungen, von der Appetitlosigkeit bis hin zu Hörstörungen (61% der Plazebogruppe).
● Plazebopillen haben einen höheren Therapieeffekt als keine Therapie. [16]
● Sowohl Farbe, Größe, Geschmack, Menge der Pillen, Verabreichungsart usw. haben einen Einfluß auf die Wirkung (2 Tabletten Plazebo wirken beispielsweise besser als Schlafmittel als nur eine Tablette).

Prokop bringt selbst ein Beispiel einer Narkose:

„Der Operateur hatte den Inhalationsbeutel ohne Äther oder ein anderes Anästhetikum über Mund und Nase der Kranken, eines jungen Mädchens, gelegt, um sie mit der Behandlung vertraut zu machen. Er war erstaunt, zu finden, daß nach wenigen Augenblicken die Kranke bewußtlos geworden war, ... war vollkommen unempfindlich, so daß ohne Anwendung irgendeines Anästhetikums eine schmerzlose Operation ausgeführt werden konnte." (in *169*, S. 59)

Die *Prokop*sche Argumentation konsequent anwenden hieße, auch der konventionellen Inhalationsnarkose nur einen Plazeboeffekt zuzusprechen.

Geht man von einer psychophysischen Einheit aus (Krankheiten spielen sich immer in Körper *und* Seele ab), dann muß in jeder Operation und jeder ärztlichen Maßnahme eine psychische Komponente enthalten sein, wobei die Bezeichnung als Plazebo verwirrend und diskriminierend ist. Dies muß ausgerechnet ein Nichtmediziner, der Jurist *G. Küchenhoff,* den Ärzten vorhalten: „Alle, auch die mit dem Mut der Avantgardisten ausgestatteten Ärzte, bemühen sich darum, für ihre etwaigen besonderen, statistisch nicht erprobten, aber wissenschaftlich belegten Methoden darzutun, daß die Wirkung physisch oder biologisch, nicht etwa ‚bloß psychisch' sei. Um den Vergleich mit dem sogenannten ‚Plazebo' auszuschalten, werden dann Tierversuche herangezogen; das Tier ist ja nicht psychisch beeinflußbar. Warum so zaghaft? Ist es nicht außerordentlich zu begrüßen, wenn ein Mensch auf psychischem oder psychosomatischem (oder wie immer zu nennendem!!) Wege z. B. von seinen Magengeschwüren geheilt wird oder vor einem Leiden bewahrt bleibt ...

Der Patient, der wie der Arzt fest an die heilende Wirkung des Mittels oder der Behandlungsart glaubt, wird auch gesundheitlich besser dastehen als der Zweifelnde oder gar Verzweifelte." (in *285*, S. 13)

Auf jeden Fall sollte man sich hüten, den Plazebovorwurf immer spezifisch an die Vertreter empirischer Heilmethoden zu richten. Dafür wissen wir viel zu wenig darüber, was Plazebo überhaupt ist!

Zu Risiken und Nebenwirkungen von „Außenseitermethoden"

Zum Risiko und zu den Nebenwirkungen der Akupunktur stellt *Prokop* eine Liste (*169*, S. 60 f.) auf, die Schäden durch abgebrochene Nadeln, durch lokale und allgemeine Infektionen (z. B. Hepatitis),

Stichverletzungen verschiedener Organe und Körperhöhlen sowie Blutgefäße und einen Fall von Hautkarzinom enthält.

Ich möchte ausdrücklich darauf hinweisen: *Von wem sie auch kommen und wie tendenziös auch immer vorgetragen, Hinweise auf Nebenwirkungen und Schäden irgendwelcher Methoden sollten wir immer sehr ernst nehmen!*

Zu den einzelnen Punkten: Natürlich kann man einen Hautkrebs nicht als Nebenwirkung einer Akupunktur bezeichnen, wohl aber sollte man sich davor hüten, in irgend welche Hautveränderungen, insbesondere Naevi, Pigmentflecken, auch Sommersprossen, mit der Akupunkturnadel oder irgendeiner anderen Nadel hineinzustechen.

Ansonsten entsprechen die Schäden, die man mit Akupunktur setzen kann, denen, wie sie bei jeder Art von Injektion möglich sind. Bei ordnungsgemäßer Desinfektion der Nadeln dürften sich keine allgemeinen Infektionen ergeben, allenfalls gelegentliche kleinere Lokalreaktionen.

Ich akupunktiere selbst seit über 10 Jahren und habe vielleicht 3 oder 4mal eine kleine Hautentzündung erlebt, die innerhalb von wenigen Tagen jeweils spontan abgeklungen war.

Bei der von mir empfohlenen Akupunktur mit nur oberflächlichen Einstichen gibt es keine weiteren Komplikationen; Techniken mit größerer Einstichtiefe haben ein größeres Risiko.

Insgesamt erscheint mir die von *Prokop* angeführte Tabelle über Akupunkturschäden jedoch mehr als Panikmache denn als objektive Information. *Um ein objektives Bild zu geben, hätte man die Zahl der Komplikationen ins Verhältnis zur Gesamtanwendung der Nadelungen setzen und außerdem einen Schadensvergleich mit alternativen hochschulmedizinischen Methoden durchführen müssen.*

So einen Vergleich der Nebenwirkungen zwischen Außenseiter- und konventionellen Methoden lehnen *Prokop* und *Oepen* aber ausdrücklich ab (*149*, S. 335). Dieser Standpunkt ist absolut blauäugig, denn als handelnder Arzt muß ich mir bei einem Kopfschmerzpatienten doch überlegen:

Soll ich ihn akupunktieren oder gebe ich ihm Kopfschmerztabletten?

Dann wird gerade der Vergleich der Nebenwirkungen und des Risikos ausschlaggebend sein für die Auswahl der Therapieform!

Statt konkreter Schadensvergleiche weist man stattdessen in ominöser Weise auf eine angeblich „hohe Dunkelziffer vor allem nach Anwendung wissenschaftlich nicht anerkannter Verfahren" hin (*149*, S. 335).

Dabei kann man nicht stichhaltig erklären, warum die Dunkelziffer von Nebenwirkungen bei den empirischen Methoden höher sein soll als bei konventionellen. Gibt es doch genügend klinische Mediziner, die mit Adleraugen auf solche Fälle warten, allen voran Frau *Oepen;* funktioniert doch hier das Krähenprinzip (eine Krähe hackt der anderen kein Auge aus) viel weniger als bei Kunstfehlern mit konventionellen Methoden!

Ein paar Worte sollte man auch zu gewissen rhetorischen Floskeln und Mätzchen machen, die bei *Prokop* und *Oepen* häufig eine inhaltliche Auseinandersetzung ersetzen sollen. So geht *Prokop* beispielsweise folgendermaßen auf eine Theorie von *Popp* ein, oder besser gesagt, über sie hinweg:

„Nicht weniger überrascht ist der Leser, wenn er erfährt, daß die Akupunkturmeridiane Wellenleiter sein könnten." (*169,* S. 9)...

Auf dem gleichen Niveau operiert Frau *Oepen:*

„Die magische Vorstellung, daß ‚undelikate‘ Mittel, die aus Kot und Urin zubereitet wurden, eine besondere Wirksamkeit entfalten sollen (*148,* S. 1377)..." Sie meint damit die Eigenharnbehandlung. Nach Frau *Oepen* müßte auch der englische Arzt *Jenner,* der bekanntlich die Pockenimpfung eingeführt hat, indem er „undelikaterweise" den Pustelinhalt einer an Kuhpocken erkrankten Magd auf einen Knaben übertragen hatte, von solch magischen Vorstellungen beseelt gewesen sein!

Dies ist keine wissenschaftliche Auseinandersetzung, sondern ein feuilletonistisches Räsonieren! Daß dabei sowohl inhaltlich als auch im Stil häufig der Rahmen der Seriosität verloren geht, geht auch aus folgender Erklärung hervor, die Frau *Oepen* in einem vor dem Landgericht Karlsruhe geschlossenen Vergleich öffentlich abgeben mußte: „Ich distanziere mich mit dem Ausdruck des Bedauerns vom Inhalt der in meinem Gutachten vom ... wiedergegebenen ehrenrührigen Angriffe gegen Prof. Dr. Dr. *Wrba* und versichere, daß ich die darin enthaltenen Behauptungen auch nicht anderseitig veröffentlichen werde." (in *173,* S. 609) Sehr peinlich für eine Gerichtsmedizinerin!

Auf die Einwände von *Prokop* und *Oepen* gegen die Neuraltherapie, die Erdstrahlen, den Baunscheidtismus usw., gehe ich zum Teil in den jeweiligen Kapiteln kurz ein, möchte aber zunächst noch ein paar Worte zur Kritik von Frau *Oepen* am *Croon*schen Verfahren sagen:

Hier wird nämlich ausnahmsweise eine eigene Untersuchung vorgelegt, und zwar in Form einer Doktorarbeit (*127*). Das *Croon*sche Verfahren ist eine Art Elektroakupunktur, bei dem zunächst die

Hautwiderstands- und Kapazitätswerte an verschiedenen Punkten gemessen werden, die abweichenden Werte dann mit Gleichstrom punktuell behandelt werden. In der Doktorarbeit werden 3 Gruppen von je 10 Patienten mit einem LWS-Syndrom, einer Apoplexie und einer Niereninsuffizienz behandelt. Der Doktorand kommt schließlich zu dem Ergebnis: „Insgesamt muß aufgrund dieser Ergebnisse gesagt werden, daß nach den Meßwerten ein erheblicher Behandlungseffekt vorzuliegen scheint, daß dieser Eindruck jedoch nicht der Wirklichkeit entspricht." (*127*, S. 33)

Zwar habe sich das Allgemeinbefinden gebessert, die objektiven Meßdaten (Laborwerte) seien jedoch in den 3 Meßreihen unverändert geblieben.

Nun ist es schon unsinnig, beim LWS-Syndrom und bei der Apoplexie *Laborwerte* als Zielgröße zu nehmen; aber auch bei einer Niereninsuffizienz kann man nicht so kurzfristig eine Veränderung der Kreatininwerte erwarten. Bleibt also die Verbesserung des Allgemeinbefindens und somit eine ungewollt positive Beurteilung des *Croon*schen Verfahrens. [17]

Der Ruf nach dem Kadi

Solange mit Argumenten gefochten wird, ist jede Kritik zu begrüßen, sei sie auch noch so vorurteilsbeladen, noch so tendenziös: „Fanatisch anmutende Uneinsichtigkeit", „Dreistigkeit" usw., so z. B. Frau *Oepen* über die Außenseiter (*148*).

Doch *Prokop* und *Oepen* bleiben nicht auf der argumentativen Ebene. Ihre sämtlichen Artikel enthalten mehr oder weniger juristisch versteckte Drohungen, Aufrufe an die Ärztekammern, solche Methoden zu eliminieren, Appelle an die Aufsichtsbehörden, usw. (*147*, S. 1107).

Ich möchte dem nochmals ein Zitat des Juristen *Küchenhoff* entgegenhalten:

„. . . 2. Wenn neuartige Methoden als ultima ratio nicht angewandt werden, so kann ein starres Festhalten an eingeführten Methoden eine unterlassene Hilfeleistung (vergleiche auch § 330 c StGB) darstellen wie ein Außerachtlassen risikofreier herkömmlicher Methoden.

3. Neuartige Methoden, die auf einem ernsthaften wissenschaftlichen Bemühen beruhen, sind durch die Freiheit von Wissenschaft und ihrer Lehre ebenso gedeckt wie hergebrachte Methoden (Art. 5 Abs. 3 GG).

Auch ist wissenschaftliche Anerkennung nicht identisch mit statistischer Feststellung. Statistik mag Wissenschaft sein, aber Wissenschaft ist nicht an Statistik gebunden . . ." (in *285*, S. 12) *Nach dieser Interpretation sind Ärzte in der Praxis nicht nur legitimiert, alternative Methoden einzusetzen, wenn konventionelle versagen, sondern juristisch dazu verpflichtet!*

Zusammenfassend möchte ich zu der Kritik von *Oepen*, *Prokop* und Co-Autoren feststellen:

1. Es liegt nur eine relativ *oberflächliche* Kenntnis der jeweiligen Methoden vor, insbesondere keine Erfahrung in eigener Praxis.

2. Es fehlen das Bewußtsein und die Erfahrung, daß die klinischen Methoden für viele in der Allgemeinpraxis vorkommenden Krankheiten insuffizient sind, von daher alternative Wege versucht werden *müssen!*

3. Schaden und Risiken der Verfahren werden *nicht ins Verhältnis zur Gesamtanwendung* gesetzt, wodurch ein verzerrtes Bild entsteht.

4. Es findet *kein Vergleich* statt *mit den Nebenwirkungen* und *Risiken schulmedizinischer Methoden,* was sich vielleicht Gerichtsmediziner und Juristen leisten können, nicht jedoch Ärzte, die in der Praxis handeln müssen!

Mit ihrer Kritik versuchen *Prokop, Oepen* und andere die einseitigen Dogmen der Universitätsmedizin als alleinseligmachende Doktrin durchzusetzen, eine Atmosphäre diffuser Angst zu erzeugen und Kollegen, die alternative Methoden anwenden, zu kriminalisieren.

Es ist absurd, aber auch typisch, daß Theoretiker diesen Vorstoß machen, die gar nicht mit Patienten befaßt sind und diese Methoden nicht aus der Praxis kennen! [17 a]

6. KAPITEL

Über die Bedeutung der Neuraltherapie für die Allgemeinpraxis

Theoretische Bezugspunkte

Die Neuraltherapie basiert theoretisch auf den regulationspathologischen Vorstellungen von *Pawlow, Ricker* und *Speranski*. Von *Pawlow* haben wir schon kurz gesprochen (Kap. 2).

Ricker befaßt sich vor allem mit dem Einfluß des Nervensystems auf die feinsten Blutgefäße, also mit den Regulationsverhältnissen der terminalen Strombahn. Bei seinen Versuchen stellte er fest: Kleine Reize führen zu einer Gefäßerweiterung, mittlere zu einer Gefäßverengung (Ischämie, Prästase), starke Reize zu einer Lähmung der vegetativen Nerven (Stase, Austritt weißer und roter Blutkörperchen, Abszessbildung).

„Dem zellulartheoretischen Grundsatz, daß die vom Reize getroffene Zelle selbsttätig funktioniert, daß sie sich selbsttätig ernährt und vermehrt, einem Grundsatze, der eine Vernachlässigung des Verhaltens des Blutes und Nervensystems zur Folge gehabt hat, setzen wir die auf Beobachtung gestützte und weiter auszubauende Auffassung entgegen, daß die sämtlichen mannigfaltigen Zell- und Gewebsvorgänge zum Blute, zum Strombahn- und übrigen Nervensystem in kausalen Beziehungen stehen, von denen die nervalen – der Zeit, nicht dem Range nach – die ersten sind, ...“ Soweit *Ricker* (in *56*, S. 21).

Entscheidend in seiner Pathologie ist das vegetative Nervensystem, das die Beziehungen (Relationen) zwischen den einzelnen Zellen und Geweben reguliert, weswegen er auch von einer *„Relationspathologie“* spricht.

Wichtig für die Praxis ist das schon erwähnte *Rickersche Stufengesetz,* nach dem kleine Reize den Blutumlauf anregen und somit therapeutisch wirksam sind.

Speranski führte zahlreiche, zum Teil grausame Tierversuche durch. Beispielsweise injizierte er einem Tier eine geringe Tetanustoxindosis, was zu lokalen Tetanussymptomen in der gleichseitigen Extremität führte. 3 Wochen nach dem äußeren Verschwinden der pathologischen Symptome wurde dem Tier dann eine Glaskugel in der Gegend der Sella turcica implantiert. Die dadurch erfolgte Reizung des Hypothalamus löst sonst einen Komplex dystrophischer Vorgänge in den verschiedensten

Organen aus. Hier aber kam es 24 Stunden nach der Operation zu *Tetanus*erscheinungen, die an Intensität zunahmen und schließlich zum Tod des Tieres führten, d. h. das Tier starb an Tetanus ohne erneute Virusinfektion.

Speranski schlußfolgerte daraus: Durch früher abgelaufene oder nicht vollständig abgelaufene pathologische Prozesse werde die gesamte vegetative Reaktionsweise verändert, deren zentrale Steuerung im Organismus vor allem dem Hypothalamus obliege; die Regulation werde labilisiert.

Durch einen zweiten Reiz, den sogenannten *Zweitschlag,* komme es dann zum Ausbruch der eigentlichen Krankheit, wobei hier *nicht der Erreger, sondern die Erregung das entscheidende* sei (in *56,* S. 24).

Was die Neuraltherapeuten „Störfeld" nennen, wäre also eine solche primär sensibilisierende, die Reaktionsweise des gesamten Organismus labilisierende Stelle im Körper.

Die Geburt der Neuraltherapie

Unabhängig von diesen Medizintheoretikern haben die Gebrüder *Huneke* die Neuraltherapie in der Praxis entwickelt. Angefangen hatte das Ganze mit einem Versehen: Ferdinand *Huneke* injizierte seiner ständig an Migräne leidenden Schwester Katha ein Antirheumatikum (Atophanyl), das Procain enthielt, versehentlich intravenös. Die intravenöse Applikation von Lokalanästhetika galt damals als Kunstfehler. Der Erfolg bei seiner Schwester war jedoch verblüffend, so daß *F. Huneke* mit seinem Bruder *Walter* zusammen die therapeutische Anwendung von Lokalanästhetika weiter in der Praxis ausprobierte.

1928 haben sie ihre Erfahrungen erstmals in der „Medizinischen Welt" unter dem Titel „Unbekannte Fernwirkungen der Lokalanästhesie" publiziert (in *74*).

Einige Jahre später gelang *F. Huneke* ein spektakulärer Therapieerfolg, indem er einer an Migräne und verschiedenen Gelenkbeschwerden leidenden Frau eine Narbe am Bein mit Procain infiltriert hatte. *Die „Störfeldtherapie" war geboren.* Nachdem die Heilung binnen Sekunden eintrat, spricht man auch vom *„Sekundenphänomen"* oder auch vom *„Huneke-Phänomen".*

Wie kann man sich die Wirkung der Neuraltherapie physiologisch vorstellen?

Entscheidend bei der gesamten therapeutischen Anwendung der Lokalanästhetika ist, daß der Effekt über die Anästhesiewirkung deutlich hinausgeht, die in der Regel ja nicht länger als 20 Minuten dauert.

Peter Dosch (56) entwickelt folgende Arbeitshypothese. Er geht dabei von Erkenntnissen des Physiologen *Fleckenstein* aus, der festgestellt hat, daß Procain und entsprechende Mittel das Zellmembranpotential, das in Ruhe etwa 80 Millivolt beträgt, in Richtung Hyperpolarisation verändern, dadurch also die Erregungsschwelle der Zelle erhöhen.

Erregung bedeutet bekanntlich eine Depolarisation des Membranpotentials mit einem damit verbundenen Ausströmen von Natrium- und Einströmen von Kaliumionen. Im Sinne der Neuraltherapie pathologisch verändertes Gewebe (z.B. Narben) habe nun – so *Dosch* – ein Membranpotential an den Zellen, das geringer sei als 80 Millivolt.

Dadurch komme es an diesen Stellen zu „Salven unregelmäßiger Erregungsfrequenzen" und dadurch zu einer Reizüberschwemmung des Organismus mit einer Störung im Gesamtmilieu. Durch die Injektion von Procain oder einem anderen Lokalanästhetikum werde das Gewebe gleichsam aufgeladen und das normale Membranpotential von 80 Millivolt wieder hergestellt und stabilisiert; die Erregungsleitung laufe in diesem Gebiet dann wieder koordiniert ab (56, S. 36f.). [18]

Für die praktische Anwendung der Neuraltherapie ist es nicht entscheidend, ob diese Arbeitshypothese stimmt oder nicht. Hier geht es darum, ob klinisch ein Heileffekt zu erzielen ist oder nicht. Wem die positiven empirischen Berichte zahlreicher Ärzte nicht genügen, der sei auf apparative Erfahrungen mit biophysikalischen Testmethoden verwiesen: So konnte *Rost* mit der Thermoregulationsdiagnostik und *Bergsmann* mit dem Decoder die Wirkung der Neuraltherapie dokumentieren (siehe auch Kap. 18).

Indikationen der Neuraltherapie

Die Domäne der Neuraltherapie sind
- funktionelle, d.h. noch nicht primär organisch manifestierte Leiden.
- neurale, d.h. primär nicht metabolische (also stoffwechselbedingte) Leiden.

So sind z. B. Gicht und rheumatische Polyarthritis als metabolische (humorale) Erkrankungen – im Gegensatz zur Meinung mancher Neuraltherapeuten – *keine* primäre Indikation für die Neuraltherapie. Ebensowenig eine fortgeschrittene hochgradige Koxarthrose oder ein Krebs als primär organisch-degenerative Erkrankung. Freilich kann man auch in diesen Fällen die Neuraltherapie einsetzen, jedoch *nicht* als *Primär*therapie, sondern als *adjuvante* Maßnahme, z. B. zur Linderung von Karzinomschmerzen durch Infiltrationsbehandlung des entsprechenden Segments.

Selbstverständlich sind auch primär psychogene Krankheiten und Geisteskrankheiten nicht für die Neuraltherapie geeignet. Im wesentlichen also sind die klassische Indikation **Schmerzsyndrome ohne größeren organischen Befund.**

Voraussetzung für die Wirksamkeit ist weiterhin eine *intakte Regulationsfähigkeit* des Organismus. Bei allen länger bestehenden Krankheiten nimmt diese ab, es setzt eine sogenannte Reaktionsstarre ein, d. h. der Körper reagiert nicht mehr auf die verschiedensten Reize.

Diese Reaktionsstarre kann reversibel sein, kann dann mit verschiedenen immunstimulativen Verfahren gebrochen werden (Plenosol®, Eigenblut usw., siehe Kap. 17); sie kann irreversibel sein, z. B. im Endstadium verschiedener chronischer Krankheiten (Leberzirrhose, Krebs) und bedeutet dann eine infauste Prognose.

Welche Injektionen?

Kommen wir konkret zu den neuraltherapeutischen Injektionen.

Im Buch von *Dosch* (56) sind eine Unzahl angegeben. Welche spielen für die Allgemeinpraxis eine Rolle?

Zunächst sollte man 3 Komplexe der Neuraltherapie unterscheiden:
1. die *Segmenttherapie,* d. h. die kutane oder subkutane Injektion in die unmittelbar irritierten Regionen
2. die *Störfeldtherapie,* das eigentliche Spezifikum der *Huneke*-Therapie
3. die *sogenannte große Neuraltherapie* mit Injektionen an Grenzstränge, Nervenwurzeln und in die Gelenke.

Die Segmenttherapie

Die Segmenttherapie ist in der freien Praxis derart verbreitet, daß man sie wirklich nicht mehr als Außenseiterverfahren bezeichnen kann.

In welcher Arztpraxis steht nicht irgendwo ein Fläschchen Procain oder Xylocain? Meist betreibt man sie nach der Methode des *Locus dolendi-Stechens* (sogenannte *Davos*-Methode: *Da, wo's* weh tut, wird hingespritzt!).

Das klingt zwar simpel, ist es aber in Wirklichkeit schon nicht mehr. Denn gerade hier ist die Methode wenig Wissenschaft und viel Kunst.

Hören wir Ferdinand *Huneke:* „Neuraltherapie ist Kunst und keine Wissenschaft im engeren Sinne der exakten Forschung, wie sie heute die Welt regiert. Sie ist trotzdem lehrbar . . ." (Geleitwort in *56*).

Sosehr die nun aufgestellten Regeln eine gewisse Orientierung bedeuten, sowenig werden sie zur Meisterschaft führen, wenn nicht ein gewisses Fingerspitzengefühl vorhanden ist.

Zunächst zu den Punkten:

Je besser der Therapeut, desto weniger Punkte benötigt er. Zum einen handelt es sich um *wichtige Akupunkturpunkte* der jeweiligen Region (beispielsweise G 10 oder B 20 beim HWS-Syndrom), zum anderen um *individuelle, gelotisch veränderte Punkte,* die man durch sorgfältiges Fühlen und Palpieren finden muß.

Anhaltspunkt, nicht Rezept (!) für die Suche sollen die hier abgebildeten Schemata sein!

Auch die *Stichtiefe* muß individuell verschieden gewählt werden, je nach Konstitution und Alter des Patienten sowie nach Alter der Krankheit:

Robuste Patienten, ältere Patienten sowie länger bestehende Krankheiten erfordern eine tiefere Einstichtiefe, konstitutionell zarte Patienten, jüngere Patienten sowie noch nicht lange bestehende Krankheiten eine oberflächliche Einstichtiefe, eventuell auch nur eine intrakutane, also Quaddelanwendung. Dies als grobe Regel!

Im ersteren Fall sollte man eine größere Menge, im letzteren Fall nur ganz geringe Mengen des Lokalanästhetikums verwenden!

Gelegentlich kommt es, vor allem an bestimmte Punkten (Nr. 9 in der Magengrube oder Nr. 18 und 19 links neben dem Schulterblatt) zu heftigen psychischen Reaktionen mit Weinkrämpfen! Man tut gut daran, die Patienten nur an der Hand zu halten oder ihnen beruhigend die Hände aufzulegen, was den kathartischen Effekt verstärkt.

Für die Segmenttherapie habe ich im wesentlichen *5 Programme* (siehe Abb. 5–7). Ich spreche dabei von Punkt*bereichen,* abgekürzt PB, und

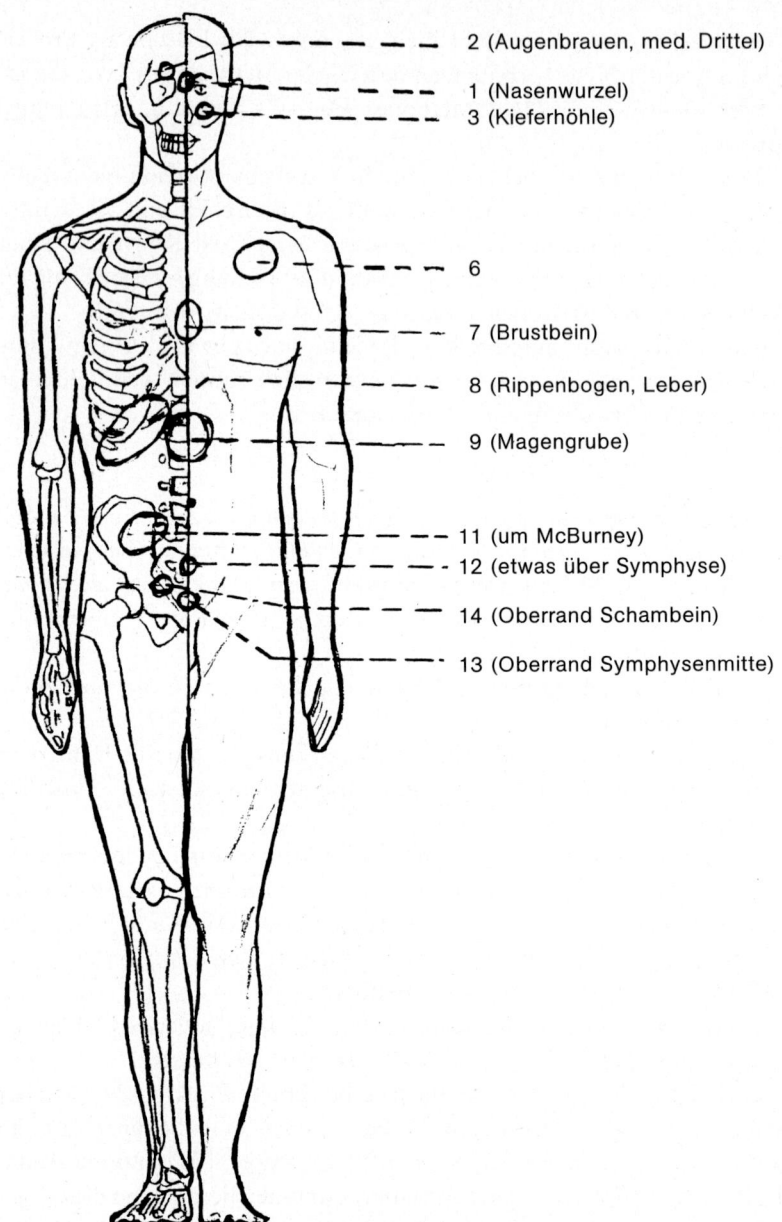

2 (Augenbrauen, med. Drittel)

1 (Nasenwurzel)
3 (Kieferhöhle)

6

7 (Brustbein)

8 (Rippenbogen, Leber)

9 (Magengrube)

11 (um McBurney)
12 (etwas über Symphyse)

14 (Oberrand Schambein)

13 (Oberrand Symphysenmitte)

Abb. 5: *Punktbereiche für segmentale Neuraltherapie und Akupunktur (von ventral).*
Man suche, sanft palpierend, die empfindlichste Stelle im jeweiligen Bereich und injiziere
bzw. akupunktiere dort! Näheres siehe Text!

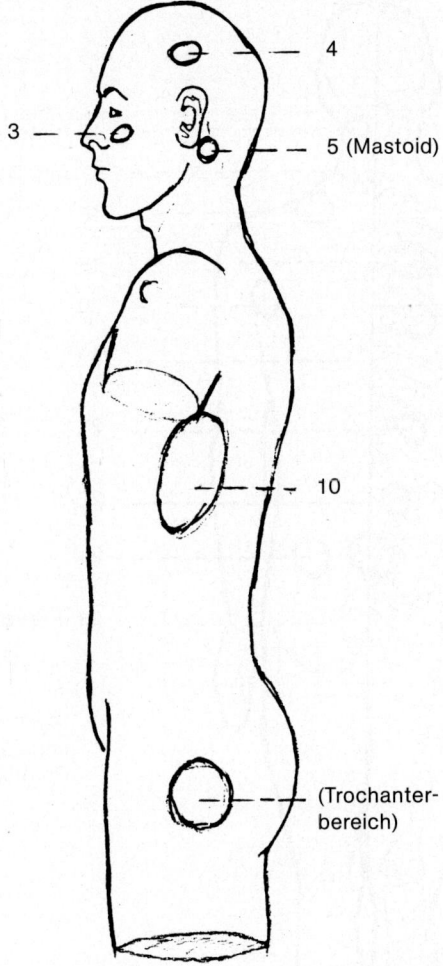

Abb. 6: *Punktbereiche für segmentale Neuraltherapie und Akupunktur (von lateral).*

nicht von Punkten, weil man sich den für den Patienten individuell richtigen Punkt im entsprechenden Bereich zu suchen hat!

1. Das **Kopf-Nebenhöhlen-Programm** (PB 1 bis 4) bei Sinusitis, Trigeminusneuralgien und, zusammen mit dem HWS-Programm, bei allen Neuralgien im Kopfbereich. Die Mastoidpunkte (PB 5) zusätzlich bei unspezifischen Schwindelzuständen nach Ausschluß organischer und kreislaufbedingter Ursachen.

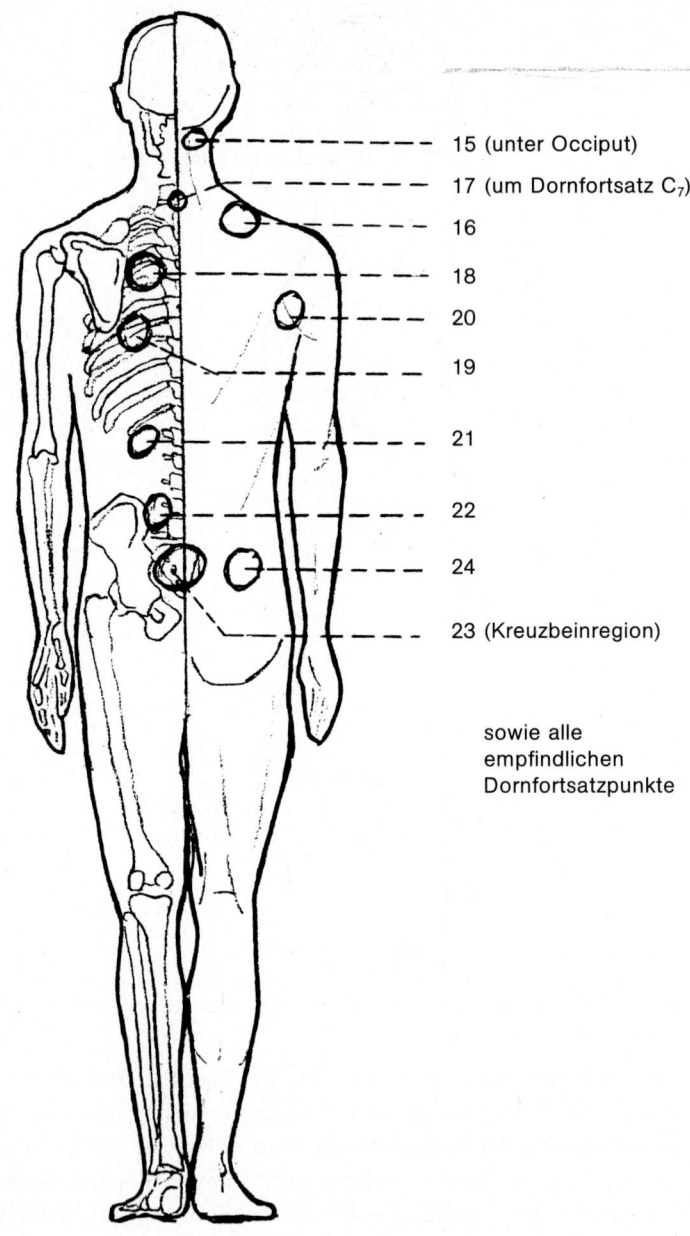

15 (unter Occiput)

17 (um Dornfortsatz C_7)

16

18

20

19

21

22

24

23 (Kreuzbeinregion)

sowie alle
empfindlichen
Dornfortsatzpunkte

Abb. 7: *Punktbereiche für segmentale Neuraltherapie und Akupunktur (von dorsal).*

Allerdings bevorzuge ich – aus rein empirischen Gründen – *im Gesicht, am Kopf und an den Extremitäten die Akupunktur* gegenüber der Neuraltherapie. Diese Erfahrung wird auch von anderen Neuraltherapeuten bestätigt. [19]

2. Das **HWS-Programm** (PB 15–17, meist auch noch 18 erforderlich) bei HWS-Syndrom und Kopfschmerzen (siehe oben).

3. Das **Thorax-Programm** (PB 6 und 7, 16, 18, 19, eventuell noch 10 und alle schmerzhaften Punkte über den Dornfortsätzen). Indikation: BWS-Syndrom, „Interkostalneuralgien", funktionelle Dys- und Stenokardien. Adjuvant bei Pleuritis, Bronchitis, Asthma bronchiale, Angina pectoris und anderen Thoraxprozessen.

3. Das **LWS-ISG-Programm** [20] (PB 21–24). Indiziert bei LWS- und ISG-Syndrom, bei Ischias eventuell zusammen mit Akupunktur an den entsprechenden Beinpunkten, bei Beckenprozessen (Adnexitis, Prostatitis) zusammen mit Punkten am Unterleib.

5. Das „**Bauch-Programm**" (PB 8, 9, und 11, eventuell 10, bei Unterleibs- und Beckenprozessen 12 bis 14).

Indikation: alle funktionellen Bauchbeschwerden, „Oberbauchsyndrom", nervöse Gastropathie, Appendikopathie. Adjuvant auch bei organisch bedingten Schmerzzuständen im Bauchbereich, z. B. bei tumorösen Prozessen, wodurch man systemische Analgetika einsparen kann.

Bei der Behandlung der Appendikopathie gibt es 2 Möglichkeiten: entweder man beruhigt das appendizitische Geschehen oder aber man fördert, wenn die Situation reif ist, durch die Neuraltherapie eine Akuisierung des vorher chronisch blockierten Zustands, wobei eine Appendektomie erforderlich werden kann.

Dies ist eine durchaus wünschenswerte Reaktion, gleichsam eine Provokation zur operativen Herdsanierung, weil ansonsten die chronische Appendizitis als *Herd* im Organismus wirken würde.

Die Störfeldtherapie

Man geht davon aus, daß bestimmte Stellen im Körper, die selbst klinisch relativ unauffällig sind, den Gesamtorganismus irritieren und Krankheiten an davon fernen Stellen auslösen oder unterhalten können.

Solche irritierenden Stellen können grundsätzlich alle Gewebe im Körper sein, im besonderen kommen jedoch hier in Frage:

● *Kopfherde* (Zähne, Nebenhöhlen, Tonsillen)

- *Bauchherde* (Appendizitis, Cholezystitis)
- *Narben*

Die neuraltherapeutische Behandlung vermuteter Herde im Gallenblasen-, Blinddarm- und Nebenhöhlenbereich entspricht der oben geschilderten Segmentbehandlung, besteht also in einer mehr oder weniger tiefen subkutanen Infiltration in der entsprechenden Region.

Die Behandlung der Zahnherde erfolgt durch Infiltration der Mundschleimhaut bukkal und lingual in Höhe der betreffenden Zahnwurzeln. Der Effekt ist relativ unsicher und selten, weswegen ich den Test nur in Ausnahmefällen verwende. Besseres leistet die Neuraltherapie bei der Herdbehandlung einer *chronischen Tonsillitis* (vor allem bei jüngeren Patienten, wenn sie noch nicht so lange besteht) sowie der Ausschaltung von *Narbenstörfeldern.*

Bei allen Störfeldbehandlungen ist die *Therapie gleichzeitig eine Diagnose,* d. h. der therapeutische Erfolg beweist die Richtigkeit der Diagnose einer störfeldbedingten Erkrankung.

Dieser Effekt sollte nach *P. Dosch* mindestens 20 Stunden anhalten (bei den Zähnen mindestens 8 Stunden) und reproduzierbar sein, wobei bei der Wiederholung der Therapieeffekt zeitlich mindestens so lang sein muß wie beim erstenmal. Wird der therapeutische Effekt zeitlich kürzer oder ist er nicht mehr reproduzierbar, muß man an andere Therapiemaßnahmen denken (siehe auch Kapitel 19).

Wie unterspritzt man Narben?

Man geht vom Rand her unter die Narbe und infiltriert sie dann derart, daß eine Vorwölbung im gesamten Narbenbereich durch das Lokalanästhetikum entsteht.

Große Narben kann man auch in zwei Sitzungen behandeln, vor allem wenn der Patient sehr schmerzempfindlich ist. Grundsätzlich sollte man *alle Narben im Schmerzsegment* abspritzen, auch Impfnarben. Wenn kein ausreichender oder anhaltender Therapieerfolg eintritt, auch systematisch nach anderen Narben im gesamten Körperbereich fragen! Sicherlich sind nicht alle Narben Störfelder.

Es gibt auch elektrische Methoden (Hautwiderstandsmessungen), die gewisse Hinweise geben. Jedoch sind diese Methoden meines Erachtens nicht notwendig. Man kann aus dem *Aussehen* der Narben gewisse Rückschlüsse ziehen: eingezogene, verzogene und ausgesprochen „häßliche" Narben mit Indurationen in der Tiefe sind eher verdächtig als glatte und in der Umgebung weiche Narben. Einen weiteren Hinweis bietet die *Anamnese:* Narben, die lange suppuriert haben und immer wieder aufgegangen sind, sind ebenfalls eher verdächtig als solche, die problemlos verheilt sind.

Schließlich ist noch wichtig, ob eine Narbe auf einem Akupunkturmeridian liegt (diesen sozusagen energetisch unterbricht) oder an einer indifferenten Stelle.

Im Zweifelsfall sollte man auf jeden Fall die entsprechende Narbe infiltrieren! Man kann dadurch sehr viele Schmerzsyndrome günstig beeinflussen!

Die neuraltherapeutische Behandlung der Tonsillenherde (peritonsilläre Infiltration) erfolgt durch Injektionen *nicht in* die Tonsillen, *sondern an* die Tonsillen (in das peritonsilläre Gewebe) lateral, und zwar in der Regel am oberen und am unteren Tonsillenpol, bei Kindern und empfindlichen (würgenden!) Patienten nur am oberen Tonsillenpol (siehe Abb. 8).

Es gibt spezielle Tonsillen-Nadeln (Abb. 9), die kurz vor der Spitze der

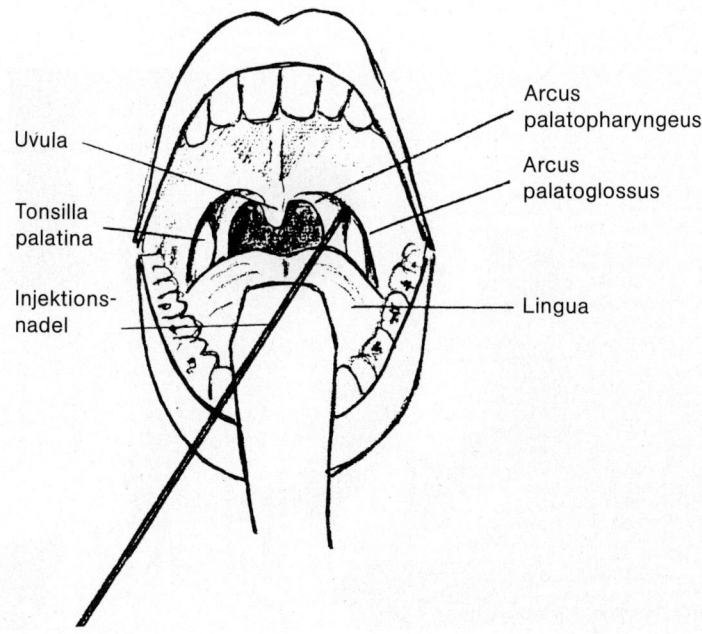

Abb. 8: *Peritonsilläre Infiltration* (Schema).

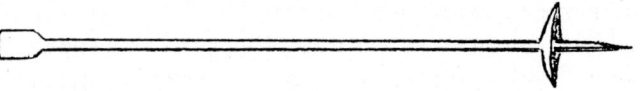

Abb. 9: *Spezialkanüle für die peritonsilläre Infiltration:* Der kleine Schild verhindert eine *zu tiefe* Injektion.

Nadel einen kleinen Schild haben, der ein zu tiefes Eindringen verhindert. [21]

Für den Anfänger sind diese Kanülen durchaus empfehlenswert. Ansonsten jedoch genügt auch eine 2 ml-Einmalspritze mit einer 12er Nadel, die man fest auf die Spritze stecken muß, damit sie beim Rausziehen nicht im Rachen stecken bleibt. Die Injektion selbst ist nicht schmerzhaft, hinderlich ist natürlich der Würgreflex bei manchen Patienten.

Am besten erfolgt die Applikation am liegenden Patienten, was bei labilen Patienten und bei allen schwierigen Injektionen grundsätzlich gilt; ansonsten Applikation im Sitzen.

Für eine entsprechende Beleuchtung ist zu sorgen: Entweder man trägt einen Stirnspiegel oder man arbeitet mit dem direkten Licht einer

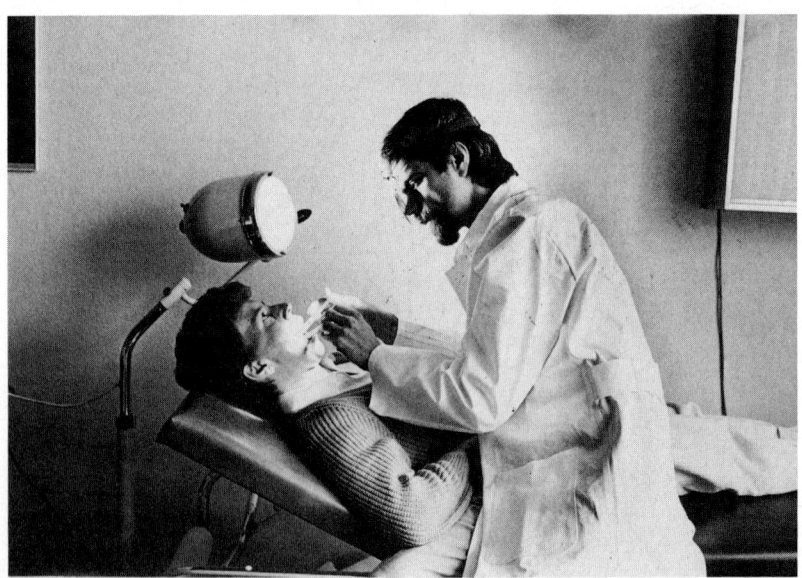

Abb. 10: *Peritonsilläre Infiltration* (Foto) am *liegenden* Patienten (mit Stirnspiegel).

Praxisleuchte (siehe Abb. 10). Notfalls kann die Sprechstundenhilfe auch mit einer Taschenlampe leuchten. Im Kopfbereich und besonders bei der Tonsilleninjektion sollte man vor Injektion auch aspirieren, um eine intravasale Injektion zu vermeiden.

Die neuraltherapeutische Tonsillenbehandlung empfiehlt sich *bei chron. Tonsillitiden, bei allgemeiner Infektanfälligkeit* sowie überhaupt *bei allen schweren Fällen.* Im Falle einer bereits erfolgten Tonsillektomie ist die Infiltration der Tonsillektomienarben anzuraten.

So können z. B. *Kopfschmerzen* tonsillogen sein, in einem anderen Fall habe ich bei einer Patientin ein Ekzem durch Tonsilleninjektion positiv behandelt.

Die „große" Neuraltherapie

Sie ist eigentlich keine Außenseitermethode, sondern ein Teilgebiet der Anästhesie, Chirurgie, gegebenenfalls auch Orthopädie und Neurologie. Man spricht von „großer" Neuraltherapie, weil hier in der Regel mit großen langen Nadeln gearbeitet wird. Ich habe hier einige wenige Injektionen unter dem Gesichtspunkt der Schwierigkeit und des in einer Allgemeinpraxis vertretbaren Risikos ausgewählt, die dann auch problemlos mit einer 1er oder 12er Kanüle durchgeführt werden können.

Die übrigen großen von *Dosch* in seinem Lehrbuch angegebenen Injektionen sollte man eher speziellen neuraltherapeutischen Praxen überlassen, die sie in hoher Zahl durchführen und so in einer entsprechenden Routine bleiben, andererseits natürlich auch Kliniken und speziellen Facharztpraxen.

Außerdem gibt es für die Indikationen der diversen Grenzstranginjektionen *einfachere und risikoärmere Verfahren,* die in Kombination angewandt oft zum Erfolg führen: So ist Akupunktur kombiniert mit homöopathischen Komplexmitteln in der Regel wirkungsvoller bei Sinusitis als die von Neuraltherapeuten empfohlene Injektion ans Ganglion pterygopalatinum. Mit Chirotherapie, eventuell *Baunscheidt*-Verfahren und auch Cantaridenpflaster erreicht man meist mehr bei hartnäckigen Lumbalgien als mit der tiefen neuraltherapeutischen Injektion an die Ischias-Wurzel.

Für die jetzt angegebenen „großen" Injektionen gilt: Anwendung erst, wenn einfachere neuraltherapeutische Techniken und andere in diesem Buch angegebene Verfahren keine Wirkung erzielt haben!

Bezüglich der Technik der einzelnen Injektionen verweise ich auf den Bildatlas zur Neuraltherapie von *Mathias Dosch* (*55*):

- *Die Injektionen in die Gelenke*

Praktisch wichtig sind die in die Kniegelenke, an den Trochanter major (bei Koxalgien, Koxarthrosen usw.), eventuell in die Schultergelenke.

Im allgemeinen ist die *perikapsuläre* Infiltration wirkungsvoller und dem Wesen der Neuraltherapie mehr entsprechend als die *intraartikuläre* Injektion.

- *Die Injektion an das Ganglion stellatum*

Sie ist, so dramatisch sie zunächst anmutet, durchaus in der Allgemeinpraxis durchführbar. Bei der Injektionstechnik nach *Leriche-Fontaine* in der Modifikation von *P. Dosch* liegt das tastbare Rippenköpfchen der ersten Rippe, auf dem das Ganglion liegt und an dem man sich palpatorisch orientiert, direkt subkutan. Das Risiko einer intravasalen, intrazisternalen oder intrapleuralen (bei Emphysematikern!) Injektion ist hier wesentlich geringer als bei den in der Klinik meist üblichen Methoden.

Trotzdem ist natürlich eine gewissenhafte Aspiration (Prüfung auf Liquor, Blut und Luft!) unabdingbar, sowohl am Anfang der Injektion als auch nochmals zwischendurch. Die Menge des Lokalanästhetikums sollte nicht mehr als ein bis zwei Milliliter betragen, die man möglichst auch nicht auf einmal, sondern fraktioniert in 2 bis 4 Portionen abgibt, jedesmal die Reaktion des Patienten sorgfältig prüfend. Die in der Klinik angewandten Mengen (bis zu zehn Milliliter) führen allein schon durch das Arzneimitteldepot zu einem mechanischen Druck auf den Karotissinus mit entsprechenden Komplikationen, z. B. Brachykardie usw.

Ob die Nadel richtig gesessen hat, kann man nach wenigen Minuten an der Ausbildung einer *Hornerschen Trias* erkennen. Die Stellatuminjektion kann eingesetzt werden bei Kopfschmerzen und Migräne, prä- und postapoplektischen Syndromen, bei Morbus *Meniere,* auch bei hartnäckigen Schulter-Arm-Syndromen sowie adjuvant bei Asthma bronchiale und Angina pectoris.

- *Die Injektion in die Foramina sacralia posteriora*

Sie ist technisch wesentlich einfacher als die Epiduralanästhesie und kann deren Indikationen zum großen Teil decken, nämlich Schmerzen und funktionelle Störungen im Beckenbereich.

- *Die Injektion an die Ischiaswurzel L 3 bis L 5*

Bei hohem Ischiassyndrom. Man benötigt hier eine 10 cm lange Nadel, die es auch als Einmalkanüle gibt.

● *Die Injektion an den Ischiasnerv in der Leiste*

Beim mehr peripheren Ischiassyndrom. Der Nerv liegt lateral von der in der Regel deutlich tastbaren Arteria femoralis.

Unter „hohem" Ischiassyndrom verstehe ich rein topographisch die Schmerzausstrahlung in den LWS-ISG-Bereich, unter „peripherem" Ischiassyndrom die Schmerzausstrahlung vorwiegend ins Bein.

● *Die Injektion an bzw. in die Schilddrüse*

Bei diskreter hyperthyreoter Symptomatik mit noch negativem TRH-Test, sogenannter thyreogener vegetativer Dystonie.

● *Die Injektion an bzw. in die Prostata*

Bei funktionellen Unterleibsbeschwerden des Mannes und bei anhaltenden Kreuzschmerzen.

Normalerweise spritze ich nicht *in* die Schilddrüse bzw. *in* die Prostata, sondern *an* die Schilddrüse, bzw. *an* die Prostata, infiltriere also das perithyreoidale bzw. periprostatische Gewebe. Dies hat meines Erachtens den gleichen therapeutischen Effekt und entspricht mehr dem Wesen der Neuraltherapie, die ja unspezifisch an den vegetativen Nervenfasern und am weichen Bindegewebe ansetzt (siehe Kapitel 17).

Ehe man ausnahmsweise doch ins Drüsengewebe direkt spritzt, sollte man vorher deutlich palpieren. Sowohl bei besonders weicher als auch bei besonders derber Konsistenz der Gewebe (Schilddrüse bzw. Prostata) sollte man *nicht ins* Gewebe stechen.

● *Die Injektion in den gynäkologischen Raum*

Bei funktionellen Unterleibsbeschwerden der Frau, Parametropathien, eventuell auch Genitalmykosen.

Die Technik von abdominal her empfehle ich nicht, da hier die Verletzung der Arteria uterina leicht möglich ist, ohne daß man dem durch Aspiration entsprechend vorbeugen könnte.

Die Technik von vaginal her ist zwar zeitaufwendiger, aber sicherer. Es ist hierfür auch eine spezielle Injektionskanüle erforderlich. [21]

● *Die intravenöse Neuraltherapie*

Nur mit Procain, nicht mit Xylocain® oder anderen Lokalanästhetika. Wird von *Dosch* bei vegetativen Dystonien, Dyskardien und anderem empfohlen. Ich halte sie für nicht so wichtig.

Die übrigen in den *Dosch*-Büchern angegebenen „großen" Injektionen sind meines Erachtens in einer durchschnittlichen Allgemeinpraxis selten indiziert, weshalb man nicht die nötige Routine bekommt. Man sollte sie deshalb, wie schon vorgeschlagen, neuraltherapeutischen Spezialpraxen überlassen.

Zwischenfälle

Die Neuraltherapie ist eine sehr differente Therapie, d. h. es können auch Zwischenfälle auftreten, für die man jederzeit gerüstet sein muß. Möglich sind

- Allergische Reaktionen bis hin zum anaphylaktischen Schock
Übliches Vorgehen mit verdünntem Suprarenin, Kortison, evtl. Calcium, usw.
- Erregungs- und Krampfzustände
Behandlung mit Evipan® intravenös
- Atemstillstandssyndrom
Behandlung mit Sauerstoffbeatmung, Infusionstherapie usw.
- Blutungen und innere Hämatome durch Stichverletzungen, auch Pneumothorax
Gegebenenfalls klinische Einweisung.

Bei Patienten, die mit Marcumar oder anderen Blutverdünnungssubstanzen behandelt werden, sowie bei solchen mit spontanen *Blutgerinnungsstörungen,* sollte man von tiefen Injektionen auf jeden Fall Abstand nehmen.

Ich betreibe nun seit über zehn Jahren extensiv die Neuraltherapie in der hier geschilderten Form. Derartige Zwischenfälle habe ich Gottseidank nicht erlebt, lediglich kleinere Kollapszustände, die durch einfaches Flachlagern mit Hochheben der Beine behoben werden konnten, sowie einige lokale, nicht systemische Procainallergien.

Dennoch ist es unbedingt erforderlich, auch aus forensischen Gründen, **immer ein entsprechendes Notfall-Set griffbereit zu haben!**

Wann welches Lokalanästhetikum?

Die Gebrüder *Huneke* haben Impletol verwendet, das ist Procain mit einem vasokonstriktorischen Zusatz. *Peter Dosch* empfiehlt das reine *Procain* als „königliches Medikament". Es werde im Gegensatz zu Xylocain® (Lidocain) und anderen amid-strukturierten Lokalanästhetika bereits im Gewebe hydrolytisch aufgespalten und dabei entgiftet. Außerdem habe es verschiedene pharmakologische Effekte, die die

Neuraltherapie verstärkten: Einen *antiphlogistischen, antipyretischen, spasmolytischen,* evtl. auch einen *„regenerierenden"* Effekt.[22] Die offizielle Medizin hingegen betrachtet das Procain als weitgehend obsolet wegen seines hohen Allergiepotentials. Außerdem führt es bei Hypotonikern häufiger zu Kollapszuständen.

Amid-strukturierte Lokalanästhetika *(Xylocain)* werden nicht im Gewebe, sondern erst *in der Leber entgiftet.* Nach *Dosch* seien sie insgesamt toxischer und hätten eine differentere Wirkung auf den Herzrhythmus. Xylocain soll man im Gegensatz zu Procain auch nicht intravenös im Rahmen der Neuraltherapie verwenden.

Beim Procain kann man in einer Sitzung von einer 1%igen Lösung maximal etwa 40 ml anwenden, bei Xylocain maximal 20 ml der 1%igen Lösung. Ich verwende sowohl beim Procain als auch beim Xylocain *nur 0,5%ige Lösungen.*

Die angegebenen Maximalmengen sollte man meines Erachtens auch nicht erreichen, lieber die Injektionen auf verschiedene Tage verteilen.

Nach *D. Aschoff* und *Rothdach*[23] bestehe eine *Polarität zwischen Procain und Xylocain:* Procain verstärke die Vagotonie, Xylocain die Sympathikotonie. Deshalb solle man bei Sympathikotonikern Procain, bei Vagotonikern Xylocain einsetzen.

Bei den Typen, die physiognomisch nicht eindeutig zu differenzieren sind, also mehr in der Mitte zwischen sympathikoton und vagoton liegen, spielt es keine so große Rolle, ob man Xylocain oder Procain verwendet.

Wer mit der Konstitutionstypeneinteilung noch nicht klar kommt (siehe Kapitel 8), sollte im Zweifelsfall immer Xylocain oder auch 1%iges Xyloneural® verwenden; bei Allergikern und Hypotonikern auf keinen Fall Procain!

Ein weiteres Mittel für die Neuraltherapie ist das *Plenosol®*, ein Mistelpräparat. Hier jedoch keine subkutane, sondern *nur intrakutane Anwendung.* Im Gegensatz zu Procain und Xylocain hat man einen *stärkeren metabolischen (humoralen) Effekt;* also dann empfehlenswert, wenn eine stärkere rheumatoide Komponente bei den Schmerzen dabei ist (siehe auch Kapitel 25).

Außerdem kann man sämtliche homöopathischen Komplexmittel nach neuraltherapeutischen Kriterien injizieren.

Soviel als Überblick über die Neuraltherapie und ihre Möglichkeiten in der Allgemeinpraxis.[24]

7. KAPITEL

Über Akupunktur

Die Akupunktur ist in Europa nach der chinesischen Kulturrevolution in gewisser Weise eine Modebewegung geworden.

Dabei können wir zwei Konzepte unterscheiden: ein pragmatisches und ein fundamentalistisches.

Das *fundamentalistische* wird im deutschsprachigen Raum von *Schnorrenberger* und anderen repräsentiert. Es anerkennt nur eine Akupunktur, die auf der Basis einer chinesischen Diagnose durchgeführt wird, die also von der sogenannten *Pulsdiagnose* ausgeht und den Begriffsapparat *der chinesischen Philosophie* verwendet. Die Diagnose lautet dann beispielsweise „Leber-Yang steigt störend auf".

Die *pragmatische* Richtung hingegen läßt auch eine Akupunktur auf der Basis westlicher Diagnosen gelten. Sie stellt für bestimmte Indikationen (z. B. Migräne, Amenorrhoe usw.) *fixe Punktprogramme* zusammen.

Diese sogenannte *Programm- oder „Kochbuch-Akupunktur"* versteht sich auch nicht als Globalalternative zur westlichen Medizin, sondern als einfache *kutane Reflextherapie* und läßt sich unter andere diesbezügliche Methoden einordnen wie *Huneke*-Therapie, Baunscheidtismus usw. Zu den Vertretern der mehr pragmatischen Richtung zähle ich *J. Bischko* und das *Boltzmann*-Institut in Wien.

Beide Konzepte haben ihre Berechtigung!

Das fundamentalistische ist jedoch an eine spezielle Akupunkturpraxis mit ausgewählten Fällen gebunden. Für die durchschnittliche Allgemeinpraxis eignet es sich nicht. Zum einen ist die Pulsdiagnostik sehr schwer zu erlernen. Man benötigt eine überdurchschnittliche Sensibilität, die die meisten westlichen, zivilisatorisch geprägten Ärzte nicht mehr haben. Außerdem erfordert die fundamentalistische Methode einen Zeitaufwand, wie er in der Allgemeinpraxis üblicherweise nicht möglich ist.

Die pragmatische Form freilich, die in gewissen Fällen versagt, wo die fundamentalistische noch erfolgreich ist, läßt sich von der Erlernbarkeit und vom Zeitaufwand ohne weiteres in einen Allgemeinpraxisbetrieb integrieren. Wenn man das Verhältnis Zeit zu Erfolg betrachtet, ist sie der fundamentalistischen ebenbürtig.

Was ist Akupunktur?

Das Wort „Akupunktur" (acus lat. = die Nadel, pungere lat. = stechen) ist eine Schöpfung französischer Missionare, die die Methode Ende des 17. Jahrhunderts aus China nach Europa gebracht haben. In China wird sie seit mindestens 3000 Jahren betrieben. Erste Hinweise finden sich bereits in der Schang-Dynastie (1450–1050 v. Chr.). Das erste erhaltene schriftliche Werk, das den Fundamentalisten immer noch als wichtiger Klassiker gilt, ist das Nei King. [25]

In China selbst spricht man nicht von Akupunktur, sondern von „Chen Chiu", was soviel heißt wie „Stechen und Brennen": Unter Stechen versteht man das Nadeln, unter Brennen das Moxen, auch *Moxibustion* genannt. Hierbei wird auf der Nadel ein kleines Häufchen Beifußkraut [26] verbrannt, es entsteht eine besondere Hitze an der Nadel, was einen zusätzlichen tonisierenden Effekt bringen soll.

Dieses Chen Chiu galt als sogenannte äußere Therapie (Wei Chi), der die „innere Therapie" mit Arzneien (Nei Chi) gegenüberstand.

Es ist wichtig zu wissen: auch im alten China war die Akupunktur nicht die *ausschließliche* Methode. Die innere Therapie mit Arzneien galt als genauso bedeutend. In der Kombination von beidem basierte der Erfolg der alten chinesischen Medizin. [27]

Konkret werden bei der Akupunktur bestimmte Punkte des Körpers mit feinen *Gold-, Silber- oder Stahlnadeln* gestochen. Goldnadeln sollen eine anregende (tonisierende), Silbernadeln eine sedierende Wirkung haben, Stahlnadeln diesbezüglich indifferent sein.

Es werden etwa 750 Punkte angegeben, die alle eine mehr oder weniger spezifische Indikation haben. Die Punkte liegen – naturwissenschaftlich gesehen – auf hypothetischen Linien, den sogenannten *Meridianen* (siehe Abb. 11). Diese Meridiane werden den verschiedenen Organen zugeordnet, so z. B. der Nierenmeridian der Niere, der Herzmeridian dem Herzen.

Der chinesische Organbegriff deckt sich jedoch nicht vollständig mit unseren pathologisch-physiologischen Vorstellungen. So ist im chinesischen Begriff *Herz* sehr viel Psychisches impliziert, wohingegen er in der westlichen Pathologie weitgehend auf die Pumpenfunktion reduziert wird. Analoges gilt für die anderen Meridiane, von denen es insgesamt 12 paarige sowie 2 nichtpaarige gibt. Die alten Chinesen gingen nun davon aus, daß die ursprüngliche Lebensenergie (Chi) in einem bestimmten

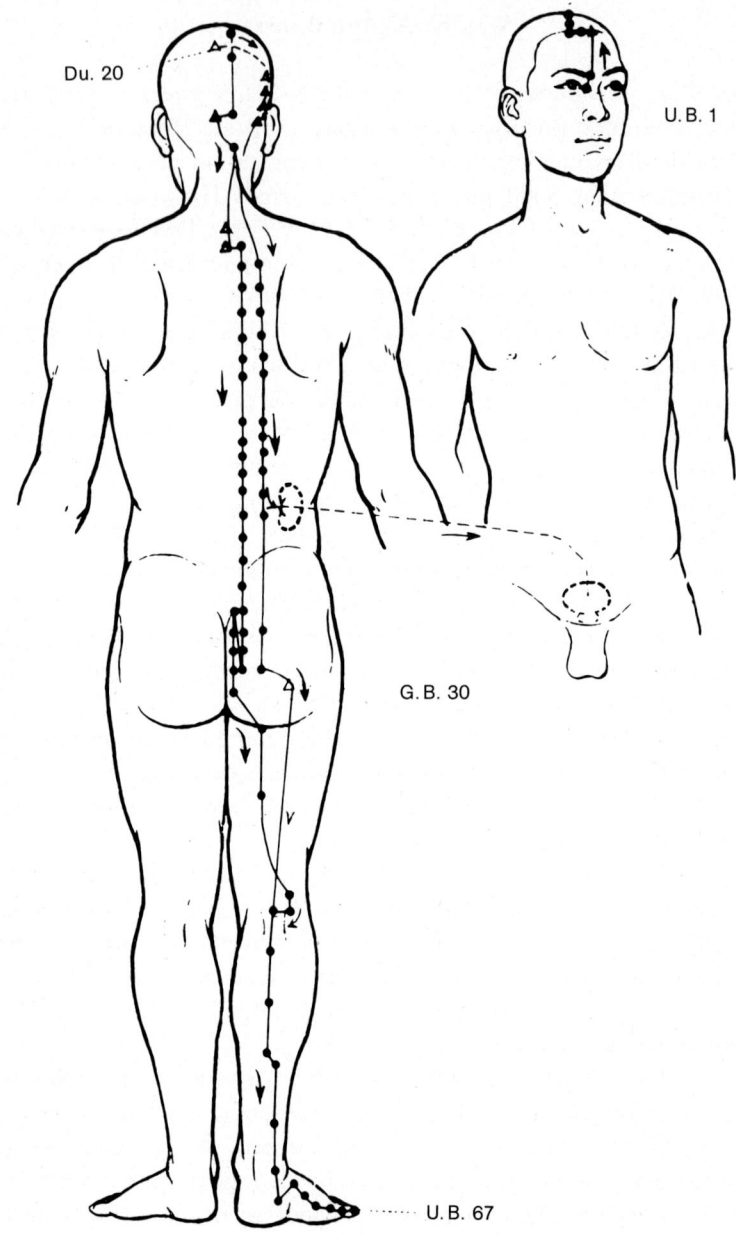

Du. 20

U.B. 1

G.B. 30

U.B. 67

Abb. 11: *Verlauf eines Akupunktur-Meridians* (hier des Blasenmeridians) (aus *4*).

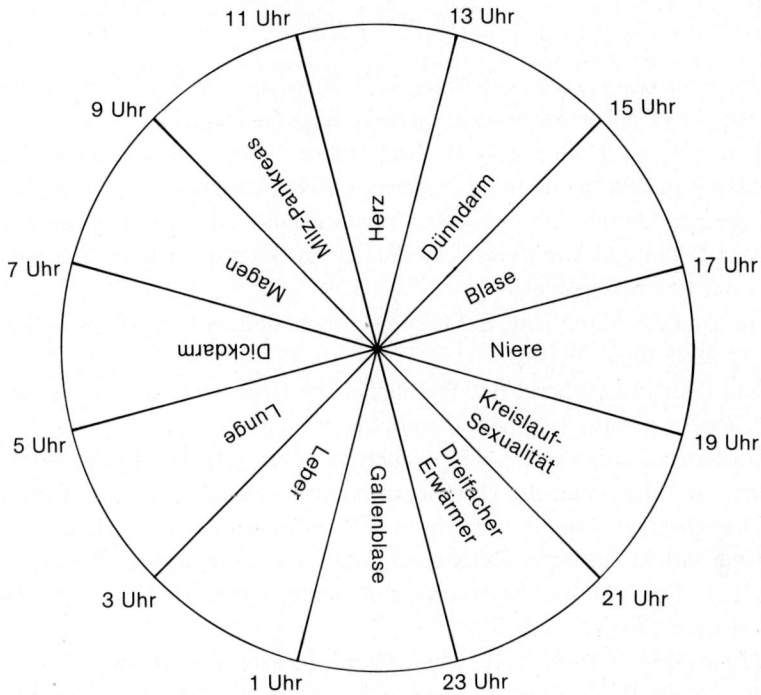

Abb. 12: *Chinesische Organuhr*. Die *Maximal*zeiten sind eingezeichnet, die *Minimal*zeiten sind jeweils gegenüber (12 Stunden später).

Rhythmus in diesen Meridianen fließt. Dabei hat alle zwei Stunden des Tages, entsprechend dem Schema der *Organuhr* (siehe Abb. 12), ein anderer Meridian seine *Maximalzeit,* zwölf Stunden später dann seine *Minimalzeit.* Die Maximalzeit ist die Zeit der höchsten Aktivität des entsprechenden Organs, die Minimalzeit, die in der Organuhr immer 180 Grad gegenüberliegt, ist die Zeit der geringsten Aktivität. So haben wir also beispielsweise zwischen 17 und 19 Uhr die *Maximal*zeit der Nieren, 12 Stunden später, zwischen 5 und 7 Uhr, wenn der Dickdarm seine Hauptzeit hat, die *Minimal*zeit der Nieren. Gesundheitsstörungen, die sich speziell in dieser Zeit verbessern oder verschlechtern, haben dann immer etwas mit der Niere zu tun. [28]

Yin und Yang

Krankheit bedeutet also eine Störung des Energieflusses, ein Zuviel oder Zuwenig an Energie (Chi) in bestimmten Körperbereichen (s. Kap. 2).

Durch feine Heilreize, z. B. Nadelstiche, kann dieser Energiefluß wieder reguliert werden, ins Gleichgewicht kommen. Ein *Zuviel an Energie* nennen die Chinesen einen *Yang*-Zustand, ein *Zuwenig* einen *Yin*-Zustand. Yin und Yang gelten als die beiden Grundprinzipien, in denen sich das Chi manifestiert.

Yang ist das Männliche, der Himmel, oben, hell, heiß, trocken, außen, aktiv, zentrifugal, geben.

Yin dementsprechend das Weibliche, die Erde, unten, dunkel, kalt, naß, innen, passiv, zentripetal, empfangen.

Im Körper entsprechen die parenchymatösen Organe (Niere, Leber, Herz usw.) dem Yin, die Hohlorgane (Darm, Blase usw.) dem Yang.

Die Ausgewogenheit von Yin und Yang bedeutet Gesundheit.

Eine solche globale Denkweise, die von allgemeinen Prinzipien (deduktiv) den Menschen zu erfassen suchte, war auch bei uns in der klassischen Medizin üblich.

Hippokrates schreibt z. B.: „Das Feuer vermag alles fortwährend zu bewegen, das Wasser alles fortwährend zu ernähren" (in *224*, S. 40). Das Feuer entspräche dem Yang, das Wasser dem Yin.

Die heute im Westen übliche Denkweise ist, wie wir schon gesehen haben (Kap. 2), induktiv-analytisch: sie konzentriert sich zuerst auf die Details und versucht dann durch Zusammensetzen der Details zum Ganzen zu kommen. Das Ganze kann aber durch einfaches Addieren der Teile nie erreicht werden, weshalb es naturwissenschaftlich gesehen nicht bewiesen werden kann und von der Naturwissenschaft zur Hypothese erklärt wird.

Aber auch in der naturwissenschaftlichen Medizin haben wir bestimmte Begriffe, die der Yin-Yang-Philosophie entsprechen. So stellt im vegetativen Nervensystem beispielsweise der **Sympathikus das Yang-Prinzip** und der **Vagus das Yin-Prinzip** dar.

Die Akupunktur kann man als Ordnungstherapie bezeichnen (nach *Bachmann* in *28*), *die versucht, das Gleichgewicht von Sympathikus und Parasympathikus durch Nadelstiche an spezifischen Punkten zu regulieren.*

Die Indikationen zur Akupunktur

Es sind in etwa die gleichen wie die der Neuraltherapie. Entscheidend ist auch hier, daß immer nur die *funktionelle* Störung beseitigt werden kann, nie die organische, oder schöner ausgedrückt: Akupunktur kann nur heilen, was *ge*stört ist, nicht, was *zer*stört ist!

Eine übliche klinische Ausschlußdiagnostik *vor* der Akupunkturbehandlung ist Voraussetzung.

Wenngleich funktionelle Störungen die Hauptindikation darstellen, kann man mit ihr auch den *funktionellen Anteil von organischen Krankheiten* beeinflussen, z. B. die Schmerzen bei Krebs.

Im einzelnen habe ich in unserer Allgemeinpraxis folgende Indikationen für die Akupunktur. Ich verwende dabei die von *Bischko (28)* angegebenen Punkte und *kombiniere sie mit individuell druckempfindlichen Punkten* (Locus-dolendi-Stechen):

- *Kopfschmerzen, Migräne, Sinusitis, Trigeminusneuralgie*

Die schmerzempfindlichsten Punkte in den in Abb. 5, 6 und 7 dargestellten Bereichen des Kopfes und der HWS werden mit Silber- oder Stahlnadeln gestochen. Bei allen schmerzhaften Prozessen zusätzlich immer Akupunkturpunkt *B 60*, bei Sinusitis zusätzlich Punkt *Dickdarm 4* (Abb. 13).

- *Schmerzsyndrom in den Beinen*, Ischialgien, Claudicatio-Symptomatik bei noch tastbaren Fußpulsen, schmerzhafte Venopathien (siehe Abb. 14).

- *Verschiedene Arthropathien*

Die druckempfindlichen Punkte um das schmerzhafte Gelenk werden gestochen. Alternativ kann man auch Plenosol-Quaddeln setzen oder intraartikulär Neuraltherapeutika bzw. homöopathische Mittel injizieren.

- *Frühstadien der Dupuytrenschen Kontraktur*

Es werden einfach die harten Stellen mit mehreren Nadeln akupunktiert.[29] (siehe Abb. 15)

- *Schulter-Arm-Syndrom*

- *Chron. Laryngitis,* Heiserkeit

(Nach HNO-ärztlicher negativer Kehlkopfspiegelung.)

- *Hypo-, Oligo- und Amenorrhoe*

Siehe hierzu die Punktprogramme bei *Bischko (28)*.

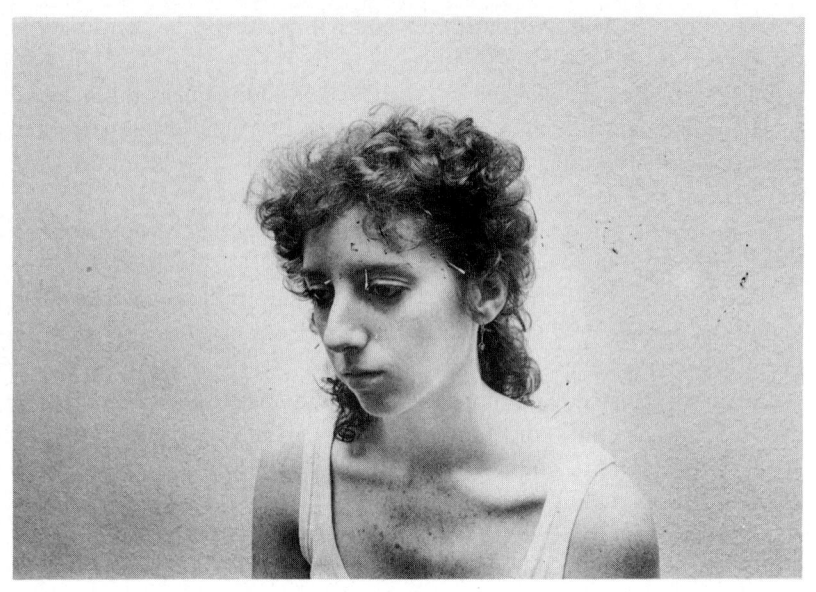

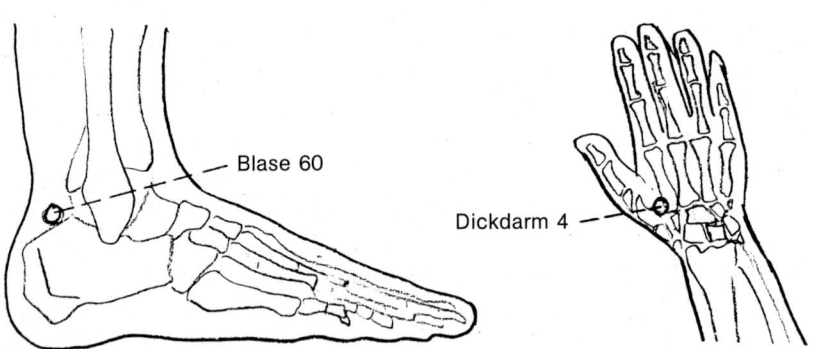

Abb. 13: *Akupunktur bei Kopfschmerz, Sinusitis u.a.* (Foto), siehe Schema Abb. 5–7. Zusätzlich die Punkte Blase 60 und Dickdarm 4 (Zeichnung).

86

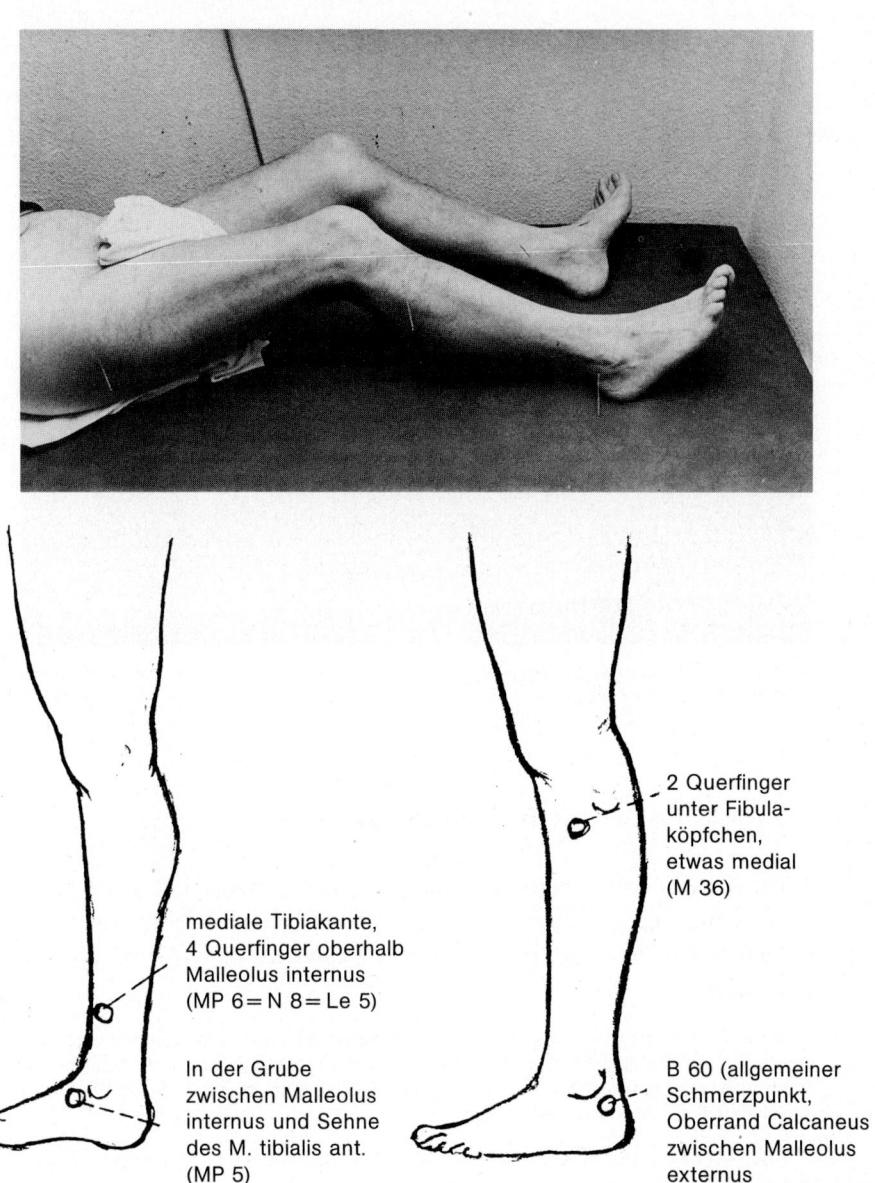

2 Querfinger
unter Fibula-
köpfchen,
etwas medial
(M 36)

mediale Tibiakante,
4 Querfinger oberhalb
Malleolus internus
(MP 6 = N 8 = Le 5)

In der Grube
zwischen Malleolus
internus und Sehne
des M. tibialis ant.
(MP 5)

B 60 (allgemeiner
Schmerzpunkt,
Oberrand Calcaneus
zwischen Malleolus
externus
und Achillessehne

Abb. 14: *„Beinprogramm" für Akupunktur* (bei Ischias, schmerzhaften Venopathien u. a.).
Neben den 4 Punkten in der Zeichnung (MP 5 und 6, B 60 und M 36) Punkte in der
Kniekehle und am Trochanter major sowie in der Kreuzbeingegend (s. Abb. 7).

87

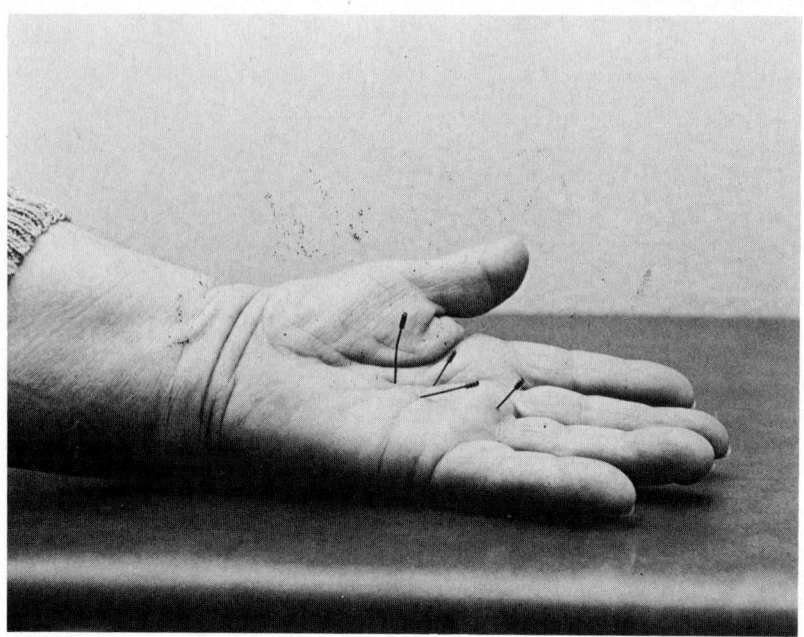

Abb. 15: *Akupunktur bei leichteren (beginnenden) Fällen von M. Dupuytren:* Man sticht die verhärteten Stellen direkt an.

Zur Technik der Akupunktur

Die Punkte sollen einen Durchmesser von 3–5 mm haben.[30] Man kann Gold- oder Silbernadeln verwenden, je nachdem, was man erreichen will: *bei Schmerzen im allgemeinen Silbernadeln, bei Hypofunktionen Goldnadeln.*

Manche Akupunkteure leugnen einen Unterschied von Gold- und Silberwirkung und verwenden nur Stahlnadeln. Sie berufen sich dabei auf die heutigen Chinesen, die nur noch Stahlnadeln verwenden. Bei diesen dürfte es sich dabei aber mehr um ein finanzielles denn ein wissenschaftliches Problem handeln.

Die *Stichtiefe* bei der einfachen Reflexakupunktur ist zwischen *2 und 8 mm,* in der klassischen Akupunktur wird bis zu 12 cm Tiefe gestochen (z. B. am Hüftgelenk). Vor allem in der klassischen Akupunktur spielt auch die Stich*richtung* (in Richtung des Energieflusses des Meridians oder ihm entgegengesetzt) eine Rolle, außerdem versucht man durch Drehung der Nadel im Uhrzeigersinn (beruhigend) oder entgegengesetzt (anregend) einen zusätzlichen Effekt zu erzielen. Bei der einfachen Reflexakupunktur sind diese beiden Aspekte (Einstichtiefe und Einstichrichtung) gegenüber dem Ort des Einstichs zu vernachlässigen.

Bei dieser Form gibt es dann auch, vorausgesetzt man sterilisiert die Nadeln sachgemäß in einem Sterilisator oder Autoklaven, keinerlei Risiken oder Nebenwirkungen. Bei der Akupunktur mit langen Nadeln hingegen können natürlich *Stichverletzungen* mit entsprechenden Folgen auftreten: Pneumothorax, Verletzung von großen Gefäßen usw.

Die Nadeln bleiben etwa *5–15 Minuten* stecken. Häufig findet man als Reaktion eine *Rötung um den Einstich,* was durch eine Histaminausschüttung bedingt sein dürfte. In der Regel ein Zeichen dafür, daß der Patient gut auf die Akupunktur anspricht. Am Ende der Sitzung sollen sich die Nadeln mühelos rausziehen lassen, zum Teil sogar spontan abfallen. Gibt die Haut die Nadel noch nicht frei, sollte man noch einige Minuten warten und erst dann die Nadel rausziehen.[31]

Der Abstand zwischen den einzelnen Nadelungen beträgt *5–7 Tage.* Bei akuten Fällen, z. B. heftig anhaltenden Kopfschmerzen, sind auch tägliche oder zweitägliche Nadelungen möglich.

In der Regel akupunktiere ich nicht häufiger als *5 bis 6 mal.* Wenn sich dann noch kein Effekt eingestellt hat, sind weitere Versuche zwecklos.

Die *Reaktionen auf die Nadelung* sind sehr unterschiedlich und werden bei *Bischko* näher ausgeführt (*28,* S. 46 ff.). Es gibt Fälle, wo nach einer einzigen Behandlung schon völlige Beschwerdefreiheit eintritt. Man sollte dann keine weitere Nadelung durchführen. Erst wenn nach einiger Zeit wieder Symptome auftreten, kann erneut mit der Behandlung begonnen werden.

Bei anderen wiederum findet sich eine gewisse Erstverschlimmerung, die jedoch nicht tragisch zu werten ist.

Spätestens nach der dritten oder vierten Sitzung jedoch sollte dann eine Besserung eintreten. Reagiert der Patient dann immer noch negativ auf die Akupunktursitzung, sollte man ebenfalls aufhören.

Schließlich gibt es natürlich auch hier eine *Reaktionsstarre,* die man mit immunstimulativen Verfahren aufzuheben versucht (siehe Kap. 17).

Wissenschaftliche Untersuchungen zur Wirkung der Akupunktur

In den letzten Jahren sind vor allem in China, aber auch in anderen Ländern, verschiedene Anstrengungen unternommen worden, um die Wirkung der Akupunktur mit den Mitteln der Naturwissenschaft zu belegen. Eine gute Übersicht über diese Arbeiten gibt *Schnorrenberger* *(225)*:

So wurden z. B. nach der Akupunktur von Kaninchen in deren Liquor cerebrospinalis vermehrt Neurotransmitter, darunter Endorphine, festgestellt. Diese Endorphine, die auch als opium like substances bezeichnet werden, können durch Naloxon, einem Opiumantagonisten, in ihrer Wirkung blockiert werden. Dementsprechend konnte auch der Akupunktureffekt durch Naloxon nivelliert werden.

Des weiteren wurde bei diesen Tierversuchen über die Wirkung des zyklischen Adenosinmonophosphats (AMP) festgestellt, daß sich Katecholamine in ihrer zentralen Wirkung antagonistisch zur Wirkung der Akupunktur verhalten. In der Peripherie wurde durch Akupunktur eine Hypertrophie der Nebennieren mit vermehrtem Gewicht festgestellt, ebenfalls bei Kaninchenversuchen.

Weitere Versuche wurden an Mäusen durchgeführt. Durch Tetrachlorkohlenstoff wurde experimentell ein Leberschaden induziert. Anschließend wurde eine Gruppe der Mäuse akupunktiert, eine andere nicht. Spätere histologische Untersuchungen der Leberpräparate sowie auch serologische Untersuchungen (Transaminasen) ergaben in der Gruppe der akupunktierten Mäuse ein wesentlich besseres Bild als bei den nicht genadelten (Versuch in Nagoya-Japan).

Ein weiterer Versuch an Hunden, denen durch Abbinden einer Koronararterie künstlich ein Myokardinfarkt gesetzt wurde, ergab bei der Autopsie der Tiere: Vorher genadelte Hunde wiesen geringere Myokardnekrosen auf als nicht mit Akupunktur behandelte.

Eigentlich ist es ja traurig, daß derartige Versuche überhaupt durchgeführt werden – nur um die Suggestions- und Plazebovorwürfe irgendwelcher Schulmediziner zu widerlegen! Für die Wirkung der Akupunktur ist dies alles nicht erforderlich. Schließlich wurde sie über 2000 Jahre ohne diese grausamen Tierversuche zum Wohle der Menschheit praktiziert!

Bezüglich der Meridiane gibt es neuere Theorien, nach denen sie identisch seien mit den *Grenzen der verschiedenen Muskelmyotome (Bergsmann)*.

Außerdem vermutet man eine gewisse *Bindung an afferente Nervenbahnen,* da nach deren Durchtrennung der Akupunktureffekt ausbleibt *(225)*.

Gleichzeitig muß es aber neben den Nervenbahnen noch andere bisher nicht bekannte anatomische Strukturen geben, die die Akupunkturwirkung ermöglichen, da es für zahlreiche Meridianverbindungen nach den heutigen anatomischen Vorstellungen kein Korrelat gibt. Auch durch das *Pischinger*sche Grundsystem (siehe Kap. 17), das zwar den *Allgemeineffekt* der Akupunktur besser verstehen läßt, wird der spezifische Verlauf der Meridiane nicht erklärt.

Sonderformen der Akupunktur

Neben der traditionellen Körperakupunktur gibt es seit 1955, von dem französischen Arzt *Nogier* entdeckt, die **Ohrakupunktur.** Sie geht von der Vorstellung aus (siehe Abb. 16), daß der ganze Körper topographisch am Ohr repräsentiert ist: Man stelle sich in etwa einen auf dem Kopf ruhenden Embryo vor!

Im Gegensatz zur Körperakupunktur soll die Ohrakupunktur nicht über periphere und Rückenmarksbahnen, sondern ausschließlich über zentrale Reflexe ablaufen, der Wirkungseintritt dadurch schneller sein. Sie wird vorwiegend zur Schmerztherapie eingesetzt, wobei es sich hier um eine zentrale Schmerzbeseitigung handelt, vergleichbar der Wirkung der meisten Schmerztabletten.

Die Durchführung ist relativ einfach: Mit einem Hautwiderstands-meßgerät mit akustischem Signal, das nur bei pathologisch verändertem Hautwiderstand reagiert, werden die Punkte gesucht und dann gestochen.

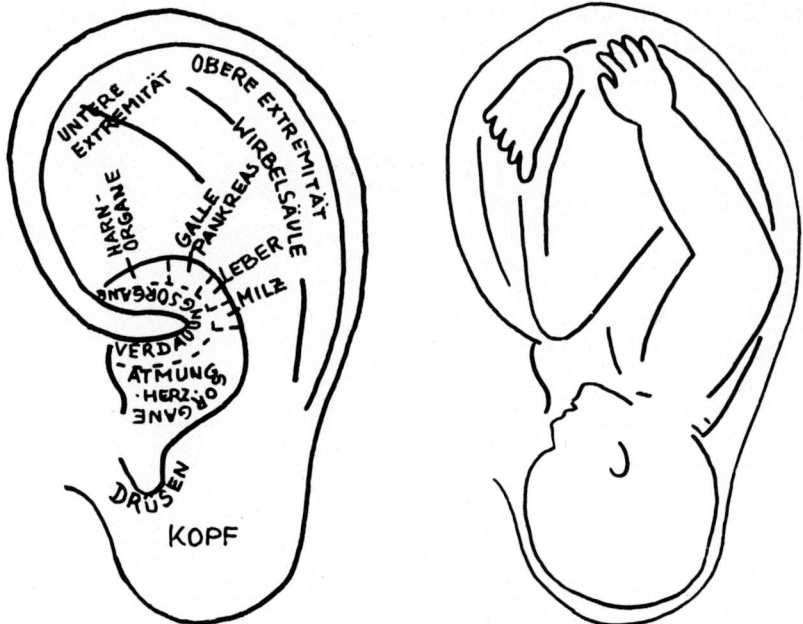

Abb. 16: *Schema zur Ohrakupunktur* (aus *272*). Die topographische Zuordnung entspricht der des Embryos im Mutterleib.

Für Interessierte gibt das Buch von *Kropej* (*122*) eine ausreichende Einführung.

Weitere Sonderformen der Akupunktur sind die *Kopfakupunktur,* die *Zungenakupunktur* und andere, auf die hier nicht näher eingegangen werden soll.
Die *Laserakupunktur* gewinnt an Boden, vor allem weil sie im Gegensatz zu den Nadeln *schmerzfrei* ist. Nach *Pischinger* ist jedoch der Nadelstich der stärkste Reiz für das Vegetativum, weswegen ich die althergebrachten Nadeln dem Laser vorziehe, zumal letzterer auch wesentlich teurer in der Anschaffung ist!

Die Akupunktur in ihrer pragmatischen Form („Kochbuch-Aku-punktur") als kutane Reflextherapie stellt *in der Allgemeinpraxis* eine *Ergänzung zur Huneke-Therapie* dar. Letztere aber – sie wird oft auch die „westliche Schwester der Akupunktur" genannt – dürfte hier nach wie vor die größere Rolle spielen. Zum einen wird sie schon kassenmäßig anerkannt, zum andern erfordert sie einen geringeren Zeitaufwand (für die Akupunktur werden Kabinen benötigt, die pro Patient mindestens 20 Minuten belegt sind). Für schwierige Sonderfälle haben spezielle Aku-punkturpraxen sicherlich ihre Berechtigung. In ihnen wird nach der klassischen Methode (Pulsdiagnostik!) *maximal individuell* therapiert. Diese hohe Kunst beherrschen im Westen nur sehr wenige Ärzte! [32]

8. KAPITEL

Über Konstitutionslehren und Typologien

Bei physiologischen Merkmalen wie auch bei Krankheitszeichen können wir unterscheiden zwischen solchen, die mehr *labil, temporär, variabel* und solchen, die mehr *stabil, langfristig, schwer beeinflußbar* sind. Bei letzteren sprechen wir von *konstitutionellen Merkmalen* oder Tendenzen. Die konstitutionelle Betrachtungsweise hat in der klassischen Medizin eine große Rolle gespielt, in der heutigen klinischen Medizin fehlt dieser Aspekt weitgehend. Wir haben nun Konstitutionseinteilungen auf verschiedenen Ebenen:

Die morphologische Ebene: *grobgliedrig oder feingliedrig?*
Auf der morphologischen Ebene unterscheide ich zunächst *nach dem Knochenbau* grobgliedrige und feingliedrige Typen. In zweiter Linie kommen dann die von *Kretschmer* verwendeten *Proportionskriterien* hinzu. Sein 1921 erschienenes Werk *„Körperbau und Charakter"* ist auch weitgehend an der Universität bekannt. Er unterteilt hier in

- leptosom/asthenisch
- normosom/muskulär/athletisch
- eurysom/pyknisch (s. Abb. 17).

Leptosom bedeutet große Höhen- und geringe Breiten- und Tiefenentwicklung, im Extremfall den *Astheniker*.

Normosom-muskulär bedeutet große Höhen- und Breiten- und Tiefenentwicklung, im Extremfall den *Athletiker*.

Eurysom bedeutet große Breiten- und Tiefen- und geringe Höhenentwicklung, im Extremfall den *Pykniker*.

In der Regel ist der Eurysome grobgliedrig, der Leptosome feingliedrig.

Kretschmer als Psychiater ordnet dann

- dem Leptosomen ein schizothym-introvertiertes,
- dem Normosomen ein „ixothymes",
- dem Eurysomen ein zyklothym-extravertiertes Wesen psychologisch zu.

In der Pathologie neige der Leptosome zur Schizophrenie, der Eurysome zum manisch-depressiven Irresein.

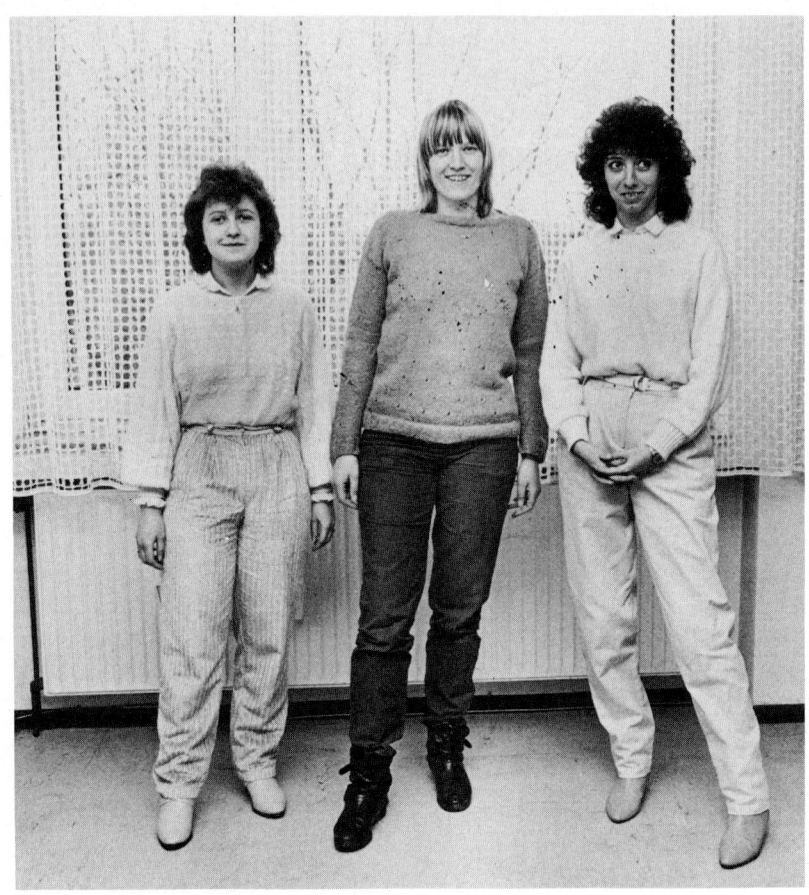

Abb. 17: *Konstitutionstypen nach Kretschmer.* Schon auf den ersten Blick kann man die verschiedene Konstitution der drei Frauen erkennen: eurysom-entodermal (links), muskulär-mesodermal (Mitte), leptosom-ektodermal (rechts).

Aufbauend auf den Lehren *Kretschmers* hat der Amerikaner *Sheldon* *entwicklungsgeschichtliche Aspekte* in die Konstitutionslehre eingebracht. Er nannte

den Leptosomen einen *ektoblastischen Typ,* weil bei ihm die Organabkömmlinge des Aktoderms dominant seien, nämlich Nerven und Haut,

den Normosomen, einen *mesoblastischen Typ,* weil bei diesem die Derivate des Mesoderms dominant seien, nämlich Muskulatur sowie Herz und Kreislauf;

den Eurysomen schließlich einen *endoblastischen Typ.* Bei diesem seien die Organabkömmlinge des Ektoderms dominant.

Beim Ektoblastiker sei die Körpermasse auf die Peripherie, beim Endoblastiker auf die Mitte konzentriert. Für unsere allgemeinmedizinischen Belange geht daraus hervor, daß beim Pykniker eine besondere Affinität zu Stoffwechselerkrankungen besteht, beim Astheniker eine zu Haut- und Nervenerkrankungen, beim Athleten schließlich eine zu Kreislauferkrankungen. Nicht umsonst kollabieren bei Injektionen zuerst die großen starken Männer, nicht die kleinen zarten Frauen!

Die humorale Ebene: *guter oder schlechter Futterverwerter?*

Auf der humoralen Ebene unterscheide ich zunächst *nach der Nahrungsverwertung* **gute und schlechte Futterverwerter,** letztere von den *Mayr*-Ärzten als *„Atrophiker" (besser „Dystrophiker")* bezeichnet. In zweiter Linie dann *nach der Blutfülle* **Vollblütige und Blutleere** (Anämische).

Man kann dies schon prima vista im Gesicht erkennen (Rubeosis faciei), weiterhin am Hämoglobin- und Hämatokritgehalt.

Nach der klassischen hippokratischen Terminologie spricht man auch vom *plethorischen* (auch apoplektischen) Status (Vollblütigkeit) sowie vom phthisischen (auch asthenischen) Status (Blutleere). [33]

In der Regel ist der Vollblütige dick und ein guter Futterverwerter, der Blutleere dünn und ein schlechter Futterverwerter. Weitere sekundäre Konstitutionskriterien auf der humoralen Ebene sind der Blutdruck und die Blutgerinnung.

Der Vollblütige neigt zu Hypertonie und vermehrter Gerinnung (Thrombose), der Blutleere zu Hypotonie und verminderter Blutgerinnung (Blutungen).

Die neurale Ebene: *sympathikoton oder vagoton?*

Auf der neuralen Ebene unterscheide ich *nach der vegetativen Reaktionsbereitschaft* Sympathikotoniker und Vagotoniker.

Der Sympathikotoniker reagiert schnell und heftig, der Vagotoniker verzögert, weniger heftig, dafür länger anhaltend. Die verschiedene Grundreaktion der beiden Typen sei auf folgendem Schema veranschaulicht (Abb. 18):

Auf der Ordinate ist die Reiz- bzw. Erregungsstärke eingetragen, auf der Abszisse die Zeit. Wir sehen beim **Sympathikotoniker** eine *geringe Reizschwelle* (RS_W), d. h. kleinere Reize führen schon zur Erregung. Wir

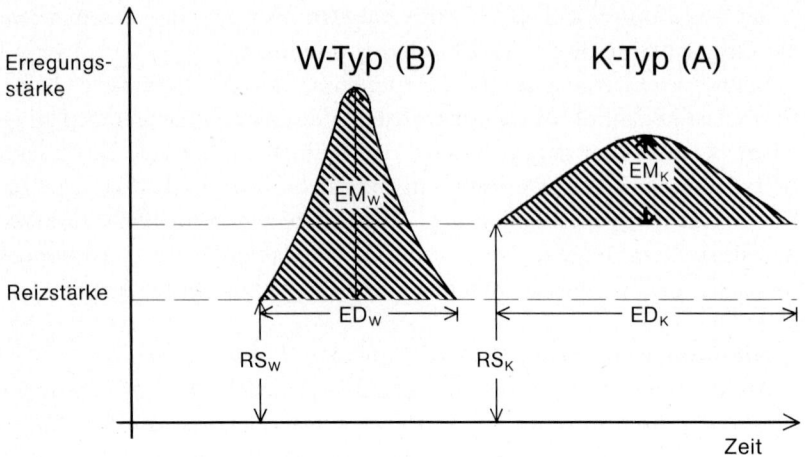

Abb. 18: *Verschiedene Reaktionsweise beim W- und beim K-Typ* (schematisiert). Erklärung im Text.

sehen hier weiterhin einen wesentlich *steileren* Erregungs*anstieg* sowie ein *größeres Maximum* (EM_W) der Erregung mit steilem Abfall. Die Erregungs*dauer* ist beim Sympathikotoniker *kürzer* als beim Vagotoniker (ED_W).

Beim **Vagotoniker** besteht dementsprechend eine *höhere Reizschwelle* (RS_K), d.h. der für die Erregung notwendige Reiz muß stärker sein; weiterhin ein *langsamerer Anstieg* der Erregung, ein *geringerer Maximalwert* (EM_K) und eine *verlängerte Abklingphase*. Die Zeit der *Gesamterregung* (ED_K) ist *länger*. Die Fläche der beiden Kurven (Integral) ist gleich groß, nicht typenabhängig, sondern abhängig von der biologisch dem System zur Verfügung stehenden Energiemenge.

Die neurale Typologie betrifft also die *Form* der Erregung, nicht die Erregungs-*„menge"*.

Diese Reaktionstypologie, deren Abstractum ich im Schema verdichtet habe, wurde in den 30er und 40er Jahren unseres Jahrhunderts von *M. Curry* und *H. Lampert* – voneinander unabhängig – entwickelt.

Der Sympathikotoniker heißt bei *Curry* **W-Typ** (Warmfront-empfindlich), bei Lampert B-Typ.

Der Vagotoniker heißt bei *Curry* **K-Typ** (Kaltfront-empfindlich), bei *Lampert* A-Typ.

96

Der deutsch-amerikanische Arzt *Curry,* der sein Institut am Starnberger See hatte, ging von *bioklimatischen Beobachtungen* und deren Anwendung bei seinen Kurpatienten aus. So stellte er z. B. fest, daß sich der Krankheitszustand bei W-Typ-Asthmatikern verbessert, wenn man ihnen in der Klimakammer geringe Mengen Ozon zusetzt. Bei K-Typ-Asthmatikern dagegen konnte er durch Ozonzufuhr akute Asthmaanfälle auslösen. Es besteht demnach typenmäßig eine verschiedene Empfindlichkeit gegenüber Ozon.

Für *Curry* war der Ozongehalt auch das entscheidende Agens einer Wetterfront. [34] Eine Warmwetterfront ist durch relativ geringen Ozongehalt charakterisiert. Das Ozon in der Luft hätte demnach eine vagotonisierende Wirkung. Um in einem mittleren vegetativen (ausgeglichenen) Zustand zu bleiben, benötigt der W-Typ dementsprechend viel Ozon in der Luft – er fühlt sich wohl bei Kaltfront-Wetter –, der K-Typ wenig Ozon – er fühlt sich wohl bei Warmfront-Wetter.

Der Universitätsmediziner *Lampert* hingegen ging von der *verschiedenen Reaktion* der Kurpatienten *bei der physikalischen Therapie* aus. So stellte er z. B. fest, daß eine Massage nach Ruhe bzw. bei vagotoner Ausgangslage beruhige, nach Belastung bzw. bei sympathikotoner Ausgangslage anregend wirke, die Blutgerinnung im ersten Fall zu-, im zweiten Fall abnehme usw.

Rheographische Untersuchungen seiner Mitarbeiter ergaben (in *64,* S. 18): Geringe Ultraschallreize führen zu einer peripheren Gefäßerweiterung, größere hingegen zu einer Vasokonstriktion. Was jedoch für B-Typen (Symphatikotoniker) schon ein großer Ultraschallreiz war und zur Vasokonstriktion führte, bewirkte beim A-Typen (Vagotoniker) noch eine Vasodilatation.

Lampert hat aus diesen Beobachtungen verschiedene therapeutische Konsequenzen abgeleitet, vor allem was die Reizdosis und die Abstände der Anwendungen bei der physikalischen Therapie anlangt.

Die psychische Ebene: *die Hahnemannschen Miasmen*
Wie wir sehen werden, beinhaltet schon die Reaktionstypologie (neurale Ebene) viel Psychologie, erst recht die homöopathische Konstitutionslehre nach *Hahnemann! Hahnemann* spricht selbst nicht von Konstitutionstypen, sondern von *Miasmen.* [35] Er ging aus von den Grundseuchen der damaligen Zeit, nämlich von der Lues, der Sykosis (Feigwarzenkrankheit beim Tripper) und der Krätze (Psora). Seine

Patienten unterteilte er entsprechend der zugrundeliegenden Seuche, die er als ererbte Konstitution verstand, in

- Luetiker,
- Sykotiker und
- Psoriker.

Dabei beschreibt er den *Luetiker* als den feurig impulsiven, unberechenbar spontanen Typ, den Psoriker als das Gegenteil: nämlich berechenbar, systematisch, ordentlich, gradlinig; den Sykotiker als Mitteltyp. Darüber hinaus stellen Lues, Psora und Sykosis in diesem homöopathischen Sinne ein Grundprinzip jeglichen Krankheitsgeschehens dar:

„Psora" =ein Zuwenig an Reaktion,

„Sykosis" =ein Zuviel an Reaktion, eine überschießende Reaktion,

„Lues" =eine destruktive Reaktion.

Weitere Konstitutionstypologien

Wenn man die Medizingeschichte studiert, findet man noch zahlreiche andere Konstitutionstypologien (*120+26*). Kurz eingehen will ich noch auf die von *Huter* und *Rademacher: Carl Huter* beschreibt 3 „*Naturelle*":

- das *primäre Ruhe- und Ernährungsnaturell:* ein Rumpf-Bauchmensch mit praktischer Ausrichtung (entspricht dem Tamas-Typ der indischen Philosophie);
- das *primäre Tat- und Bewegungsnaturell:* auf Energie und Herrschaft ausgerichtet (entsprechend dem Rajas-Typ der indischen Philosophie); schließlich
- das *primäre Denk- und Empfindungsnaturell:* starke geistig-seelische Ausstrahlung (entsprechend dem Sattwa-Typ der indischen Philosophie).

Weiterhin unterscheidet er dann drei sekundäre Zwischennaturelle, nämlich das sekundäre Bewegungs- Empfindungsnaturell, das sekundäre Ernährungs-Empfindungsnaturell und das sekundäre Bewegungs-Ernährungsnaturell; schließlich zwei Extremtypen, nämlich das „höherwertige ideale Natur-Naturell", das er dem Licht zuordnet, sowie das „minderwertige Verbrecher-Naturell", das er der Finsternis zuordnet. Diese seine moralisch-mystischen Schlußfolgerungen interessieren uns hier nicht, sein Grundmodell freilich ist insofern interessant, als es in sehr anschaulicher Weise Aspekte unserer verschiedenen Ebenen miteinander verbindet. In Heilpraktikerkreisen ist es sehr populär.

Rademacher unterscheidet ebenfalls drei Typen, und zwar *nach den therapeutischen Grundmitteln,* die ansprechen. Seine drei Grundmittel sind *Kupfer, Eisen und Salpeter.* Er gab hintereinander kleine Dosen von allen drei Mitteln und prüfte, auf welches der Patient am besten ansprach. An seinem Modell ist auffallend, daß er zur Diagnose *empirisch probatorisch* kommt und seine Konstitutionseinteilung *primär therapie-, nämlich medikamentenbezogen* ist.

Deduktive und induktive Einteilungsprinzipien

Ebenfalls therapie-, d. h. medikamentenbezogen sind die Arzneimittelkonstitutionsbilder der Homöopathie. Es werden hier über die drei erwähnten Grundmiasmen hinaus konstitutionelle Merkmale für zahlreiche Heilmittel beschrieben. Von diesen konstitutionellen Arzneimittelbildern gibt es eine unbestimmte Zahl, sie lassen sich nicht auf grundsätzlichere Prinzipien reduzieren, sind vielmehr gefunden worden, indem man den Typ beschrieben hat, bei dem sie therapeutisch wirken. Es handelt sich hier um eine *Konstitutionstypologie vom induktiv-empirischen Typ.*

Anders dagegen die vorgenannten Einteilungen: Sie lassen sich mehr oder weniger *deduktiv von allgemeinen Prinzipien* ableiten, oder es ist zumindest, wenn sie empirisch gefunden worden sind, sekundär eine Analogie zu solch allgemeinen Prinzipien möglich. Im Gegensatz zu den empirisch-induktiv ermittelten Arzneimitteltypen kann man bei den deduktiven Einteilungen von „Konstitutionslehren" im eigentlichen klassischen Sinn sprechen.

Sie basieren allgemein auf einem Zweier-, einem Dreier-, einem Vierer- oder allenfalls auf einem Fünferprinzip.

Das *Zweierprinzip* ist das grundsätzlichste, analog dem chinesischen Yin-Yang, der Polarität von Himmel und Erde, männlich und weiblich, Tag und Nacht, Sommer und Winter, oben und unten, links und rechts, innen und außen, Dur und Moll, eckig und rund usw.

Dem *Dreierprinzip* entspricht die klassische Einteilung von Körper, Seele und Geist, bei *Paracelsus* Sal, Sulphur und Mercurius. In der indischen Philosophie ist es das schon erwähnte Rajas-Tamas-Sattwaprinzip, das eine gewisse Analogie zur Dreiheit *Jugend* (ungestüm vorwärts treiben) – *Reife* (Sättigung, Zufriedenheit) – *Alter* (Weisheit) hat.

Das *Viererprinzip,* ausgehend von den vier Elementen Feuer, Wasser, Luft und Erde, ist in der alten hippokratischen Säftelehre und der Lehre von den vier Temperamenten enthalten; des weiteren auch in den vier Urqualitäten trocken, heiß, feucht und kalt, wie sie die Grundlage der Qualitätenpathologie *Galens* bilden. In der chinesischen Medizin gibt es noch die *Fünfereinteilung* nach den fünf Elementen Holz, Feuer, (beide Yang), Erde (Mitte), Metall und Wasser (beide Yin).

Schließlich gibt es noch das *Zwölferprinzip* entsprechend den astrologischen Tierkreiszeichen, z. B. bei den homöopathischen Mineralmitteln von *Schüssler,* auf die ich hier nicht weiter eingehen will. Entscheidend in der medizinischen Konstitutionslehre ist freilich das Zweierprinzip. Bei Dreiereinteilungen ist der dritte Konstitutionstyp meist nichts wesensmäßig Neues, sondern ein Mitteltyp zwischen den beiden polaren Typen.

W-Typ und K-Typ

Nachdem die Reaktionstypologien von *Curry* und *Lampert* in Medizinerkreisen relativ unbekannt sind, möchte ich auf das *Curry*sche Modell noch näher eingehen. Dabei beschränkt sich *Curry* nicht auf das Reaktionstypologische, sondern geht auch in den Bereich der Physiognomie, Diätetik, usw., was eine gewisse Schwäche seines Systems offenbart. Denn diätetische Probleme beispielsweise kann man besser auf der humoralen Ebene klären. [36]

Nun zu *Curry!* Wenn wir die Leichtathleten in der Sportschau anschauen, bekommen wir sofort einen plastischen Gesamteindruck von dem, was *Curry* als W- und K-Typ bezeichnet. Kurzstreckenläufer sind natürlich die W-Typen, die Langstreckenläufer die K-Typen. Die Hundertmeterläufer, oft Schwarze, haben breite Nasen mit großen Nasenlöchern, weit auseinanderliegende Augen, breite Lippen, insgesamt herrscht das Runde vor. Ganz anders bei den Zehntausendmeterläu-

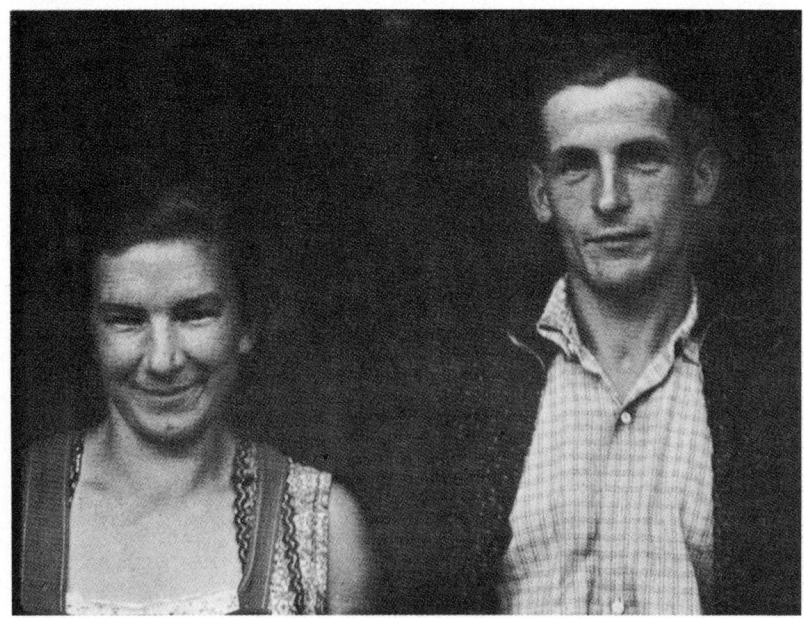

Abb. 19: *W- und K-Typ* (aus *89*, S. 129). Beim W-Typ überwiegt physiognomisch das Runde, beim K-Typ das Eckige.

100

fern: Hier sind es zumeist asketische Typen mit schmalen langen Nasen, tiefliegenden engen Augen, schmalen Lippen, schlitzförmigen Nasenlöchern, es überwiegt das Eckige und Kantige auch im übrigen Körperbau (Abb. 19).

In der Praxis erkennt man die W-Patienten am kräftigen Händedruck, der K-Typ ist schon beim Händedruck zurückhaltender, seine Hände sind kälter, im Gesicht ist er blasser, der W-Typ meist rosig. Die Stimme des W-Typs ist dunkel und warm, die des K-Typs eher hell, manchmal schrill und krächzend. Der W-Typ lacht spontan und heftig, der K-Typ sehr verhalten, er grinst eher.

Weitere Eigenschaften von W- und K-Typ seien in einer Tabelle einander gegenübergestellt:

W-Typ	K-Typ
großer Bewegungsdrang	sparsam in seiner Bewegung
große Vitalität	weniger vital, mehr intellektuell
kontaktfreudig bis vertrauensselig	verhalten bis mißtrauisch
in der Kunst bevorzugt er Farben	bevorzugt die Form
empfindliches Gehör	empfindlicher Geruchssinn
morgens fröhlich, abends früh müde	morgens brummig, hält nachts lange durch
betont mehr die Neigung	betont mehr die Pflicht
denkt mehr spontan, intuitiv, flexibel, praktisch	denkt mehr geradlinig, logisch, systematisch, abstrakt
ist lieber auf dem Berg	ist lieber im Tal
roter Dermographismus	weißer Dermographismus
bevorzugt Rotmetalle (Gold, Kupfer, Messing)	bevorzugt Weißmetalle (Silber, Nickel)

Die entscheidenden konstitutionsdiagnostischen Fragen sind *„Geht es Ihnen besser bei Hochdruck (Kaltfront)-Wetter oder bei Tiefdruck (Warmfront)-Wetter?"* und

„Frieren Sie leicht oder schwitzen Sie leicht?" [37]

Der K-Typ ist immer warm angezogen, friert leicht und schläft in der Regel bei geschlossenem Fenster, umgekehrt der W-Typ.

Wir haben hier also sehr viel psychologische Merkmale, die Grenzen zwischen der neuralen und psychologischen Ebene verlaufen fließend.

Medizinisch interessant ist diese Einteilung, weil auch im Bereich der Krankheiten eine relative Polarisierung im vegetativen Spektrum gegeben ist und dementsprechend beide Typen zu verschiedenen Krankheiten tendieren. Hier die entsprechende Gegenüberstellung wieder in Form einer Tabelle:

W-Krankheiten	K-Krankheiten
Entzündungen (itis-Krankheiten)	primär degenerative Tendenz (-ose-Krankheiten)
Blutungen	Spasmen, Indurationen
Fäulnisdyspepsie	Gärungsdyspepsie
atonische Obstipation	spastische Obstipation
roter Apoplex (Massenblutung)	weißer Apoplex (Ischämie)
Multiple Sklerose	Karzinom
Tuberkulose	Karzinom
exsudative Tbc	produktiv zirrhotische Tbc
Sarkom	Karzinom
manisch-depressives Irresein	Schizophrenie
Urtikaria	Akne
Herzinfarkt	Magengeschwüre
Ejaculatio praecox	Impotentia coeundi
Hyperthyreose	Hypothyreose usw.

Wichtig für diese Schematisierung ist folgendes:

1. *Auch ein W-Typ kann eine K-Krankheit bekommen und umgekehrt.* Allerdings ist die Form derselben Erkrankung bei beiden Typen meist different. So läuft die Tuberkulose als typische „W-Krankheit" beim W-Typ eher in der exsudativen Form ab. Bekommt ein K-Typ eine Tuberkulose, liegt meist die produktiv-zirrhotische Form vor.

2. *Es gibt niemals diese Typen in der reinen Form!* Man sollte deshalb in der Praxis nicht vom W-*Typ* oder K-*Typ* sprechen, sondern besser von einer W-*Betonung* oder K-*Betonung*. Man kann dann differenzieren: z. B. starke W-Betonung, leichte W-Betonung, starke K-Betonung, leichte K-Betonung usw.

3. *Es gibt einen Typenwechsel durch verschiedene Reize.* Schon die physiologische Entwicklung von der Jugend zum Alter stellt oft einen Typenwechsel dar: von der W-Betonung (Kindheit, Jugend) zur K-Betonung (Alter).

Die unterschiedliche Affinität zu verschiedenen Krankheiten sowie die fließenden Übergänge zwischen den beiden Typenpolaritäten soll durch folgendes Schema veranschaulicht werden (Abb. 20):

Die Strecke zwischen Ⓦ und Ⓚ entspricht dem physiologischen vegetativen Bereich. Links von Ⓦ treten pathologische W-Störungen auf (W-Krankheiten: Entzündungen, Blutungen usw.), rechts von Ⓚ treten pathologische K-Störungen auf (Spasmen, Indurationen usw.). Das schwarze Kästchen entspricht dem vegetativen Spektrum des W-betonten Menschen, das weiße dem eines K-betonten Menschen, das

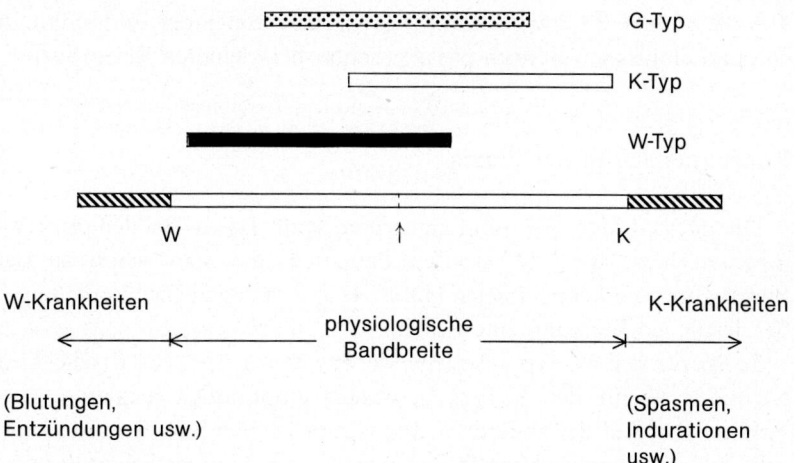

Abb. 20: *Unterschiedliche Affinität der verschiedenen Reaktionstypen zu W- und K-Krankheiten.* Erklärung im Text.

gepünktelte dem eines gemischten Typs [*Curry* spricht hier von einem *G-Typ* (G = gemischt)].

Bei Reizeinwirkung von außen müssen wir nun allgemein zwischen *vagotonisierenden* und *sympathikotonisierenden Reizen* unterscheiden. Diese Reize können klimatischer, geopathischer, medikamentöser, diätetischer und anderer Art sein.

Um einen W-betonten Menschen in den pathologischen W-Bereich zu bringen, genügt nur ein geringer sympathikotonisierender Reiz; um ihn hingegen in den pathologischen K-Bereich zu bringen, ist ein großer vagotonisierender Reiz erforderlich. Damit der K-betonte Mensch in den K-pathologischen Bereich kommt, ist nur ein geringer vagotonisierender Reiz erforderlich; um in den pathologischen W-Bereich zu kommen, ist für den K-Typ ein großer sympathikotonisierender Reiz erforderlich.

Dies erklärt also die *unterschiedliche Affinität der beiden Typen zu den verschiedenen Krankheiten.*

Je näher man an den Endpunkten der Strecke Ⓦ–Ⓚ liegt, desto wichtiger ist es, sich typengerecht zu verhalten. Der Begriff *Bandbreite,* den *Curry* verwendet, wird im Schema durch die Länge der Strecke Ⓦ–Ⓚ repräsentiert und zeigt die Regulationsfähigkeit des Systems. Sie wird durch Krankheiten und allgemeine konstitutionelle Schwäche eingeengt,

d. h. die Strecke Ⓦ–Ⓚ wird kürzer, das Überschreiten der Endpunkte in den pathologischen Bereich passiert schon bei kleineren Reizgrößen.

Konsequenzen in der Praxis

Die meisten Menschen sind heute gemischte Typen. Bei den stark W-betonten bzw. stark K-betonten Patienten, die man schon an der Physiognomie erkennt, spielen Hinweise auf typengemäßes Verhalten in der ärztlichen Beratung eine Rolle:

So ist für den W-Typ ausreichende Bewegung und viel frische Luft wichtiger als für den K-Typ, besonders empfindlich reagiert er auf Nachtarbeit. Auf der anderen Seite neigt er leichter zur Verausgabung, z. B. auch in sexueller Hinsicht, weswegen ihm häufiger Schonung und Mäßigung aufzuerlegen ist.

Was das Essen anlangt, so reagiert der W-Typ empfindlicher gegenüber der heute üblichen Fleischübererährung (Fäulnisdyspepsie, Gicht, Diabetes mell.), er benötigt mehr Rohkost als der K-Typ. Der K-Typ dagegen reagiert empfindlicher auf zuviel Süßes, was heute ebenfalls eine Rolle spielt. [38] Zuvieles Essen fördert in jedem Fall die Vagotonie. Bei stärkerer Belastung benötigt der W-Typ eher Zwischenmahlzeiten als der K-Typ.

Curry legt noch einen besonderen Wert auf die Wahl des Kurortes bzw. Urlaubsortes. Bestimmte Orte wie Bad Gastein, München, Arosa, St. Moritz und andere seien besonders günstig geeignet für W-Typen, andere hingegen, z. B. Bad Reichenhall, Innsbruck, Nauheim, Wiesbaden, Heidelberg, Bodensee, besonders geeignet für K-Typen.

Die meisten Menschen verreisen mit ihrem Partner, der in der Regel den polaren Gegentyp darstellt. Insofern ist dann immer für gewisse Reibereien gesorgt, der eine ist lieber auf dem Berg, der andere im Tal usw.

Zur physikalischen Therapie:
Hier würde ich nach der humoralen Einteilung gehen: Schwitzkuren und *Kneipp*sche Wasseranwendungen sind günstig für den Vollblütigen, Sonnen- und Luftkuren günstiger für den Blutleeren.

Ansonsten benötigt der K-Typ größere Dosis und stärkere Reize, z. B. bei der Wärmeanwendung, beim Ultraschall und anderem. Beim W-Typ muß man die Therapie rechtzeitig absetzen, da er schneller anspricht und auch schnell zuviel bekommt.

Zur medikamentösen Behandlung:

Die Compliance bei der Medikamenteneinnahme ist beim W-Typ wesentlich schlechter als beim K-Typ: Deshalb für den W-Typ eher eine kurzfristige Therapie, am besten mit Injektionen; beim K-Typ hingegen kann man sich schon darauf verlassen, daß er seine Tropfen auch wochenlang regelmäßig einnimmt. Außerdem müssen wir bei jedem Medikament unterscheiden zwischen einer *spezifischen organbezogenen Wirkung* und einer *unspezifischen, auf das Vegetativum gerichteten.* So wirkt Theophyllin z. B. *organspezifisch* bronchodilatatorisch, *vegetativ* sympathikotonisierend.

Bei den Neuraltherapeutika habe ich schon auf die Polarität Procain – Lidocain hingewiesen: Procain wirke eher vagotonisierend, Lidocain (Xylocain®) eher sympathikotonisierend (nach *Rothdach* [23]).

Aus der Praxis:
Ein Patient, physiognomisch ein typischer W-Typ, kommt in meine Praxis. Etwa 2–3 mal im Jahr spritze ich seine multiplen Bauchnarben mit Procain ab. Er hat sie von einer Kriegsverletzung her (Bauchschuß). Von Zeit zu Zeit bekommt er heftige Koliken. Das Abspritzen der Narben mit Procain half ihm jedesmal sehr gut für einige Monate. Als ich diesmal Xylocain versuche, ohne es ihm zu sagen, kommt er am nächsten Tag enttäuscht: „Herr Doktor, die Spritze hat diesmal überhaupt nicht gewirkt".
Ich nehme daraufhin Procain, der Erfolg stellt sich prompt ein.
Seit ich andererseits bei stark K-betonten Patienten (Vagotonikern) nicht mehr Procain, sondern Xylocain nehme, habe ich auch keine Kreislaufkollapse mehr bei der Behandlung erlebt.

„Typenspezifische" Mittel

Man suchte nun Präparate, die ausschließlich auf den Vagus oder ausschließlich auf den Sympathikus und außerdem sofort wirken sollten. Ein solches Präparat soll nun (nach *89*) das Polyxan® sein. Dabei handelt es sich um Carexpflanzen, die auf verschiedenen Reizzonen gezüchtet werden. Sie finden sich als homöopathischer Potenzakkord, d. h. in Kombination verschiedener Tief- und Mittelpotenzen, und sind nach den Farben „Blau", „Grün" und „Gelb" bezeichnet:
- Polyxan blau wirkt beruhigend, sympathikusdämpfend, vagusanregend, ist also das Mittel für den W-Typen.
- Polyxan gelb wirkt anregend, vaguslösend, sympathikusfördernd, ist also das Konstitutionsmittel für den K-Typen.
- für den Mitteltyp gibt es noch das Polyxan grün.

In jedem Menschen sind immer beide Polaritäten. Man sollte deshalb die Verordnung nicht nur nach dem Grundtyp, sondern nach der jeweiligen Reaktionslage vornehmen, die sich ja ändern kann. D.h. auch der vagotone Typ hat Entzündungen und braucht dann Polyxan blau als Basismittel; auch der W-Typ kann Spasmen haben und benötigt dann Polyxan gelb als Basismittel. Polyxan blau ist z.B. auch beim Kater nach übermäßigem Alkoholgenuß sehr hilfreich. Man kann die Polyxane gut als Basismittel bei verschiedenen chronischen Krankheiten einsetzen, vor allem wenn der Grundtyp der Krankheit mit dem Grundtyp des Patienten nach den hier gezeigten Regeln korreliert. Also z.B. Polyxan blau bei der MS eines typischen W-Typs.

Zusammenfassung

Wir haben nun die verschiedenen Konstitutionstypen auf vier Ebenen betrachtet, nämlich auf der morphologischen, der humoralen, der neuralen sowie der psychologischen. Dabei lassen sich natürlich diese Ebenen voneinander nicht scharf trennen, sondern gehen ineinander über. Wie jede Schematisierung hat auch diese etwas Künstliches und tut dem Leben Gewalt an, auf der anderen Seite hilft sie uns für zahlreiche praktische Belange, auch bei weiteren differentialtherapeutischen Überlegungen, wie wir in Kapitel 25 sehen werden.

Die *Variabilität der Typen* nimmt von der morphologischen zur neuralen Ebene hin zu, d.h. auf der morphologischen Ebene besteht die größte Typenkonstanz und die geringste therapeutische Einflußmöglichkeit: Man kann aus einem grobgliedrigen Menschen keinen feingliedrigen machen, auch aus einem Eurysomen keinen Leptosomen. Die Typenplastizität bzw. -variabilität ist auf der humoralen Ebene schon größer. Mit verschiedenen Therapiemaßnahmen kann man auf die Vollblütigkeit bzw. die Blutleere einwirken, auch auf den Gewichtszustand und die Darmdystrophie (siehe später bei *Aschner*-Methoden und *Mayr*-Medizin).

Noch ausgeprägter ist die Typenvariabilität auf der neuralen Ebene. Hier kann durch Krankheiten oder auch andere Reize ein grundsätzlicher Typenwechsel erfolgen. Dementsprechend ist hier die therapeutische Einflußmöglichkeit am größten.

Zwischen den einzelnen Ebenen bestehen nun *Korrelationen,* freilich keine absoluten, sondern nur *relative:* So korreliert die morphologische mit der humoralen Ebene derart:

Der Pykniker neigt in der Regel zur Vollblütigkeit und der Astheniker zur Blutleere. Es gibt aber auch, und das ist die Ausnahme, blutleere Pykniker und vollblütige Astheniker.

Die morphologische Ebene korreliert mit der neuralen Ebene derart:

Der W-Typ ist in der Regel eurysom und der K-Typ leptosom. Es gibt aber auch, und das ist die Ausnahme, leptosome W-Typen und eurysome K-Typen.

Zwischen der humoralen und der neuralen Ebene besteht eine relative Korrelation derart:

Der dicke Plethoriker ist in der Regel ein W-Typ und der magere Phthisiker ein K-Typ. Es gibt aber auch, und das ist die Ausnahme, einen Plethoriker mit K-Betonung sowie einen Phthisiker mit W-Betonung.

Schließlich besteht eine relative Korrelation, wie wir schon gesehen haben, zwischen der neuralen Konstitutionsebene und der Lage der verschiedenen Krankheiten im vegetativen Spektrum: So sind Tuberkulose und Gicht zumeist Krankheiten des W-Typs, Magengeschwüre und Krebs zumeist Krankheiten des K-Typs. Aber auch ein W-Typ kann ein Karzinom oder ein Magengeschwür bekommen, auch ein K-Typ eine Tuberkulose oder einen Gichtanfall.

Nachdem also nur eine relative und keine absolute Korrelation zwischen den einzelnen Ebenen besteht, ist es auch sinnlos, alle bestehenden Typologien auf ein Grundmodell zu reduzieren (wie z. B. *120*).

„Das ist ein W-Typ, der kann doch kein Karzinom haben!" oder „Das ist ein K-Typ, bei dem kann ich doch nicht mit Goldnadeln akupunktieren!"

Wer so schematisch schubladenmäßig denkt, für den wird die konstitutionelle Betrachtungsweise ein Bumerang.

Nach *Jean Gebser* (*71*) unterscheidet sich polares von dualistischem Denken folgendermaßen: Bei ersterem werden die beiden Extreme bei aller Gegensätzlichkeit immer noch miteinander verbunden gesehen; beim dualistischen Denken hingegen sei das verbindende Band gerissen.

Mao Tse-tung unterscheidet analog zwischen dialektischem und mechanischem Denken (*134*): Dialektisches Denken sehe die beiden Gegensätze eines Widerspruchs als Einheit und auch die Möglichkeit, daß sie ineinander übergehen können.

In jedem Yin ein Yang, in jedem Yang ein Yin!

Nur eine derart relativierende und differenzierende Betrachtungsweise führt in der Konstitutionslehre zu erfolgreichen therapeutischen Konsequenzen. [38a]

9. KAPITEL

Über Humoralpathologie und Konstitutionstherapie nach Aschner

Wir haben die Zellular- bzw. Solidarpathologie, die Neuralpathologie und die Humoralpathologie unterschieden. Die Zellularpathologie sucht für jede Krankheit das morphologische Substrat, die Neuralpathologie, die z. B. der Akupunktur zugrunde liegt, sieht in der Krankheit eine Störung des Energieflusses im Körper, also ein Zuviel oder Zuwenig an Energie in verschiedenen Systemen des Organismus. Die klassische europäische Medizin basierte bis zum Einbruch der naturwissenschaftlichen Ära *(Virchow)* im wesentlichen auf der Humoralpathologie.

Humoralpathologie heißt, Krankheiten werden aus der fehlerhaften Beschaffenheit der Säfte, genannt *„Dyskrasie"* (Stoffwechselstörung), erklärt. Diese Säfte waren in der hippokratischen Medizin das Blut, der Schleim, die Galle und die schwarze Galle. Je nach Dominanz des einen oder anderen Saftes sprach man von sanguinischen, phlegmatischen, cholerischen oder melancholischen Temperamenten, die eine je verschiedene Affinität zu verschiedenen Krankheiten haben sollten.

Die *konstitutionelle Betrachtung* spielte eine entscheidende Rolle in der klassischen Medizin. Man kümmerte sich nicht primär um Einzelsymptome einzelner Organe, sondern versuchte vielmehr deduktiv vom Konstitutionstyp und der daraus sich ergebenden Dyskrasie die Therapie aufzubauen.

Die beiden Grundtypen in der Konstitutionslehre waren schon bei Hippokrates der „Plethoriker" und der „Phthisiker".

Er ist das Verdienst des Wiener Arztes *B. Aschner,* die humoralpathologische Anschauungsweise und die daraus resultierende Konstitutionstherapie gegen den massiven Ansturm der *Virchow*schen Richtung vor dem Untergang bewahrt zu haben. *Aschner* geht aus von der *„Krise der Medizin",* in die die Therapie durch die *Virchow*sche Methode geraten sei: Zwar gebe es gewisse Teilerfolge, aber die Allgemeinbehandlung der häufigen Krankheiten wie Rheuma, Magenleiden, Fettsucht, Psychosen und vieles andere sei völlig insuffizient geworden. Hier habe sich gerade die klassische Medizin seit über 2000 Jahren bewährt. *Aschner* stellt also der lokalistischen Betrachtungsweise und dem einseitigen Spezialistentum die konstitutionelle Denkweise und das allgemeinmedizinische Handeln entgegen. Im Gegensatz zur Statik der Zellularpathologie erinnert er an die Dynamik des alten Konzepts *(„Corpora non agunt nisi fluida“)* und an die *Vis medicatrix naturalis* als Grundlage des ärztlichen Handelns.

Er war von einem starken optimistischen Heilwillen beseelt, wie ihn auch seine sehr empfehlenswerten Bücher ausstrahlen. Nicht nur eine Unmenge an Klassikern der alten Zeit hat er durchstudiert *(Sydenham, Boerhaave, Hippokrates, Galen, Stahl, Hoffmann)*: Er hat sämtliche Werke des *Paracelsus* übersetzt und herausgegeben, was ihn allein schon einen Platz in der neueren Medizingeschichte einnehmen ließe. Der Universitätsmedizin wirft er unberechtigten „geistigen Hochmut und das trügerische Gefühl wissenschaftlicher und technischer Überlegenheit" gegenüber der klassischen Medizin vor. In 40 Jahren ärztlicher Tätigkeit demonstrierte er an Tausenden von Patienten die Wirksamkeit der klassischen Methoden: bis 1938 als Privatdozent in der Praxis in Wien, von dort durch die nazistische Okkupation vertrieben, bis zu seinem Lebensende in New York, wo er Leiter zweier großer Kliniken und Polikliniken war, insbesondere einer großen Arthritisambulanz.

Die Kriterien der Konstitution bei Aschner

Aschner stellt nun sieben Kriterien der Konstitution auf *(12)*:

● *das Geschlecht:* bei Männern Einteilung in infantile, feminine und eunuchoide Typen, bei Frauen Einteilung in Vollweiber, Mannweiber und Kindweiber. Bei den Frauen bestehe eine erhöhte Fähigkeit zur Reproduktion von Körpersäften und Geweben sowie eine größere Sensibilität und Irritabilität des Nervensystems.

● *Dimension und Proportion,* entsprechend der *Kretschmer*schen Einteilung.

● *die Komplexion:* Er spricht vom biliären Typ mit dunkelbraunem oder schwarzem Haar, dunklen Augen und brünetter Haut, der auffallend oft an Gallen- und Nierensteinen sowie Leberleiden erkrankt. Blonde Personen mit hellen Augen und zarter Haut hingegen seien empfindlicher gegen chemische und medikamentöse Einwirkungen. Entsprechend solle man hier beispielsweise bei Abführmitteln und anderen Medikamenten geringere Dosen verwenden.

● *das Lebensalter:* zunehmende Dyskrasie mit zunehmendem Lebensalter.

- *der Tonus:* hyperton, normoton oder asthenisch, bezogen auf Darm, Blutdruck usw.; also als allgemeines Konstitutionskriterium in dem Sinn, was die alte Medizin als „Status strictus" und „Status laxus" bezeichnet hat.
- *das Temperament,* nach der alten Einteilung in Phlegmatiker, Sanguiniker usw.
- *das* in physiologischer oder pathologischer Richtung *hervorstechende Organsystem:* z. B. biliäre Konstitution=Neigung zu Gallenleiden usw.

Die einfachen Allgemeinbehandlungsmethoden Aschners

Als einfache Allgemeinbehandlungsmethoden führt *Aschner* folgende an:
- *die Diät:* Er unterscheidet eine aufbauende, roborierende für den asthenischen Typ sowie eine entziehende, deplethorische für den plethorischen Typ. Erstere besteht für ihn in einer Reizkost mit herben Gewürzen, viel Fleisch, reinem schwarzen Kaffee und gewissen Mengen Alkohol, vor allem aufbauenden Südweinen. Die Milch verbietet er als pharmakologisches Emolliens, was schlaffe Typen noch schlaffer mache.
Bei der deplethorischen Diät verbietet er Fett, Milch, Zucker, Mehl und Wurzeln (Kartoffeln, rote Rüben und Karotten), empfiehlt auch hier viel Kaffee und relativ viel Fleisch. Entschieden wendet er sich gegen jeglichen Vegetarismus, der allenfalls in südlichen Breitengraden vertretbar sei, jedoch nicht bei uns in Mitteleuropa.
- *die Purgation:* Er betont nicht nur die Leerung des Magen-Darmkanals, sondern auch die Allgemeinwirkung der Purgation: Vermehrung des Gallenflusses, Beschleunigung des Stoffwechsels wie auch antiphlogistische, antidyskratische und andere Effekte. Dabei unterscheidet er *wärmende und kühlende Abführmittel.* Zu den kühlenden zählt er die salinischen, zu den wärmenden die bekannten Spezifika Aloe, Rhabarber, Sennesblätter usw.
- *das Brechverfahren:* „eine Purgation nach oben".
Hippokrates: „Fehlt es unter dem Zwerchfell, gib ein Abführmittel, fehlt es über dem Zwerchfell, gib ein Brechmittel!"
Die Erschütterung, die beim Brechen den ganzen Körper ergreife, habe eine tonisierende und sekretionsfördernde Wirkung auf den gesamten Magen-Darmtrakt sowie eine ausgeprägte Schockwirkung bei Geisteskrankheiten, weshalb *Aschner* es hier *als Schockverfahren* empfiehlt.

110

● *das Schwitzen (die diaphoretische Heilmethode):*

Hippokrates: „Die Haut ist das größte Reinigungsmittel unseres Körpers. Unaufhörlich verdunstet durch Millionen kleiner Gefäße auf eine unbemerkbare Weise eine Menge verdorbener, abgenutzter und verbrauchter Teile. Diese Absonderung ist mit unserem Leben und Blutumlauf unzertrennlich verbunden, und durch sie wird unserem Körper bei weitem der größte Teil alles Verdorbenen entzogen (in *118,* S. 275).“

Dementsprechend äußert der holländische Arzt *De Le Boe:* „Ein Drittel aller Krankheiten kann durch Schwitzen geheilt werden (in *12,* S. 65).“

Aschner erwähnt die schweißtreibenden Eigenschaften des Brechweinsteins und anderer auch heute noch geläufiger Mittel wie Holunderblätter und Lindenblüten.

Ich verordne für solche Fälle eine Mischung, die zu gleichen Teilen aus Lindenblüten, Holunderblättern und Bittersüßstengeln besteht. Es gibt auch fertige schweißtreibende Mischungen, z. B. Species sudorificae von Schlüters. In diesem Sinn ist sicherlich auch die Sauna sehr wichtig, weil sie ein Schwitztraining für die Haut darstellt. Der Kreislaufeffekt der Sauna ist meines Erachtens zu vernachlässigen oder eher negativ. Hier ist aktives Training und Bewegung auf jeden Fall vorzuziehen. Insgesamt ist die Sauna eine energieentziehende Maßnahme und als solche für Vollblütige mehr geeignet, für Blutleere und sonstige energetisch ausgelaugte Menschen weniger!

● *Blutentziehung:* Aderlaß, Blutegelbehandlung und blutiges Schröpfen.

● *Hautausleitungsverfahren:*

Lehrsatz des *Paracelsus:* „Wo die Natur einen Schmerz erzeugt, dort will sie schädliche Stoffe ausleeren; und wenn sie es nicht selber fertigbringt (etwa durch Blutungen, Abszesse oder Hautausschläge), so soll der Arzt an der schmerzhaften Stelle künstliche Öffnungen machen und die Stoffe herausleiten.“ (in *12,* S. 77)

Aschner empfiehlt hier das Cantharidenpflaster, künstliche Ausschläge *(Baunscheidt),* Fontanellen und Kauterisation.

● *die diuretische Methode:*

Paracelsus: „Die dritte Verdauung ist in den Nieren.“ Die erste offenbar im Magen-Darmkanal, die zweite im Lymphsystem (in *12,* S. 79). Dementsprechend mißt *Aschner* den diuretischen Medikamenten schon damals eine hohe Bedeutung nicht nur zur Entwässerung, sondern auch zur Blutreinigung zu.

● *die emmenagoge Methode,* d. h. Verfahren zur Anregung bzw. Forcierung der Menstruationsblutung: Daß eine zu seltene (Opsomenorrhoe) oder zu spärliche Menstruation (Oligomenorrhoe) eine Auswirkung auf die Gesundheit der Frau hat, wird heute noch mehr als zu *Aschners* Zeit unterschätzt. Man stelle sich nur die Vielzahl der unnötig vorgenommenen Uterusexstirpationen vor, die bei Frauen im gebärfähigen Alter bei noch intakter Periode vorgenommen werden. In den meisten Fällen treten zahlreiche Folgeerkrankungen auf, die mit der ursprünglichen Operation freilich nicht mehr in Verbindung gesehen werden, vor allem Krankheiten des Gefäßsystems, rheumatische Erkrankungen, psychische Störungen usw.

Aschner, ursprünglich ja Frauenarzt, polemisiert besonders heftig gegen diese Unterschätzung der Opsomenorrhoe und Oligomenorrhoe.

Als innere Emmenagoga empfiehlt er alle Stoffe, die eine Hyperämie im kleinen Becken hervorrufen, z. B. Aloe, Senna, Herba Gratiolae, vor allem auch Yohimbin und Cantharidenpulver; als äußere Emmenagoga heiße Bäder, Einreibungen von Krotonöl in die Schamhaare bis zum Entstehen einer Folliculitis, Akupunktur oder Ignipunktur (Moxibustion) sowie als Nonplusultra Blutegel, angesetzt an die großen Labien.

Soweit die sogenannten einfachen Allgemeinbehandlungsmethoden nach *Aschner*. Er kombiniert nun diese Methoden bei den verschiedenen Konstitutionstypen und spricht dann von einer antispasmodischen, von einer antidyskratischen, einer alterativen Methode usw.

Aschner gibt auch eine Menge von Medikamenten der klassischen Medizin an. Aber auch da, wo heute noch alle übrigen Methoden (Aderlaß, Blutegel usw.) in verstärktem Maße praktiziert werden, werden diese Mittel, wie ich festgestellt habe, kaum eingesetzt. Man verwendet Homöopathika oder Phytotherapeutika. Um zu beurteilen, wie diese von *Aschner* angegebenen Medikamente heute wirken, vor allem im Vergleich zu unseren vorhandenen Arzneimitteln, gibt es also kaum Erfahrungen.

Ich habe auch nur wenig Erfahrung diesbezüglich. Im Einzelfall mag ein Versuch angezeigt sein, worüber dann Erfahrungsberichte interessant wären.

Auch die von *Aschner* angegebene Diät ist nur vom Prinzip her zu empfehlen, im konkreten dagegen kritikwürdig: insbesondere die Propaganda für Bohnenkaffee, der heute sowieso viel zu viel getrunken wird, wie auch die sehr hohen Fleischanteile in seiner Diät, nachdem wir heute im Durchschnitt eine totale Eiweißüberernährung haben.

Man muß jedoch festhalten, daß bei hypotonen Typen im *Aschner*schen Sinn, die zumeist ja auch K-Typen sind, relativ mehr Fleisch erforderlich ist als bei den plethorischen Typen; bei ersteren sich eine vegetarische Kost oft sehr ungünstig auswirkt. Zumindest kann man ihnen mehr Gewürze und schärfere Kost anraten, z. B. Meerrettich, Radieschen, Kresse, auch mal grüne Pepperoni, und zwar als Reizstoffe zur Magentonisierung wie auch als resolvierende Mittel, d. h. schleimlösende Mittel (Nebenhöhlen, Bronchien).

Zusammengefaßt kann man sagen: Die *Aschner*sche Medizin basiert auf der klassischen Säftelehre. Die Dyskrasie, die falsche Mischung der

Säfte, die Säfteverderbnis, wird als die wichtigste Grundlage aller Krankheiten angesehen. Diesen „Sumpf" sucht man vor allem durch Drainagemaßnahmen zu reinigen und trockenzulegen. Man geht dabei von *konstitutionellen* Eigenschaften aus, vor allem von den Basisfunktionen der Ausscheidungsorgane, und versucht diese bei Blockierung gegebenenfalls auch drastisch in Schwung zu bringen.

Die Diätempfehlungen *Aschners* sind nur mit Einschränkungen weiterzugeben; über die von ihm angegebenen Medikamente gibt es, vor allem im Vergleich zu unseren heutigen Arzneimitteln, kaum Erfahrungen.

Die wichtigsten *Aschner*-Verfahren für die Praxis sind heute der Aderlaß, die Blutegelbehandlung, das Baunscheidtieren, das Cantharidenpflaster und das blutige Schröpfen. Nicht nur ist es *Aschners* Verdienst, diese wichtigen humoralmedizinischen Verfahren unserer Zeit erhalten zu haben. Beispielhafter noch ist seine Denkweise und sein ärztlicher Stil: *revolutionär* gegenüber jeglicher Doktrin und *historisch ausgerichtet* auf die klassische Medizin sowie ein *dynamisch-vitalistisches* Konzept im Sinne des paracelsischen Archaeus.

Der Aderlaß

Hufeland, der historisch letzte große Humoralmediziner, zählt den Aderlaß neben dem Brechmittel und dem Opium zu den drei Kardinalmitteln der Heilkunde. Früher oft übertrieben und mit falscher Indikation angewandt, heute, außer bei Polyzythämie, weitgehend vergessen! Der Aderlaß ist *das klassische entziehende Verfahren.*

Voraussetzung ist, daß ein Pluszustand besteht, eine Plethora, wie es früher geheißen hat. Man kann sich dabei einen rotgesichtigen, kurzatmigen, oft aufgedunsenen, heftig schwitzenden Menschen mit erhöhtem Blutdruck, allgemeiner Entzündungsneigung und einer Latte von Risikofaktoren vorstellen. Bei solchen Menschen empfiehlt sich der Aderlaß schon als Prophylaktikum. In Ausnahmefällen (!) kann man ihn auch bei dünneren, energieärmeren Menschen durchführen, hier jedoch besonders vorsichtig und bei ganz ausgesuchter Indikation. Als Anfänger lasse man hiervon die Finger!

Welche Effekte hat der Aderlaß? Er hat eine

● ausleerende, blutverdünnende, „deplethorische",
● eine entgiftende, toxinausscheidende sowie
● eine antientzündliche Wirkung.

Schließlich wirkt er auch bei Blutungen, je nachdem wo man ihn ansetzt. So können z. B. Hämorrhoidalblutungen oder Nierenbluten, auch Uterusblutungen, durch einen Aderlaß am Arm gestoppt werden.

Auf der anderen Seite kann eine Amenorrhoe ebenfalls positiv behandelt werden. In diesem Fall darf man den Aderlaß nicht am Arm ausführen, sondern peripher vom Uterus, also an den Beinvenen.

Führt man bei Amenorrhoe einen Aderlaß am Arm durch, verstärkt man diese und verschlimmert die Symptomatik. Auch bei Anämie kann der Könner durch mehrere kleine (stimulative) Aderlässe einen Heilerfolg erzielen. Es kommt also auf sorgfältige Indikationsstellung an, zum anderen auch auf den Ort der Blutentziehung, schließlich noch auf die Menge und Häufigkeit.

In der Regel nimmt man am liegenden Patienten, der den abgestauten Arm nach unten hängen hat, 200–300 ccm, nur in seltenen Fällen 500 ccm Blut ab. Meist wird dazu eine große Flügelkanüle genommen; bei uns hat sich jedoch am besten eine großkalibrige Schmetterlingskanüle mit Schlauchansatz bewährt, dessen Ende man in ein Glasgefäß reinhängen läßt (Abb. 21).

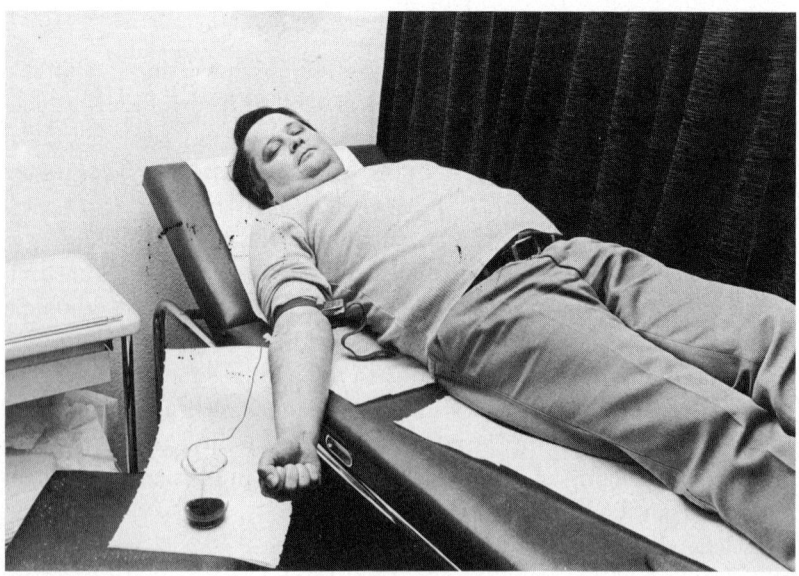

Abb. 21: *Aderlaß* (mit Schmetterlingskanüle).
Vor dem Einstich wird Natriumcitrat durch die Kanüle gespritzt. Der Patient darf während des Aderlasses nicht aus den Augen gelassen werden; zwischendurch Puls fühlen!

114

Sinnvollerweise spritzt man vor dem Aderlaß etwas Natriumcitrat, wie man es bei der Blutsenkungsreaktion verwendet, durch die Kanüle, um eine frühzeitige Blutgerinnung zu verhindern.

In Ausnahmefällen verwenden wir auch Vakuumflaschen, die sehr praktisch und hygienisch sind, auf der anderen Seite aber besteht die Gefahr des zu forcierten Blutentzugs, was unphysiologisch und auch gefährlich ist.

In der Klinik wird beim Aderlaß gleichzeitig am anderen Arm eine hochmolekulare Substanz infundiert, man spricht hier nicht mehr vom Aderlaß, sondern von *„Hämodilution"*.

Vom Standpunkt der Humoralpathologie aus ist es jedoch unsinnig, dem Körper einerseits Ballast zu entziehen, ihm andererseits wieder schwer verdaubares Zeug zuzuführen. Um zu heftige Kreislaufreaktionen beim Aderlaß zu verhindern – es kann im Extremfall sogar zum Herzstillstand kommen –, empfehlen sich lieber kleinere Mengen, dafür dann häufigere Sitzungen.

Wendt (Kap. 12) empfiehlt, sich am Hämatokrit zu orientieren. Solange der Hämatokrit über 40% ist, führt er 2–3mal die Woche einen Aderlaß von etwa 200 ccm durch. Ich gehe jedoch *deutlich langsamer und zurückhaltender* vor und empfehle selbst bei robusten Patienten maximal einmal pro Woche, besser allerdings zweiwöchentlich den Aderlaß!

Hauptindikation des Aderlasses für die Praxis sind also die vollblütigen Risikopatienten, vor allem Hypertoniker, vollblütigen Rheumatiker und vollblütigen Asthmatiker. Merken Sie sich, zumindest für den Anfang, wenn Sie die Methode noch nicht vollständig beherrschen, folgende Voraussetzungen für den Aderlaß:

- *Vollblütigkeit* (Rubeosis faciei, Hb über 16g%, Hk über 40%)
- *Übergewicht, mindestens Normalgewicht,* möglichst nicht Untergewicht
- *Bluthochdruck, allenfalls Normotonie, nicht bei Hypotonie!*

Auf keinen Fall sollte man den **Aderlaß bei Angina pectoris-Patienten** machen (hier kann man gut Blutegel ansetzen), *auch nicht bei jugendlichen und zu alten Patienten* (das klassische Aderlaßalter liegt zwischen 45 und 60 Jahren) *(3)*, schließlich nicht bei übersensiblen Patienten! Der Aderlaß ist eine ärztliche Maßnahme! Auch wenn die Sprechstundenhilfe ihn ausnahmsweise durchführt, muß der Arzt in *unmittelbarer* Nähe sein und Kreislauf und Puls zwischenzeitlich überprüfen!

Die Blutegelbehandlung

Die Blutegelanwendung wird erstmals im 2. Jahrhundert v. Chr. erwähnt *(Nikandros von Kolophon)*. 1916 gelingt die Herstellung des

Heparins aus Eingeweiden von Schlachttieren. Es verdrängt die Blutegel aus der Klinik, da es medikamentös verwendbar und außerdem kostengünstiger ist. 1956 dann Isolierung des Hirudins aus dem Blutegel (durch *Markwardt*). Hirudin ist ein Peptid mit Thrombinantagonismus, das dem Heparin diesbezüglich überlegen ist. 1968 und 1969 werden weitere Proteinaseinhibitoren entdeckt und beschrieben, die *Bdelline* und *Egline*. Es gibt also schon wissenschaftliche Kenntnisse über die Blutegel (s. *237*).

Für die Behandlung mit Blutegeln gelten *die gleichen Indikationen wie beim Aderlaß*. Sie stellt freilich eine *sanftere Form der Blutentziehung* dar und kann deshalb auch da eingesetzt werden, wo für den Aderlaß eine Kontraindikation besteht.

Zum anderen haben Blutegel eine zusätzliche Wirkung, indem sie mit dem Speichel Hirudin in die Blutbahn einbringen *(Blutverdünnung)* und selektiv toxische Stoffe aus dem Blut herausziehen.

Die klassischsten Indikationen sind die

- *Thrombophlebitis*
- *das postthrombotische Syndrom* und
- *die Perianalthrombose*.

Gute Erfahrungen habe ich auch bei *Furunkeln* und infizierten *Insektenstichen* gemacht: Der Blutegel wird direkt auf den Furunkel bzw. auf den infizierten Insektenstich angesetzt (promptes Abklingen des Begleitödems und der Lymphangitis!). [39]

Weitere Indikationen:

- *Angina pectoris* und *Asthma bronchiale* bei vollblütigen W-Typen (nicht bei blutleeren K-Typen, hier Neuraltherapie neben spezifischen Maßnahme). [40]
- *Amenorrhoe:* Hier werden je 1–2 Blutegel an den großen Labien angesetzt. Aus psychologischen Gründen ist dies nur bei wenigen Patientinnen möglich!
- chron. *Leber-, Galle- und Nierenkrankheiten:* Applikation an den entsprechenden *Head*schen Zonen.

Grundsätzlich gilt auch hier immer als Indikationsvoraussetzung die Plethora, die Vollblütigkeit, also ein Fülle- oder Pluszustand. Besteht nur lokal eine Fülle (z. B. ein geschwollenes Knie), allgemein jedoch ein Leerezustand (Astheniker, Hypotoniker), dann nur 2, maximal 3 Blutegel verwenden.

Blutegel sind etwa 5 cm lange dunkelbraune Würmer. Man rezeptiert sie auf einem gewöhnlichen Rezept, pro Anwendung bis zu 12 Stück. Sie werden aus der Apotheke in einem perforierten Gefäß vom Patienten in die Praxis gebracht. Die Blutegel müssen frisch sein, sie dürfen nicht zu lange im Wasser stehen, auch das Wasser muß frisch sein, das Gefäß sollte im Dunkeln aufbewahrt werden, auch müssen genügend Perforationslöcher vorhanden sein.

Zunächst wird an der geplanten Saugstelle ein kleiner Stich mit einer Lanzette durchgeführt. Durch den austretenden Bluttropfen wird der Appetit des Blutegels gesteigert. Er beißt dann leichter an. Die Haut darf weder mit Seife noch mit Salbe vorbehandelt sein, der Original-Hautgeschmack ist den Tieren am liebsten.

Mit der stumpfen Pinzette (Abb. 22) werden sie vorsichtig an ihre Futterstelle angesetzt. Der Patient spürt den Einbiß, dann jedoch nichts mehr. Die Tiere saugen sich voll (Abb. 23), wobei es fleißigere und faulere gibt. In der Regel dauert es 10–30 Minuten. Sie fallen dann vollgefressen von selbst ab. Wenn es länger dauert, bestreut man sie mit Salz, damit sie von ihrem Opfer ablassen.

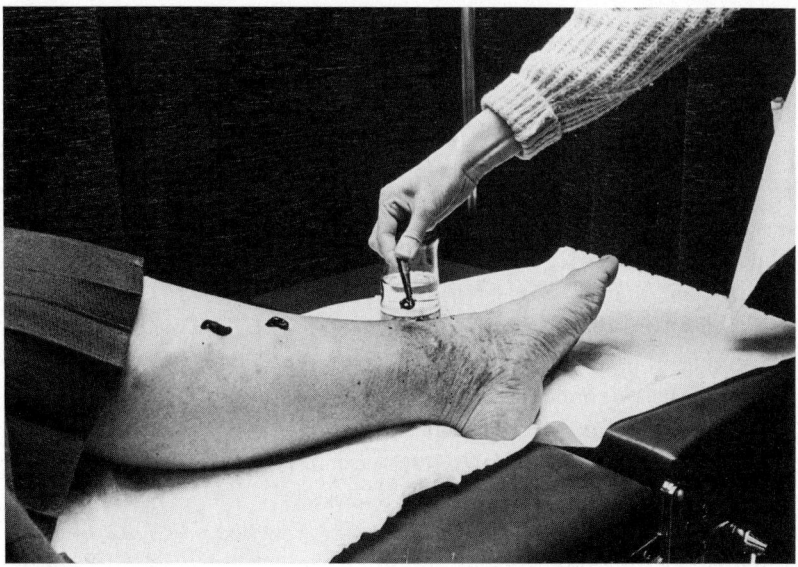

Abb. 22: *Ansetzen der Blutegel.*
Die Sprechstundenhilfe nimmt mit der stumpfen Pinzette einen Egel aus dem Glas und setzt ihn mit viel Geduld an der gewünschten Stelle an, hier an der Wade bei postthrombotischem Syndrom.

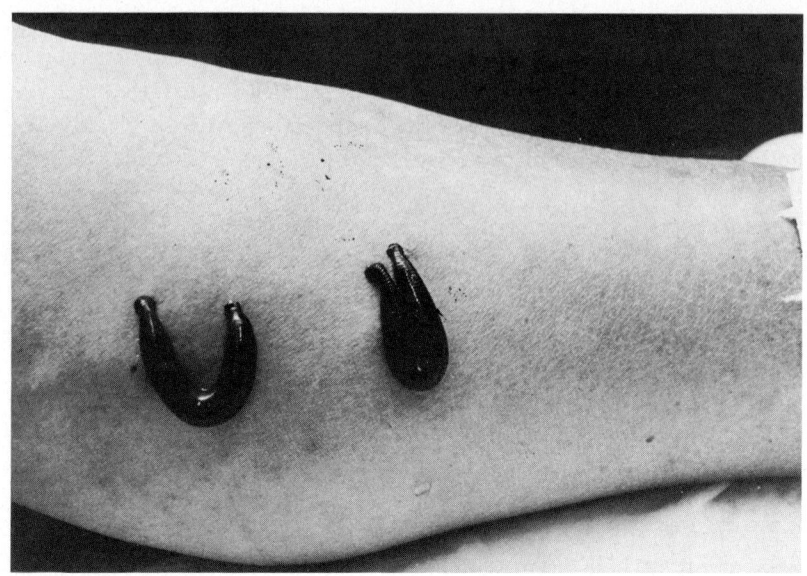

Abb. 23: *Die Blutegel bei der „Arbeit".*
Sie saugen sich voll und fallen dann entweder von selbst ab oder werden gegebenenfalls mit
Salz bestreut.

Ein Tier saugt etwa 10 ccm Blut. Durch das Hirudin kommt es zu einer längeren Nachblutung, manchmal bis zu 24 Stunden, was man den Patienten unbedingt vorher mitteilen muß, damit sie nicht Angst bekommen! Für die Nachblutung rechnet man nochmals 30–35 ccm Blutverlust pro Blutegel, also insgesamt 30–50 ccm. *Bei 10 Tieren ist das immerhin ein halber Liter!*

Für die Anwendung benötigt man viel *Ruhe, Geduld und Zeit.* Ist man selbst nervös, (d. h. die Sprechstundenhilfe), so überträgt sich das auf die Tiere. Grelles Neonlicht am Behandlungsort stört.

In der Stadtpraxis tötet man die Tiere nach dem Gebrauch mit konzentrierter Essigsäure, Landärzte werfen sie gelegentlich auch zurück in Tümpel oder Teiche oder andere Gewässer.

Probleme der Behandlung sind *allergische Reaktionen der Haut,* die man in schweren Fällen mit Calcium parenteral und Antihistaminika peroral behandelt. Der kleine Bluterguß an der Bißstelle ist oft wochenlang zu sehen, auch bleibt öfters eine kleine Narbe, worauf man vor allem Frauen *vor* der Behandlung aufmerksam machen muß.

118

Die Egelbehandlung ist für Arzt und Patient eine gewisse Schweinerei, doch der mitunter fantastische Erfolg lohnt für beide die Mühe!

Das Schröpfen

Beim blutigen Schröpfen wird die Haut entweder mit einem Skalpell oder mit einem speziellen Schnepper geritzt, anschließend setzt man eine Glasglocke mit Unterdruck an. Der Unterdruck entsteht, indem man ein Stück Watte, das man mit dem Feuerzeug anzündet, in der Glasglocke verbrennen läßt. Der Patient sitzt bei der Anwendung, so daß die brennende Watte nicht die Patientenhaut versengt [41] (s. Abb. 24).

Geschröpft wird am Rücken. Man tastet ihn sorgfältig ab nach „Bergen" (größere Gelosen, „Schlacken") und „Tälern" (bei der Palpation flache Stellen, Eindellungen). An Bergen wird blutig geschröpft, an Tälern nur trocken, d.h. die Haut wird vor dem Ansetzen der Glasglocke nicht geritzt.

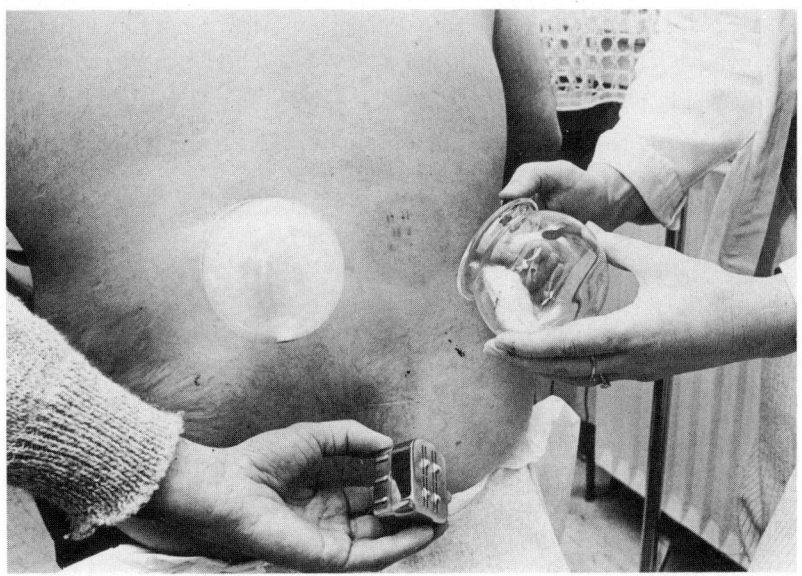

Abb. 24: *Blutiges Schröpfen.*
Der Arzt markiert die gewünschten Stellen mit dem Schnepper (in der Hand unten), die Sprechstundenhilfe zündet mit einem Feuerzeug ein Stückchen Watte im Schröpfglas an. Während dieses verbrennt, wird der Schröpfkopf angepreßt.

119

Das *trockene* Schröpfen, ein *energiezuführendes,* also tonisierendes Verfahren, z. B. bei Hypotonie oder allgemeiner Schwäche, ist meines Erachtens für die Praxis nicht so wichtig.

Das *blutige* Schröpfen ist ein *detonisierendes,* eben blutentziehendes Verfahren. Ich habe gute Erfolge damit bei bestimmten Formen des HWS-Schulterarm-Syndroms und des LWS-Ischias-Syndroms, und zwar dann, wenn es sich um robuste plethorische Patienten handelt und lokal ein deutlicher Wulst zu tasten ist.

Man setzt die Saugglocke direkt über diesem Wulst an. Je mehr Blut entzogen wird, je mehr Schröpfköpfe also an einer Stelle gefüllt werden (in der Regel 3 bis 4), desto intensiver die therapeutische Wirkung!

Man sollte beim blutigen Schröpfen in einer Sitzung auf keinen Fall zuviele Stellen schröpfen, vor allem nicht gleichzeitig oben und unten an der Wirbelsäule. Der Körper muß sich nämlich auf eine Stelle konzentrieren. Deshalb lieber 2 Sitzungen und dort beginnen, wo die stärkere klinische Symptomatik ist.

Kontraindikationen bestehen nicht. Man hüte sich jedoch davor, mit dem Schnepper irgendwelche Leberflecken oder andere Hautveränderungen zu verletzen! In der Nähe solcher Veränderungen lieber mit dem Skalpell arbeiten!

Auch nach dem Schröpfen bleibt einige Zeit ein Hämatom zu sehen; der Schnepper hinterläßt kleine Narben, das Skalpell in der Regel nicht.

Manche *(1)* empfehlen das Schröpfen vor allem als reflektorische Organbehandlung (über die entsprechenden *Head*schen Zonen am Rücken). Meines Erachtens wirken hier Blutegel besser, was sich mit den Erfahrungen *Aschners* deckt.

Das Baunscheidt-Verfahren

Eine Nervenentzündung kann über einen Hautausschlag ausheilen. Wir kennen das von der Gürtelrose her. Auch bei verschiedenen Naturvölkern wurden künstlich Hautausschläge zur Abheilung neuritischer und arthritischer Beschwerden erzeugt. Das heutige Verfahren geht auf den Mechaniker *Baunscheidt* (1809–1874) zurück, der selbst von einem Gichtleiden geheilt worden sein soll, nachdem ihn ein Schwarm Mücken überfallen und verstochen hat.

Beim *Baunscheidt*-Verfahren handelt es sich um ein *intrakutanes Vakzinationsverfahren ohne Blutung,* das den Blutzufluß steigert und den Tonus der dem betreffenden Hautareal reflektorisch zugeordneten Organe stimuliert. Im Gegensatz zur Blutentziehung (Aderlaß, Blutegel) stellt es also ein *tonisierendes Verfahren* dar und ist *primär indiziert bei Minustypen,* also Blutleeren und schwächlichen Naturen.

Seine wichtigsten *Indikationen* sind
- *Gelenk- und Nervenentzündungen,* vor allem die Omarthritis
- *Asthma bronchiale und chron. Bronchitis* mit hartnäckigem Husten bei asthenischen Typen (bei Pyknikern Blutegel und Aderlaß): Behandlung des Thorax dorsal.
- Prostatopathie, Adnexopathie, Hypomenorrhoe: Es wird der Rücken über dem Gesäß (um das Kreuzbein herum) behandelt.
- allgemeine Infektanfälligkeit, chron. Tonsillitis (als „umstimmendes" Verfahren): Man behandelt meist den Rücken im Bereich des Schultergürtels bis hoch zum Haaransatz.

Zur Technik:

Baunscheidt hatte einen Stichler, den er „Lebenswecker" nannte (33 kleine Nadeln an einer Spiralfeder). Wir verwenden eine Stachelwalze mit

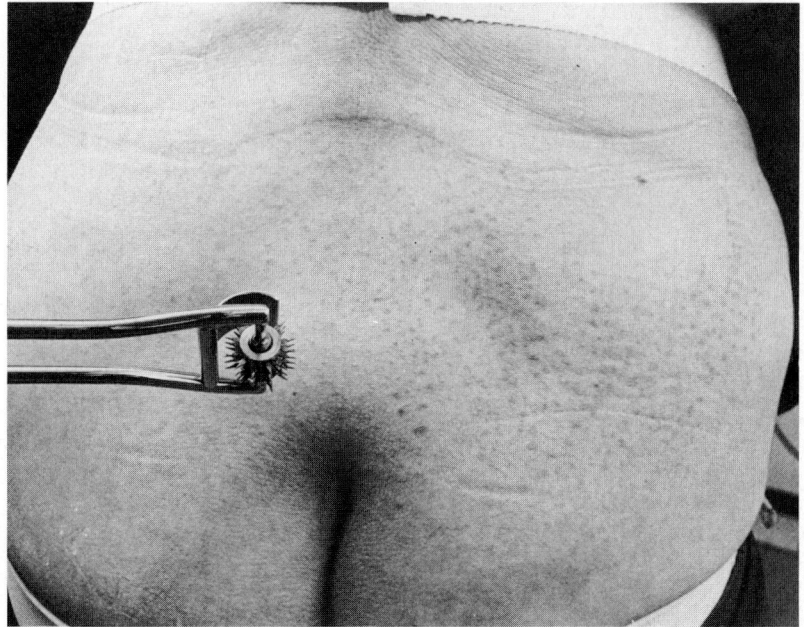

Abb. 25: *Baunscheidt-Ekzem.*
Im Vordergrund die Stachelwalze, mit der die Haut am Tag zuvor, vor der Einreibung mit dem Baunscheidt-Öl, skarifiziert worden ist. (Das Pigmentmal am rechten Darmbeinkamm wurde, wie man sieht, bei der Behandlung deutlich ausgespart.)

121

33 Nadeln, die man über die Haut des entsprechenden Areals rollt. Dabei soll es nicht zu einer Blutung kommen! Mit einem kleinen Mull-Läppchen reibt man dann entweder das nach *Baunscheidt* benannte Öl (krotonölhaltig) ein oder ein krotonölfreies Präparat *(Redskin)*. [42] Auf die frisch eingestrichene Haut wird dann nicht entfettete Watte oder Mull gelegt, oder die Patienten sind schon vorher aufgefordert worden, ein rauhes Baumwollhemd mitzubringen, das dann übergestreift wird und ein zusätzliches Stimulans zur Ekzematisation darstellt.

Innerhalb von ein bis zwei Tagen entwickelt sich dann ein Ekzem mit vielen kleinen Pusteln, die in manchen Fällen ein wäßriges Exsudat enthalten und aufgehen können, manchmal aber auch nur so eintrocknen (Abb. 25). Im ersten Fall ist die Wirkung besonders intensiv. Die Stelle sollte 5 Tage nicht gewaschen und nicht der Kälte ausgesetzt werden. Auch muß sich der Patient 2 Tage schonen, in manchen Fällen sogar mit Bettruhe (vor allem wenn fieberhafte Reaktionen auftreten, die durchaus erwünscht sind).

Die Diskussion um das Baunscheidt-Verfahren

Durch die von *Prokop* und *Oepen* entfachte Diskussion ist das *Baunscheidt*-Verfahren in die Gefahr gekommen, auf den Index gesetzt zu werden. Frau *Oepen* (*149* u. *152*) sieht folgende Gefahren:

● das Krotonöl habe eine co-karzinogene Wirkung
● auch ohne Ölanwendung käme es durch die Hautstichelung zu Narbenbildung mit und ohne Pigmentierung, zu Erysipelen und anderen Infektionen
● es könne eine Allergisierung mit unabsehbaren Spätwirkungen eintreten
● es könne sich eine Herdnephritis entwickeln.

Richtig ist, daß es zu Pigmentierungen kommen kann, was man dem Patienten vorher sagen muß. Narben entstehen normalerweise nicht, Infektionen, die über die gewünschten oberflächlichen Hautinfektionen hinausgehen, ebensowenig. In gewissen Fällen einer allergischen Überreaktion wiederum Calzium und/oder Antihistaminika!

Die entscheidende Frage ist natürlich die des Krotonöls (Croton tiglium). Es ist verschreibungspflichtig. Auch hier gilt der Satz des *Paracelsus:* „Alles ist Gift, nur die Dosis macht's, ob ein Gift ein Gift ist oder nicht." Dies gilt für Teer, Kortison usw.

Aschner, der Tausende von Anwendungen durchgeführt hat – Frau *Oepen* hat ihn übrigens zu ihren Publikationen über das *Baunscheidt-* Verfahren nicht gelesen (!) – berichtet von keinerlei schwereren Reaktionen. Auch Frau *Oepen,* die therapeutisch völlig unerfahren ist, macht nirgendwo *genauere* Angaben über die angeblichen 4 Todesfälle.

Das Bundesgesundheitsamt hatte 1977 ein Gutachten über das Krotonöl eingeholt. Die Argumente waren nicht ausreichend für ein Verbot.

Wer auf Nummer sicher gehen will, verwende *Redskin!* Einen intensiveren Effekt erreicht man jedoch durch das Original-Öl. Nach meinem Dafürhalten ist dessen weitere Verwendung ärztlich zu rechtfertigen *unter folgenden Voraussetzungen:*

- man nehme nicht zuviel Öl, am Anfang lieber zuwenig
- man behandle nicht zu große Flächen (nicht den ganzen Rücken, in der Regel nur den oberen oder unteren Teil paravertebral)
- man behandle nur einmal, frühestens nach 2–3 Wochen ein zweites Mal, dann frühestens wieder nach einem Jahr
- kein *Baunscheidt* bei gewissen Blonden und Rothaarigen mit sehr feiner, dünner Haut
- kein *Baunscheidt* über Naevi, Sommersprossen oder anderen Hautveränderungen!

Das Cantharidenpflaster

Noch „rabiater" als das Baunscheidtieren ist das Cantharidenpflaster. Die Methode stammt aus dem Orient. Sie wurde in Europa zuerst von französischen Ärzten angewandt, von *Aschner* dann breit propagiert. Brandblasen als Behandlung kannte freilich schon *Hippokrates:* „Was Medikamente nicht heilen, heilt das Eisen." Gemeint ist das Messer des Chirurgen. „Was das Eisen nicht heilt, heilt das Feuer." Hier meint er künstlich gesetzte Verbrennungen. Er hat ein Glüheisen verwendet. „Was das Feuer nicht heilt, ist unheilbar (in *118,* S. 273)."

Bei der hier geschilderten Methode erzeugen wir *eine künstliche Verbrennung durch ein Pflaster,* das einen brandblaseninduzierenden Stoff aus der spanischen Fliege (Lytta vesicatoria) enthält [43]. Man klebt es am besten morgens in der Praxis an die entsprechende Stelle, überdeckt es dann mit einem Verband. Nach 10 bis 12 Stunden, also am Ende der Nachmittagssprechstunde, nimmt man das Pflaster ab: Es ist eine große weiße Blase entstanden, voll mit Lymphflüssigkeit (weshalb man auch vom **„weißen Aderlaß"** spricht). Die Blase wird steril geöffnet und abgetragen, anschließend ein Salbenverband mit Nivea-Creme angelegt.

Einige Behandler saugen die Lymphflüssigkeit aus der Brandblase mit einer Spritze auf und injizieren sie dann intraglutäal, angeblich zur Immunstimulation. Dies erscheint mir jedoch nicht sinnvoll. Schließlich scheidet der Körper hier ja nicht Toxine aus, um sie nachher wieder reinjiziert zu bekommen! Was man freilich machen kann: das abgezogene Serum homöopathisch verdünnen bzw. potenzieren und dann wie bei einer Hyposensibilisierung intrakutan applizieren.

Die Größe des Pflasters ist maximal 10 × 10 cm. Man darf es *nicht auf Schleimhäuten oder in Schleimhautnähe anwenden, auch nicht auf zarter Haut* (Gelenkbeugen und intertriginösen Stellen). Während sie das Pflaster tragen, bekommen die Patienten brennende Schmerzen. Nach dem Abheilen der Brandwunde bleibt eine hyperpigmentierte Stelle zurück. Der Patient muß also entsprechend aufgeklärt werden!

In größerer Menge kann der Canthariden-Wirkstoff Harnblutungen verursachen, weswegen man vor der Behandlung durch eine Urinuntersuchung eine Hämaturie wie auch sonstige *entzündliche Nieren- und Blasenerkrankungen ausschließen* sollte. Auch eine direkte Anwendung über den Nierenlagern wird nicht empfohlen.

Was sind nun die *Indikationen* für das Cantharidenpflaster? Man kann sagen: *Heftige, relativ lokalisierte Schmerzzustände,* z. B. eine Gonarthrose oder eine heftige chron. Ileosakral-Arthritis.

Weiterhin werden Augen- und Ohrenleiden angegeben, z. B. Anwendung (etwa in Briefmarkengröße) an der Schläfe bei Neuritis des Nervus opticus oder am Mastoid bei chron. Otitis media. Weitere Indikationen, über die ich keine eigenen Erfahrungen habe, bei *Abele (2 und 3),* z. B. bei hartnäckigem chronischen Ekzem, bei Depressionen (über dem 5. LWK), usw.

In jedem Fall stellt das **Cantharidenpflaster eine Ultima ratio-Therapie** dar. Das gilt auch, wenn auch nicht in gleich starkem Maße, für die übrigen *Aschner*-Verfahren. Sie sind keine sanften, sondern *drastische Heilmethoden,* die mitunter auch Heilkrisen auslösen (z. B. Fieber nach *Baunscheidt*-Behandlung). *Gerade lange bestehende chronische Krankheiten* können oft jedoch nur durch solch drastische Maßnahmen in Bewegung gebracht werden. Homöopathische Mittel, auch Neuraltherapie, Chirotherapie und andere Maßnahmen sprechen häufig erst nach initialer Anwendung von *Aschner*-Methoden an.

Auch wenn diese mitunter unangenehm für den Patienten sind und, wie das Cantharidenpflaster und das *Baunscheidt*-Verfahren, Pigmentierungen zurücklassen können, sind sie doch wesentlich besser als eine Dauerbehandlung mit chemischen Schmerzmitteln!

Patienten freilich, die nur Pillen schlucken und ansonsten keinerlei Anstrengungen auf sich nehmen wollen, sind für diese Verfahren nicht geeignet. Überhaupt erfordert die Anwendung der *Aschner*-Verfahren einen gewissen ärztlichen Mut, denn diese gelten nicht nur bei sehr vielen Ärzten als der Inbegriff anachronistischer Medizin. Auch bei den Patienten sind sie, im Gegensatz zu Therapien wie Akupunktur, nicht „en vogue", andererseits erfüllen sie für den Arzt, der sie beherrscht, eine vorzügliche Funktion als ultimum refugium! [44]

10. KAPITEL

Über Naturheilweisen im engeren Sinn und über Phytotherapie

Auf die sogenannten klassischen Naturheilverfahren, nämlich Wasseranwendungen, Bäderkuren usw., möchte ich nicht in größerem Maße eingehen, da sie relativ bekannt und auch nicht umstritten sind. Die Meinungen gehen lediglich darüber auseinander, *wieviel* Bedeutung man diesen Verfahren zumißt.

Bedauerlich freilich ist, daß gerade in letzter Zeit viele Kuranstalten der LVA und der BFA sich immer mehr von der physikalischen Therapie weg in Richtung auf apparative Diagnostik und medikamentöse Therapie im klinischen Stil spezialisieren. Der Kureffekt wird dadurch immer geringer!

Die großen Inauguratoren der Naturheilverfahren im engeren Sinn waren *sämtlich Nichtärzte:* So der vor allem bei Schrebergärtnern bekannte Lehmpastor *Felke* mit seinen Lehmpackungen und Lehmwickeln; so *Vinzenz Priessnitz* (1799–1851) und am bekanntesten schließlich der Pfarrer *Sebastian Kneipp* (1821–1897). Bekannt von *Priessnitz* sind seine *Wickel*. Bei Anginen und anderen Halsentzündungen empfehle ich beispielsweise einen *Priessnitz*schen Halswickel:

Ein Baumwolltuch, z. B. ein Geschirrtuch, in abgestandenes Wasser eintunken, auswringen, um den Hals legen und darüber einen warmen Wollschal binden! Zwei Stunden dranlassen, wobei eine kolossale heilende Wärme entsteht.

Wichtig ist, einen *Woll*schal zu nehmen, keinen synthetischen; statt Baumwolle ist für die erste Auflage auch ein Leinentuch möglich. Nach Abnehmen des Umschlags wird die betreffende Stelle mit kaltem abgestandenen Wasser abgerieben. Bei Grippe, Lumbalgie und anderem kann man als schweißtreibende Maßnahme auf die nämliche Weise einen *Rumpfwickel* machen, *bei Kindern auch einen Ganzkörperwickel.*

Von *Kneipp* sind vor allem die *Wasseranwendungen* eingeführt worden, vor allem in Form der Kaltwasseranwendung als Guß, als Wassertreten usw. *Kneipp,* Pfarrer in Wörishofen, war selbst ursprünglich tuberkulosekrank und von den Ärzten aufgegeben. Durch seine eigene Heilerfahrung mit der Kaltwassertherapie entdeckte er die heilende Wirkung dieses Elements und propagierte sie in großem Maße. Dabei fand er großen Anklang beim breiten Publikum. Hervorzuheben ist auch seine uneigennützige Einstellung; sämtliches Geld, das er aus seinen Heiltätigkeiten bezogen hatte, steckte er in gemeinnützige Stiftungen.

Die *Kneipp*-Ärzte legen nun großen Wert darauf, daß die *Kneipp*-Kur nicht nur in der Wasser- oder gar Kaltwasseranwendung bestehe. Vielmehr versteht sie sich (*111*) als *unspezifische, komplexe Allgemeinbehandlung,* die Regulations- und Ausgleichsmechanismen über den Kreislauf und das vegetative Nervensystem auslösen will.

Folgende Maßnahmen gehören hierzu:
- Phytotherapeutika als nicht nur symptomatisch wirkende, sondern den Körper „trainierende" Mittel,
- kinesiotherapeutische Maßnahmen: Gymnastik, Schwimmen usw.
- diätetische Maßnahmen: Vollwertkost, aber nicht sektiererisch
- ordnungstherapeutische Maßnahmen: autogenes Training, Vorträge, usw. und natürlich vor allem
- Wasseranwendungen.

Das Wasser, sowohl das kalte wie auch das warme, wird von den *Kneipp*-Ärzten als *den Lebensreiz fördernd* angesehen. Man wendet es sehr differenziert an, in verschiedenen Abstufungen, was die *Menge,* die *Temperatur* und die *Schwallstärke* anlangt. Zum anderen bemüht man sich, die Wasseranwendung *individuell* an die Reaktionsweise des Patienten anzupassen.

Am bekanntesten sind natürlich die *Kneipp*schen Güsse, von *Kneipp* noch selbst mit der Gießkanne (ohne Siebansatz) durchgeführt, als Teilguß oder auch als Ganzkörperguß. Angefangen wird jeweils an den herzfernen Stellen. Weiterhin werden beim *Kneipp*-Verfahren auch zahlreiche Wickel eingesetzt: Aus Heu, Lehm, Quark, Leinsamen, Fango und Mooren.

Zahlreiche Ärzte und Physiotherapeuten haben das *Kneipp*sche Spektrum weiterentwickelt:
- das *Heusackverfahren* als antientzündliche, durchblutungsfördernde lokale Maßnahme
- *Blitzgüsse, Wechselbäder, ansteigende Bäder,* vor allem als Fußbäder, zur Anregung des Kreislaufs und Durchblutungsförderung. Für die ansteigenden Bäder gibt es eigene Wannen, bei denen elektrisch die Wassertemperatur schrittweise gesteigert werden kann, bei Fußbädern bis auf 50°C.

- *heiße Tauchteilbäder:* ganz kurzes Eintauchen in bis zu 56°C heißes Wasser
- *das Überwärmungsbad nach Schlenz:* Wassertemperatur bis zu 39½ Grad; der ganze Körper außer der Nase kommt ins Wasser. Durchführung nur unter Aufsicht, z. B. als passive Fiebertherapie (s. Kap. 17).
- das ähnlich wirkende *japanische Bad:* ein Halbbad, Wassertemperatur bis 47 Grad bei 3–5 Minuten Badedauer.

Sind diese Wasseranwendungen heute überhaupt noch so wichtig, wo doch sowieso sehr viele Leute fast täglich ein oder zweimal duschen bzw. ein Bad nehmen?

Kneipp selbst hat vor der zu häufigen und intensiven Wasseranwendung gewarnt!

Für meine Begriffe wird heute zu viel geduscht, mit zu festem Strahl und meist zu heiß, ohne daß ausgleichende Kaltwasseranwendungen hinzukämen. Viele Menschen haben durch das häufige und verkehrte Duschen eine sehr trockene, ekzemempfindliche Haut bekommen.

Für *Kneipp* war Gesundheit mehr als nur Freisein von Krankheit. Er verstand darunter ein Fertigwerden „mit sich selbst, mit der Umwelt und dem Herrgott". Für ihn war *Gesundheit eine sittliche Verpflichtung,* er hat an die Verantwortlichkeit der Patienten für ihre Gesundheit appelliert und sie *zu aktiver Mitarbeit und Training* aufgefordert. Damit hat er einen nicht zu unterschätzenden positiven Einfluß auf die heutige offizielle Medizin ausgeübt. Seine Wasseranwendungen in ihrer ursprünglichen Form, in Maßen angewandt, stellen auch heute noch eine wunderbare gesundheitsfördernde Maßnahme dar, vor allem für vollblütige W-Typen.

Eine gute Darstellung der Naturheilverfahren im engeren Sinn findet sich bei *Lampert* und *Schliephake (124).* Sie ist aber in dieser Ausführlichkeit mehr für Kur- und Badeärzte als für Allgemeinärzte geeignet. Empfehlenswerte Hinweise enthält auch das schöne Buch von *Rosendorf (186),* aus dem ich vor allem die Anweisung für Rumpfreibebäder weitergebe.

Das Rumpfreibebad (Abb. 26)

Indikation: chronische, auch akute Infektionen, allgemeine Infektanfälligkeit.

Anweisung für den Patienten: Man fülle eine Sitzbadewanne soweit mit Wasser, daß einem dasselbe bis an die Hüften oder an den Nabel reicht.

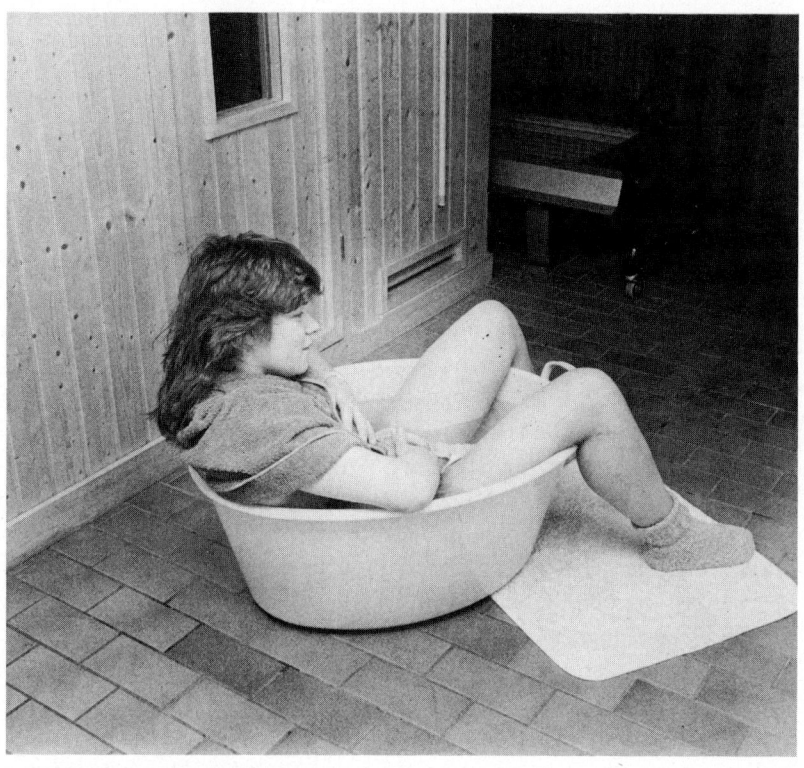

Abb. 26: *Rumpfreibebad nach Kuhne.*
Die Badende sitzt bis knapp zum Nabel in kaltem, etwas abgestandenem Wasser und reibt mit einem rauhen Waschlappen ihren Unterleib (bis sich die Haut rötet). Füße (Wollsocken) und Schultern (Handtuch) müssen warm bleiben; auch der Raum sollte ausreichend gewärmt sein.

Die Mitte des Bauches soll vom Wasser unbedeckt bleiben. Man gebrauche etwa 12 bis 14 Grad kaltes Wasser und nehme in der Wanne eine halbliegende Stellung ein. Man reibe dann fortwährend kräftig mit einem rauhen Waschlappen den ganzen Unterleib vom Nabel abwärts und seitwärts, etwa 10 Minuten lang, bis der Unterleib vollständig abgekühlt ist. (Bei empfindlichen, geschwächten Patienten genügen ein bis zwei Minuten.)

Die Beine, Füße und der Oberkörper dürfen nicht abgekühlt werden, da sie gewöhnlich ohnehin an Blutleere leiden. Man ziehe sich deshalb Wollsocken an oder schlage die Beine in eine wollene Decke ein. Nach dem Rumpfreibebad muß man die Wiedererwärmung durch Bewegung im Freien fördern. Wenn die Erwärmung zu langsam erfolgt, muß man sich eine Leibbinde umlegen. Auf keinen Fall darf man nach dem Bad eher essen, bevor die normale Wärme wiedererlangt ist. Häufigkeit der Anwendung: Ein- bis dreimal am Tag. [45]

Die Phytotherapie

Die Phytotherapie war jahrelang die Basis unserer Medizin, als es noch keine Aufteilung in Universitäts- und alternative Medizin gab. Auch heute noch wendet die klinische Medizin die Phytotherapie mehr an, als sie sich oft bewußt ist: Wickel, Auflagen, die verschiedenen Tees (Bronchialtees, Nierentees usw.) und diverse Bade- und Inhalationszusätze stellen ja Phytotherapie dar.

Freilich zeitigt gerade das Denken nach den Kategorien des kontrollierten klinischen Versuchs unselige Früchte. Gewisse Extremisten des universitären Lagers halten Phytotherapie pauschal für unwirksam, weil hier keine Doppelblindstudien vorlägen. Wer ein bißchen was von Medizin verstanden hat, weiß allerdings, daß eine jahrhundertelange Empirie eine wesentlich stärkere Aussagekraft hat als ein Doppelblindversuch!

Zahlreiche Monosubstanzen, das wird auch oft vergessen, sind durch Isolierung aus Phytotherapeutika gewonnen worden. Man hat dadurch *einzelne Komponenten der Wirksamkeit verstärkt,* z. B. die positive Inotropie bei den Digitalisreinglykosiden, und die Dosierbarkeit verbessert und exakt gemacht. Auf der anderen Seite hat sich dadurch, daß das Medikament nicht mehr in der natürlichen Kombination dargereicht wird, die *Verträglichkeit oft verschlechtert:* „Grundsätzlich werden die pflanzlichen Arzneimittel vom Menschen besser vertragen als chemische Substanzen, denn der Mensch ist durch die pflanzliche Ernährung über Jahrmillionen mit seinem Fermentsystem auf die Verwertung pflanzlicher Stoffe besser eingestellt als auf chemische Substanzen, die in der Natur nicht vorkommen und die nur über Hilfsfermente mehr oder weniger vollständig abgebaut und aus dem Körper wieder ausgeschieden werden" (*Eichholtz* in *26,* S. 31 f.).

Insofern ist es sinnvoll, die Therapie mit Monosubstanzen zu verbinden mit der Therapie mit Phytotherapeutika: Man setzt *Monosubstanzen kurzzeitig im Akutfall* ein, wo sie den Phytotherapeutika überlegen sind (stärkere Intensität, exakte Dosierbarkeit) und der Aspekt der schlechteren Verträglichkeit kurzfristig vernachlässigt werden kann. *Langzeitmäßig* setzt man dann *besser Phytotherapeutika* ein, da hier die mildere Wirkung völlig ausreicht und sie wesentlich besser vertragen werden. [46]

Man sollte jedoch nicht vergessen, daß es *auch sehr starke Phytotherapeutika* gibt – auch Morphinpräparate sind Phytotherapeutika (!) – und daß viele Phytotherapeutika, auf Dauer eingenommen, genauso Nebenwirkungen zeigen können wie Monosubstanzen, z. B. die beliebten Abführmittel Aloe, Senna usw.

Es ist heute ein Problem, Phytotherapeutika herzustellen. Die meisten Pflanzen haben unter der enormen Umweltverschmutzung sehr an Wirksamkeit verloren. Vielfach versucht man deshalb eine biologische Aufzucht, die jedoch künstlich ist, da sie die Pflanzen nicht in ihrem natürlichen Boden- und Klimamilieu aufwachsen läßt. Viel von der ursprünglichen Heilwirkung geht dadurch verloren. Denn die Einheit der Pflanze mit ihrer Umgebung ist eine wichtige Voraussetzung für die Entfaltung ihrer individuellen Heilkraft.

Insgesamt ist die Phytotherapie ein sehr umfassendes Gebiet. Dennoch kann sie in der Allgemeinpraxis relativ einfach Anwendung finden, da es für die verschiedenen Indikationen *durchweg fertige Mischungen als Spezialitäten* gibt. Nur noch alte klassische Phytotherapeuten stellen individuelle Rezepturen zusammen.

Häufig gebrauchte Mittel sind
- verschiedene Herzpräparate aus Weißdorn, Convallaria, usw. (s. Kap. 22)
- Nierenmittel: z. B. Canephron® bei „Nierenschwäche", Kalkurenal® und Urol® bei Nephrolithiasis
- diverse Kürbiskernpräparate für Prostatiker
- diverse Bittermittel (z. B. Carvomin® oder Amara Trpf. Pascoe®).

Interessant ist auch das Rhaponticin (= Phytoestrol®), ein Phytotherapeutikum mit einer dem Follikelhormon ähnlichen Wirkung und guter Verträglichkeit, man kann es beim klimakterischen Syndrom versuchen.

Die Präparate finden sich in den jeweiligen Kapiteln der Roten Liste. Ich empfehle Ihnen, am Anfang Ihrer Praxiszeit hier immer wieder für die Langzeittherapie nach milden Alternativen Ausschau zu halten!

Man sollte als Arzt auch ein bißchen was über **Badezusätze** wissen:
- Baldrian und Melisse wirken entspannend und beruhigend

- Eichenrinde adstringierend, z. B. lauwarme Eichenrinde-Sitzbäder bei rezidivierender Zystitis
- Fichtennadeln und Rosmarin regen den Kreislauf an und beleben
- Kleie lindert den Juckreiz bei Ekzemen
- Thymian löst den Schleim bei Erkältungskrankheiten
- Heublumen empfehlen sich bei rheumatischen Beschwerden
- Kamille ebenfalls adstringierend, auch krampflösend bei Koliken. Im Auge sollte man sie nicht anwenden.

Wer sich näher mit der Charakteristik der einzelnen Heilpflanzen befassen möchte, sei auf das Buch von *R. F. Weiss* (*266*) verwiesen. [47]

11. KAPITEL

Über Fasten und richtiges Essen

Was ist die richtige Ernährung? Darüber streiten sich Ärzte, Fachärzte usw. Fast könnte man sagen: So viele Ärzte, so viele Diäten! Es gibt sicherlich kein Nahrungsmittel, das nicht von irgendeinem Arzt zu irgendeiner Zeit mal verboten worden ist. Um so bedeutungsvoller ist der Ansatz des Karlsbader Kurarztes *Franz Xaver Mayr*.

Wie *Boerhaave,* der gesagt hat. „Nicht das, was wir essen, kommt uns zugute, sondern nur das, was wir richtig verdauen" [48], geht auch *Mayr nicht von der Nahrung, sondern von der Verdauung* aus. Dies erweist ihn als einen, der in erster Linie Arzt und nicht theoretischer Naturforscher ist!

Schon als Hirtenbub hat er die ihm anvertrauten Kühe auf ihre Gesundheitszeichen beobachtet. Denn nicht die Kriterien der *Krankheit,* sondern die der *Gesundheit* stehen im Vordergrund seines Denkens!

So entwickelt er ein sehr subtiles diagnostisches Instrumentarium, das Gesundheitsstörungen schon auf einer frühen Stufe zu erfassen erlaubt. Dabei arbeitet er im wesentlichen mit den fünf Sinnen, insbesondere mit den Augen und den fühlenden Fingern.

Als Beispiel für seine feine, differenzierende Beobachtungsweise sei eine Stelle aus dem Buch „Schönheit und Verdauung" zitiert: „Der *normale Stuhl* ist als Ausguß des als Kotreservoir dienenden untersten Teiles des Dickdarmes zylindrisch, wurstförmig, von einem Durchmesser gleich der Lichtung des auf mittlere Weite ausgedehnten Kotreservoirs, gegen das Ende zu sich verjüngend. Dieser sich verjüngende Teil, der oft gesondert, gleichsam als Nachtrag, ausgeschieden wird, ist dann auch glatt, während der vordere Teil gekerbt ist. Der normale Kot ist von einer sehr dünnen Schleimschichte eingescheidet, berührt daher beim Durchtritt durch den After diesen und seine Umgebung nicht direkt und beschmutzt ihn daher auch nicht. Der *gesunde* Mensch macht erfreulicherweise gegenüber dem gesunden Tier diesbezüglich keine unrühmliche Ausnahme.

Der Gebrauch von Klosettpapier ist daher unter solchen Umständen überflüssig, weil beim darmgesunden Menschen schon das erste Blatt vollkommen rein und trocken bleiben muß.

Ist dies nicht der Fall, so kann man mit Sicherheit auf das Vorhandensein einer Störung der Verdauung schließen. Das Klosettpapier kann daher als Reagenzpapier zur Prüfung der Güte des Stuhles bzw. der Verdauung dienen." (*136*, S. 14f)

Im Mittelpunkt der Beobachtungen steht in der *Mayr*-Medizin also der Darm. Schon bei der *Inspektion* werden pathologische Bauchformen und damit verbundene Haltungsanomalien festgestellt: Je nachdem, ob durch Gärung aufgetrieben (z. B. durch zu viele Kohlenhydrate in der Nahrung) oder durch Kotansammlungen bei Fäulnisdyspepsie (zu viel Eiweiß), ergeben sich charakteristische Bauchkonfigurationen. Im ersten Fall der *Gasbauch,* im zweiten Fall der *Kotbauch* (Abb. 27). Bei zusätzlich entzündlichen Reaktionen kann man noch eine muskuläre Défense palpieren.

Bei der direkten Untersuchung nimmt man die von *Mayr* eingeführten *Bauchmaße* ab. Sie weisen darauf hin, inwieweit der entsprechende Darmabschnitt vergrößert ist. Dies wiederum hängt vom pathologischen Tonus des Darms ab.

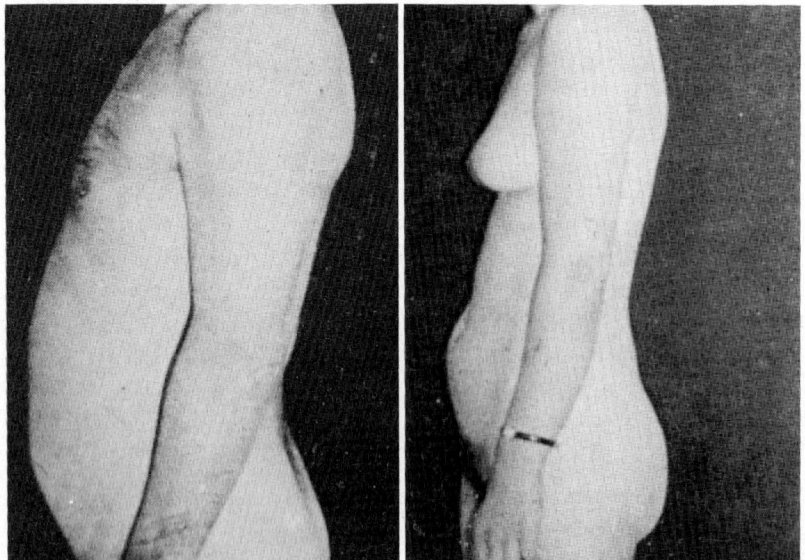

Abb. 27: *Gasbauch* (links) und *Kotbauch* (rechts). Beim Gasbauch drücken die mit Gas gefüllten und geblähten Darmschlingen die Bauchdecke nach vorne und oben. Beim Kotbauch wird vor allem der untere Bauchbereich durch die zu lange verbleibenden und zu harten Kotmassen im Darm nach vorne gewölbt. (aus *172*, S. 71 und S. 122)

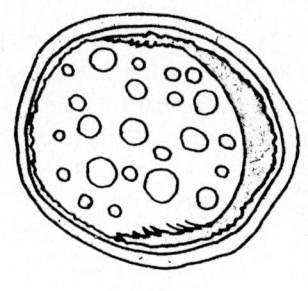
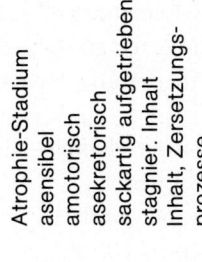
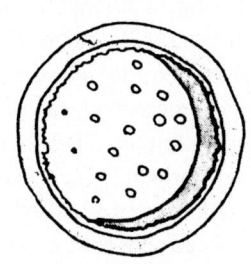
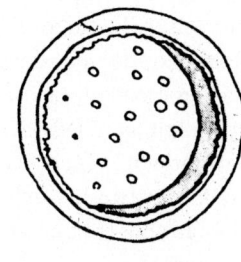
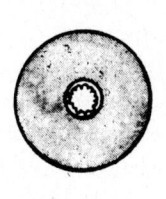

Normotoner Darm:

Normalstadium
normosensibel
normomotorisch
normosekretorisch
optimale Form
und Funktion

Hypertoner Darm:

Exzitationsstadium
hypersensibel
hypermotorisch
hypersekretorisch
Form verengt
Reizperistaltik bis
spast. Obstipation

Hypotoner Darm:

Paralyt. Stadium
hyposensibel
hypomotorisch
hyposekretorisch
schlaff erweitert
träge Peristaltik
Inhaltsvermehrung
Speisenzersetzung

Atonischer Darm:

Atrophie-Stadium
asensibel
amotorisch
asekretorisch
sackartig aufgetrieben,
stagnier. Inhalt
Inhalt, Zersetzungs-
prozesse

Abb. 28: *Tonusschema des Darmtrakts* (aus *Rauch 172*, S. 53).

Mit seiner *Tonuslehre* erweist sich *Mayr* als ein spezifischer „Anatom und Physiologe des Lebendigen" *(216)*. Der Tonus ist ja etwas, was an der Leiche nicht mehr festgestellt werden kann, weshalb er von der auf der pathologischen Anatomie basierenden klinischen Medizin wenig beachtet wird.

Nach *Mayr* unterscheiden wir nun (Abb. 28)

● einen normotonen
● einen hypertonen und
● einen hypotonen Darm.

Der hypertone entspricht einem *Exzitationsstadium.* Wirken die auslösenden Reize längere Zeit auf den Darm ein, so geht das Exzitationsstadium in eine *Erschlaffungs-* (Hypotonie) [49] und schließlich *Lähmungsphase* (Atonie) über. Völlige Atonie bedeutet schließlich den Tod.

Schmiedecker (216) vergleicht diese Entwicklung mit dem Alkoholrausch: Auch hier ist man zunächst exzitiert, übererregt, es kommt zu den bekannten Streitereien im Suff. Mit zunehmender Tiefe des Rausches wird man gleichgültig, gelähmt, unempfindlich gegen Reize; selbst größere Verletzungen werden oft nicht mehr registriert. Wacht man dann auf, kommt erstmal wieder das Exzitationsstadium, man ist gereizt, spürt jetzt auch die entsprechenden blauen Stellen usw.

Eine länger bestehende Darmstörung führt immer zur Hypotonie. Das sind dann die *Leute, die „einfach alles vertragen",* nicht weil sie so gesund wären, sondern weil ihr Darm krank und unempfindlich geworden ist. Wir erleben dies in der Praxis sehr häufig.

Zu den Grobzeichen der Gesundheit gehört neben der Bauchform auch die *Haltung.* Im Bestreben, dem vergrößerten Darm mehr Raum zu schaffen, kommt es je nach Ausprägung der Muskulatur zu verschiedenen Kompensationshaltungen: „Sämannshaltung", „Entenhaltung", „Hab-Acht-Haltung" usw. (s. Abb. 29)! Mit der Prüfung des *Hautturgors* (leicht knetende Palpation der Haut und Unterhaut am Jochbogen mit Daumen und Zeigefinger), der Inspektion der Sinnesöffnungen und anderem, versucht man dann die *Feinzeichen der Gesundheit* zu erfassen.

Aus drei Gründen sollte sich gerade ein junger Arzt, der das übliche Medizinstudium hinter sich hat, mit der *Mayr*-Medizin befassen:

● um die *Diagnostik mit den fünf Sinnen* zu entwickeln: die fast ausschließlich auf apparative Diagnostik ausgerichtete Universität läßt die diesbezüglichen Fähigkeiten verkümmern.

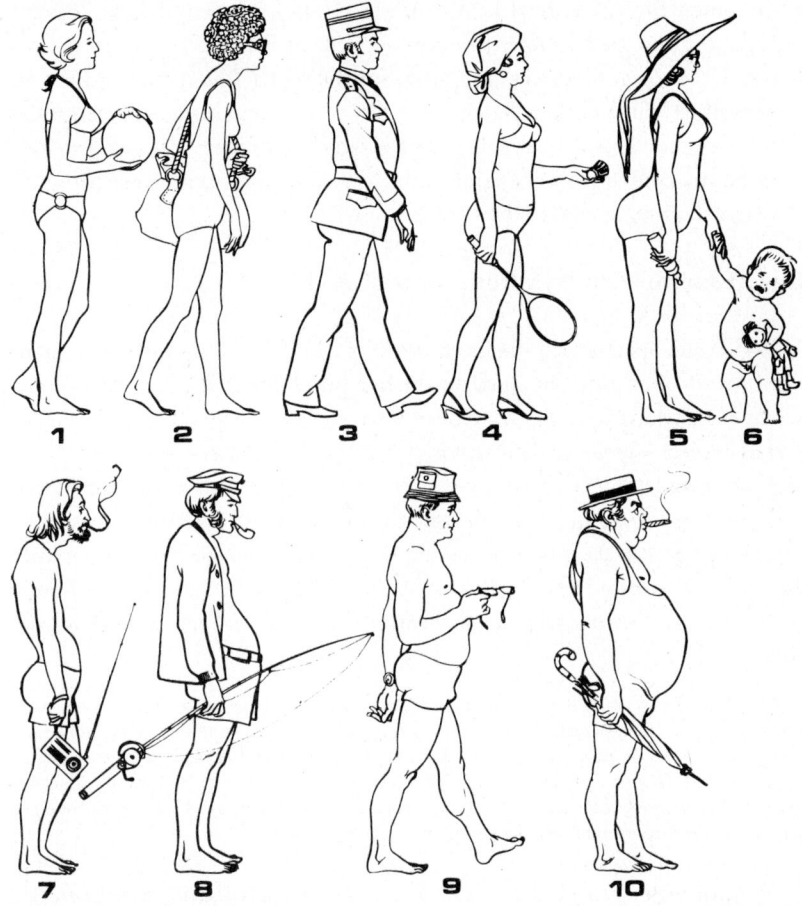

Diagnostik am Badestrand:

Alle Figuren von 2–10 sind sicher verdauungsgeschädigt und durch Darmreinigung wesentlich verbesserungsfähig!

1. Normalhaltung
2. Anlaufhaltung, beginnender Kotbauch
3. Habachthaltung, beginnender Gasbauch
4. Habachthaltung, entzündlicher Kotbauch
5. Entenhaltung, schlaffer Kotbauch
6. kindlicher Gasbauch
7. lässige Haltung, eiförmiger Gasbauch
8. Sämannshaltung, schlaffer Kotbauch
9. beginnende Großtrommelträgerhaltung, Gas-Kotbauch
10. Großtrommelträgerhaltung, Gas-Kotbauch.

Abb. 29: *Mayr-Diagnostik am Badestrand* (nach *Rauch 172*, S. 91)

137

- um einen Begriff von „*Vorfeldmedizin*" zu bekommen, d. h. zu lernen, Krankheiten zu erkennen, bevor sie akut ausbrechen.

- um die *zentrale Bedeutung des Darms* für die menschliche Gesundheit zu verstehen: ein kranker Darm führt über die sogenannte *Autointoxikation* zu einer Unzahl verschiedener Krankheitsbilder. Umgekehrt gibt es kaum eine schwere Erkrankung, die nicht mit einer ausgeprägten Darmstörung verbunden wäre.

Das „Enteropathie-Syndrom nach F. X. Mayr" [50]

Das Enteropathie-Syndrom ist die Ursache für die abnormen Bauchkonfigurationen und die anderen bisher geschilderten phänomenologischen Veränderungen. Es besteht in einem „*Nachlassen der motorischen und sekretorischen Verdauungsfunktionen mit Hypoperistaltik, Hypofermentation und mangelhafter Selbstreinigung des Darmtraktes.* Dies führt zur Inhaltsanschoppung, Dysbiose [51], partiellen Schleimhautentzündungen und *intestinalen Toxikosen.* Letztere ziehen die Leber, Nieren, Bronchien, aber auch das Grundgewebe *(Pischinger)* in Mitleidenschaft und können schließlich zu Degeneration, Zivilisationskrankheiten bis zum Malignom führen." [52]

Mit Begriffen wie „Malabsorbtion" und „Maldigestion" kann man in der Klinik noch etwas anfangen. Der Begriff „intestinale Autointoxikation" hingegen ist dort unbekannt, bzw. wird als mehr oder weniger mystisch abgelehnt. Experimentelle Untersuchungen jüngerer Zeit freilich haben im Stuhl kranker Menschen gehäuft bestimmte Alkohole aufgedeckt: nämlich Methanol, Äthanol, Propanol-1 und Butanol-1. Diese Substanzen hatten im Tierexperiment eine kanzerogene Wirkung (*183*).

Ätiologisch führen die *Mayr*-Ärzte das Enteropathie-Syndrom auf „seit frühester Jugend gemachte **kardinale Eßfehler**" (Hervorhebung vom Autor) zurück, auf

- das *zu schnell* Essen,
- das *zu viel* Essen und
- das *zu häufig* Essen.

„Hierdurch werden die Verdauungsorgane übermüdet, und es entsteht das Verlangen nach stärkeren Stimulantien, d. h. die Kost wird reichhaltiger und üppiger. Der vierte Eßfehler, das *zu schwere* Essen, ist die weitere Folge (*105*, S. 277)."

138

Die Mayr-Kur

Dementsprechend basiert die Therapie, die sogenannte *Mayr*-Kur, auf drei Heilprinzipien:

- der Säuberung,
- der Schonung und
- der Übung der Verdauungsorgane.

Säuberung wird im Gegensatz zu anderen Fastenverfahren nicht drastisch mit Darmbädern und *hyper*tonen Glaubersalzlösungen durchgeführt, sondern „mild" mit *iso*tonen Bitter- und Glaubersalzlösungen, d. h. ein Teelöffel Glaubersalz auf ein Viertelliter-Glas warmen Wassers, morgens nüchtern vor dem Frühstück einzunehmen.

Bei der Bittersalzgabe können, wenn sie nicht entsprechend differenziert gehandhabt wird, viele Fehler passieren. Das Wasser, in dem es gelöst ist, muß *suppenwarm* sein. Des weiteren tritt durch die wäßrigen Stühle, die das Bittersalz induziert, ein großer Flüssigkeitsverlust auf, der durch zusätzliche Flüssigkeitszufuhr (s. u.) kompensiert werden muß. Ab einem bestimmten Punkt kann freilich die Gefahr bestehen, daß die oral zugeführten Wasser- und Teemengen nicht mehr ausreichend resorbiert werden, was zu einer Einschränkung der Bittersalzgabe führen sollte.

Auch ist es ein irriges Dogma mancher *Mayr*-Ärzte, die meinen, von einer *isotonischen* Bittersalzlösung würde nichts im Darm resorbiert. Es kann durchaus auch bei längerer Gabe isotonischer Bittersalzlösungen zu Reizungen des hepato-biliären Systems bei entsprechend empfindlichen Patienten kommen!

Schließlich sollte man auch die Unterscheidung der alten Ärzte zwischen *wärmenden* (Senna, Aloe, usw.) und *kühlenden* (salinischen) Abführmitteln nicht vergessen. Erstere sind nach dieser Einteilung mehr für die humoralen Minustypen (Astheniker), letztere, zu denen auch das Bittersalz gehört, mehr für die humoralen Plustypen (vollblütige Dicke). Dementsprechend ist bei den humoralen Minustypen noch zurückhaltender bei der Bittersalzgabe vorzugehen.

Verschiedenen *Mayr*-Ärzten hingegen scheint diese differenzierte Betrachtung des Bittersalzproblems nicht so geläufig zu sein.

Bevor ich zuviel Bittersalz verordne, empfehle ich lieber, gelegentlich einen Einlauf nach den Richtlinien von *Rosendorf* vorzunehmen:

„Der Patient liegt auf der linken Seite. Der Boden des Irrigators befindet sich 75 Zentimeter über der Hüfte des liegenden Patienten. Nachdem die Luft aus dem Schlauch durch Öffnen des Hahns entfernt ist, wird das Darmrohr unter leichter Drehbewegung in den After geführt, wenigstens bis 20 cm Tiefe. Der Hahn wird geöffnet, und der ganze Inhalt des Irrigators, ein bis eineinhalb Liter, entleert. Nachdem das Darmrohr herausgezogen ist, liegt der Patient eine Minute auf dem Rücken, darauf eine Minute auf der rechten Seite, dann wieder auf dem Rücken, er nimmt die Knie hoch, legt eine Hand auf die andere, setzt die flache Hand rechts unten über dem Schambein an und massiert den Bauch in einer Kreisbewegung, rechts am Hüftbein entlang nach oben bis unter die Rippen, dann unter den Rippen durch nach links, am Hüftbein entlang nach unten. Diese Kreisbewegung im Sinne des Uhrzeigers macht er vierzig- bis fünfzigmal, wonach gewöhnlich die Entleerung erfolgt." (*186*, S. 37)

Bei chronisch Verstopften empfiehlt *Rosendorf* zusätzlich die „Dampfkompresse", um die „harten Krusten" von der Darmwand zu lösen: „Ein Thermophor aus Gummi oder Blech wird vor dem Schlafengehen mit siedendem Wasser gefüllt, gut verschlossen und in ein dünnes trockenes Leintuch eingeschlagen. Ein Handtuch wird mehrfach zusammengelegt, so daß es den ganzen Bauch bedeckt, in heißes Wasser getaucht, ausgewunden, auf den Bauch gelegt, darüber der Thermophor mit kochendem Wasser gelegt und das Ganze mit einem schafwollenen Tuch bedeckt. Darüber die Bettdecke. Der heiße Dampf, welcher sich unter dem Thermophor entwickelt, dringt durch die Bauchorgane, erweicht die meist verhärteten Mesenterialdrüsen und die verhärteten Kotmassen. Wird die Hitze zu groß, hebt der Patient die Dampfkompresse so weit hoch, daß Luft dazwischen treten kann. Nach einer halben Stunde entfernt er die Dampfkompresse und reibt den Bauch mit etwas kaltem Wasser ab, um die erweiterten Poren zu schließen." (*186*, S. 37) [53]

Die Schonung

Ausgehend vom Verhältnis Energiezufuhr zu Energieverbrauch unterscheide ich folgende Ernährungsweisen:

1. *Das Fasten*
2. *Die Minimalzufuhr*, z.B. die Milch-Semmel-Diät
3. *Die Schonkost* = *heilende Diät* („Milde Ableitung" u.a.)
4. *Die kompensatorische Diät* = Weglassen bestimmter Speisen z.B. bei Gicht, Diabetes usw. (das, was man landläufig „Diät" nennt)
5. *Die Normalkost*
6. *Aufbaukost* = tonisierende Diät
7. *Die Mästung*

Bei 1, 2 und 3 ist die Energiezufuhr geringer als der Energieverbrauch. Bei 4 und 5 entspricht die Energiezufuhr dem Energieverbrauch. Bei 6 und 7 ist die Energiezufuhr größer als der Energieverbrauch.

Fasten bedeutet, *keinerlei* Speisen zu sich zu nehmen, nur reichliche Mengen an Flüssigkeit, vor allem als Wasser, auch als dünn gebrühten Tee. Zusätzlich empfiehlt sich ein alkalisierendes Präparat, z.B. Basofer forte® [54], zur Kompensation der beim Fasten entstehenden Azidose (Harnsäureanstieg usw.). Durch das Fehlen jeglicher Nahrungszufuhr von außen ist der Körper darauf angewiesen, den Energiegewinn für den laufenden Stoffwechsel ausschließlich aus den inneren Reserven zu gewinnen. Mit der Mobilisation von Nährstoffen aus den Zellen werden jedoch gleichzeitig dort deponierte Toxine frei und kommen ins Blut. Die Nieren haben nun die Aufgabe, diese Toxine auszuleiten. Dies können sie jedoch nur, wenn sie durch massive Flüssigkeitszufuhr unterstützt werden.

Ansonsten kommt es zur sog. *Rückvergiftung,* d. h. die Gifte werden wieder in die Zellen eingelagert, womöglichst noch an Stellen, die ungünstiger sind als die ursprünglichen.

Beim Fasten ohne ausreichende Flüssigkeitszufuhr können also neue Krankheiten entstehen!

Neben den Nieren spielen natürlich der Darm, die Haut (Schweißdrüsen etc.) und die Lunge eine wichtige Rolle bei der Toxinausscheidung. Je nach Toxinbelastung kann der Fastende einen übelriechenden Schweiß absondern, auch seine ausgeatmete Atemluft kann sehr unangenehm sein (foetor ex ore). *Fasten ist also in erster Linie eine massive Entgiftungsmaßnahme.*

Der zweite wichtige Effekt ist die völlige Entlastung des Darms (Schonung) und die dadurch mögliche Darmreinigung. Erst in dritter Linie spielt dann bei den Übergewichtigen die Gewichtabnahme eine Rolle.

Schließlich hat das Fasten einen übergeordneten geistigen Aspekt: Auch der Geist „reinigt" sich, die oft verlorene Herrschaft des Geistes über den Körper soll wieder hergestellt werden (s. u. bei *Buchinger*).

Fasten ist ein sehr intensiver therapeutischer Eingriff, weswegen der Fastenarzt *Riedlin* zurecht von der *„Operation ohne Messer"* spricht! Es kann dementsprechend auch zu ausgeprägten **Begleitreaktionen** kommen, so z. B. heftigen *orthostatischen Herz-Kreislauf-Reaktionen:* Die Patienten müssen viel liegen und ruhen und müssen beim Aufstehen sehr vorsichtig sein (immer erst auf*setzen,* dann erst auf*stehen*!). Eine gewisse *Belastungsdyspnoe* kann Ausdruck einer vermehrten toxischen Belastung des Myokards beim Fasten sein. Besonders ist natürlich auch auf die *Nieren* und den *Elektrolythaushalt* zu achten: Neben der schon erwähnten massiven Flüssigkeitszufuhr (2 bis 5 Liter täglich: bei 60 kg schweren Patienten etwa 2 Liter, bei 70 kg 3 Liter, bei 80 kg etwa 4 Liter usw., nach dem *Mayr*-Arzt *E. Kojer*) sind häufig Elektrolytpräparate erforderlich, insbesondere wenn Wadenkrämpfe auftreten (Kalium und Magnesium).

Schließlich können *alle bestehenden Krankheiten* unter dem Fasten sich akut verschlechtern! Dies muß man unbedingt wissen!

Fasten sollte deshalb unbedingt mit Ruhe und auch sonstiger körperlicher und seelischer Schonung verbunden sein und nicht unter normalen Alltagsbedingungen durchgeführt werden, d. h. in der Regel nur unter stationären bzw. Kurheim-Bedingungen unter ärztlicher Aufsicht! Allenfalls sehr vitale übergewichtige Patienten können auch ambulant einige Tage unter Alltagsbedingungen, aber bei vermehrter körperlicher Schonung fasten.

Ausgesprochene **Kontraindikationen fürs Fasten** stellen *alle schweren fortgeschrittenen Organkrankheiten* dar, die sich durch Rückvergiftungskrisen dramatisch verschlimmern können: insbesondere Karzinome, Zustand nach schwerem Herzinfarkt, insulinpflichtiger Diabetes mellitus u. a.

Auch *akute Psychosen* wie auch *psychotische Erkrankungen in der Anamnese* stellen eine Kontraindikation fürs Fasten dar: Es bestehen akute Exazerbationsgefahr, Suizidgefährdung usw. Schließlich gibt es Patienten, die emotional von Grund auf eine negative Affinität zum Fasten haben, die z. B. eine immense *Angst zu verhungern* haben (nach *Kojer*). Auch bei solchen Patienten ist das Fasten kontraindiziert. Freiwilligkeit und Einsicht in den Sinn des Fastens sind eine wichtige Voraussetzung für den therapeutischen Erfolg!

Als **Minimalzufuhr** wird von *Mayr* die *Milch-Semmel-Diät,* die „klassische" *Mayr*-Kur, angewandt: *Mayr* hat sie nicht selbst kreiert, sondern von dem russischen Leibarzt *Karell* übernommen: Der Patient bekommt nur Milch, die er schluckweise zu sich nehmen und wie eine Speise gründlich „kauen" und einspeicheln muß. Die Milch enthält nach *Mayr* alle notwendigen Nährstoffe in ausgewogener Zusammensetzung.

Um den Speichelfluß besser anzuregen, gibt er gleichzeitig trockene alte Semmeln. Man sollte also zunächst ein Stück der alten Semmel intensiv kauen und einspeicheln; wenn dann genügend Speichel vorhanden ist, einen Löffel Milch dazu einnehmen und die Milch mit dem Speichel-Semmel-Brei gut vermischen. Die Semmel dient hier also nicht als Nahrungsmittel, sondern nur als Provokationsmittel für den Speichel.

Man kann natürlich in der Praxis die Minimalzufuhr-Kost in vielfältigster Weise modifizieren: z. B. die bekannte Tee-Zwieback-Diät, fettarme Quarkzulagen, bei Untergewichtigen geringe Buttermengen, Haferbrei, gequetschte Bananen usw. Man sollte das nicht zu dogmatisch sehen. Wichtig ist jedoch, daß der Patient in jedem Fall angehalten wird, langsam und andächtig zu essen und gut und intensiv zu kauen und einzuspeicheln.

Auch die *Schonkost* (manche *Mayr*-Ärzte sprechen von einer „milden Ableitung") stellt als unterkalorische Ernährungsweise noch eine Entgiftungs-, also Heilmaßnahme dar (heilende Diät). Im wesentlichen sollte sie ballaststoffarm, fettarm und zuckerfrei sein, also kein Frischobst, keine Salate, keine schweren Gemüsesorten (Kohl, Hülsenfrüchte), außerdem keine Wurst und keinen Hartkäse enthalten. Bei Untergewichtigen ist mageres Fleisch vom Hammel oder vom Rind, nicht aber von Masttieren (Schwein, Gans, Ente...) gestattet. Das Fleisch sollte gekocht oder gegrillt, allenfalls in der Teflonpfanne, nicht aber mit Fett gebraten sein. Bei den dicken und vitalen Patienten sollte man völlig auf Fleisch verzichten, allenfalls etwas Quark geben.

Es ist wichtig zu wissen, daß die Ballaststoffe, von denen heute (s. auch Kap. 12) vermehrt die Rede ist, sehr wichtig zum Training des gesunden oder auch nur trägen Darms sind, daß sie jedoch für den kranken, entzündeten Darm ausgesprochen schädlich sind. Zunächst muß der Darm durch Schonung gesunden, dann kann er erst zu höheren Leistungen trainiert werden.

Die *Strenge des einzuschaltenden Diätwegs* hängt von verschiedenen Faktoren ab:
- von der *Konstitution des Patienten,*
- von der *Fortgeschrittenheit der Krankheit* und
- von den *therapeutischen Bedingungen.*

Je vitaler und dicker ein Patient ist, desto rabiater kann man ihn angehen, desto eher und länger kann man ihn fasten lassen. Je schwächlicher und energieärmer ein Patient dagegen ist, desto milder muß die Kur sein, hier also Milch-Semmel-Diät oder nur Schonkost.

Entsprechend gilt: Je fortgeschrittener, je organischer ein Leiden, desto milder die Kur. Bei mehr funktionellen Beschwerden dagegen sind strengere Fastenmaßnahmen indiziert.

Schließlich kann man unter stationären Bedingungen strenger vorgehen (Fasten und Minimalzufuhr) als unter ambulanten (Minimalzufuhr und Schonkost).

Freilich sollte man auch wissen: Je milder die Kur, desto länger muß sie dauern; je rabiater, desto schneller führt sie zum Ziel, desto gefährlicher ist sie aber auch.

Mayr soll den Weg zum Gipfel der Gesundheit mit dem Bergsteigen verglichen haben: Die steile Felswand (das Fasten!) führt am schnellsten hinauf, ist aber auch am gefährlichsten, d.h. man kann fürchterlich abstürzen dabei. Der weniger steile Serpentinenpfad ist auch weniger gefährlich, dafür aber entsprechend länger.

Die Übung der Verdauungsorgane

Die Schonung enthält gleichzeitig das dritte Heilprinzip der *Mayr*-Medizin, nämlich die Übung der Verdauungsorgane, die mit dem gründlichen *Kauen und Einspeicheln* beginnt.

Weiter kommt es darauf an, die *Abstände zwischen den einzelnen Mahlzeiten* ausreichend groß zu halten, etwa 4 bis 5 Stunden, und dazwischen nichts zu essen! Bevor eine neue Mahlzeit stattfindet, soll sich der Magen von der vorherigen ausgiebig geleert und gereinigt haben.

Schließlich gehört zur Übung *das rechtzeitige Aufhören* mit dem Essen. Viele Menschen haben durch das ständige zuviel Essen ihren Sättigungsreflex verlernt, sie müssen ihn sich langsam wieder aneignen.

Ziel der Verdauungsschulung sollte es sein, die ursprünglichen Reflexe und Instinkte zur Gesunderhaltung wiederzugewinnen. Der Patient soll selbst lernen und rausbekommen, was ihm gut tut und bekömmlich ist, und dadurch unabhängiger von ärztlichen Geboten und Verboten werden.

Die Bauchmassage

Eine zusätzliche Therapiemaßnahme bei der *Mayr*-Kur ist die Bauchmassage, für die *Mayr*-Ärzte eine spezifisch ärztliche Leistung. Deshalb sprechen sie auch nicht von *Massage,* sondern von Bauch*behandlung*. Diese soll den Darmtonus erhöhen, die Zirkulation im gesamten Verdauungstrakt steigern, den Lymphabfluß verbessern und schließlich durch Verkleinerung (Tonisierung) des Darms die Atmung, vor allem die Ausatmung, verbessern.

Man stellt sich vor, daß bei anatomisch vorgegebenem konstanten gemeinsamen Volumen von Brust- und Bauchhöhle ein vergrößertes Bauchvolumen, z. B. durch geblähte Darmschlingen, zwangsläufig eine Verringerung des Brust- und somit Atemvolumens bedeute; auf der anderen Seite ein verbesserter Darmtonus, also ein verkleinerter Bauchraum, das Volumen der Brusthöhle vergrößere und tiefere Atembewegungen ermögliche. Die Grenze zwischen Brust- und Bauchhöhle, der Zwerchfellmuskel, ist ja nicht anatomisch starr, sondern flexibel.

Schließlich wird bei der Bauchmassage, respektive Bauchbehandlung mit den *Mayr*schen bauchdiagnostischen Griffen gleichzeitig auch die Therapie kontrolliert.

In der Kassenpraxis hat man aber für längere und häufigere Bauchmassagen, was eigentlich sinnvoll wäre, selten die nötige Zeit. Deshalb empfehle ich meinen Patienten, wiederum nach den Richtlinien von *Rosendorf,* sich ihren Bauch täglich selbst zu massieren:

„Der Patient liegt (dabei) flach auf dem Rücken, nur der Kopf auf einem Polster, die Knie hoch, damit die Bauchmuskulatur vollständig entspannt ist. Die Massage wird nur mit dem Handteller ausgeführt. Der Handteller wird in der Mittellinie des Körpers unter dem Brustbein angesetzt und streicht unter leichtem Druck vom Brustbein bis etwas über den Nabel. Sofort führt die andere Hand dieselbe Bewegung aus, also abwechselnd streicht er bald mit der einen, bald mit der anderen Hand in der Mittellinie von oben nach unten durch zwei Minuten. Darauf legt er die linke Hand über die rechte und führt eine leichte kreisförmige Bewegung um den Nabel aus, und zwar, wenn er sich eine auf dem Magen liegende Taschenuhr vorstellt, in der Richtung des Uhrzeigers. Diese Dünndarmmassage dauert eine Minute, und nach dieser führt er dieselbe Bewegung aus um den ganzen Bauch, wieder durch zwei Minuten. Diese Massage wird durch zwei bis drei Monate regelmäßig jeden Morgen ausgeführt." (*186,* S. 38)

Was die Kostzusammensetzung anlangt, so entscheiden in der *Mayr*-Medizin nicht theoretische Abhandlungen. Allein die Auswirkung der Kost auf den Darm ist maßgeblich. **Demnach gibt es keine allgemein guten Nahrungsmittel, sondern nur eine für den jeweiligen Patienten falsche oder richtige Kost,** was jeweils während der Therapie bauchdiagnostisch festgestellt werden kann. **„Was den Schmied stark macht, zerreißt den Schneider."** Dies soll einer der Lieblingssprüche von *F. X. Mayr* gewesen sein (nach *216).*

Andere Fastenkuren

Neben *F. X. Mayr* (1875–1965) ist *Otto Buchinger* (1882–1970) der zweite große Fastenarzt im deutschsprachigen Raum. Weniger zwischen *Mayr* und *Buchinger* als zwischen ihren Nachfolgern ist eine gewisse Konkurrenz und Rivalität entbrannt, die meines Erachtens unsinnig ist. Denn für mich sind die beiden Systeme nicht miteinander auf derselben Ebene vergleichbar! Schon gar nicht ist der Unterschied der, daß der eine Obstsäfte und der andere Milch und Semmeln verabreicht, wie manche oberflächlich Informierte vermuten.

Mayr setzt im biologisch-materiellen Bereich an, entwickelt eine differenzierte Diagnostik und eine biologisch schonende Therapie. *Buchinger setzt eher im Geistigen und auch Religiösen an.* Er spricht von *„Heilfasten"* und meint damit die Leib und Seele erfassende Kur, die nicht nur die Gesundheit verbessert – dies ist sozusagen ein Nebeneffekt –

sondern den ganzen Menschen verändert, ihn zur Umkehr und zur Läuterung bringt. „Macht Euch die Erde untertan!" – in diesem Sinn soll im Fasten der Geist den Körper sich untertan machen.

Buchinger empfiehlt alle zwei Jahre eine zwei- bis dreiwöchige Fastenkur. Seine Maßnahmen sind dabei wesentlich drastischer, auch undifferenzierter als bei *Mayr*. So beginnt die Kur mit einer massiven Säuberung: 40 g Glaubersalz auf einen dreiviertel Liter Wasser! Wichtiger als medizinisch körperliche Maßnahmen sind dabei das Prinzip der geistigen Führung, Vorträge, Andachten und nicht zuletzt auch das Beten. Rein materialistisch ausgerichtete Ärzte können mit so einem Konzept – Fasten als Buße – nichts anfangen. Sie sollten sich lieber an *Mayr* halten. *Mayr* hat gesagt: „Wir haben die Menschen weniger das Fasten zu lehren als vor allem das richtige Essen (in *118,* S. 159)." Für *Buchinger* hingegen, den religiösen Humanisten, geht es primär um das Fasten, das „Heilfasten", das Fasten zum Heil.

Einer gewissen Popularität erfreut sich auch die **Schroth-Kur,** benannt nach dem im letzten Jahrhundert lebenden österreichischen Bauern und „Naturheilarzt" *Johann Schroth* und dessen Sohn *Emanuel:*

Montags, mittwochs und freitags sind *Trockentage,* es gibt nur Kurgebäck in beliebiger Menge.

Dienstags und samstags sind *kleine Trinktage* mit Weinsuppe und Wein zum Trinken.

Donnerstags und sonntags sind sogenannte *große Trinktage* mit viel Trinken und auch viel Essen. Die Kur besteht im wesentlichen aus drei Elementen:

● den Fastenspeisen und -getränken,
● dem *Schroth*schen Dunstwickel und
● dem Flüssigkeitsentzug.

Es handelt sich also nicht um eine Nulldiät, sondern um ein *rhythmisches Fasten;* auch um einen rhythmischen Flüssigkeitsentzug, was die Niere zu einer verstärkten Flüssigkeitsausscheidung anregen soll.

Schließlich soll über den *Schroth*schen Dunstwickel (feuchte Wärme), der als Ganz- oder Dreiviertelpackung täglich verabreicht wird, eine maximale Ausscheidung über die Haut erreicht werden. Das besondere und bekannte an dieser Kur ist, daß *als Getränk Wein* gegeben wird; zum einen wegen der diuretischen Wirkung, zum anderen soll der Wein über psychische Krisen beim Fasten hinweghelfen!

Es gibt eine Universitätsstudie über die *Schroth*-Kur (in *250*): die durchschnittliche Gewichtabnahme soll 11,2 kg betragen haben, Cholesterin und Blutdruckwerte seien enorm gesunken, die Harnsäure sei dagegen deutlich angestiegen, was bei allen Fastenkuren zunächst der Fall ist. Bei der *Schroth*-Kur dürfte der Effekt jedoch wegen der relativ hohen Alkoholgaben besonders ausgeprägt sein. Empfohlen wird die *Schroth*-Kur in dieser Studie für jüngere adipöse Patienten, die noch keine wesentlichen Gesundheitsstörungen haben. [56]

12. KAPITEL

Über Vollwert-Kost, Eiweißmast und verschiedene Diätologien

Wenn nach *Mayr* das *Wie* des Essens wichtiger als das *Was* ist, so ist das *Was* – die Nahrungsmittel – doch auch noch einer näheren Betrachtung wert.

Die Zusammensetzung unserer Nahrung hat sich in den letzten zweihundert Jahren wesentlich verändert, wie aus folgender Tabelle hervorgeht (aus *119,* S. 32):

Die wichtigsten Änderungen des Lebensmittelverzehrs in Deutschland seit der Industrialisierung (2. Hälfte des 18. Jahrhunderts bis 1977/78...

In den letzten 200 Jahren ist der Verzehr folgender Produkte bzw. Inhaltsstoffe wesentlich gesunken:
– Getreide auf unter 30% des früheren Getreideverzehrs
– Vollkornprodukte von überwiegendem Anteil auf unter 10% des Getreideverzehrs
– Ballaststoffe auf 30% des früheren Ballaststoffverzehrs
– Kohlenhydrate von ca. 80% auf ca. 40% der Gesamt-Energiezufuhr

In den letzten 200 Jahren ist der Verzehr folgender Produkte bzw. Inhaltsstoffe wesentlich gestiegen:
– Auszugsmehlprodukte von geringem Anteil auf 70% des Getreideverzehrs (d.h. auf 15% der Gesamt-Energiezufuhr)
– isolierte Zucker von geringer Menge auf ca. 100 g pro Person und Tag (d.h. auf 13% der Gesamt-Energiezufuhr)
– industriell verarbeitete Fette von geringem Anteil auf fast 60% der sichtbaren Nahrungsfette (d.h. auf 10% der Gesamt-Energiezufuhr)
– ballaststoff-freie Lebensmittel auf das 6fache
– die Gesamt-Energiezufuhr im Verhältnis zur körperlichen Aktivität
– Energie tierischer Herkunft von geringem Anteil auf fast 40% der Gesamt-Energiezufuhr
– Protein tierischer Herkunft von unter 20% auf 65% der Gesamt-Proteinzufuhr
– Fett von ca. 10% auf fast 40% der Gesamt-Energiezufuhr
– Alkohol auf 8% der Gesamt-Energiezufuhr

Demnach liegt der Anteil an be- bzw. verarbeiteten Nahrungsmitteln bei 75%. Durch die Verarbeitungsmaßnahmen werden die Nahrungsmittel konzentriert und auch wesentlich länger haltbar gemacht. Für die Industrie hat das erhebliche Vorteile: So ist ausgemahlenes Mehl, bei dem die Keimlinge (als Kleie) entfernt sind, fast unbegrenzt haltbar. Vollkornmehl dagegen, das nicht völlig ausgemahlen ist und die Keimlinge noch enthält, fault sehr schnell.

Die Entfernung der verächtlich als Ballaststoffe bezeichneten Kleie hat aber auch Nachteile: beim Ausmahlen gehen wichtige Vitamine und Mineralien verloren, wie aus folgenden Tabellen hervorgeht (aus *126*, S. 685 f.):

Vitamingehalt von Weizen und Weizenmehlen in Abhängigkeit vom Ausmahlungsgrad (mg/100 g; Souci u. a. 1962–1979)

	Ganzes Korn	Type 405	Verlust in %
Carotin	0,23	0,06	74
Thiamin (Vit. B$_1$)	0,48	0,06	88
Riboflavin (Vit. B$_2$)	0,14	0,03	79
Nicotinamid	5,1	0,7	86
Pantothensäure	1,18	0,21	82
Pyridoxin (Vit. B$_6$)	0,44	0,18	59
Biotin	0,006	0,0015	75
Tocopherol (Vit. E)	3,2	2,3	28

Mineralstoffgehalt von Weizen und Weizenmehlen in Abhängigkeit vom Ausmahlungsgrad (mg/100 g: *Souci* u. a. 1962–1979)

	Ganzes Korn	Type 405	Verlust in %
Natrium	7,8	2	74
Kalium	502	108	78
Calcium	43,7	15	66
Eisen	3,3	1,95	41

Demnach ist eine Nahrung, die vorwiegend oder ausschließlich aus Weißmehlprodukten besteht, nicht mehr *„vollwertig"*. Man muß auch noch berücksichtigen, daß zahlreiche für den Menschen essentielle Stoffe verloren gehen, die den Lebensmittelanalytikern noch nicht bekannt sind. Selbst der analytisch gut erforschte Weizen ist nur zu 91% in seinen Bestandteilen erfaßt.

Auch eine nachträgliche Vitaminisierung durch Vitaminpräparate kann niemals die hohe Ausgewogenheit der ursprünglichen Zusammensetzung erreichen. In bestimmten Fällen ist sie sogar schädlich:

Im Tierexperiment hat die Gabe von Vitamin-B-Präparaten während der Tragzeit zu Hemmungsmißbildungen beim Embryo geführt. Wurden dieselben Vitamine dagegen mit dem Getreidekorn in ihrem natürlichen Verbund zugeführt, so sicherten sie eine ungestörte Embryonalentwicklung (in *218,* S. 25).

Die *Insuffizienz der analytischen Lebensmittelforschung* wird auch durch das folgende Experiment einer Prager Forschungsgruppe deutlich:

In mühevoller Arbeit hat man eine Versuchsnahrung zusammengesetzt, „die alle bis dahin erforschten und für die Nahrung wichtigen Substanzen in den für richtig befundenen Verhältnissen zueinander enthielt: Eiweiß, Fett, Kohlenhydrate, alle Vitamine und Spurenelemente, Mineralstoffe, hochungesättigte Fettsäuren usw.". Trotzdem wurden die Versuchstiere mit dieser Nahrung alle krank. Die Tiere in der Kontrollgruppe dagegen, die nur Weizenkörner und Kohlrabistengel bekamen, blieben völlig gesund (in *218,* S. 24).

Im Gegensatz zur Vollwertkost fehlen also in der hochverarbeiteten Industriekost wichtige Mineralien, Vitamine und andere essentielle Stoffe.

Die Bedeutung der Ballaststoffe

Unter Ballaststoffen verstehen wir alle *Stoffe, die von menschlichen Enzymen nicht abgebaut werden können.* Sie haben für die Verdauung wichtige Funktionen, indem sie den Körper zu einer stärkeren Verdauungsleistung herausfordern, angefangen beim Kauwerkzeug, über den Magen bis hin zum Darm. Durch die sogenannten schnellen Energiespender (Weißzucker, Weißmehlprodukte) wird das Verdauungssystem quasi unterfordert, wodurch (wie bei jedem biologischen System) ein Leistungsmangel eintritt.

Weiterhin führen die isolierten Zucker- und Weißmehlprodukte zu einem sehr schnellen, *stoßartigen Glukoseanstieg* im Blut. Dies hat eine intensive Insulinausschüttung zur Folge. Dadurch kommt es dann bei vielen Menschen, die beim Frühstück reichlich gezuckerten Kaffee, Brötchen und Marmelade genossen haben, gegen 11 Uhr zu einer hypoglykämischen Flaute (*14*).Längerfristig führt dies zu einer Erschöpfung des Insulinsystems und fördert die Entwicklung eines Diabetes mellitus.

150

Bei den Vollkornprodukten hingegen werden die Zuckermoleküle erst durch mühevolle Aufspaltung gewonnen und dann resorbiert, was zu einem *allmählichen* Anstieg des Zuckergehalts im Blut führt, der auch länger anhält. Die richtige Therapie solcher Hypoglykämien bestünde also nicht in der zwischenzeitlichen Gabe von Traubenzucker oder ähnlichem, wie das vielfach empfohlen wird, sondern in der Umstellung auf eine ballaststoffreichere Kost.

Schließlich binden die Ballaststoffe auch Gallensäuren im Darm und vermindern somit den LDL-Cholesterin-Gehalt im Blut (*125*).

Die Ordnungstabelle nach Bircher-Benner und Kollath

Nicht nur durch die industrielle Verarbeitung, auch durch das Kochen können die Nahrungsmittel eine Entwertung im biologischen Sinne erfahren: Das Eiweiß wird schon bei 41 Grad in seiner Struktur verändert (denaturiert), die ungesättigten Fettsäuren werden oxydiert, Ballaststoffe verringert, Mineralstoffe und Spurenelemente teilweise ausgeschwemmt, Vitamine und Enzyme vielfach inaktiviert.

M. Bircher-Benner (1867–1939) und sein Schüler *W. Kollath* waren die Vorkämpfer für ein mehr biologisch ausgerichtetes Ernährungskonzept. Dabei gingen sie von der Vorstellung aus, daß der Mensch in der Evolution in Tausenden und Abertausenden von Jahren sein Enzym- und sonstiges Verdauungssystem auf die natürlich vorkommenden Lebensmittel eingestellt hat. Wäre das nicht der Fall, wären nicht alle möglichen Nahrungsbestandteile in der Natur vorgegeben, dann wäre die Menschheit ja schon längst ausgestorben. Nur die natürlich vorkommende Nahrung ist deshalb für *Bircher-Benner* natürliche Nahrung, die die Gesundheit erhält. *W. Kollath* fordert dementsprechend: *„Laßt unsere Nahrung so natürlich wie möglich!"* Nach dem Grad der Naturbelassenheit hat er 1950 eine sechsstufige Ordnung unserer Nahrung aufgestellt (in *119*, S. 56 f.):

● *Stufe 1:* die natürlichen Lebensmittel wie Nüsse, Getreide, Früchte, auch Honig, Eier und Milch.

● *Stufe 2:* die mechanisch veränderten Lebensmittel wie kaltgeschlagene Öle, Vollmehle, Schrote, naturtrübe Säfte.

● *Stufe 3:* fermentativ veränderte Lebensmittel wie Sauerkraut, saure Bohnen, Joghurt, Quark, auch Wein und Bier.

Ab Stufe 4 spricht *Kollath* nicht mehr von *Lebensmitteln,* die vollwertig sind, sondern von *Nahrungsmitteln,* (die nur noch teilwertig sind).

- *Stufe 4:* erhitzte Nahrungsmittel wie Vollkornbrote, gekochte Milch usw.
- *Stufe 5:* konservierte Nahrungsmittel wie Weißbrote, Feingebäck, Kuchen, Marmeladen usw.
- *Stufe 6:* präparierte Nahrungsmittel wie Kunstfette, isolierte Zucker, Branntwein usw.

Man versuchte nun, den Unterschied zwischen „lebender" und „toter" Nahrung naturwissenschaftlich zu fassen. *P. Rusch* (in *119,* S. 59) will festgestellt haben, daß lebende Nahrung die noch jeweils von der Natur aus typische symbiontische Bakterienflora enthalte, tote Nahrung hingegen nicht mehr. Die Bakterien der Nahrung würden außerdem die Darmflora von Säugetieren positiv oder negativ verändern können. Versuche anderer Art wurden von *Popp* und Mitarbeitern durchgeführt: Sie stellten an naturbelassenen Lebensmitteln eine deutliche Biophotonenstrahlung fest, die bei technisch verarbeiteten Nahrungsmitteln nicht mehr registrierbar war. [57]

Die extremen Rohköstler

Aus diesen theoretischen Vorstellungen ziehen nun manche Ärzte und Laien radikale Konsequenzen. Die bekanntesten extremen Rohköstler sind der Schwede *Are Waerland* und, in neuerer Zeit, *J. G. Schnitzer,* ein Zahnarzt aus dem Schwarzwald. Letzterer argumentiert z. B.: Der Mensch sei von Natur aus ein Frugivore, d. h. ein Nüsse- und Früchtefresser, wie auch die nächstverwandten Primaten (Affen und Halbaffen). Fleischkost stelle in der Entwicklungsgeschichte des Menschen nur eine Notnahrung in schlechter Zeit dar. *Schnitzer* beruft sich auf die vergleichende Gebißanatomie von *R. Lehne,* der festgestellt haben will, daß wohl das Wildschwein, nicht aber der Mensch ein typisches Allesfressergebiß habe.

Auf der Suche nach der *Urnahrung* kommt *Schnitzer* nun auf drei Bestandteile:

- *Samen:* Getreide, Erbsen, Sojabohnen, Nüsse, Sonnenblumenkerne.
- *Wurzelknollen:* Möhren, Rote Bete, Rettiche, Radieschen, Sellerie, Kohlrabi, Kartoffel, Zwiebel, Lauch, Knoblauch.

● *Blattschößlinge:* Salate, Spinat, Kresse, Kohlsorten, aromareiche Gewürzkräuter usw.

Die heutigen Obstsorten hingegen seien erst Züchtungen aus späterer Zeit und nicht obligatorischer Bestandteil der Urnahrung. Sie könnten jedoch als unschädliche Genußmittel zusätzlich verwendet werden.

Eine besondere Bedeutung komme aber dem Getreide zu. Es sei ein Kompaktspeicher an Lebensenergie mit wohlausgewogenem Inhalt. *Schnitzer* postuliert, das Getreide erst kurz vor dem Gebrauch mit Steinmühlen zu mahlen, eine halbe Stunde mit etwas Wasser aufzuweichen und dann beispielsweise als Müesli mit Früchten roh zu essen.

Bei der *Intensivkost nach Schnitzer* gibt es nur Getreide, Salate und Gemüse. Bei der *Normalkost nach Schnitzer* darf man immerhin einige weiterverarbeitete Speisen als Beilage zur Urnahrung essen: Vollkornbrote und -gebäcke, Vollkorngerichte (z. B. Vollkornpfannkuchen), gekochte Kartoffeln, gekochten Vollreis. Nur durch die Urnahrung sei gewährleistet, daß der Mensch alle für ihn essentiellen Bestandteile in der richtigen Zusammensetzung bekomme. Alle anderen künstlichen Korrektur-, Ergänzungs- und Verarbeitungsversuche könnten nie die natürliche Vollwertigkeit und Ausgewogenheit erreichen.

Wenn sie auch einiges für sich hat, so wird diese extreme Position doch von verschiedener Seite zu Recht kritisiert. Die *Mayr*-Ärzte wenden beispielsweise ein, daß viele Menschen diese Urnahrung von ihrer Darmleistung her gar nicht mehr vertrügen. Allenfalls nach einer langen Vorkur nach den Prinzipien der *Mayr*-Medizin könne sie bei einigen versucht werden. *Windstosser* (*277*) bestätigt dies: Bei Stuhlproben von *Waerland*isten und *Schnitzer*köstlern sei die Jodprobe als Hinweis für unverdaute Stärke positiv und nur durch Kochen oder durch das biologisch günstigere Keimen könne Stärke für den Menschen überhaupt verdaubar gemacht werden. Für *Schnitzer* gehen aber beim Keimen schon wieder wichtige Stoffe (z. B. Vitamin E) verloren, weshalb er es nur teilweise, jedoch nicht grundsätzlich zuläßt.

Der Mensch sei, dies wird den extremen Rohköstlern von anderer Seite (*119*) entgegengehalten, aufgrund seines Gebisses und seiner Darmlänge doch ein Allesfresser.

B. Aschner argumentiert plausibel, der Eckzahn (der Dens caninus) beim Menschen sei ein typischer Hinweis für ein Fleischfressergebiß.

Letztlich ist die vergleichende Gebißanatomie kein mathematisches Verfahren und läßt mehrere Interpretationen zu.

Die extremen Rohköstler sehen im Menschen nur ein Natur-Wesen und klopfen markige Sprüche: „Je weiter wir uns von der Nahrung des Paradieses entfernen, desto satanischer werden die Strafen." (277, S. 210) Bearbeitung ist für sie immer etwas Negatives. Was die technische Verarbeitung mit dem Ziel der Haltbarmachung von Lebensmitteln anlangt, haben sie durchaus recht. Verarbeitung kann aber auch ein Verfeinern und Veredeln der Nahrung darstellen – ein Gedanke, der diesen Naturisten völlig fremd ist. Jede feine Kochkunst veredelt die Nahrung, bringt sie in einen höheren Zustand. Für die Rohköstler fängt beim Bäcker schon die Sünde an.

Für *Paracelsus* aber ist der Bäcker ein Alchimist: Die Alchimie sei die Kunst, das verborgene Wesen in den Dingen zu entwickeln und zur Vollendung zu bringen. Denn die Welt sei von Gott nicht vollendet geschaffen worden, sondern der Mensch müsse die Schöpfung zu Ende bringen.[58] Der Mensch ist eben nicht nur ein Natur-Wesen, sondern auch ein Kultur-Wesen, was sich auch in seiner Nahrung ausdrückt. Mit dem Feuer hat Prometheus nicht nur Geist und Kultur von den Göttern zu den Menschen gebracht, sondern auch die *Kochkunst, die Kunst, die Nahrung zu veredeln. Deshalb ist die Affenkost nicht unbedingt die beste Menschenkost, wie die extremen Rohköstler sich das vorstellen!*

Die Eiweißmast

1850 wurden in Deutschland pro Mann und Jahr noch 17 kg Fleisch verzehrt, 1950 waren es bereits 38 kg, 1975 schließlich 84,8 kg. 1976 verkündete dann das Bundesernährungsministerium stolz, daß erstmals mehr Fleisch als Kartoffeln in der deutschen Geschichte verzehrt worden seien. Eiweiß ist sicherlich ein wichtiger Grundstein der Ernährung. Heute jedoch wird des Guten zuviel getan, zumindest in der Bundesrepublik Deutschland! Wir haben hier eine massive Eiweißüberernährung, eine regelrechte Eiweißmast! Die Herzinfarkte sind von 1934 bis 1978 um das Zehnfache, von 1946 bis 1978 sogar um das Zwanzigfache gestiegen. Der Fettverzehr ist in dieser Zeit in etwa gleich geblieben (in 270, S. 838).

D. Aschoff (14) faßt die *negativen Effekte einer Eiweißüberernährung* folgendermaßen zusammen:

- *Störung der Bakterienflora* (Dysbakterie) mit Darmfäulnis
- *eine Übersäuerung des Stoffwechsels*

- *erhöhter Anfall von Harnsäure im Stoffwechsel* (Disposition für Gicht und für Gefäßkrankheiten).
- *die Eiweiß-Speicherkrankheit nach Wendt.*

Die Eiweiß-Speicherkrankheit

L. Wendt hat der Forschung über Arteriosklerose und Risikofaktoren wichtige neue Impulse gegeben. Zunächst stellte er die bislang gültige Prämisse in Frage, nach der der Mensch kein Eiweiß speichern und deshalb zuviel Fleisch dem Menschen auch nie schaden könne. Warum wird dann, so fragte *Wendt,* bei eiweißgesättigten Patienten Nahrungseiweiß kurz nach der Mahlzeit über den Harnstoffzyklus ausgeschieden, bei Patienten, die längere Zeit kein Eiweiß gegessen haben, dagegen nicht?

Nachdem nicht jedes Individuum maximale Eiweißmengen zu Harnstoff umbauen kann: Was geschieht mit den Stickstoffverbindungen, die nicht über den Harnstoffzyklus ausgeschieden werden?

Er kam zu folgenden Antworten:

Die Eiweißausscheidungskapazität verschiedener Individuen ist durch die verschiedene konstitutionell bedingte Enzymkapazität verschieden groß. Das nicht ausgeschiedene Eiweiß lagert sich zunächst im Interstitium ab und wird nach Überfüllung des Interstitiums auch in den Bindegewebszellen, vor allem den Endothelzellen, eingelagert. Nach einer bestimmten Zeit führe dies zu einer Verdickung der Basalmembranen, die normalerweise etwa 1 000 Å dick seien, bei eiweißüberernährten Individuen jedoch 3 000–5 000 Å. [59]

Lichtmikroskopisch entspreche diese Verdickung der schon seit langem bekannten Amyloidose der kleinen Gefäßwände. Inzwischen gibt es auch elektronenmikroskopische Aufnahmen davon.

Werde nun weiterhin zu viel Eiweiß aufgenommen und dadurch die Speicherfähigkeit auch der Basalmembran erschöpft, dann lagere sich das Eiweiß stromaufwärts in den Arteriolen und dann in den großen Gefäßen ab, mit den Folgen der arteriosklerotischen Plaques. Pathophysiologisch wirke sich die *durch die verdickte Basalmembran entstandene Permeabilitätsminderung (Hypoporopathie)* nach *Wendt* folgendermaßen aus: Der Organismus erhöhe, um die Organzellen ausreichend mit Nährstoffen und Sauerstoff zu versorgen, zunächst die Sollwerte für Glukose, Cholesterin und Hämoglobin (Sauerstofftransport!) und schaffe dadurch für diese Stoffe ein erhöhtes Diffusionsgefälle vom Blut zum Gewebe. Die gestörte Flüssigkeitsdiffusion, die als erstes von den Glomerula der Niere registriert werde, werde über das Renin-Angiotensin-System durch einen erhöhten Blutdruck kompensiert.

Auch der Schlackenabtransport aus den Zellen durchs Bindegewebe sei erschwert, deshalb der Anstieg von Harnsäure, Kreatinin und anderem. Schließlich stiegen auch die Eiweißkörper im Blut an, wie z. B. das Fibrinogen, was zu einer erhöhten Blutgerinnung führe.

Der ebenfalls diffusionsbedingte Sauerstoff- und Insulinmangel der Organzellen bedinge nach einer bestimmten Zeit eine Umschaltung der zellulären Atmung auf Glykolyse, also einen Gärungsstoffwechsel, was eine milchsäurebedingte Gewebsazidose und einen geringeren Energiegewinn zur Folge habe. Die Alkalireserven des Körpers würden in einem erhöhten Maße aufgebraucht.

So lassen sich bei dieser Betrachtungsweise alle Risikofaktoren als *sekundärer, z.T. kompensatorischer Effekt* auf die ursprüngliche Permeabilitätsstörung und Verschlackung des Interstitiums zurückführen, die wiederum beide durch die Eiweißüberspeicherung bedingt seien.

Nach diesen theoretischen Vorstellungen ergibt sich von selbst die therapeutische Konsequenz bei der *„Risikofaktoren-Krankheit."* Zum einen Kompensation der Azidose durch basische Lebensmittel, zum anderen systematischer Eiweißentzug durch Eiweißfasten (*„Keine tierischen Produkte mehr essen!"*) und in schwereren Fällen *Eiweißentzug durch Aderlässe.*

Daß Frauen, die eine regelmäßige Periode und damit einen regelmäßigen natürlichen Aderlaß haben, selten an Risikokrankheiten leiden, bestätigt dieses Konzept.

Natürlich gibt es nicht nur eine alimentäre Hypoporopathie, sondern auch eine *toxische* und eine *allergische* (nach *267*). Durch Zigarettenrauchen beispielsweise entstehe eine Kohlenmonoxid-Hämoglobinverbindung, ein Met-Hb, das vor allem von den Arteriolen der Koronar- und der Beingefäße pinozytiert werde und dann zu den entsprechenden Angiopathien führe.

Schweine- und Rinderinsulin, wie wir es in der Diabetestherapie verwenden, kann als artfremdes Eiweiß häufig allergische Gefäßreaktionen induzieren, also zu einer allergischen Hypoporopathie führen. Unter diesem Gesichtspunkt ist die Einführung eines gentechnologisch gewonnenen Humaninsulins sicherlich ein großer Fortschritt in der Behandlung.

Ein Speichersystem funktioniert nur, wenn es von Zeit zu Zeit auch geleert wird. Nachdem in unserer Gesellschaft seit vielen Jahren keine Hungersnot mehr bestanden hat und auch kultisch-religiöse Fastenzeiten immer weniger beachtet werden [60], braucht man sich über die vielen

Herzinfarkttoten und Gefäßkranken in unserem Land nicht mehr zu wundern. Hören wir *Lothar Wendt,* der meint, „daß der Hunger für die Erhaltung der Gesundheit genauso wichtig ist wie eine ausreichende Ernährung. In einer Epoche der Überernährung tötet das Ausbleiben des Hungers genauso viele Menschen wie der Hunger in einer Hungersnot. Nicht nur die am Hunger sterbenden Bewohner der Sahelzone in Afrika sind eine Schande für die menschliche Gemeinschaft, sondern genauso die an Eiweißüberernährung sterbenden Europäer. Diese Seuche, die der Hälfte unseres Volkes die Hälfte ihrer Lebenserwartung raubt, zu beenden, ist Aufgabe für uns Ärzte. Es bedarf der richtigen Aufklärung unseres Volkes! Macht einen Monat alljährlich Fleischfasten (tierisches Eiweiß-Fasten), wie die Ahnen es taten, lebt im Alltag bescheidener, eßt weniger Fleisch, laßt das Rauchen!" *(270,* S. 50)

Andere Diätologien

In diversen Zeitschriften werden eine Menge sogenannter Diäten angeboten. Eine der unsinnigsten war sicherlich die *Atkins*-Diät: Sie verbot Kohlenhydrate, erlaubte reichlich Fett und Eiweiß, was die bestehende Eiweißüberernährung noch gesteigert hat. Inzwischen ist diese Diät nach entsprechenden negativen Berichten stillschweigend aus dem Verkehr gezogen worden. Die massive Eiweißsubstitution beim Fasten ist aber noch bei vielen anderen Diäten üblich.

Durchaus günstig kann sich die *Haysche Trenn-Kost* auswirken *(262): Hay,* ein amerikanischer Arzt, geht davon aus, daß das Speichelferment Ptyalin für die Verdauung ein alkalisches Milieu benötige, das Magenferment Pepsin für die Eiweißstoffe hingegen ein saures. Es sei deshalb unsinnig, Kohlenhydrate und Eiweißprodukte gleichzeitig einzunehmen, weil das Milieu im Magen nur sauer oder nur alkalisch sein könne, nicht beides zusammen. Deshalb fordert er die Trennung von:
- Getreiden, Brot, Nudeln, Reis, Kartoffeln, Grünkohl, Bananen, Zucker, Datteln, Feigen, Honig einerseits und
- Eiern, Fleisch, Fisch, Käse, Milch, Sojamehl, saurem Obst, Äpfeln, Trauben, Birnen andererseits.

Fette, Salate, Gemüse, Kräuter, Nüsse, Heidelbeeren und Rosinen seien neutral und könnten sowohl zu Eiweiß- als auch zu Kohlenhydrat-Mahlzeiten genossen werden. Quark (vor allem als Magerquark) könne, obwohl Eiweiß, auch zu Kohlenhydraten gegessen werden, also zu

Kartoffeln oder Brot, da das Eiweiß im Quark bereits bakteriologisch vorverdaut sei. Ebenso könne man Doppelrahmkäsesorten zu Brot essen. Einleuchtend ist die *Theorie* von *Hay* sicherlich nicht. Denn auch in der Natur kommen Eiweiß und Kohlenhydrate in vielen Nahrungsmitteln zusammen vor, z. B. in Getreide. Außerdem kommen auch die Kohlenhydrate in den Magen, wo es immer sauer ist. Daß die *Hay*sche Trenn-Kost dennoch dem Patienten ganz gut tut, hängt zum einen mit der geringeren Belastung des Enzymsystems durch eine weniger vielfältig zusammengesetzte Nahrung zusammen, zum anderen mit der damit verbundenen Eiweißreduktion, was besonders günstig ist, wenn bei der *Abend*mahlzeit das Eiweiß weggelassen wird.

Dies stimmt mit den Erfahrungen der altchinesischen Medizin überein, nach der Eiweiß morgens und mittags, jedoch nicht abends gegessen werden soll. Nach *D. Aschoff* (*14*) führe jeglicher Eiweißgenuß abends, ganz gleich ob Fleisch oder Käse, zur Darmfäulnis, was er durch die Indikanprobe bei seinen Patienten nachgewiesen haben will.

In den letzten Jahren hat sich der Vegetarismus bei uns wieder stärker verbreitet. Wir unterscheiden bei der vegetarischen Ernährung zwischen
- *rein vegetabiler* („Veganer"),
- *Lacto-vegetabiler:* Zufuhr von Milchprodukten erlaubt, schließlich
- *ovo-lacto-vegetabiler Nahrung:* hier sind auch noch Eier erlaubt.

Der Vegetarismus führe angeblich, so die offizielle Medizin früher, zu schweren Eiweißmangelzuständen. Dies ist inzwischen durch Vergleichsuntersuchungen widerlegt (in *250*): Vegetarier haben danach einen niedrigeren Blutdruck, niedrigere Harnsäurewerte, ein niedrigeres Körpergewicht und weniger Gallensteine.

Allerdings muß ich feststellen, und das stimmt mit der Erfahrung der *Mayr*-Ärzte überein, daß sich bei Vegetariern, besonders wenn sie sich vorwiegend oder ausschließlich von Rohkost ernähren, häufig sehr geblähte Bäuche finden. Nach *B. Aschner* mag der Vegetarismus für südliche Breitengrade noch vertretbar sein, in kälteren Regionen sei er unratsam, siehe die Eskimos, siehe die spezifisch dynamische Wirkung des Eiweißes in der Physiologie!

Ich empfehle vegetarische Kost auf längere Sicht allenfalls sympathikotonen Plethorikern, auf keinen Fall aber vagotonen Asthenikern!

Vor allen in den USA erfreut sich die *Makrobiotische Ernährung* des japanischen Philosophen *Ohsawa* einer gewissen Beliebtheit: Hier wird (nach *250*) wie auch in der chinesischen Medizin die Nahrung nach Yin- und Yang-Gehalt beurteilt. Kühlen, verdünnen, säuern, süßen, zerteilen bedeutet *Yinisieren* der Nahrung.

Wärme- oder Meersalzzufuhr sowie Überdruckbehandlung bedeute *Yangisieren.* Die Nahrungsmittel werden dann in sieben Stufen eingeteilt. Die höchste ist das Vollkorngetreide, das Yin und Yang im günstigsten Verhältnis haben soll. Die niedrigste Stufe wären Konserven, Tiefkühlkost, auch tropische Früchte;

Stufe 2 dann Milch, Fleisch, Weißbrot, Mehl und Zucker usw. Das Ganze erinnert an die Nahrungsmitteltabelle von *Kollath.* Man solle sich von Stufe zu Stufe hocharbeiten bzw. hochessen. In den USA habe es (nach *250*) bei der Durchführung des Programms in der strengen Form Todesfälle gegeben, nachdem bei gleichzeitiger Kochsalzzufuhr die Flüssigkeit massiv beschränkt worden ist!

Diät bei Diabetes mellitus und Krebs

Für die *Diabeteskost* ist wichtig, *daß juveniler Diabetes und Altersdiabetes zwei verschiedene Krankheiten sind!* Juveniler Diabetes ist mehr eine Krankheit des Insel-Systems des Pankreas.Altersdiabetes ist primär eine Eiweißspeicherkrankheit im Sinne *Wendts.*

Deshalb ist bei letzterem die *Reduzierung des Nahrungseiweißes* therapeutisch entscheidend. Die üblichen Diätrichtlinien führen stattdessen zu einer relativen Eiweißüberernährung! Des weiteren ist beim Diabetiker auf *große Trinkmengen* zu achten (2 bis 3 Liter täglich!). Der natürlicherweise verstärkt vorhandene Durst weist ja in die richtige Richtung. Ich empfehle, auch *keinerlei Süßstoffe* zu verwenden, da sie sämtlich schon in der Diskussion standen und jeder verwendete Süßstoff mindestens in irgendeinem Lande verboten ist. Besonders unsinnig sind die sogenannten „Diabetiker-Schokoladen" und anderen Diabetiker-Süßigkeiten.

Schließlich ist beim Diabetiker besonders auf die Alkalireserven zu achten: durch *alkalische Nahrungsmittel,* gegebenenfalls auch durch alkalisierende Präparate wie Basofer®.

Neben Fleischprodukten wirken vor allem Teigwaren, Reis, Linsen und vor allem Kaffee, Wein und Bier stark *säuernd* auf den Stoffwechsel.

Feigen, Kartoffeln, getrocknete Aprikosen, Rosinen, Gurken, Sauerkraut und anderes dagegen soll eine deutliche *alkalisierende* Wirkung haben (nach *Heupke-Rost* in *14*).

Die **Ernährung beim Krebskranken** soll unterkalorisch sein. Im Tierversuch wurden zwei Gruppen von Ratten derselben Dosis von Röntgenstrahlen ausgesetzt. „Die erste Gruppe konnte fressen, soviel sie wollte. Dagegen erhielt die zweite Gruppe weniger als die Hälfte desselben Futters. Das Ergebnis war verblüffend: Während alle Ratten der ersten Gruppe nach der Bestrahlung an Krebs erkrankten, entwickelten aus der zweiten Gruppe nur neun der 29 Männchen und eines der 15 Weibchen Tumoren.

Die hungernden Ratten verloren zwar die Hälfte ihres Gewichtes, blieben jedoch lebhaft und überlebten ihre Artgenossen aus der Vergleichsgruppe". [61]

Offensichtlich kann die Bildung neuer Tumoren durch Unterernährung gebremst werden. Ob auch eine Verlangsamung des Tumorwachstums bei schon bestehenden Tumoren dadurch erreicht wird, bleibt offen. Auf keinen Fall ist eine Mästung des Patienten angezeigt ("morbum nutris, non aegrotum"). *Genauso unsinnig und gefährlich ist in der Regel intensives Fasten bei Krebskranken,* was auch *Windstosser (277)* hervorhebt.

Dann gibt es weiter die Vorstellung, totaler Eiweißentzug würde auch den Krebs aushungern, da dieser sich von Eiweiß ernähre. Die Vorstellung, die übrigen Körperzellen würden dann auf das Eiweiß der Tumorzellen zurückgreifen, ist mehr als gewagt. Genauso schlüssig wäre, daß die Tumorzellen sich ihr Eiweiß aus den übrigen Körperzellen holten. Ich habe von gravierenden Verschlechterungen bei Krebskranken unter totalem Eiweißentzug gehört. *Zabel (282),* nach dem ich mich hier richte, empfiehlt kleine Mengen Fleisch, etwa dreimal die Woche, ansonsten die Eiweißzufuhr beim Krebskranken vor allem in Form von Quark, der bakteriologisch vorverdaut sei und keine Fäulnis im Darm errege. Die für die Leber wichtige Orotsäure, die im Quark nicht mehr vorhanden ist, substituiert er mit Molke.

Beim Karzinom – wie auch beim schweren Diabetes mellitus und bei körperlich schwer arbeitenden Patienten – muß man von der Regel der "Drei Mahlzeiten täglich" Abstand nehmen! Es sind hier *häufige kleine Mahlzeiten* angezeigt. Beim Karzinom wird von *Salzborn* empfohlen, ständig über den ganzen Tag eine Kleinigkeit zu essen, diese dabei stundenlang im Mund zu behalten, zu kauen und einzuspeicheln. Dadurch solle eine allmähliche Wiedereinregulierung der Fermentfunktionen erreicht werden (in *174,* S. 667).

Die Flüssigkeitszufuhr

Über von allen Seiten anerkannte ätiologische Faktoren wie Übergewicht, Alkohol und Zigaretten möchte ich mich hier nicht weiter auslassen. Beim *Übergewicht* sollte man vielleicht darauf hinweisen, daß die Diagnose nicht mit irgendwelchen Tabellen nach *Broca* gestellt wird, sondern durch den ärztlichen Blick! Man muß dabei den Knochenbau und die Gesamtkonstitution des Patienten berücksichtigen! Viele Patienten würde man mit dem „Idealgewicht" nach *Broca* in den Tod treiben! Beim *Alkohol* sollte man noch erwähnen, daß er neben den bekannten toxischen Schäden, vor allem an der Leber, ein großer Kalk- und Vitaminräuber ist, genau wie der Zucker (in *177* u. a.). [62]

Noch ein paar Worte zum Trinken:

Insgesamt wird heute viel zu wenig getrunken. Doch scheint mir auch der rhythmische Wechsel von Dursten und Trinken, wie er z. B. in der *Schroth*-Kur stattfindet, durchaus sinnvoll und stärker diuretisch zu wirken als ständiges Trinken ohne Durstpause. *Milch und Fruchtsäfte gelten nicht als Getränke, sondern als Speisen* und müssen entsprechend schluckweise aufgenommen, eingespeichelt und „gekaut" werden (nach *Mayr*)!

Die täglich notwendige Flüssigkeitsmenge von zirka 1 ½ Litern sollte vor allem in Form von Kräutertees und mineralarmen Tafelwässern aufgenommen werden.

Vincent und seine Arbeitsgruppe (s. Kap. 18) wollen festgestellt haben, daß nur solche Mineralsalze die Zellmembranen passieren und assimiliert werden, die polarisiertes Licht drehen. Die Mineralsalze in den üblichen Mineralwässern hätten diese Eigenschaft jedoch nicht, weshalb *Vincent* diese Mineralwässer ablehnt. Sie führten nach seinen Untersuchungen zu diversen Ablagerungen. Er empfiehlt stattdessen mineralarmes Wasser (in *39,* S. 132).

Der *Mineralwert der Wässer* läßt sich an der *Leitfähigkeit* feststellen, ausgedrückt in Mikro-Siemens (MS): Destilliertes Wasser hat beispielsweise einen Mikro-Siemenswert von 1,5.
Regenwasser im Wald = 7 MS
Leitungswasser in Olpe (Sauerland) = 29 MS
Leitungswasser in Oberhausen (Ruhrgebiet) = 600 bis 820 MS.
Volvicwasser = 110 MS, Evianwasser = 450 MS, Vitell = 1 300 MS,
Fachinger = 2 600 MS (nach *O. Roelen* in *14*).

Über Ernährungsberatung in der Praxis

Wie werden nun all diese Erkenntnisse und Gedanken in die Diätberatung der Praxis umgesetzt?

Ich halte mich hier an zwei Grundsätze:

1. *Je extremer eine Diät ist,* z. B. nach *Schnitzer, Waerland* usw., *für desto weniger Menschen ist sie geeignet.*

2. *Je länger und intensiver jemand extrem falsch in eine bestimmte Richtung gelebt*

hat, z. B. durch Eiweißmast oder Zuckermast, *desto extremer, intensiver und länger muß die diätetische Entzugsmaßnahme durchgeführt werden.*

Dabei muß man sich folgende drei Fragen beantworten:

a) Welche Bedeutung hat bei dem Patienten, der vor mir sitzt, die Ernährung im Verhältnis zu anderen ätiologischen Faktoren?

b) Welche Ernährung ist für den vor mir sitzenden Patienten die *individuell* richtige?

c) Ist der Patient bereit, extreme Ernährungsmaßnahmen zu akzeptieren?

Im üblichen Massenbetrieb einer Kassenpraxis ist freilich schon viel damit gedient, wenn man den Kampf gegen die wichtigsten Übeltäter führt:

● Zigaretten
● Zucker und Süßigkeiten
● Alkohol
● zu viel Fleisch und Wurst!

Nicht zuletzt natürlich gegen die schlechten Eßgewohnheiten!

Keinesfalls darf man als Arzt, auch wenn viele Patienten uneinsichtig sind und man wenig Zeit hat, defätistisch an die Diätfrage herangehen! Bei intensiveren Ernährungsumstellungen kann es zu gewissen *Heilkrisen* kommen. Man muß sich vorher fragen, vor allem bei Krebspatienten im fortgeschrittenen Stadium, ob der Patient solche Reaktionen noch verkraften kann.

Die folgenden Ernährungsrichtlinien, die ich für meine Patienten zusammengeschrieben habe, richten sich an den durchschnittlichen Bundesdeutschen. Sie ersetzen keine individuelle Diätberatung, erleichtern sie aber.

Ernährungsrichtlinien für die Patienten

Sehr geehrter Patient,
sowohl zur Behandlung Ihrer Krankheit als auch als vorbeugende Maßnahme spielt die Ernährung eine wichtige Rolle. Beachten Sie deshalb folgendes:

1. Essen Sie nur, wenn Sie Hunger haben! Wenn Sie keinen Hunger haben, lassen Sie ruhig mal eine Mahlzeit aus! Wenn Sie nicht gerade eine körperlich schwere Arbeit haben, sollten Sie nicht mehr als dreimal am

Tage essen. Auch Ihr Magen braucht zwischen den Mahlzeiten genügend Pause, um sich zu erholen.

Essen Sie abends nicht zu spät: Zwischen der Abendmahlzeit und dem Schlafengehen sollten mindestens drei Stunden liegen. Wenn es Ihre Arbeitsbedingungen erlauben, dann nehmen Sie mittags die Hauptmahlzeit ein, die Abendmahlzeit sollte die kleinste sein!

2. Nehmen Sie sich Zeit zum Essen und **essen Sie ganz langsam mit Genuß!** Wenn Sie nur fünf Minuten Zeit haben, dann ist es besser, nur ein oder zwei Bissen ganz langsam auszukauen, als ein ganzes Brot hastig hinunterzuschlingen. Wenn Sie keine Zeit haben, dann essen Sie überhaupt nichts!

Essen Sie nicht, wenn Sie sich gerade über irgend etwas aufgeregt haben oder verärgert sind, und lesen Sie nicht die Zeitung beim Essen; schon gar nicht kommen Radio oder Fernsehen in Frage! Führen Sie auch keine großen Gespräche während der Mahlzeit! Am besten ist es, **völlige Ruhe einzuhalten** und sich auf sein Essen zu konzentrieren. Essen Sie auch **nicht, wenn Sie müde oder erschöpft sind,** sondern legen Sie sich dann noch etwas hin oder machen Sie einen Spaziergang, bevor Sie die Mahlzeit einnehmen!

3. Kauen Sie kräftig und speicheln Sie tüchtig ein. Schauen Sie sich eine Kuh beim Fressen an und nehmen Sie diese sich als Beispiel!

Kosten Sie jeden Bissen aus, seien Sie ein Feinschmecker! Natürlich ist es förderlich, wenn die Gerichte schmackhaft und schön und vor allem **mit Liebe** zubereitet sind.

Schon beim Anblick des Essens sollte einem das Wasser im Munde zusammenlaufen!

Essen und trinken Sie auch **nicht zu heiß,** vor allem bei Suppen und Kaffee!

Essen und trinken Sie auch **nicht zu kalt,** Vorsicht vor zu kaltem Bier aus dem Kühlschrank!

4. Ihre Kost sollte **abwechslungsreich und schmackhaft,** aber auch mäßig und einfach sein. Also nicht jeden Tag das Gleiche essen, bei einer Mahlzeit jedoch auch nicht zu viele verschiedene Sachen. Je mehr verschiedene Anteile in einer Mahlzeit, desto schwieriger ist es für Ihren Magen und für Ihren Darm, diese zu verdauen.

Essen Sie **kleine Portionen,** diese dafür mit um so größerem Genuß. Sie sollten **nie voll,** sondern **allenfalls satt** sein. Wenn Sie sich nach dem Essen müde fühlen, dann haben Sie schon zu viel gegessen!

5. Essen Sie mehr naturbelassene Produkte und weniger verarbeitete Produkte! Essen Sie ganz wenig weißen Zucker und auch wenig Weißmehlprodukte (Brote und Kuchen), statt weißen Zucker lieber Honig oder auch braunen (weniger verarbeiteten) Zucker zum Süßen nehmen! Mehr frische Kost und weniger Tiefkühlkost und noch weniger Konserven! Kartoffeln vor allem als Pellkartoffeln oder Salzkartoffeln, nur selten als Bratkartoffeln oder (ganz selten) als Pommes frites. Achten Sie beim Kochen darauf, daß Sie die Speisen nicht zu schnell und nicht zu hoch erhitzen: das Gemüse nur leicht andünsten, die Milch nicht über 40 Grad. Meiden Sie verkochte, matschige Speisen, sie sehen schon unappetitlich aus! Versuchen Sie ungespritztes Obst und Gemüse zu erhalten. Gespritzte Äpfel und Birnen sollten Sie schälen. Meiden Sie auf jeden Fall gespritzte Weintrauben!

6. Seien Sie sparsam mit Fetten! Butter ist nur für die Dünnen, die Dicken sollten lieber natürliche Margarine essen. Die Fette nach Möglichkeit nicht erhitzen, sondern nachträglich der gekochten Mahlzeit zusetzen!

7. Essen Sie mehr pflanzliche Produkte und weniger tierische, vor allem weniger Fleisch, Wurst und Fisch. Besonders schwer verträglich ist das Fleisch von Masttieren. Innereien und Wildbret enthalten besonders viel Harnsäure, sind deshalb nur sehr selten zu empfehlen. Allgemein sollte die Fleischportion klein sein, etwa ein Drittel von dem, was heute im Restaurant üblich ist. Nur körperlich schwer Arbeitende benötigen mehr. **Fleisch muß man besonders gut kauen!** Mindestens 2 bis 3 fleischfreie Tage pro Woche! Aber auch Käse, insbesondere Hartkäse, enthält reichlich Eiweiß und sollte nicht täglich gegessen werden!

Auch wenn Sie nicht konfessionell oder religiös gebunden sind, halten Sie sich ruhig an die alte 6wöchige Fastenzeit vor Ostern und lassen Sie Fleisch und Wurst weg. Wenn Sie noch mehr für sich tun wollen, machen Sie von Zeit zu Zeit, vielleicht alle 2–3 Jahre eine richtige 2–3wöchige Fastenkur in einem entsprechenden Fastenkurheim!

8. Trinken Sie ausreichend, wenigstens einen bis eineinhalb Liter täglich. Wenn Sie viel schwitzen, durch Ihre Arbeit oder aus anderen Gründen, dann noch größere Mengen! Ich empfehle Ihnen, verschiedene Sorten von Kräutertees auszuprobieren (auch stilles Tafelwasser ist möglich). In kleinen Schlucken trinken, besonders bei Milch und Fruchtsäften. Das Getränk muß auch eingespeichelt werden. Abends überhaupt keine Fruchtsäfte trinken. Haut- und schleimhautempfindliche (Magen) Patienten vertragen keine sauren Obstsäfte, vor allem keinen Orangensaft! Daß Alkohol nur in sehr kleinen Mengen bekömmlich ist, hat sich herumgesprochen. Denken Sie auch daran: Bier enthält viele Kalorien und macht dick!

9. Rauchen ist ein Genußmittel für feierliche Anlässe, siehe die Friedenspfeife der Indianer! Wer aus Gewohnheit und Sucht raucht, der sollte **sich** dies **abgewöhnen!** Die **beste Gelegenheit** hierzu ist **im Urlaub.**

Es gibt hierfür keine Wundermittel, Akupunktur oder ähnliches. Man muß durch die Hölle gehen, um zum Ziel zu kommen! Wenn man das geschafft hat, hat man nicht nur für seine Gesundheit etwas Wesentliches getan, sondern auch für seine charakterliche Schulung und Selbstzucht!

10. Schlafen Sie ausreichend! In der Regel benötigt man 7 bis 8 Stunden. Der **Schlaf vor Mitternacht** ist immer noch der beste. Gehen Sie deswegen frühzeitig zu Bett, schauen Sie nicht zu viel fern! Das gilt in besonderem Maße für Kinder!

Zuviel Fernsehen schadet nicht nur den Augen und macht nervös, sondern verblödet auch! Man nimmt nur noch auf und gewöhnt sich das selbständige Denken ab, auch die Phantasie wird immer dürftiger usw.

Bewegen Sie sich ausreichend, wenigstens 1–2 Stunden Spaziergang täglich, eventuell mit kleinen Dauerläufen dazwischen **(„Spazierlaufen").** Dazu brauchen Sie keine Turnschuhe und keinen Trainingsanzug, das können Sie auch so machen! [63]

13. KAPITEL

Über Homöopathie

Die Homöopathie geht auf den Meissener Arzt *Samuel Hahnemann* (1755–1843) zurück. Sie beruht auf folgenden Prinzipien:

- dem Simileprinzip
- dem Potenzierungsverfahren
- der Arzneimittelprüfung am Gesunden
- der Unitas remedii.

Das Simileprinzip

Der kluge Landmann trinke, um dem Hitzekoller zu entgehen, einen Schnaps. Der kluge Koch halte die Hand, die er sich verbrannt habe, zur Heilung kurz übers Feuer. Einreiben mit kaltem Schnee sei die beste Therapie bei Erfrierungen.

Solche Beobachtungen waren die ersten Wegbereiter für *Hahnemanns* Simileprinzip; die zweite wichtige Erfahrung, die auch von anderen Autoren (z. B. *J. Hunter*) zuvor schon beschrieben worden ist: zwei ähnliche Krankheiten bestünden nicht gleichzeitig im Organismus. *Hahnemann* schilderte beispielsweise einen eigenen Fall, bei dem die Masern die Pocken vertrieben hätten und diese erst nach Abklingen der Masern in verminderter Form wieder aufgetreten seien. So kam er schließlich zu folgendem universalen Heilprinzip: *Krankheiten sollen mit Arzneien behandelt werden, die ähnliche Symptome erzeugen wie die zu behandelnde Krankheit (Simileprinzip)* [similis (lat.)=ähnlich].

Eine künstlich erzeugte Arzneimittelkrankheit soll also die ursprüngliche Krankheit vertreiben: **Similia similibus curantur!** [64]

Gleichzeitig zieht *Hahnemann* schwer gegen das von *Galen* formulierte und seither in der Medizin dominierende *Contrariaprinzip* zu Felde („Contraria contrariis curantur"): Es führe nach anfänglicher Verbesserung immer zu einer Verschlechterung der Krankheit und zum chronischen Arzneisiechtum. Der Effekt sei rein palliativ. Er spricht von *Allopathie* [auch Allöopathie, ἀλλοῖος (griech.)=andersartig], da durch diese Arzneien ein andersartiges Krankheitsbild erzeugt werde, eines, das der ursprünglichen Krankheit nichtähnliche Symptome aufweise und die ursprüngliche Krankheit deswegen auch nicht zu vertreiben in der Lage sei. Nur die *Homöopathie,* die mit ihren Arzneien ein *ähnliches* Leiden erzeuge, stelle ein kausales Heilprinzip dar! [ὅμοιος (griech.)= ähnlich, τὸ πάϑος (griech.)=das Leiden]

Eine Gegenüberstellung von Homöopathie („Heilung durch den Heiligen") und Allopathie („die Kur des Menschen") findet sich schon in der Bibel: „Komm und erkenne: die Heilung durch den Heiligen, er sei gepriesen, ist nicht wie die Kur des Menschen. Der Mensch benutzt nicht das gleiche, mit dem er verwundet, denn er verwundet mit dem Messer und verbindet mit einem Pflaster. Der Heilge aber, er sei gepriesen, ist ganz anders, denn er heilt mit dem, mit welchem er (Wunden) schlägt" [65]. Auch bei *Hippokrates* gibt es Hinweise für das Simileprinzip, noch mehr bei *Paracelsus.* So schreibt dieser:

„Also gehen die Wesen der Arzneien gegen die Krankheit, was Gelbsucht macht, heilt auch die Gelbsucht, die Arznei so Paralysin heilen soll, muß aus demselben gehen, so dasselbe gemacht hat." (in *249,* S. 209)

Auch die Benennung der Krankheit nach dem Arzneimittel, was dagegen hilft, findet sich bei *Paracelsus:*

„Sagt Ihr der Morbus ist Pulegii, der ist Melissae, der Sabinae, so habt Ihr eine gewisse Kur (schon) aus dem Namen... Ein natürlicher wahrhaftiger Arzt sagt: das ist morbus terebinthinus, das ist morbus sileris montani, das ist morbus helleborinus, usw., und nicht, das ist Branchus (Heiserkeit), das ist Rheuma, das ist Coriza, das ist Catarrhus. Diese Namen kommen nicht aus der Arznei, denn Gleiches soll seinem Gleichen mit dem Namen verbunden werden, aus dieser Vergleichung kommen die Werke, d.i. die Arcana eröffnen sie in ihren Krankheiten." (in *249,* S. 210)

Das Potenzierungsverfahren

Jedes Mittel habe, so stellt *Hahnemann* fest, eine Erstwirkung und eine Nachwirkung. Zunächst bewirke der Kaffee eine Aufmunterung, als Nachwirkung folge eine Ermüdung. Der Mohnsaft beruhige und schläfere ein, anschließend jedoch bewirke er eine Exzitation. Auch bei der Gabe homöopathischer Arzneimittel kann es anfangs zu einer Verstärkung der Symptome kommen, was von den Homöopathen *Erstverschlimmerung* genannt wird. Nach *Hahnemann* handelt es sich dabei nicht um eine Verschlimmerung der Symptome der *ursprünglichen* Krankheit, sondern um das massive Auftreten der Symptome der *Arzneimittel*krankheit. Um nun zum einen die beschriebene Nachwirkung und zum anderen die sogenannte Erstverschlimmerung zu vermeiden, verdünnte *Hahnemann* seine Arzneimittel, wobei er sie während des Verdünnungsvorgangs einer bestimmten Verschüttelungsprozedur unterzog. Er nannte diesen Vorgang *Potenzieren* oder auch *Dynamisieren*.

Denn es handle sich zwar materiell (substanzmäßig) um eine Verdünnung, immateriell (die *geistige* Wirkung der Arznei) um eine Verstärkung=Potenzierung.

Als Verdünnungsmittel nahm *Hahnemann* bei löslichen Ausgangssubstanzen mit Wasser vermischten Alkohol (üblicherweise 40%igen Alkohol), den er als medizinisch nicht wirksam betrachtete. Er vermischte nun einen Teil der Substanz (Urtinktur) mit 99 Teilen des Lösungsmittels und schüttelte diese Mischung hundertmal kräftig durch. Diese durchgeschüttelte Mischung bezeichnete er als *Centesimalpotenz oder C 1*, von der er wieder einen Teil mit 99 Teilen verdünnten Alkohols mischte und erneut hundertmal durchschüttelte, was die Lösung C 2 ergab. Diese Verdünnungsprozedur führte er zunächst bis zur C 30 durch, in seinen späteren Lebensjahren ging er noch weiter und verdünnte in 50 000er Schritten: sogenannte *Infinitesimalpotenzen* oder *LM-Potenzen*.

Mittel, die nicht in Alkohol löslich waren, verrieb er zu feinem Pulver und mischte einen Teil davon mit 99 Teilen Milchzucker eine Stunde lang in einem Mörser (auch Milchzucker hielt er für medizinisch unwirksam).

Diese Mischung nannte er dann wieder C 1 und ging analog vor bis zur 6. Centesimalpotenz, von da ab war die Verreibung in der Regel wieder alkohollöslich, und die Verdünnungsprozedur wurde wie bei alkohollöslichen Mitteln fortgesetzt.

Homöopathische Mittel werden heute noch auf die gleiche Weise hergestellt. Im übrigen forderte *Hahnemann,* daß der Arzt möglichst selbst die Substanzen für die Potenzierung besorgen müsse, um sich von deren Echtheit überzeugen zu können, daß er sie selbst verschütteln und auch eigenhändig dem Patienten eingeben müsse.

Selbstverständlich war auch *Hahnemann* klar, daß bei seinen Hochpotenzen keinerlei materielle Substanz mehr bei der Wirkung eine Rolle spiele. Vielmehr ging er davon aus, *daß die eigentliche Kraft der Arznei primär eine geistartige sei* und durch das Potenzierungsverfahren überhaupt erst frei werde.

168

Im § 269 seines 1810 erschienenen Hauptwerks **„Organon"** schreibt er:

„Die homöopathische Heilkunst entwickelt zu ihrem besondern Behufe die innern, geistartigen Arzneikräfte der rohen Substanzen…, wodurch sie sämmtlich erst recht sehr, ja unermeßlich – ‚durchdringend' wirksam und hülfreich werden, *selbst diejenigen unter ihnen, welche im rohen Zustande nicht die geringste Arzneikraft im menschlichen Körper äußern.* Diese merkwürdige Veränderung … durch Reiben und Schütteln … entwickelt die latenten, vorher unmerklich, wie schlafend in ihnen verborgen gewesenen, *dynamischen* (§ 11) Kräfte …" (*84*, S. 144)

Hahnemann setzt hier die Tradition der paracelsischen Alchimie fort. *Paracelsus* schrieb:

„Die Quintessenz ist das, was aus einer Substanz extrahiert wird… Nachdem sie von allen Unreinheiten und verderblichen Teilen gereinigt und in höchstem Maße verfeinert ist, erlangt sie einen außerordentlichen Grad an Verfeinerung und Perfektion. In ihr ist große Reinheit, die ihr das Vermögen gibt, den Körper zu heilen." (in *260*, S. 40)

Auch Krankheit ist ihrem tiefsten Wesen nach für *Hahnemann* etwas Immaterielles, Geistiges, nämlich eine *Verstimmung der „Lebenskraft"*. Im § 148 seines Organon heißt es: „Die natürliche Krankheit ist nie als eine irgendwo, im Innern oder Aeußern des Menschen sitzende, schädliche *Materie* anzusehen…, sondern als von einer geistartigen, feindlichen Potenz erzeugt, die, wie durch eine Art von Ansteckung…, das im ganzen Organism herrschende, geistartige Lebensprincip in seinem instinktartigen Walten stört, als ein böser Geist quält und es zwingt, gewisse Leiden und Unordnungen im Gange des Lebens zu erzeugen, die man (Symptome) Krankheiten nennt." (*84*, S. 103)

Demnach sind es in den Arzneien auch die *geistartigen* Kräfte, die einzig in der Lage sind, die eigentliche Ursache der Krankheit zu beeinflussen. Man nennt solch ein Krankheitskonzept, das sowohl der Medizin des *Hippokrates* wie der des *Paracelsus* zugrunde gelegen hat, *Vitalismus*.

Arzneimittelprüfung am Gesunden

Die Verstimmung der „Lebenskraft" könne, da sie immateriell sei, mit den Sinnen selbst nicht festgestellt werden. Wohl aber würden die *Symptome* ein genaues Abbild der Verstimmung darstellen und somit auf

indirektem Wege die Erkenntnis einer Krankheit ermöglichen. Dementsprechend ist die Arzneimittelprüfung am Gesunden das
3. Grundprinzip der Homöopathie. Gesunde Menschen, in der Regel
Ärzte, nehmen die verschiedenen Mittel in Tief- wie auch in Hochpotenz
in gesundem Zustand ein, um an sich festzustellen, welche Symptome
dadurch erzeugt würden. Diese werden genau registriert, wobei vor
allem die *Modalitäten* eine wichtige Rolle spielen, d. h. die Frage, *unter
welchen Umständen* ein bestimmtes Symptom auftritt: beispielsweise
Verschlimmerung durch Bewegung, Besserung durch frische Luft,
Kopfschmerzen am Sonntag usw.

Diesen Modalitäten wird ein höherer Wert beigemessen als dem
Symptom selbst, wie überhaupt eine *Hierarchisierung der Symptome* erfolgt:
häufige Angaben wie „Übelkeit, Brechreiz" usw. sind relativ niederwer-
tig, seltene Symptome dagegen haben als sogenannte *Leitsymptome* eine
hohe Wertigkeit.

Hahnemann hat an sich selbst eine Menge solcher Versuche durchgeführt. Durch seinen historischen Versuch mit der Einnahme von
Chinarinde ist er ja überhaupt erst auf die Homöopathie gekommen. Er
nahm, wie es in einem englischen Buch über Malaria, das er gerade
übersetzte, empfohlen wurde, einige Tage einige Quentchen Chinarinde
und stellte an sich plötzlich typische Symptome eines Malariaanfalls fest.

Auch heute versuchen die homöopathischen Gesellschaften in diffe-
renzierterer Form solche Arzneimittelprüfungen, teilweise im Blindver-
such und mit Plazebokontrollen. Dies war zu *Hahnemanns* Zeiten, als die
ersten Arzneimittelbilder beschrieben und in *Repertorien* zusammengefaßt worden sind, nicht der Fall.

Ein Repertorium ist ein Symptomenkatalog, in dem einerseits topographisch nach Regionen (Nase, Gesicht, Herz, Extremitäten usw.),
andererseits alphabetisch die verschiedenen Symptome mit Modalitäten
und dahinter den zugehörigen Arzneimitteln aufgelistet sind. Das
bekannteste Repertorium ist das von dem Engländer *Kent,* 1431 Seiten
dick, aus dem eine Seite (Abb. 30) abgedruckt ist.

Das systematische Sammeln und Werten der Symptome aus der
Anamnese und das Aufsuchen dieser Symptome im Repertorium nennt
man deshalb *repertorisieren.*

In seinem *methodischen* Vorgehen war *Hahnemann* also *rein empirisch und
streng induktiv* ausgerichtet.

In § 6, Organon heißt es beispielsweise: „Der vorurtheillose Beobach-

VÖLLE.

Herz: *Acon., aesc.,* arg-m., arg-n., **asaf.,**
Aur., Aur-m., *bov.,* bufo, caust., *cench.,*
colch., *glon.,* **Lach.,** *lil-t., lycps.,* med.,
pyrog., *puls.,* sep., **Sulph.**

abends: **Puls.**

nachts: Colch.

beim Liegen auf der linken Seite: Colch.

Menses, während der: *Puls.*

Treppensteigen: **Aur.,** aur-m.

WALLUNGEN (siehe: Blutwallungen).

WÄRME, Gefühl der: Alum., euph., hell., lact.,
mang., nat-m., ol-an., rhod., **Sulph.**

am Herzen: Cann-s., croc., rhod.

WARZEN auf dem Brustbein: Nit-ac.

WASSERTROPFEN, kalte, Gefühl als fielen
vom Herzen: Cann-s.

kochendes Wasser in die Brust gegossen
würde, Gefühl als ob: **Acon.**

Gefühl von Wasser in der: Crot-c.

heißen, von: **Acon.,** cic., hep.

WASSERSUCHT: Acet-ac., am-c., ant-t., **Apis,**
Apoc., Ars., asaf., aspar., aur-m., **Bry.,**
calc., canth., carb-s., cerb-v., chin., chin-a.,
Colch., crot-h., dig., dulc., ferr-m., **fl-ac.,**
Hell., jod., kali-ar., **Kali-c.,** kali-i., lach.,
lact., **Lyc.,** merc., **Merc-sul.,** mez., mur-ac.,
nat-m., op., psor., ran-b., rat., sang., seneg.,
sil., spig., squil., stann., *sulph., ter.,*
uran., zinc.

Asthma, mit: Psor.

kann nur auf der rechten Seite liegen, mit
dem Kopf niedrig: *Spig.*

Leiden, mit organischen: *Apoc.,* spig.

Seite liegen, kann nur auf der erkrankten:
Ars.

Herzbeutel: *Apis, apoc.,* **Ars., Colch., Dig.,**
lach., **Lyc.,** sulph., zinc.

WEIN, schlechter: Bor.

WELKE Brustdrüsen: Bell., cham., **Con., Jod.**

nur nicht während der Menses: Con.

WELLENBEWEGUNG des Herzens, Gefühl
einer: *Benz-ac.,* spig.

WIRBELGEFÜHL am Herzen: *Cact., jod.,*
rhus-t.

ZITTERN: Ambr., apis, *arg-m., arg-n., ars.,*
benz-ac., bov., *calc.,* calc-p., *camph.,*
carb-v., **Cic.,** *cocc.,* dig., kali-c., kali-n.,
kalm., lac-c., lachn., lact., manc., nat-p.,
nicc., phos., sabin., seneg., **Spig.,** *staph.,* ther.

Mittag, gegen: Sulph.

Bewegen der Arme, beim: *Spig.*

Frösteln, mit: Phos.

Husten, beim: Rhus-t.

Mittagbrot, nach dem: Zinc.

schmerzhaft: Benz-ac.

Weinen, wie vom: Stront.

Herz (siehe: Flattern): Absin., aeth., agar.,
arg-m., arg-n., ars., ars-i., aur., bad., bell.,
benz-ac., bufo, **Calc.,** *camph.,* chin-a., *chin-s.,*
Cic., cina, cinnb., *cocc.,* crot-h., *cupr., glon.,*
helo., *jod.,* kali-n., *kalm., lach.,* lachn.,
Lil-t., lith., *merc., mosch.,* nat-m., *nat-p.,*
nit-ac., **Nux-m.,** op., *phys., plat., rhus-t.,*
sep., **Spig.,** *staph.,* stram., *tab., tarent.,*
thea, *ther.*

abends im Bett: Anag., cinnb.

beim Sitzen: Dig.

nachts: Ambr.

Bett, im: Thuj.

Aufwachen, beim: Agar., *lach., merc.*

Druck, bei: Kali-bi.

Liegen, schlechter: Jod.

auf der linken Seite, schlechter: *Camph.,*
tab.

Menses, nach den: Nat-p.

paroxysmal: Nit-ac.

Sitzen, beim: Jod.

Treppensteigen: *Nat-p.*

ZUCKEN (siehe: Schocks): *Agar.,* anac., arg-m.,
calc-p., cina, con., lyc., spong., squil., valer.

Atmen, beim: Lyc.

Bewegen der Arme, beim: Anac.

Brustdrüsen: Croc.

Herz: *Agar., arg-n., calc.,* **fl-ac.,** nat-m.,
Nux-v., sumb., tarent.

abends: Sumb.

ZUSAMMENKRAMPFENDES Gefühl in der
Brust: Samb., stront.

Abb. 30: *Seite aus einem homöopathischen Repertorium (Kent 114, S. 881).*

171

ter, – die Nichtigkeit übersinnlicher Ergrübelungen kennend, die sich in der Erfahrung nicht nachweisen lassen, – nimmt, auch wenn er der Scharfsinnigste ist, an jeder einzelnen Krankheit nichts, als äußerlich durch die Sinne erkennbare Veränderungen … wahr…"

In § 25 spricht er vom *einzigen und untrüglichen Orakel der Heilkunst, der reinen Erfahrung.* In § 100 schreibt er, daß ein „ächter, gründlicher Heilkünstler … nie Vermuthungen an die Stelle der Wahrnehmung setzen" würde *(84)*.

Die Unitas remedii

Das 4. Grundprinzip bei *Hahnemann* ist die Unitas remedii: „In keinem Falle von Heilung ist es nöthig und *deßhalb allein schon unzulässig,* mehr als *eine einzige, einfache* Arzneisubstanz auf einmal beim Kranken anzuwenden" (§273, Organon).

Es sei „unrecht, durch Vielfaches bewirken zu wollen, was durch Einfaches möglich". (§ 274)

Bezüglich der Dosierungsabstände fordert er ebenfalls eine streng individuelle Vorgehensweise: sobald unter Therapie eine Besserung eintrete, dürften keine weiteren Dosen verabfolgt werden; man müsse dann erstmal abwarten.

Erwähnenswert sind auch seine *Theorien zu akuten und chronischen Krankheiten:* Akute Krankheiten würden durch äußere Anlässe, z.B. falsches Essen, induziert. Bei den chronischen müsse man unterscheiden zwischen den *fälschlich* als chronisch bezeichneten Krankheiten, die nur durch fortgesetzte diätetische und andere Fehler bedingt seien und ebenfalls durch entsprechende Umstellung gebessert werden könnten, und den *echten* chronischen Krankheiten, die durch ein *inneres Miasma* bedingt seien. Die drei Miasmen: Psora (Krätze), Sykosis (Feigwarzenkrankheit als Folge von Tripper) und Syphilis sind schon in Kapitel 8 behandelt worden. Diese Seuchen, die, nie richtig auskuriert, von Generation zu Generation weitergegeben würden, stellten die tiefste Verstimmung der Lebenskraft dar. Nur die durch allopathische Kuren bedingte Verstimmung, *das Arzneisiechtum,* sei noch schwerwiegender und tiefer sitzend. Miasma stellt also im homöopathischen Sinne eine *konstitutionelle genetische Information* dar, die als Grundlage aller pathologischen Prozesse bei chronischen Krankheiten angesehen wird. Ohne deren homöopathische Behandlung sei jegliche weitere Therapie sinnlos.

Lokale Krankheiten im eigentlichen Sinn gibt es für *Hahnemann* nicht. Sie würden vielmehr den Versuch des Organismus darstellen, wichtigere Organe durch Verlagerung des Krankheitsgeschehens auf äußere Teile zu entlasten: „Offenbar entschließt sich (instinktartig) die menschliche Lebenskraft, wenn sie mit einer chronischen Krankheit beladen ist, die sie nicht durch eigene Kräfte überwältigen kann, zur Bildung eines Local-Uebels an irgend einem äußern Theile, bloß aus der Absicht, . . . innere Uebel zu beschwichtigen und, so zu sagen, auf ein stellvertretendes Local-Uebel überzutragen, es dahin gleichsam abzuleiten (§ 201, Organon).“

In diesem Punkt stimmt er übrigens mit der damals obherrschenden Humoralpathologie überein.

Totalitätsanspruch der Homöopathie

Hahnemann war charismatisch von seiner Methode überzeugt, er lehnte alle anderen Therapiemethoden ab. Im Organon beginnt er mit seitenlangen Attacken gegen die Humoralmedizin, gegen Aderlässe, Blutegel usw., die allerletztlich nur die Leiden verschlimmerten und dem Patienten Kraft nähmen, ihn schwächten. Die Homöopathie hingegen sei schonend, sanft, vermeide „selbst die mindeste Schwächung, auch möglichst jede Schmerz-Erregung, weil auch Schmerz die Kräfte raubt“ . . . „Homöopathik vergießt *nie* einen Tropfen Blutes, giebt nicht zu brechen, purgiren, laxiren oder Schwitzen, vertreibt kein äußeres Uebel durch äußere Mittel . . . .“ (*84*, S. 9)

Wenn schon irgendwer mit irgendwas einen Heilerfolg gehabt haben soll, dann – nach *Hahnemann* – nur zufällig, daß er nämlich unbewußt homöopathische Prinzipien angewandt habe. „Die *reine homöopathische* Heilart ist der einzig richtige, der einzig durch Menschenkunst mögliche, geradeste Heilweg, so gewiß zwischen zwei gegebenen Punkten, nur eine einzige gerade Linie möglich ist.“ (§ 53, Organon) Wer freilich bald homöopathisch, bald allopathisch behandle, der mache sich eines *„verbrecherischen Verraths an der göttlichen Homöopathie“* (§ 52) schuldig.

Zur Argumentation der Universitätsmedizin

Von der heutigen Universitätsmedizin wird die Homöopathie sowohl theoretisch wie auch praktisch abgelehnt.

Martini beispielsweise, der mehrere kontrollierte klinische Studien mit homöopathischen Mitteln durchgeführt hat, meint, „daß es sich doch immer nur um Einzelerfolge, niemals um objektive, beweisbar durch das homöopathische Verfahren erzielte Heilungen handele" (in *74,* S. 93). Nun sind kontrollierte Studien (s. Kap. 4) schon bei allopathischen Substanzen mit großen Fragwürdigkeiten versehen, zur Überprüfung der *Hahnemann*schen Homöopathie sind sie absolut ungeeignet. Wird doch hier nicht nach klinischen Diagnosen verordnet, sondern nach dem *Arzneimittelbild,* d. h. nach der Gesamtheit der Symptome. So kann der eine Patient mit Bronchialasthma Cuprum, der andere Ipecacuanha und der dritte schließlich Sulfur als Mittel benötigen. Somit ist eine Gruppenbildung nach der Diagnose, wie bei kontrollierten Studien üblich, nicht möglich!

Auch der Vorschlag [66], statt der klinischen Diagnose das homöopathische Arzneimittel als Kriterium für die Gruppenbildung zu nehmen, ist nicht praktikabel: Zum einen bekommt man auf diese Weise nie genügend große Gruppen zusammen, zum anderen müssen die homöopathischen Mittel ja oft während der Behandlung gewechselt werden, je nach Veränderung der Symptome, womit wieder die ganze Gruppenbildung im Eimer wäre.

Somit sind auch Untersuchungen von *Mössinger (140)* problematisch, der zwar zu für die homöopathischen Mittel positiven Ergebnissen kommt, aber auch verschiedenen klinischen Diagnosen einfach ein homöopathisches Mittel zugeordnet hat, z. B. Behandlung des Schleimbeutelhygroms mit Apis, Behandlung der Cholezystopathie mit Absinthium usw.

Nun gibt es bei Tiefpotenzen und homöopathischen Komplexmitteln *relative* Korrelationen zu klinischen Diagnosen – aber nur relative! – dennoch stellen die Arbeiten von *Mössinger* für mich genausowenig eine Bestätigung der Homöopathie dar wie die Arbeiten von *Martini* deren Widerlegung!

Kritik kommt auch aus dem Lager der *klinischen Toxikologie:*

Mit der Nahrung und durch die Umweltverschmutzung würden dem Körper bestimmte, in der Homöopathie verwandte Substanzen ständig zugeführt werden, so daß die homöopathischen Mittel selbst hierzu eine quantité négligeable darstellten (*74,* S. 83).

Sicherlich entstehen durch die Umweltverschmutzung komplexe Vergiftungsbilder, was z. B. heute stattfindende Arzneimittelprüfungen erschwert, mitunter untauglich macht. Auf der anderen Seite freilich kann man die Wirkung der Umweltgifte nicht direkt mit den homöopathischen Wirkungen vergleichen, da es sich bei letzteren ja um *Potenzierungen*, bei ersteren nur um einfache Verdünnungen handelt.

Zugegebenermaßen fällt es jedem erst mal schwer, sich vorzustellen, wie so hohe Verdünnungen noch eine Wirkung haben können:

D6 bedeutet beispielsweise 2 Tropfen Urtinktur auf eine ganze Badewanne voll Alkohol; eine D20 einen Liter Urtinktur auf sämtliche Wassermassen des Erdballs (*118*, S. 343). Schließlich findet sich ab der D23 nach dem sogenannten *Lohschmidt*schen Gesetz kein einziges Molekül Urtinktur mehr in der Alkohollösung.

Wer sich nun näher mit der Materie befaßt, wird feststellen, daß auch im menschlichen Organismus die Serumwerte für Eisen im Bereich D5, für Hormone im Bereich D6 und für Enzyme bis in den Bereich D20 wirksame Veränderungen erzielen (*118*, S. 343).

Wurmser (*281*) gibt eine Zusammenfassung über physikalische, biologische, pharmakologische und medizinische Studien zur Wirkung homöopathischer Substanzen.

Es wird z. B. über einen Versuch von *Nebel* berichtet (in *281*, S. 16), bei dem Hefe zunächst mit Sublimat vergiftet und dann wieder in geeigneten Nährlösungen mit potenziertem Sublimat (D30, D200 und D1000) in Berührung gebracht worden ist. Man verglich die Gärung aufgrund der Freisetzung von Kohlengas mit der vergifteten Kontrollkultur und stellte eine Entgiftung durch die infinitesimalen Dosen fest!

In einer anderen Arbeit wurde in 240 Wachstumsreihen die Wirkung von Silbernitrat in den homöopathischen Potenzierungsgraden D8 bis D19 auf das Längenwachstum von Weizenkeimen untersucht (*265*, S. 35). Man ließ je 50 Weizenkörner in Porzellanschalen mit Silbernitratlösung verschieden hoher Potenzstufen keimen und 5 Tage lang wachsen. Gemessen wurde das mittlere Längenwachstum. Die Versuchsanordnung trug dem Einfluß aller denkbaren äußeren Störgrößen bei der Auswertung separat Rechnung, als Kontrolle wurde jeweils eine Gruppe mit reinem Wasser angesetzt. Die varianzanalytisch-statistische Auswertung trennte die Potenzwirkungen signifikant von der Kontrollgruppe. Innerhalb der Potenzierungsstufen ließen sich *Potenzen mit Wachstumshemmung* von *Potenzen mit Wachstumsförderung* signifikant unterscheiden.

Ein weiterer Versuch wird von dem Kliniker *Hauss* vorgestellt (in *174*, S. 35, s. Abb. 31): Hier wurde die Aktivität des Bindegewebes unter dem Einfluß verschiedener Hormone, z. B. auch Kortison, untersucht. Als Kriterium für die Aktivität galt der Einbau von Isotopen-markiertem Sulfat (^{35}S-Sulfat) in die Rattenhaut. Die abgebildete Kurve zeigt nun, daß Kortison zunächst einen hemmenden Einfluß auf den Sulfateinbau in die Rattenhaut, somit auf die Aktivität des Bindegewebes, ausübt. Die

Wirkung unterschiedlicher Glukokortikoiddosen auf den **Mesenchymstoffwechsel** (aus W. H. Hauss, G. Junge-Hülsing, U. Gerlach: Die unspezifische Mesenchymreaktion, Thieme, 1968, S. 30)

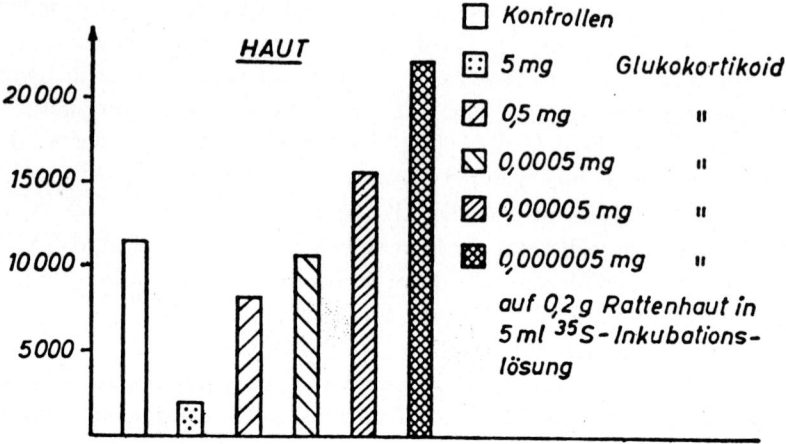

Abb. 31: *Experiment zum Umkehreffekt* (aus *174*, S. 35). Erläuterung im Text.

bindegewebs*suppressive* Wirkung des Kortisons ist ja klinisch bekannt, wird bei der Behandlung des akuten rheumatischen Schubs ausgenutzt usw.

In der Verdünnung 0,5 mg (3. Säule von links; die erste, nicht schraffierte Säule stellt den Vergleichswert ohne Kortison dar) ist der suppressive Effekt geringer, bei einer Verdünnung von 0,0005 mg ist der suppressive Effekt fast Null.

Bei 5×10^{-5} mg (entspricht der D8) sieht man nicht mehr eine suppressive, sondern eine bindegewebs*stimulative* Wirkung, also einen verstärkten Sulfateinbau in die Rattenhaut. Dieser Effekt ist bei 5×10^{-6} mg (entspricht D9) noch verstärkt.

Man nennt dies den sogenannten *Umkehreffekt nach der Arndt-Schulzschen Regel,* die folgendes besagt: *Schwache Reize fachen die Lebenstätigkeit an, mittelstarke fördern sie, starke hemmen sie und stärkste heben sie auf* (in *174*, S. 19).

Dementsprechend kann in der Homöopathie eine Substanz, die in niedriger Potenz giftig und gesundheitsschädlich wirkt, in höherer

Potenz als Heilmittel eingesetzt werden. Nichts anderes besagt auch der Satz des *Paracelsus,* daß alles ein Gift ist, nur die Dosis macht's, ob ein Gift ein Gift ist oder nicht.

Weitere Versuche ergaben: eine Dosis von täglich 0,00001 mg Vitamin D verhütet bei jungen Ratten das Auftreten von Rachitis und 2×10^{-11} g Auxin bewirken noch eine sichtbare Krümmung an wachsenden Hefekeimen (in *74,* S. 91). Weiterhin gibt es verschiedene Tierversuche mit homöopathischen Präparaten, z. B. mit Regenwürmern (in *265,* S. 36). Es liegen auch verschiedene tiermedizinische Statistiken vor, die die Wirkung homöopathischer Mittel z. B. bei Wehenschwäche, bei Indigestion, bei Bronchopneumonie usw. belegen wollen (z. B. *170*).

Verschiedene *biophysikalische Testverfahren* (s. Kap. 18) beanspruchen, den Einfluß homöopathischer Mittel objektivieren zu können. Durch *Beisch* und *Bloess* wurde beispielsweise das *Voll*sche Verfahren der Elektroakupunktur technisch modifiziert und damit angeblich die Reproduzierbarkeit der Ergebnisse erhöht. Dabei ergab eine Untersuchung homöopathischer Medikamente eine deutliche Veränderung des Einschwingvorgangs des Stroms am Akupunkturmeßpunkt (in *265,* S. 36). Ebenso berichtet *Rost,* daß er mit der Thermoregulationsdiagnostik nach *Schwamm* eindeutig die Wirkung von Veratrum in D3, D12 und D30 habe objektivieren können (*189,* S. 181 ff.). [67]

Bei Tiefpotenzen [68] kann man sich ja noch einen stofflichen Effekt vorstellen, der analog der Hormon- oder Enzymwirkung trotz niedriger Dosis durch eine hohe Spezifität eine biologische Wirkung erziele. Bei Hochpotenzen versagt jedoch diese Vorstellung. Was sind diese *geistartigen* Kräfte der Arznei, von denen *Hahnemann* spricht? Durch das Verschüttlungsverfahren, so vermutet man, werde die ursprüngliche Lösungssubstanz (Alkohol bzw. Milchzucker) so verändert, daß ihr eine von der ursprünglich gelösten Substanz ausgehende spezifische Information anhaftet. Der Biophysiker *Popp* stellt sich das so vor (*165,* S. 124): Krankheit stelle eine bestimmte störende Frequenzkomposition elektromagnetischer Wellen im Organismus dar. Passende homöopathische Mittel hätten eine ähnliche Frequenzkomposition, jedoch von höherer Kohärenz, d. h. höherem Ordnungsgrad (s. Kap. 2 und Kap. 18), wodurch sie – aufgrund des höheren Ordnungsgrades also – die ursprüngliche Krankheitsfrequenz zu verdrängen in der Lage seien. Diesen höheren Ordnungsgrad bekämen die Arzneien durch die Verschüttlungsprozedur.

Popp drückt damit die *Hahnemann*schen Vorstellungen in physikalischen Begriffen aus. Freilich sind seine Darlegungen eine Hypothese, da eine direkte Biophotonenstrahlung von homöopathischen Mitteln, insbesondere Hochpotenzen, bislang nicht von ihm festgestellt worden ist. Seiner Ansicht nach seien hierfür die technischen Detektoren nicht sensibel genug. *Indirekt* konnte jedoch bei vergifteten Keimlingen ein

Behandlungseffekt, gemessen an der sichtbaren Veränderung der Biophotonenemission, nachgewiesen werden (in *265*, S. 39).

Ein kleines Stück Papier kann normalerweise einen Menschen nicht umbringen. Wenn es sich jedoch um ein Telegramm handelt, das den Tod eines geliebten Menschen mitteilt, dann kann es bei einem Herzkranken durchaus einen tödlichen Infarkt auslösen. Es kommt nicht auf das Stückchen Materie, das Papier, an, sondern auf die *Information,* die es enthält. Genauso hat man sich die Wirkung homöopathischer Mittel vorzustellen!

Die hier aufgeführten Experimente belegen, daß Substanzen auch in kleinsten Dosen, auch Infinitesimaldosen, eine Wirkung auf biologische Systeme haben können. Damit ist die Homöopathie *nicht* naturwissenschaftlich bewiesen, wohl aber ihre naturwissenschaftliche *Möglichkeit!* Die klinische Erprobung nach konventionellen Methoden (Doppelblindversuch usw.) bringt hier, wie mehrfach erörtert, besonders wenig. [69] Zu den „Plazebovorwürfen", die im Zusammenhang mit der Homöopathie besonders gern gebracht werden, siehe Kapitel 5!

Kritische Würdigung Hahnemanns

Hahnemann war ein genialer Arzt. Er entdeckte das Simileprinzip zwar nicht – schon von *Hippokrates* und *Paracelsus* war es formuliert worden –, er verfeinerte jedoch dieses Prinzip des geistigen Heilens und vervollkommnete es in der therapeutischen Anwendung.

So genial es nun ist, die prima causa der Krankheit im Geistigen zu suchen und auf die geistige Kraft der Arznei zu bauen, so falsch ist es, dieses Prinzip in der Medizin *zu verabsolutieren.* Nur durch die Beherrschung beider Prinzipien, des Simileprinzips wie auch des Contrariaprinzips, und nur in der klassischen Verbindung des spirituellen (Geist) und materiellen (Natur) Aspekts kann die Medizin ihre wahre Kraft zur Hilfe der Patienten entfalten.

Im Gegensatz zu *Hippokrates* und *Paracelsus* aber hat *Hahnemann* keine positive Einstellung zum Naturprinzip. Er spricht vielmehr von der Natur als „Pfuscherin" (in *74*, S. 88) nennt sie „roh, instinktartig", die nicht „klaffende Wundlefzen wie ein verständiger Wundarzt an einander zu bringen und durch Vereinigung zu heilen vermag..." (*84*, S. 22). In gleicher Weise verwirft er samt und sonders die „rauhen" Kuren des Aderlassens und Blutegelsetzens.

Aber kann es nicht humaner sein, dem Patienten kurzfristig durch eine rauhe Kur zu helfen, als ihm, wie das bei Einzelmittelhomöopathen oft geschieht, monatelang mit verschiedenen Mitteln erfolglos zu therapieren, in der Hoffnung, irgendwann doch noch das richtige Mittel zu finden? Genauso wie eine strenge Erziehung mitunter besser sein kann als eine sanfte, genauso kann eine rauhe Kur mitunter besser sein als eine milde. Manche Krankheiten erfordern eben das Fegefeuer der rabiaten, mitunter auch der operativen Therapie, andere dagegen können nach dem sanften „himmlischen" Prinzip der klassischen Homöopathie geheilt werden.

Honegger (106) weist z. B. darauf hin, daß sich die Wirkung einer homöopathischen Konstitutionstherapie vielfach erst nach einer humoralpathologischen, antidyskratischen Therapie entfalten könne.

Es gilt auch hier, die Mitte zu finden zwischen einem Idealismus, der in Sektierertum, und einem Pragmatismus, der in Opportunismus abgleiten kann, d. h. in vordergründige, kurzfristige Symptompfuscherei.

Methodisch ist *Hahnemann* ein reiner Empiriker, mit seinen systematischen Arzneimittelversuchen am Gesunden kann er als ein *Wegbereiter der modernen Pharmakologie* bezeichnet werden.

Aber auch methodisch ist er einseitig, *verabsolutiert das induktive Prinzip* und läßt keinerlei deduktive Aspekte zu. [70]

Die induktive Methode hat freilich, genau wie die deduktive, ihre Schwächen. Es fängt beispielsweise *bei der Erstellung der Materia medica* an, wo *zahlreiche Fehlerquellen* ein falsches Arzneimittelbild ergeben können: z. B. durch unterschiedliche Vorerkrankungen der verschiedenen Prüfer, unterschiedliche Ernährung, unterschiedliche Ansprechbarkeit auf klimatische Einflüsse usw.

Auch das Repertorisieren nach Symptomen ist äußerst lückenhaft; *niemals kann durch Zusammenstückeln der Symptome ein Krankheitsbild ganzheitlich erfaßt werden.* Paracelsus verwendete beispielsweise astrologische (=deduktive!) Kriterien, um das Wesen der Arzneien zu beschreiben: er sprach von einer *Marswirkung* der Arznei, einer *Venuswirkung* usw. Damit erfaßte er viel tiefer das Wesen einer Arznei als dies mit einem rein symptomatologisch-induktiven Vorgehen möglich ist. Nicht umsonst finden die wahrhaft großen Homöopathen ihre Mittel im wesentlichen durch *Intuition* (=deduktiv). Die praktisch-therapeutische Genialität von *Hahnemann* selbst dürfte nicht zuletzt in einer besonderen Entwicklung eben dieser Fähigkeit gelegen haben.

Daß die Homöopathie sich nicht in größerem Maße durchsetzt, führen die klassischen Homöopathen (z. B. *260,* S. 159) auf alles mögliche zurück, nur nicht auf ihre eigene Einseitigkeit. Dabei ist es doch Idealismus, mangelnder Realismus, wenn man nicht von der vorhandenen Vorschädigung der Patienten durch allopathische Therapien ausgeht, wenn man nicht einsieht, daß man oft nur palliativ behandeln kann und daß der „königliche Weg" der Similimumheilung leicht zur fixen Idee ausartet, wenn man ihn nicht in ein ausgewogenes medizinisches Gesamtkonzept einbaut. Ausschließlich geistiges Heilen ist vielleicht im Himmel möglich, jedoch nicht hier auf Erden! In diesem Sinne wäre es auch gut, wenn sich die *Hahnemann*schen Homöopathen in erster Linie wieder als *Ärzte* und nicht als Homöopathen verstünden! [71]

Die Homotoxikologie von Reckeweg

Da, wo die Homöopathie in der Breite angewandt wird, werden die Prinzipien des Meisters sträflich verletzt. In der Regel setzt man *Tiefpotenzen* ein, und diese werden auch noch in sogenannten „Komplex-Gemischen", als *homöopathische Komplexmittel,* verabreicht – nach *Hahnemann* eine Todsünde! Der bekannteste Komplexmittelhomöopath, der seine Lehre als *„Homotoxikologie und Homöotherapie"* versteht, ist *H. H. Reckeweg* (1905–1985).

Wir haben schon kurz in Kap. 2 von ihm gehört. Seine Homotoxikologie [72] ist die Lehre von den *Homotoxinen* (= Menschengiften) *als Ursache jeglicher Erkrankung.* Es handelt sich also um ein *stoffliches* Konzept, in dem die Chemie bzw. Biochemie die Basiswissenschaft darstellt.

Die Toxine können exogen sein (z. B. aus der Nahrung) oder endogen entstehen (z. B. durch schlechte Verdauung etc.). *Krankheit* ist nach *Reckeweg* die *Reaktion des Organismus auf diese Toxine:* Der Organismus versucht sie auszuscheiden, bzw. zu neutralisieren. **Krankheit ist also, zumindest zunächst, eine biologisch sinnvolle Reaktion.** Symptome werden dementsprechend teleologisch, d. h. nach ihrem Zweck, ihrer Richtung verstanden [73] und therapeutisch in der Regel nicht unterdrückt, sondern gefördert. Fieber z. B. stellt in dieser Betrachtungsweise nicht eine mechanische Abweichung eines Ist-Werts vom Soll-Wert dar, die auf die schnellste Art und Weise wieder behoben werden muß in Richtung Normaltemperatur (durch chemische Antiphlogistika usw.), sondern eine Reaktion, bei der durch Temperaturerhöhung sämtliche enzymatischen Vorgänge gesteigert und somit die Körperabwehrreaktionen verstärkt werden.

Die Vikariationslehre

Die Reaktion des Körpers auf die Toxine erklärt *Reckeweg* nun in sechs Phasen: zunächst versucht der Körper das Gift auszuscheiden:
- *Exkretionsphase,* z. B. durch Erbrechen oder Durchfall usw. Gelingt dies nicht oder nicht vollständig, kommt es zur
- *Reaktionsphase.* Hierher gehören alle Entzündungen, für *Reckeweg* die „parenterale Verdauung der Homotoxine". Entzündungen stellen also eine gesteigerte Reaktion des Bindegewebes dar, um Homotoxine abzubauen und abzutransportieren. Gelingt dies wiederum nicht vollständig, so kommt es zur
- *Depositionsphase:* Das sind gutartige Ablagerungsphasen, z. B. als Steine in Nieren und Gallenblasen usw. Der Übergang in die nächste Phase ist bereits durch Zerstörung zellulärer Fermentstrukturen charakterisiert, die in der 4. Phase, der
- *Imprägnationsphase,* noch reversibel und in der 5. Phase, der
- *Degenerationsphase,* nicht mehr reversibel sind. Zur 4. Phase gehören beispielsweise Asthma, Magengeschwüre, toxische Leberschäden; zur 5. Phase dann die Leberzirrhose, die Tuberkulose, multiple Sklerose und fortgeschrittene degenerative Erkrankungen. Die 6. Phase schließlich ist die
- *Neoplasmaphase,* die Tumorphase, in der der Körper, auch hier noch im Sinne einer biologisch zweckmäßigen Reaktion, nach dem Kompensationsprinzip versucht, eine totale endogene Vergiftung zu verhindern, indem er die Gifte im Tumor lokalisiert. Diese sechs Phasen stellt *Reckeweg* dann in einer sogenannten *Sechsphasentabelle* (s. Abb. 32) dar, wobei die Krankheiten von links nach rechts [74] an Schweregrad zunehmen. Zwischen der Phase 3 und 4 liegt der sogenannte *biologische Schnitt.* Diesseits (links) des biologischen Schnitts ist noch Heilung im Sinne einer *restitutio ad integrum* möglich, rechts des biologischen Schnitts nur noch *Defektheilung* (Reparatur) bzw. Siechtum und Tod. Den Übergang von einer Phase in die andere nennt *Reckeweg Vikariation,* wobei er von links nach rechts von einer
- *progressiven Vikariation* und von rechts nach links von einer
- *regressiven Vikariation* spricht.

Heilung ◄———► Siechtum

Gewebe	Humorale Phasen — Krankheiten der Disposition			Imprägnations-phasen	Zelluläre Phasen — Krankheiten der Konstitution	
	Exkretions-phasen	Reaktions-phasen	Depositions-phasen	Imprägnations-phasen	Degenerations-phasen	Neoplasma-phasen
1. Ektodermale **a) epidermale**	Schweiß, Zerumen, Talg u. a.	Furunkel, Erythem, Dermatitis, Ekzem, Pyodermien u. a.	Atherome, Warzen, Keratosen, Clavi u. a.	Tätowierung, Pigmentierung u. a.	Dermatosen, Lupus vulgaris, Lepra u. a.	Ulcus rodens, Basaliom u. a.
b) orodermale	Speichel, Schnupfen u. a.	Stomatitis, Rhinitis, Soor u. a.	Nasenpolypen, Cysten u. a.	Leukoplakie u. a.	Ozaena, Rhinitis atrophicans u. a.	Ca. d. Nasen- u. Mundschleimhaut
c) neurodermale	Neurohormonale Zellabsonderung u. a.	Poliomyelitis im Fieber-Stadium, Herpes zoster u. a.	benigne Neurome, Neuralgien u. a.	Migräne, Tics u. a., Virus-Infektion (Poliomyelitis)	Paresen, M. Skler., Opticusatrophie, Syringomyelie u. a.	Neurom, Gliosarkom u. a.
d) sympathiko-dermale	Neurohormonale Zellabsonderung u. a.	Neuralgien, Herpes zoster u. a.	benigne Neurome, Neuralgien u. a.	Asthma, Ulcus ventr. ot duodeni u. a.	Neurofibromatose u. a.	Gliosarkome u. a.
2. Entodermale **a) mukodermale**	Magen-Darm-Sekrete, CO$_2$, Sterkobilin u. a., Toxine mit Faeces	Pharyngitis, Laryngitis, Enteritis, Colitis u. a.	Schleimhautpolypen, Obstipation, Megacolon u. a.	Asthma, Heiserkeit, Ulc. ventr. et duod., Karzinoid-Syndr.u.a.	Tuberkulos. der Lunge u. d. Darms u. a.	Ca. d. Larynx, Magens, Darms, Rektums u. a.
b) organodermale	Galle, Pankreassaft, Hormone d. Thyreoidea u. a.	Parotitis, Pneumonie, Hepatitis, Cholangitis u. a.	Silicosis, Struma, Cholelithiasis u. a.	Toxische Leberschäden, Lungeninfiltrat, Virus-Infekte u. a.	Leberzirrhose, Hyperthyreose, Myxödem u. a.	Ca. d. Leber, Gallenblase, Pankreas, Thyreoidea, Lungen
3. Mesenchymale **a) interstitiodermale**	Mesenchymale Interstitialsubstanz, Hyaluronsäuren u. a.	Abszeß, Phlegmone, Karbunkel u. a.	Adipositas, Gichttophi, Ödeme u. a.	Vorstadien von Elephantiasis u. a., Grippe-Virus-Infekt	Sklerodermie, Kachexie, Hottentottenschürze u. a.	Sarkom verschiedener Lokalisation u. a.
b) osteodermale	Hämopoese u. a.	Osteomyelitis u. a.	Hackensporn u. a.	Osteomalazie u. a.	Spondylitis u. a.	Osteosarkome u. a.
c) hämodermale	Menses, Blut- u. Antikörperbildung	Endocarditis, Typhus, Sepsis, Embolie u. a.	Varizen, Thromben, Sklerose u. a.	Angina pectoris, Myokardose u. a.	Myocardinfarkt, Panmyelonhthise, Anämia pernic. u. a.	Myeloische Leukämie, Angiosarkome u. a.
d) lymphodermale	Lymphe u. a., Antikörperbildung	Angina tonsillaris, Appendizitis u. a.	Lymphdrüsenschwellungen u. a.	Lymphatismus u. a.	Lymphogranulomatose u. a.	Lymphat. Leukämie, Lymphosarkome u.a.
e) cavodermale	Liquor, Synovia	Polyarthritis u. a.	Hydrops u. a.	Hydrocephalus u. a.	Coxarthrose u. a.	Chondrosarkome u.a
4. Mesodermale **a) nephrodermale**	Urin mit Stoffwechsel-Endprodukten	Cystitis, Pyelitis, Nephritis u. a.	Prostatahypertrophie, Nephrolithiasis u. a.	Albuminurie, Hydronephroso u. a.	Nephrose, Schrumpfniere u. a.	Nieren-Karzinom, Hypernephrom u. a.
b) serodermale	Absonderungen der serösen Häute	Pleuritis, Pericarditis, Peritonitis u. a.	Pleuraexsudat, Ascites u. a.	Vorstadien von Tumoren u. a.	Tbk. der serösen Häute u. a.	Ca. der serösen Häute u. a.
c) germinodermale	Menses, Semen, Prostatasaft, Ovulation u. a.	Adnexitis, Metritis, Ovariitis, Salpingitis, Prostatitis u. a.	Myome, Prost. hyp. Hydrocele, Zysten, Ovarialzyste u. a.	Vorstadien von Tumoren (Adnexe, Uterus, Hoden u. a.)	Impotentia virilis, Sterilität u. a.	Ca. d. Uterus, der Ovarien, Testes u. a.
d) muskulodermale	Milchsäure, Laktazidogen u. a.	Muskelrheuma, Myositis u. a.	Myogelosen, Rheuma u. a.	Myositis ossificans u. a.	Dystrophia musculorum progressiva u. a.	Myosarkome u. a.
	Exkretionsprinzip. Fermente intakt. Selbstheilungstendenz. Prognose günstig.			Kondensationsprinzip. Fermente geschädigt. Verschlimmerungstendenz. Prognose dubios.		

Biologischer Schnitt

Abb. 32: *Sechs-Phasen-Tabelle nach Reckeweg* (aus 174, S. 59). Erklärung im Text.

Solche progressiven Vikariationen können sich ergeben, wenn z. B. aus einer einfachen Angina tonsillaris, die suppressiv behandelt wird, eine Glomerulonephritis entsteht oder in einem anderen Fall eine Myokarditis. Eine andere klinisch bekannte progressive Vikariation ist die von der Angina tonsillaris über die rheumatische Polyarthritis zum rheumatischen Herzklappenfehler.

Reckeweg greift also das von *Hahnemann* postulierte *Prinzip der „zurückgeschlagenen Krankheiten"* wieder auf, differenziert es und entwickelt es weiter.

Auf der anderen Seite kann man durch biologisches Heilen häufig ein „Rückspulen des Krankheitsfilmes" erleben, eine regressive Vikariation. Ich erinnere mich an einen Fall, wo durch homöopathische Behandlung eines Ekzems eine massive Angina tonsillaris exazerbiert ist, durch deren *biologische* Behandlung dann das Ekzem abgeheilt ist.

Auch werden vereinzelt Spontanheilungen bei Karzinomen über fieberhafte Zustände und Erysipele berichtet, was einer klassischen regressiven Vikariation entspräche.

Aus dem *teleologischen* Krankheitsverständnis ergeben sich, im Gegensatz zum mechanisch kausalen der Universitätsmedizin, vielfach andere therapeutische Konsequenzen. Bei Fieber wird, wie wir schon gesagt haben, biologisch nicht suppressiv, sondern eher stimulativ behandelt. [75]

Bei Blutzuckererhöhung wird diese aus biologischer Sicht zunächst als Kompensation (s. bei *Wendt,* Kap. 12) verstanden. Der Blutzuckerspiegel darf dann nur schonend gesenkt werden, freilich nicht bis auf den Normwert des Gesunden, da sonst eine *relative* Hypoglykämie bestünde.

Vielen Patienten, die unter Glibenclamid mit Blutzuckerwerten von 120 mg% und schlechtem Allgemeinbefinden herumlaufen, kann durch einfaches Absetzen der Therapie geholfen werden! Man muß hier einerseits höhere „Normwerte" tolerieren, auf der anderen Seite freilich als Kausaltherapie entsprechende eiweißentspeichernde Maßnahmen und anderes anschließen.

Neben dem teleologischen Aspekt ist der *dynamische* im Krankheitsverständnis *Reckewegs* hervorzuheben. Die Universitätsmedizin teilt Krankheiten oft zu sehr schubladenmäßig ein und sieht wenig die Zusammenhänge zwischen den einzelnen Krankheiten, wie sie in der Sechsphasentabelle zum Ausdruck kommen. Bestimmte Phänomene der progressiven Vikariation sind zwar in der Klinik als sogenanntes Nebenwirkungsproblem bekannt, z. B. das Magengeschwür nach vielfach praktizierter massiver Kortison-Butazolidin-Therapie der Lumbalgie. [76] In anderen Fällen ist z. B. der Zusammenhang nicht bekannt: so das Auftreten von Ekzemen nach suppressiv behandelten einfachen Infekten oder auch das Auftreten von Pankreatitiden und Magengeschwüren nach antibiotisch behandelter Sinusitis oder Akne vulgaris usw.

Kritik an Reckeweg

Reckeweg stellt sein System, was man kritisch anmerken muß, als naturwissenschaftlich chemisch dar. Mitunter tut er so, als wäre die chemische Grundlegung der Homöotherapie gar keine Frage mehr. Er referiert zwar viele klassische Versuche aus der Chemie und Biochemie, ohne aber einen direkten Zusammenhang zur Wirkung seiner Homöopathika, die er „Homöotherapeutika" nennt, herzustellen. Hierfür hat er vielmehr auch nur eine Hypothese, daß nämlich die Homöotherapeutika einen zusätzlichen, in Reserve liegenden ähnlichen Abwehrmechanismus nach dem Impfprinzip induzierten, der dann eine entscheidende Hilfe bei der Abwehr der ursprünglichen Krankheit darstelle. Man sollte aber ein von seinem Wesen her natur*philosophisches* Konzept, gegen das ja nichts einzuwenden ist, nicht als natur*wissenschaftliches,* experimentell verifiziertes, hinstellen, was *Reckeweg* mitunter tut.

Weiterhin ist es sicherlich interessant, daß er als einer der bekanntesten zeitgenössischen Homöopathen *in völligem Gegensatz zur theoretischen Konzeption Hahnemanns* steht, was sowohl ihm, wie auch den meisten Heel-Therapeuten, nicht mal unmittelbar bewußt ist. Denn die Homotoxikologie ist nichts anderes als eine den Begriffen der Biochemie angepaßte *Humoralpathologie:* Krankheit wird primär als stoffliche Veränderung (im Gegensatz zu *Hahnemann)* aufgefaßt und die Natur wird in der Krankheit als biologisch zweckmäßig reagierend eingeschätzt (bei *Hahnemann* ebenfalls das Gegenteil). Dementsprechend kann *Reckeweg* für Hochpotenzen, wiewohl er sie praktisch einsetzt, keinerlei *theoretische* Erklärung finden. Hier manifestiert sich – umgekehrt wie bei *Hahnemann* – die Insuffizienz seines *einseitig humoralen Konzepts,* das den Gegenpol außer acht läßt, im engeren Sinne die Neuralpathologie, im weiteren Sinn das immaterielle Lebensprinzip *Hahnemanns.* [77]

Die Homöopathie in der Allgemeinpraxis

Sie spielt hier eine wichtige Rolle: Als sanfte Alternative bei Akuterkrankungen und als nebenwirkungsfreie in der Langzeittherapie bei chronischen Erkrankungen.

Dabei empfiehlt es sich, weniger aus grundsätzlichen als aus pragmatischen Erwägungen heraus, *vorwiegend Komplexmittel* einzusetzen. Das sind Kombinationen verschiedener Tiefpotenzen, meist „Polychreste", d. h. Mittel mit einem breiten Indikationsspektrum. Diese Komplexmittel kann man *in etwa* nach klinischen Symptomen verordnen. Das Vorgehen ist deshalb relativ einfach für den konventionell ausgebildeten Arzt zu erlernen. Er braucht sich nur eine *Materia medica* (= Arzneimittelverzeichnis) einer Komplexmittelarzneifabrik [78] zu besorgen und braucht auch keine besonderen Kurse diesbezüglich mitzumachen. Man muß dann Schritt für Schritt einzelne Mittel ausprobieren, ihre Möglichkeiten und Grenzen kennenlernen und sie in sein therapeutisches Repertoire aufnehmen.

Praktisch gesehen, haben wir also auch in der Homöopathie, wie in der Akupunktur, die Alternative zwischen einem *fundamentalistischen* (dem *Hahnemann*schen) und einem *pragmatischen* Konzept. Dabei wird in der Kassenpraxis wieder das Pendel zum pragmatischen ausschlagen, nämlich zur Komplexmittel-Homöopathie.

Man hat diesbezüglich den guten *Vergleich von Schrotflinte und Kugelgewehr* gemacht: Das Einzelmittel-Simile (wenn es paßt, eine stark wirksame Waffe gegen die Krankheit) entspräche dem Kugelgewehr; man kann freilich leicht danebenschießen. Mit der Schrotflinte (Komplexhomöopathie) ist die Treffsicherheit wesentlich größer, dafür der Effekt nicht so intensiv. Das Prinzip ist also, durch Kombination verschiedener Homöopathika die Treff*sicherheit* zu erhöhen, wenngleich auf Kosten der Treff*intensität*. Man kann darüber hinaus auch Komplexhomöopathika verschiedener Firmen miteinander mischen, was ich von meinem verehrten Hausarzt Dr. *H. Lobmeyer* aus Cham übernommen habe: z. B. eine Mischung aus

Vertigoheel
Cocculus oplx
Aesculusheel MDS. 3 × 25 Trpf.

(Ich nenne diese Mischung „Vertigoheel ff"), die sich bei funktionellem Schwindel, also nach Ausschluß organischer Ursachen, bewährt. Bei der

Vielzahl der angebotenen Komplexsubstanzen in Tiefpotenz kann man davon ausgehen, daß eine oder mehrere mehr oder weniger auf das betreffende Syndrom einwirken. [79]

Auf der anderen Seite gelingt es durch diese Therapie freilich nicht, lange bestehende, sozusagen fest eingefressene Krankheiten entscheidend „aufzureißen" und eine grundsätzliche Wende herbeizuführen. Hierfür bedarf es drastischerer Verfahren, z. B. der *Aschner*-Methoden oder auch konventioneller klinischer Methoden: Beispielsweise beginnt man, eine labormäßig diagnostizierte Hyperthyreose schulmäßig mit Thyreostatika zu behandeln, z. B. Favistan®, geht dann aber, sobald eine klinische Besserung eingetreten ist (Pulsfrequenz, Gewicht) auf die homöopathische Therapie über. In leichteren Fällen der Hyperthyreose, der sogenannten thyreogenen vegetativen Dystonie (der TRH-Test ist hier noch unauffällig, es besteht aber schon eine Reihe klinischer Hyperthyreose-Symptome) kommt man von Anfang an mit der homöopathischen Therapie aus.

Was man jedoch nicht machen sollte: Eine suppressive und eine homöopathische Therapie gleichzeitig laufen zu lassen. Denn durch die suppressive Therapie wird die Sensibilität des Organismus gegenüber Feinreizen, auch therapeutischen Feinreizen, wie Akupunktur, Homöopathie usw., reduziert bzw. aufgehoben. Genauso wie es vergeudete Liebesmüh ist, eine Patientin, die die Pille ständig nimmt, gegen ihre Kopfschmerzen zu akupunktieren, genauso vergeblich ist es, einen Patienten, der chemische Beruhigungsmittel, z. B. Tranquilizer, nimmt, homöopathisch zu beeinflussen. Also *nicht gleichzeitige* Kombination, *wohl aber zeitlich versetzte* in dem Sinne, daß man mit der schulmedizinischen Methode oder auch einer drastischen alternativen Methode die Spitze des Krankheitsprozesses kupiert (suppressive Therapie), bzw. eine eingefahrene Situation „aufreißt" (Blutegel, Cantharidenpflaster usw.) und dem Organismus dadurch Luft verschafft. Wenn er dann aus dem gröbsten ist, setzt die sanfte homöopathische Ausheilung an.

Indikationen für homöopathische Komplexmittel

Welche Indikationen haben wir für die Homöopathie in der Allgemeinpraxis? Zunächst sind es die **grippalen Infekte.** Hier wird man nun einwenden, daß diese in der Regel von selbst vergehen, bzw. wir genügend andere Medikamente schulmedizinischerseits hierfür hätten.

186

Der Unterschied liegt jedoch in der *Komplikationsrate*. Komplikationen im Sinne von schweren Bronchitiden, Pneumonien, entzündlichen Nephropathien, kardialen Verschlechterungen usw. gibt es fast ausschließlich bei suppressiv behandelten grippalen Infekten, nicht bei homöopathisch behandelten, wird doch bei letzteren der Körper in seiner Abwehr stimuliert. Dabei werden manche Symptome wie Fieber, Schweißausbruch usw. zunächst mitunter verstärkt. Für ungeduldige Patienten und auch solche, die aus Angst um den Arbeitsplatz sich keinen Tag Fieber leisten wollen, ist diese Therapie dann natürlich nicht geeignet. Man muß denen aber zumindest die Folgen eines unterdrückten Virusinfekts im Sinne der progressiven Vikariation vorhalten.

Bewährte Mittel zur Infektbekämpfung in unserer Praxis sind Grippheel® und Engystol® als Mischspritze (subkutan injiziert), Contramutan®, Metavirulent® (hier sind noch Grippenosoden enthalten, s. Kap. 17), Esberitox® [80], Toxiloges®. Es gibt noch zahlreiche Mittel anderer Firmen. Auch bei Angina tonsillaris, selbst wenn eitrige Beläge bestehen, ist nur in den seltensten Fällen eine antibiotische Therapie erforderlich. Auch hier bewähren sich homöopathische Kombinationen bestens, z. B. Anfokali forte, Mercurius solubilis Injeel forte gemischt mit Traumeel und Hepar sulfuris Injeel forte (subkutan 3 Tage lang hintereinander als Mischspritze verabreicht). Peroral Mercuriusheel, Tonsiotren zum Lutschen, Symbioflor I (ein Bakterienpräparat s. Kap. 21). Man muß die Patienten am Anfang *engmaschig kontrollieren,* um das Ansprechen der Therapie zu überprüfen.

Die zweite Indikationsgruppe umfaßt die **verschleppten Infekte**, die **unspezifischen Lymphknotenschwellungen**, vor allem bei Kindern die **allgemeine Infektanfälligkeit** (im Blutbild oft eine leichte Leukopenie). Hier wirken die Komplexhomöopathika als *milde Immunstimulativa* (s. Kap. 17). Man verwende dieselben Mittel wie bei den akuten Infekten, nur dann über einen längeren Zeitraum von zirka 6 Wochen, z. B. Lymphomyosot Trpf. oder Lymphozil forte Drgs.

Die dritte Indikationsgruppe stellen bei mir die **hormonellen Dysregulationen** dar. Das Beispiel mit der Hyperthyreose habe ich schon erwähnt, das gleiche gilt auch für die euthyreote Struma: Bei schweren Formen zunächst Hormontherapie mit Euthyrox® o. ä., sobald der Organismus darauf angesprochen hat, die Struma weicher geworden ist, Umstellung auf Strumeel forte, Conium oplx. und Hormeel, bei hyperthyreoten Phasen Glonoin Homaccord.

Auch Dysregulationen der Ovarien reagieren in leichteren Fällen auf homöopathische Mittel, z. B. Praefeminon® Trpf. (Periodestörung bei jungen Mädchen), Feminon® Trpf. bei sonstiger Oligomenorrhoe, ebenso Hormeel. Klimaktheel bei klimakterischen Beschwerden, Gynäkoheel, wenn entzündliche Prozesse (Adnexe) mit im Spiel sind. Näheres siehe in den entsprechenden Firmenverzeichnissen!

Die vierte empfehlenswerte Indikationsgruppe stellen die **Hautkrankheiten** dar: Bei diversen Formen von *Ekzemen, Neurodermitis* etc. empfiehlt sich ein Behandlungsversuch z. B. mit Cutis comp. Amp. (Heel), gleichzeitig Psorinoheel und Galiumheel (zur „Umstimmung"), dann Schwefheel, Graphites Hom., Belladonna Hom. und Sulfurheel.

Bei *Abszessen* zur verstärkten Reifung: Mercuriusheel oder Mercurius solubilis oplx. (Madaus) und Hepar sulf. oplx. (zur Einschmelzung).

Schließlich möchte ich noch den Einsatz bei bestimmten Formen von **Durchblutungsstörungen** erwähnen:

- Bei *Tinnitus:* Versuch mit Capsicum oplx., Aesculus-Heel, Vertigoheel MDS. 3 × 25 Trpf.
- bei *Reisekrankheit:* Cocculus oplx.
- bei *Hämorrhoiden:* Aesculus-Heel und Hamamelis oplx. gemischt, bei leichten Stauungen im großen Kreislauf noch zusätzlich Convacard® in die Flasche hineinmischen.
- bei *Migräne* als Basisbehandlung: Cyclamen oplx., Vertigoheel, Spigelon MDS. 3 × 25 Trpf.
  Wichtiger ist hier die Akupunktur.

Generell kann man sagen, Komplexhomöopathie *als Basisbehandlung* bei funktionellen, *nicht* schmerzhaften Erkrankungen (=funktionellen humoralen Erkrankungen – die *Tief*potenztherapie ist eine *stoffliche* Therapie)!

Bei funktionellen *schmerzhaften* Erkrankungen (=funktionellen neuralen Erkrankungen) Neuraltherapie oder Akupunktur bzw. Chirotherapie, s. Kap. 25)!

Diese Hinweise mögen als Einstieg für die Praxis genügen, weitere Hinweise zu homöopathischen Rezepturen s. Kap. 26! [81]

14. KAPITEL

Über Chirotherapie

Heilungen durch Handgrifftechniken an Gelenken soll es schon in der Frühzeit der Medizin gegeben haben. *Hippokrates* praktizierte dies als *Rhachiotherapie*. In der Volksmedizin der letzten Jahrhunderte waren es vor allem Schäfer, die mit sphäroiden Griffen Gelenkfunktionen wieder normalisierten.

Die Chiropraxis in ihrer heutigen Form geht auf die Amerikaner *Still* und *Palmer* zurück.

A.T. Still war Arzt, *D.D. Palmer* Gemischtwarenhändler. Im Jahre 1892 gründete *Still* seine Osteopathenschule in Missouri, 3 Jahre später, angeblich unabhängig von *Still, Palmer* seine Chiropraktorenschule in Iowa.

Beide hatten gewisse Schlüsselerfolgserlebnisse. So ist z. B. von *Palmer* folgende Geschichte überliefert (in *118*): ein Neger sei zu ihm gekommen und habe ihm erzählt, daß es beim Heben eines Klaviers plötzlich in seiner Halswirbelsäule geknackst hätte und er von diesem Zeitpunkt an taub gewesen sei.

Palmer soll die betreffende Stelle untersucht und auch einen *herausgesprungenen* Wirbel festgestellt haben. Durch *Reposition* dieses Wirbels hätte der Neger ab sofort wieder hören können.

So fantastisch dies klingt, so ist es doch für chiropraktisch tätige Ärzte durchaus glaubhaft. Ich habe z. B. anläßlich einer Jugendschutzuntersuchung bei einem Siebzehnjährigen eine schwere einseitige Hörstörung mit der Stimmgabel festgestellt. Nach Manipulation des Atlas völlig normales Hörverhalten, wiederum überprüft mit der Stimmgabel.

Palmer stellte nun die Theorie auf, sämtliche Krankheiten seien durch *subluxierte* Wirbel verursacht und durch entsprechende *Repositionen* heilbar.

Das wichtigste war ihm die Heilung mit einem Griff, hole in one, abgekürzt HIO. Die Osteopathen um *Still* dagegen bemühten sich mehr um Weichteiltechniken, Muskelübungen usw., also um die Kleinarbeit rundherum.

In Deutschland sind – gegen den heftigen Widerstand vor allem der orthopädischen Kliniken – zwei chiropraktische Zentren entstanden: das von *G. Gutmann* inaugurierte *Ärzteseminar Hamm* und das von *K. Sell* gegründete *Ärzteseminar Isny-Neutrauchburg.* Analog dazu gab es zwei Gesellschaften: die FAC (Hamm) und die MWE (Neutrauchburg).

Beide Gesellschaften haben sich 1966 zur *„Deutschen Gesellschaft für Manuelle Medizin* e. V." (DGMM) zusammengeschlossen. Um sich von den nichtärztlichen Chiropraktoren auch begrifflich abzusetzen, entschloß man sich, nicht mehr das Wort „Chiropraxis", sondern nur noch den Begriff *„Chirotherapie"* zu verwenden. Durch Beschluß des Deutschen Ärztetages 1976 können Ärzte, die eine entsprechende Spezialausbildung durchmachen, die Zusatzbezeichnung „Chirotherapie" auf dem Arztschild führen.

Die funktionelle Betrachtungsweise der Chirotherapie

Die Chiro*therapie* bildet zusammen mit der Chiro*diagnose* die manuelle Medizin. Die Chirodiagnose untersucht die Funktion der Wirbelsäulen-Gelenke (Wirbelbogengelenke, Kosto-Transversalgelenke, Atlanto-Okzipitalgelenke, Ileosakralgelenke), andererseits auch die Gelenke der Extremitäten.

Die klassische Orthopädie hat sich lange Zeit überhaupt nicht um die Funktion der Wirbelgelenke gekümmert und räumt auch heute noch der Bandscheibe die Priorität bei der Genese vertebraler Störungen ein.

Wiewohl jeder, der schon einmal eine Bandscheibenoperation durchgeführt hat, bestätigen wird, daß ein „Rein- und Rausrutschen" der Bandscheiben ein blanker Unsinn ist, spricht man landauf, landab immer noch von Wurzelreizsymptomen durch „sich verwölbende Bandscheiben" *(Protrusionstheorie).* Allenfalls den degenerativen Spätschäden am Wirbelgelenk, der *Spondylarthrose,* läßt man einen pathogenetischen Wert zukommen. Hier muß man freilich wieder fragen, warum es zahlreiche Wurzelirritationen ohne röntgenologisch degenerative Veränderungen, andererseits zahlreiche röntgenologisch nachgewiesene degenerative Schäden ohne Wurzelirritationen gibt? Warum es weiterhin an der Brustwirbelsäule, an der anerkanntermaßen nie ein Diskusprolaps vorkommt, vertebragene Schmerzsyndrome genauso vorkommen wie im HWS- und LWS-Bereich.

Kurzum, die Theorie von der strukturbedingten Wurzelirritation im Sinne des Bandscheiben*prolapses* gilt nur für eine kleine Zahl der Fälle, im Sinne der sogenannten Bandscheiben*protrusion* ist sie unhaltbar. Die Chirodiagnostik stellt demgegenüber fest, *daß die meisten vertebragenen*

Schmerzsyndrome durch „Blockierung" der Wirbelbogengelenke zustande kommen.
Dabei hat man unter *Blockierung* eine reversible, also funktionelle
Hypomobilität des Gelenks zu verstehen, die durch eine Dysrelation der
Gelenkpartner bedingt ist und nicht durch *extra*arthrogene Strukturen
wie Muskeln, Nerven und Bänder.

Diese funktionelle Dysrelation der Gelenkpartner kann durch Chirotherapie geheilt werden. Die Chirotherapie kann also nur Befunde
korrigieren, die

- *funktionell* und nicht durch pathologisch-anatomische Veränderungen
  bedingt sind.
- die durch *Fehlstellung der beiden Gelenkflächen* zueinander und nicht etwa
  durch posttraumatische Bänderkürzungen und Nervenschäden bedingt sind.
- die durch eine *Hypomobilität* charakterisiert sind, d. h. durch eine
  Einengung des Gelenkspielraums und *nicht* etwa durch eine Vergrößerung des Gelenkspielraums im Sinne einer *Hyper*mobilität, die in der
  Regel ligamentäre Ursachen hat.

Zur Theorie der „Blockierung"

Diverse Theoretiker haben sich über das Wesen dieser Blockierungen
den Kopf zerbrochen: man vermutete eingeklemmte Menisci, obwohl
man auch Gelenke erfolgreich chirotherapieren kann, in denen nie ein
Meniscus gefunden worden ist. Man vermutete eine Veränderung des
Viskositätsgrades der Grenzflächenschmierung (Thixotropie), die durch
Änderung der elektrischen Ladung der Gelenkoberflächen zustande
kommen soll.

Andere vermuten eine eingerissene Chondrosynovialmembran als
Ursache, und wieder andere verlegen die Hauptursache außerhalb des
Gelenks im Sinne einer „richtungsgebundenen Erhöhung des segmenta-
len Muskeltonus infolge einer Störung des Gammasystems" (in *144,*
S. 53).

Einig ist man sich, daß die grobmechanische Theorie von der
„Subluxation" nicht zutrifft. Denn der Subluxation im *chirurgischen* Sinne
liegt eine pathologisch-anatomische Veränderung mit Verletzung des
Kapsel- und Bandapparats zugrunde, wohingegen die Blockierung sich
innerhalb des anatomisch vorgegebenen Gelenkspielraums abspielt. [82]
Dabei ist der *Neutralpunkt,* die ideale Mittelstellung des Gelenks,

verschoben, so daß die *Beweglichkeit in eine oder mehrere Richtungen eingeschränkt* ist. Auf der anderen Seite sind aber immer noch Bewegungen in eine oder mehrere Richtungen möglich. Die zum Gelenk gehörende Muskulatur ist dabei auf nervös-reflektorischem Wege entsprechend der Richtung der Bewegungseinschränkung verspannt (*144*, S. 50).

Chirodiagnostik

Im *K. Sell*-Seminar lernt man die Chirodiagnose in drei Schritten: (*Bischoff* in *29*, S. 21 ff.):

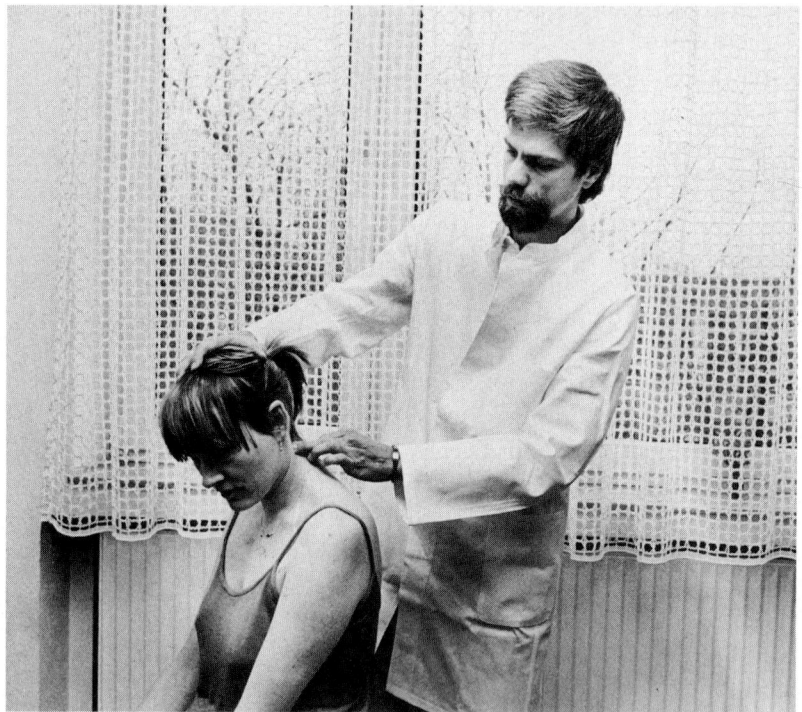

Abb. 33: *Segmentale Irritationszonendiagnostik.*
Der Untersucher palpiert mit *sanftem* Druck die Irritationszone (hier mit dem linken Mittelfinger in Höhe von C3). Mit der anderen Hand werden die verschiedenen Bewegungsmöglichkeiten des betreffenden Gelenks (hier C2/C3) ausgeführt. Der palpierende Finger fühlt dabei, ob sich die Irritationszone verhärtet oder weicher wird, je nach blockierter Richtung. In der blockierten Richtung empfindet der Patient auch einen stärkeren Druckschmerz als in der freien.

- *segmentale Funktionsprüfung:* Durch passive Bewegung wird untersucht, in welchem Segment und in welche Richtung eine Funktionseinschränkung besteht.
- *Suche des Irritationspunktes:* Jedem Wirbelgelenk ist in der autochthonen Rückenmuskulatur ein Punkt zugeordnet, der bei Blockierung des Gelenks irritiert ist, d. h. deutlich gelotisch und druckdolent.
- *segmentale funktionelle Irritationszonendiagnostik:*
  Während man einen Finger palpierend am Irritationspunkt hält, führt man Gelenkbewegungen in die verschiedenen Richtungen durch (s. Abb. 33). Die Richtung, bei der sich subjektiv der Schmerz verstärkt und der palpierende Finger eine Zunahme der Gelose feststellt, nennt man *blockierte Richtung.* Die Bewegungsrichtung aber, bei der der Schmerz nachläßt und der palpierende Finger ein Weicherwerden der Gelose feststellt, nennt man *freie Richtung.*
  Damit ist gleichzeitig die Richtung für den therapeutischen Eingriff festgelegt, der *immer in die freie Richtung* erfolgt. Wenn beispielsweise eine Blockierung bei C1/C2[83] im Sinne einer beeinträchtigten Flexion und Linksrotation besteht, dann geht der therapeutische Griff in Richtung Extension und Rechtsrotation.
  Wenn keine freie Richtung besteht, z. B. bei entzündlichen Prozessen, **ist jegliche Chirotherapie kontraindiziert!**

Chirotherapie

Bei der praktischen Durchführung der Behandlung muß man auf fünf Prinzipien achten (nach *Bischoff, 30,* S. 145 ff.):

1. richtige *Lagerung* des Patienten: Sie ist unabdingbare Voraussetzung für die korrekte technische Durchführung der Manipulation.

2. Aufnahme des *Tiefenkontakts:* Die oberflächlichen Gewebsteile (Haut und Unterhaut) werden „ausgestrichen", bis die manipulierenden Hände festen Kontakt mit den knöchernen Strukturen haben. Beim Impuls selbst darf sich das Unterhautgewebe oder die Muskulatur nicht mehr verschieben.

3. die *Vorspannung:* Unter Halten des Tiefenkontakts wird in die vorgesehene Behandlungsrichtung langsam und kontinuierlich eine Traktion und/oder Rotation ausgeführt.

4. *Mobilisierender Probezug:* Man geht jetzt kontinuierlich (!), unter gehaltener Vorspannung, bis zum Endpunkt des physiologischen Ge-

lenkspielraums. Treten beim Probezug Schmerzen auf, beim Probezug an der Halswirbelsäule evtl. auch Schwindelerscheinungen (Arteria verte-bralis!), dann darf der Griff in diese Richtung nicht stattfinden. Das Gelenk muß noch einmal untersucht werden, die Indikation neu gestellt werden!

5. *Mobilisation mit Impuls = Manipulation.*

Bis zum Schritt 4 spricht man innerhalb der Chirotherapie von *mobilisierenden* Verfahren; das sind also langsame, kontinuierliche Bewe-gungen zur Vergrößerung des Gelenkspielraums. Sie spielen in der Krankengymnastik im Rahmen der Rehabilitation eine Rolle. Die Quintessenz der Chirotherapie jedoch, ihr Kernstück, ist der 5. Schritt: die Mobilisation mit Impuls, also die Manipulation. Dieser Impuls muß sehr schnell, sehr kurz und mit ganz wenig Kraft ausgeübt werden.

Gerade hier passieren natürlich bei falscher Technik die meisten Fehler, sei es, daß der Impulsweg oder die Impulszeit zu lange sind („Durchrei-ßen" oder „Hängenbleiben im Impuls") oder zuviel Kraft aufgewandt wird. Ein großes Fingerspitzengefühl ist erforderlich! Beim Impuls wird offenbar, daß die Chirotherapie doch mehr eine Kunst denn eine Technik ist!

Um den Patienten durch den Impuls zu überraschen und zu verhin-dern, daß er im entscheidenden Augenblick gegenspannt, kann man sich gewisser Tricks bedienen: Man läßt ihn beispielsweise in die Richtung der geplanten Manipulation blicken und führt den Impuls selbst in der zweiten Hälfte der Exspiration durch, jedoch noch rechtzeitig vor Ende der Exspiration, da er in der sofort einsetzenden *In*spiration wieder verspannen würde.

Noch wichtiger ist eine *ruhige Ausstrahlung des Arztes,* denn sonst führt die mitunter sehr innige Umarmung des Patienten zu Angst und Abwehrreflexen. Wenn man in Hektik und Zeitnot ist, sollte man also keine Chirotherapie betreiben!

Indikationen der Chirotherapie

Ich betreibe die Chirotherapie fast ausschließlich als Chirotherapie der *Wirbelsäule.* Vom *allgemeinärztlichen* Standpunkt sind demgegenüber die Techniken an den Extremitätengelenken nicht so bedeutungsvoll, man kann sie unter die krankengymnastischen Maßnahmen subsumieren. Die Wirbelsäule stellt hingegen ein zentrales „Organ der Koordination (dar),

194

das reflektorische Veränderungen hervorrufen kann, selbst aber regelmäßig bei viszeralen Störungen in Mitleidenschaft gezogen wird" (*Biedermann* in *129,* S. 127).

Die Therapie an der Wirbelsäule ist deshalb eine allgemeinärztliche Basistherapie.

Je nachdem, ob die zu behandelnde Blockierung primär oder sekundär ist, kommt ihr eine verschiedene Wertigkeit im therapeutischen Vorgehen zu.

Primär nennen wir eine Blockierung, wenn sie direkt auf eine *mechanische* Ursache zurückzuführen ist,

an der **Halswirbelsäule**

- durch Schleudertrauma, Prellungen,
- nach Intubationsnarkosen (extreme Extension ohne muskulären Schutz, der durch Muskelrelaxantien ausgeschaltet ist),
- bei Fußballern nach Kopfballspiel (*227, 228, 229*).

Die Symptome sind Kopfschmerzen, Schwindel, mitunter auch Seh- und Hörstörungen; bei Blockierungen im Atlanto-Okzipitalgelenk auch Allgemeinsymptome wie Müdigkeit, Abgeschlagenheit, „spastische Blässe" *(Schönberger)*, „zervikale Hypertonie" *(Gutzeit),* aber auch hypotone Dysregulationen. Man weiß heute ja auch schulmedizinischerseits, daß die vertebrobasiläre Insuffizienz einen erheblichen pathogenetischen Faktor für Zerebralsklerose, Parkinson- und andere Syndrome darstellt. Insofern kann man sich vorstellen, daß in der funktionellen Vorphase eine C0/C1-Blockierung [84], nicht zuletzt wegen der topographischen Nähe zum vegetativen Umschaltzentrum in der Medulla oblongata (Formatio reticularis), eine gewaltige vegetative Auswirkung haben kann.

Bei Blockierungen im Bereich der **Brustwirbelsäule** treten folgende Symptome auf:

- Rückenschmerzen, Brustschmerzen,
- sogenannte Interkostalneuralgien,
- funktionelle Magen-, Pankreas- und Gallenbeschwerden,
- Pseudo-Postcholezystektomie-Syndrom,
- Atembeschwerden („nervöses Atem-Syndrom")
- Pseudoangina pectoris, usw.

Solche Blockierungen im BWS-Bereich können ebenfalls durch Prellungen, Stöße und Stürze auf das Kreuz verursacht werden, wobei meist auch in anderen Etagen, vor allem in der LWS und im ISG, Blockierungen entstehen.

Das leere Durchtreten über einem Bürgersteig oder eine Treppe verursacht häufig ISG-Blockierungen. Genauso schädlich wirken sich gymnastische Übungen aus, z. B. das sogenannte große Kopfkreisen im Atlanto-Okzipitalgelenk, Spagatübungen im ISG usw. Man muß unter diesen Gesichtspunkten eine genaue Anamnese erheben!

Im **LWS-Bereich** sprechen wir vom „pseudoradikulären Syndrom", müssen aber hier sorgfältig die Differentialdiagnose zum echten Bandscheibenvorfall erwägen. Nach *Steinrücken* kann man sich dabei an folgende Unterscheidungskriterien halten (in *144*, S. 85):

Bandscheibenvorfall	**andere Ursache, z. B. Blockierung**
scharf umgrenzte Schmerzausstrahlung	mehr diffuse Schmerzausstrahlung
Ausstrahlender Schmerz beim Pressen, Niesen, Husten.	Hierbei höchstens lokaler Schmerz, keine Ausstrahlung!
Nicht kompensierte Schmerzskoliose, der Patient kann *nicht* gerade stehen.	Schonhaltung, aber statisch kompensiert. Auf den ersten Blick sieht der Patient noch „gerade" aus, er kann die Skoliose kompensieren.
Lasègue unter 45 Grad pos.	Lasègue nur endgradig pos., der doppelseitige Lasègue ist neg.
Reflexabschwächungen oder -ausfälle	Meist keine Reflexausfälle, nur bei lange bestehenden ISG-Blockierungen sind auch Reflexausfälle beobachtet worden.
„Klingelknopfphänomen" = Druck auf den entsprechenden Processus spinosus verursacht ausstrahlenden Schmerz ins Bein	Hierbei nur lokaler Schmerz.

Zahlenmäßig überwiegen die blockierungsbedingten Lumbalsyndrome bei weitem die durch einen Nucleos pulposus-Prolaps bedingten.

Wie auch das Blockierungssyndrom der unteren HWS vorwiegend zu peripheren Schmerzen und Dysästhesien in den oberen Extremitäten führt, so finden sich auch beim Blockierungssyndrom der LWS häufig die Schmerzen peripher, also in den Beinen. Daran ist zu denken, wenn eine Claudicatio intermittens besteht, die Fußpulse jedoch gut tastbar sind.

Schmerzen in den Beckenorganen, Periodenstörungen, „Adnexopathien" und „Prostatopathien" können durch ein Blockierungssyndrom im ISG-Bereich verursacht sein, ebenfalls auch verschiedene Formen der Ischialgie.

196

Primäre und sekundäre Blockierung

Um nicht der *Palmer*schen Manie zu verfallen, alle Krankheiten mit Chirotherapie heilen zu wollen, bedarf es natürlich einer differenzierten differentialdiagnostischen und differentialtherapeutischen Vorgehensweise. Denn in vielen Fällen ist die Blockierung nicht

- *primär mechanisch* bedingt, sondern entweder
- *sekundär mechanisch* oder
- *sekundär nervös-reflektorisch.*

Sekundär mechanische Genese: Durch eine Fehlhaltung z. B. bei der Arbeit, am Fließband, an der Schreibmaschine usw. entstehen einseitige Muskelverspannungen. Geringe Alltagsbewegungen reichen dann schon aus, um eine Blockierung im entsprechenden Wirbelbogengelenk zu induzieren, sie sind sozusagen der Tropfen, der das Faß überlaufen läßt. Weitere Ursachen für sekundär mechanische Blockierungen können anatomische Beinlängendifferenzen, Fußgewölbestörungen, Übergewicht und andere Faktoren sein, aus denen eine allgemeine Fehlhaltung resultiert.

Sekundär nervös-reflektorische Genese: Bei Zahnherden, bei allen inneren Erkrankungen. Dazu folgendes Beispiel:

Ein junger Türke kommt mit heftigen Rückenschmerzen im Bereich D 8–D 10 zu mir. Da sonst keine anderen Symptome vorgetragen werden und auch keine Kontraindikation gegen Chirotherapie vorliegt, mache ich eine Probebehandlung, deblockiere die entsprechenden Segmente und der Schmerz ist mit einem Schlag weg. Am nächsten Tag kommt der Patient erneut mit den gleichen Schmerzen, ich veranlasse diesmal eine Magendurchleuchtung, und siehe, es findet sich ein Ulcus duodeni!

Hier war also die Wirbelsäule nicht *Störfaktor* für ein inneres Organ, sondern umgekehrt *Reaktionsfeld* für eine anderweitig verursachte Störung eines inneren Organs. *Deshalb muß man im jeweils konkreten Fall erkennen, ob die Krankheit von innen (Organ) nach außen (Wirbelsäule) oder von außen nach innen gekommen ist, ob die Blockierung primär oder sekundär ist.* Danach kann man entscheiden, ob Chirotherapie als Kausaltherapie oder gar nicht oder allenfalls als adjuvante Therapie eingesetzt wird.

Es muß in diesem Zusammenhang auch festgestellt werden, daß die Chirotherapie im weiteren Sinn *zu den Neural- oder Reflextherapien* zu zählen ist (*Lewit* u. a.). Anderseits können auch die anderen Neuralverfahren (*Huneke*-Therapie, Akupunktur) primäre Blockierungen auf nervös-reflektorischem Weg lösen – über den Muskeltonus. Bei der

Auswahl des Verfahrens entscheiden dann konstitutionelle Gesichtspunkte: So wird man bei Menschen mit ausgeprägter Hypermobilität sowie bei älteren Patienten auch bei primären Blockierungen eher neuraltherapeutisch als chirotherapeutisch behandeln (*254*). *Ansonsten ist bei primärer Blockierung die manuelle Manipulation das wirkungsvollste und ökonomischste Verfahren.*

Weitere differentialtherapeutische Überlegungen hierzu in Kap. 25!

Die Hammer Schule (*67*) legt nun großen Wert auf gewisse Untersuchungsverfahren, mit denen sie angeblich feststellen will, ob eine Blockierung durch Dysrelation der Gelenkpartner oder durch extraartikuläre Faktoren (muskulär, ligamentär usw.) bedingt ist. Neben einer genauen Anamnese (Lageabhängigkeit der Beschwerden? Verschlimmerung bei bestimmten Bewegungen?) ist hier m. E. jedoch die *Probebehandlung* der bessere Weg: Durch die Therapie wird die Diagnose verifiziert oder falsifiziert. Selbstverständlich dürfen keine Kontraindikationen zur Behandlung bestehen.

Kontraindikationen zur Chirotherapie

Absolute Kontraindikationen:
- destruierende Prozesse
- entzündliche Prozesse
- Traumen mit Verletzungen anatomischer Strukturen.

Man sollte deshalb nicht unmittelbar nach einem Unfall therapieren, sondern mindestens ein bis zwei Wochen abwarten.

Relative Kontraindikationen:
- fortgeschrittene Osteoporose
- sehr schwere degenerative Veränderungen (Osteochondrose mit Sekundärspondylose)
- ausgeprägte Hypermobilität
- Bandscheibenprolaps.

Unter destruierenden Prozessen hat man vor allen Dingen Metastasen zu verstehen, auch gewisse Mißbildungen gehören hierher, z. B. das Os odontoideum (der Dens axis ist nicht am Axiskörper angewachsen). Die Diagnose wird röntgenologisch gestellt!

Bei den relativen Kontraindikationen kommt es auf den *Grad* der Osteoporose, Osteochondrose etc. sowie auf das besondere Können des Chirotherapeuten an.

Auch beim Prolaps finden sich häufig Begleitblockierungen, die man chirotherapeutisch angehen kann, freilich nur mit Traktionstechniken ohne Rotation. *Für Anfänger* in der Chirotherapie sind auch die relativen Kontraindikationen als absolute zu nehmen!

Gutmann empfiehlt, nach Auswertung verschiedener, auch tödlicher Zwischenfälle, besondere Vorsicht an der HWS:
„1. bei hypermobilen, vegetativ labilen, jungen Frauen;
2. bei Anzeichen einer vertebro-basilären Insuffizienz;
3. unmittelbar nach Schleuderverletzungen der HWS;
4. nach Entzündungen und Operationen im Nasen-Rachen-Raum;
5. bei diskreten Anzeichen einer Arteriitis;
6. bei geringstem Verdacht auf Frakturen und anatomisch-morphologisch bedingten Konpressionen. Manual-therapeutisch ist besonders gefährlich:
   1. die stärkere passive Rotation des Kopfes;
   2. das Arbeiten ohne Röntgenbild;
   3. die Anwendung gezielter Handgriffe bei vaskulären Syndromen (A. vertebralis). Zu warnen ist vor zu häufiger Wiederholung des Handgriffs ohne hinreichend langen zeitlichen Abstand." (*79*, S. 2).

Hypermobilität und wirbelsäulengerechtes Verhalten

Bei der Hypermobilität müssen wir zwischen einer *konstitutionellen* (lange dünne Menschen mit feingliedrigen Knochen) und einer *lokalen* Hypermobilität unterscheiden. Letztere kann beispielsweise kompensatorisch im Nachbarsegment eines blockierten Segments auftreten („lokale Instabilität"): Das Nachbarsegment versucht durch Vergrößerung seines Spielraums die Beweglichkeitseinschränkung des blockierten Gelenks zu kompensieren.

Zum anderen kann es durch heute vielfach vorhandene Haltungsfehler und falsche Bewegungsmuster zu lokalen Instabilitäten kommen, vor allem im Bereich von C4/C5 und im Bereich der unteren LWS (*78*).

Die Hypermobilität bei C4/C5 entsteht vor allem durch eine falsche Haltung beim Sitzen (s. Abb. 34b), die der unteren LWS vor allem durch falsches Stehen (s. Abb. 34a) und falsches Sichbücken (s. Abb. 35a):

Viele Menschen bücken sich hauptsächlich über die untere LWS und nicht, wie dies richtig wäre, über die Hüftgelenke. Man sollte überhaupt dem Patienten im Rahmen der Chirotherapie folgende **allgemeine Ratschläge** mit auf den Weg geben:

1. Man muß seine Wirbelsäule sorgsam behandeln! Dies fängt damit an, wie man sich auf einen Stuhl setzt. Nicht sich hineinplumpsen lassen, sondern sich sanft federnd hinsetzen! Beim Treppensteigen nicht rauf- und runtertrampeln, was vor allem in die Kniegelenke geht, sondern

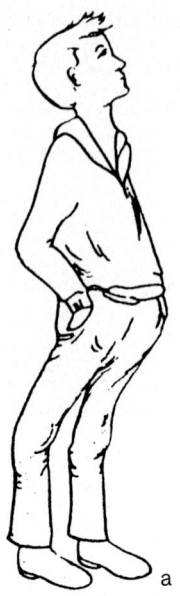
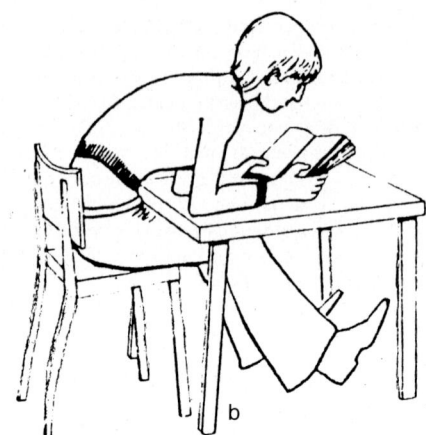

Abb. 34: Falsche Haltung beim Stehen (a) und beim Sitzen (b) (aus *78*, S. 171).

weich aufsetzen! Die Gelenke durch muskuläre Arbeit entlasten! Von den Tieren, insbesondere von den Raubkatzen, den *federnden Gang* lernen!

2. *Haltungskorrektur nach Alexander:* Kinn zurück, Brust raus, Bauch rein! Dabei nicht preußisch übertreiben. Die Haltung ist aber heute bei den meisten Menschen gerade entgegengesetzt, nämlich Kinn und Bauch stehen vor und die Brust ist eingezogen.

3. Dem Patienten vormachen, *wie man sich richtig bückt:* Nicht symmetrisch nach unten gehen, sondern seitenversetzt (s. Abb. 35), dabei alle Gelenke mit in die Bewegung einbeziehen! Die Hauptbewegung über die Hüftgelenke machen! *Bei längerer Wirbelsäulenanamnese* Dreh-Bückbewegungen vermeiden und sich nur noch in der Hockestellung nach unten bewegen.

4. *Rückenschwimmen* zur Stärkung der Muskulatur empfehlen! Brustschwimmen hingegen verschlechtert HWS-Beschwerden, es sei denn, man taucht beim Brustschwimmen mit dem Kopf rhythmisch ins Wasser, wie das die Wettkampfschwimmer tun. Der Durchschnittsbürger jedoch

200

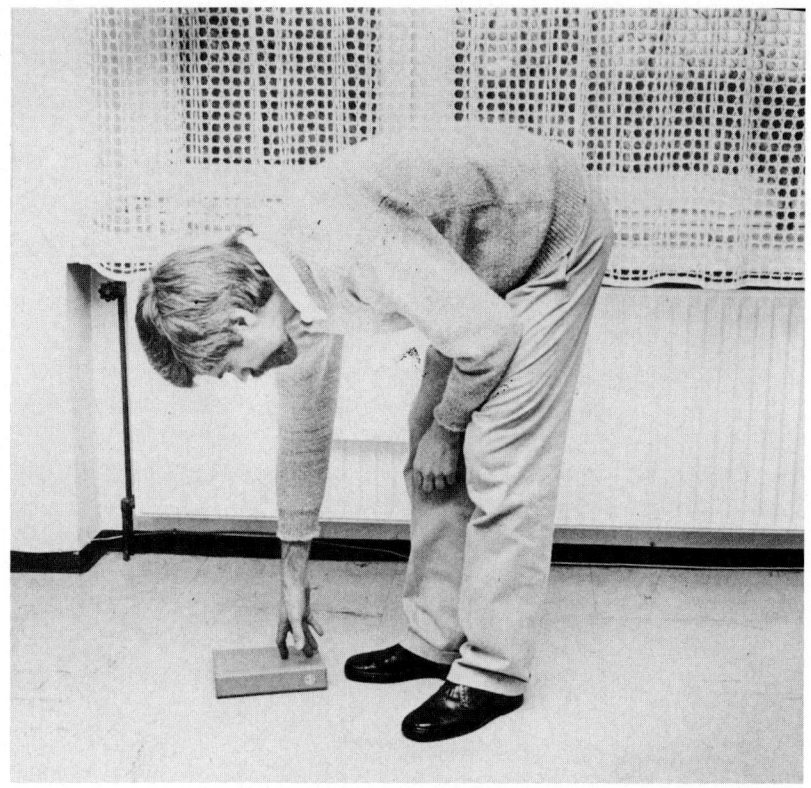

Abb. 35 (a): *Falsches Sichbücken* (Hauptbewegung symmetrisch und aus der unteren LWS).

hält beim Brustschwimmen verkrampft seinen Kopf über Wasser und hat nachher mehr HWS-Beschwerden als vorher.

5. Man sollte sich in unseren total verpflasterten und asphaltierten Städten Stellen aussuchen, wo noch *natürliche Wege* bestehen (Wald, Wiesen). Gehen und Laufen auf natürlichen Wegen ist gesund, auf asphaltierten hingegen nicht! Darüber hinaus ist allen hypermobilen Patienten eine intensive *isometrische Gymnastik* zu empfehlen, wobei es auf die regelmäßige Ausübung ankommt!

Im Zusammenhang mit der Hypermobilität ist noch die sogenannte *Sklerosierungstherapie* nach *Hackett* zu erwähnen: Eine geringe Menge (0,1 ml) eines Glukose-Glycerin-Phenol-Gemisches wird an die entsprechenden Bandansätze gespritzt. Man erwartet sich hiervon eine Gewebsproliferation, die eine Festigung der Bänder bewirken soll. Dies sei angeblich

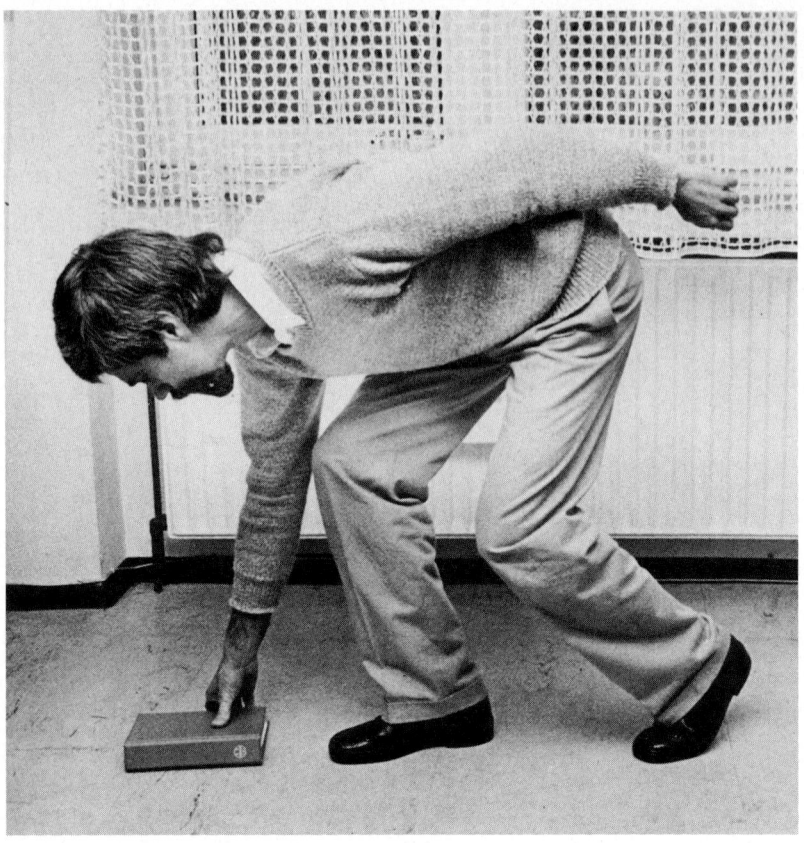

Abb. 35 (b): *Richtiges Sichbücken* (Bewegung asymmetrisch; alle Gelenke, v. a. Hüft- und Kniegelenke, sind in die Bewegung einbezogen).

im Tierexperiment festgestellt worden (in *144*, S. 74). *Lewit* hingegen nimmt an, daß es sich hierbei nur um eine Verletzung der nervösen Strukturen und damit um eine Herabsetzung der Schmerzempfindlichkeit handelt. Das leuchtet mir schon eher ein. Ich selbst praktiziere das Verfahren nicht, weil ich es für relativ unphysiologisch halte, zumal wesentlich unproblematischere Verfahren zur Verfügung stehen (isometrische Übungen).

Verschiedene chirotherapeutische Konzeptionen

Man sollte nicht nur an *den* Segmenten behandeln, wo die aktuellen Beschwerden bestehen, sondern die Wirbelsäule immer als ein Ganzes auffassen und dementsprechend auch als ein Ganzes behandeln.

202

Schönberger, einer der energischsten Verfechter dieser *Ganzheitsbehandlung,* vergleicht die Chirotherapie mit der Arbeit eines Klavierstimmers. Er spricht von einem „Blockierungssyndrom der ganzen Wirbelsäule". Insbesondere die Behandlung der Pole sei sehr wichtig, nämlich des Atlanto-Okzipitalgelenks und des ISGs. [85] Häufig kann die Ursache einer Ischias im Kopfatlasgelenk liegen, können Kopfschmerzen andererseits durch ein blockiertes ISG bedingt sein!

Es gibt auch gewisse Unterschiede zwischen den beiden Schulen in Hamm und Neutrauchburg.

Das fängt beim Aufbau der Kurse an:

Im *K. Sell-*Seminar ist man vom ersten Kurstag an auch therapeutisch, wenngleich in einfacher Form, tätig. Im Hammer Seminar dagegen muß man einige diagnostische Kurse absolvieren, bis man zur Therapie vorstößt. Dies hat zwei Nachteile: Zum einen macht es keinen großen Spaß, wenn man nur diagnostiziert und nicht therapiert; erfahrungsgemäß haben fast alle beim praktischen Kurs das Diagnoseprogramm wieder vergessen.

Zum anderen ist in der Chirotherapie die Therapie ja die entscheidende Kontrolle der Diagnose. Wenn man also nach den Diagnosekursen nur diagnostiziert, hat man letztlich keine Kontrolle, ob die gestellte Diagnose auch richtig war.

Auch mißt die Neutrauchburger Schule dem manipulativen Impuls, dem Spezifikum der Chirotherapie, einen größeren Wert bei als die Hammer Schule, die ihrerseits mehr die Bedeutung der Mobilisationstechniken herausstreicht.

Auch im diagnostischen Vorgehen gibt es Unterschiede: In Hamm steht die direkte Palpation des Gelenks im Vordergrund, in Neutrauchburg dagegen der segmentale Irritationspunkt. Letzteres scheint mir praxisbezogener, denn entscheidend ist ja, ob eine Blockierung zu einer segmentalen Irritation führt oder nicht. Die Feststellung einer Blockierung als solcher ist von rein akademischem Wert.

Schließlich messen die Hammer der funktionellen Röntgendiagnostik großen Wert bei. Diese ist theoretisch auch sehr interessant. In der Praxis jedoch ist es so, daß man die Röntgenbelastung des Patienten möglichst gering halten muß und es sich von daher verbietet, zahlreiche Aufnahmen anzufertigen.

Das Neutrauchburger Konzept benutzt die *Röntgendiagnostik nicht als Funktionsdiagnostik, sondern als reine Ausschlußdiagnostik für Kontraindikationen.*

Man begnügt sich hier in der Regel mit Aufnahmen der drei Etagen (HWS, BWS, LWS) in je zwei Ebenen.

Letztlich ist es sicherlich egal, in welchem der beiden Seminare man die Ausbildung macht. [86]

Entscheidend ist, daß man die Chirotherapie nicht aus dem Buch lernen kann. Nach durchgemachter Seminarausbildung ist es unbedingt erforderlich, bei versierten Therapiekollegen in deren Praxis *zu hospitieren.*

Auch sollte man nicht davor zurückschrecken, Seminare bei Heilpraktikern zu machen. Man kann hier neue interessante Grifftechniken lernen, zum anderen diese ärztlicherseits vielfach geschmähten Kollegen besser kennenlernen. Gerade in der Chirotherapie waren es einige Heilpraktiker, die als Chiropraktoren die Methode in der Anfangszeit populär gemacht haben.

Auf der anderen Seite ist es aber auch entsetzlich anzusehen, mit welcher Unbedarftheit manche Leute, oft bar jeglicher anatomischer Kenntnisse, nach einem Wochenendkurs sich auf die Patienten stürzen. Chirotherapie ist ein höchst differentes Verfahren mit großen Erfolgsmöglichkeiten, aber auch großen Risiken bei falscher Anwendung! Dementsprechend ist es richtig, die Ausübung an eine nachgewiesene Qualifikation zu binden, wie dies jetzt über die Zusatzbezeichnung „Chirotherapie" geschieht. Dies sollte jedoch nicht nur im ärztlichen Bereich, sondern auch bei den Heilpraktikern unabdingbare Voraussetzung für die praktische Betätigung sein: bei den Ärzten sind es immerhin 9 Wochen mit Abschlußprüfung, wobei man ganz andere anatomische, pathologische und sonstige medizinische Kenntnisse voraussetzen kann als bei Heilpraktikern!

Weitere Verfahren

Die *Chirotherapie nach Meridiandiagnostik* von Dr. *Brand,* Kissingen, sei kurz erwähnt: (*35*)

Mit einer sehr subtilen Palpation entlang der chinesischen Meridiane zieht *Brand* Rückschlüsse auf Blockierungen verschiedener Gelenke. Auch er fordert eine Ganzheitsbehandlung und verlangt die Behandlung *eines jeden* irgendwie blockierten Gelenks bis hin zu allen Finger- und Zehengelenken!

Dies ist praktisch schwer ausführbar, zum anderen muß man davon ausgehen, daß der Organismus eine gewisse Selbstheilungstendenz hat, wenn man die entsprechenden Hauptschaltstellen behandelt, vor allem die Pole (Atlas und ISG) sowie die wichtigsten gestörten Segmente dazwischen.

Die von *Brand* angegebenen Grifftechniken, vor allem an der HWS, sind zum Teil sehr undifferenziert. Hier erscheint mir die in den Seminaren gelehrte Technik wesentlich risikoärmer.

Weiter erwähnenswert ist die *Chirogymnastik nach Laabs:* Eine differenzierte Mobilisationstechnik mit gleitenden, schwingenden Bewegungen für alle Gelenke. Die Behandlung wird von Krankengymnasten ausgeführt, die speziell ausgebildet sind. [87]

Schließlich sei noch auf die *MET* hingewiesen. Das ist die Abkürzung von *Muskelenergietechnik.* Es handelt sich um eine Art isometrischer Übungen. Das Gelenk wird in die blockierte Richtung gegen den Widerstand des Behandlers bis zu einem Punkt bewegt, die Spannung wird kurz gehalten, dadurch vertauschen sich Ursprung und Ansatz der Muskulatur. Man kann dieses Verfahren gut zur Vorbereitung einer Manipulation gebrauchen. Näheres bei *Gustavsen* (*78*).

Chirotherapie und Universitätsmedizin

Die Chirotherapie hat von allen hier dargestellten empirischen Heilmethoden die weitestgehende schulmedizinische Anerkennung erlangt. Nicht nur, daß es schon lange eine Nummer in der Gebührenordnung dafür gibt, daß die Zusatzbezeichnung „Chirotherapie" eingeführt und in die Weiterbildungsordnung der Orthopäden aufgenommen worden ist: in Form von Lehraufträgen hat sie sich schon an einigen Universitäten etablieren können!

Freilich kann man an diesem Beispiel auch die Probleme sehen, die einer empirischen Methode aus der schulmedizinischen Umarmung erwachsen:

Obwohl sie die Chirotherapie jahrelang aufs heftigste abgelehnt hat, und diese jahrelang fast ausschließlich in allgemeinmedizinischen Praxen betrieben worden ist, entdeckt sich die Orthopädie selbst nun als die ureigene Heimat der Chirotherapie.

Ohne ihre primär mechanische, dementsprechend auch vorwiegend operativ ausgerichtete Grundeinstellung durch eine mehr funktionelle Denkweise zu erweitern, will sie die Chirotherapie vielmehr unter den Begriff *physikalische Therapie und Krankengymnastik* als eines unter vielen Verfahren subsumieren. *Die Chirotherapie stellt aber einen ungleich intensiveren therapeutischen Eingriff dar als irgendeine Massage oder Krankengymnastik!* Jeder, der z. B. die segensreiche Auswirkung einer Atlaskorrektur erlebt hat, wird hierüber gar nicht mehr diskutieren! Nichts gegen Mobilisations- und Weichteiltechniken, aber *nicht als Alternative, sondern als Ergänzung* zur Manipulation!

Außerdem geht der Chirotherapie durch die versuchte Integrierung in die Orthopädie ihr *Charakter als allgemeinmedizinische Basistherapie* verloren.

Wirbelgelenksstörungen im Sinne der Blockierung ergeben, wie wir gesehen haben, keine organbezogenen, sondern *organübergreifende* Krankheitsbilder, zum anderen handelt es sich dabei um typische *funktionelle* Störungen.

Beides, der organübergreifende (Ganzheits-) wie auch der funktionelle Aspekt, machen sie zu einem ureigenen Verfahren der Allgemeinmedizin!

Auch die differentialtherapeutischen Abwägungen („pathogenetische Aktualitätsdiagnostik" nach *Gutmann*) können vom Allgemeinarzt kompetenter als von Fachgebietskollegen getroffen werden.

D. h. freilich nicht, daß die Chirotherapie nicht von allen Fachkollegen mit in deren Tätigkeit einbezogen werden könnte – im Gegenteil! –, sondern lediglich, daß das allgemeinmedizinische Arbeitsfeld das der Chirotherapie gemäßeste ist. [88]

15. Kapitel

Über Ozon, HOT, Oxyvenierung und Sauerstoff-Mehrschritt-Therapie

Der Begriff *Naturheilverfahren* paßt für diese Methoden – wie schon für die *große* Neuraltherapie – nur sehr bedingt: Sie stellen einen sehr differenten Eingriff in das Organgeschehen dar, bringen bei falscher Anwendung erhebliche Nebenwirkungen mit sich und sind mit einer sehr differenzierten Technik verbunden. Es handelt sich auch um mehr *symptomatische* als kausale Verfahren, denn die Ursache der Sauerstoffmangelerkrankungen liegt ja nicht im Sauerstoffmangel (in der Luft ist normalerweise genügend vorhanden), sondern in der Störung der Aufnahme (Lunge) oder der Störung der Sauerstoffverwertung (Gewebe). Dementsprechend ist die Indikation strenger zu stellen. Wir sind hier im Bereich der *organisch* sich manifestierenden Erkrankungen, *weniger* im *funktionellen* Bereich. Hinzu kommt, daß die Verfahren noch relativ jung sind, daß wir hier nicht auf eine jahrzehnte- oder gar jahrhundertelange Tradition zurückblicken können und die Erfahrungen bei vielen Indikationen erst noch einer gewissen Konsolidierung bedürfen.

Die Sauerstoff-Mehrschritt-Therapie

Sie wurde 1977 von dem Dresdner Physiker *von Ardenne* eingeführt und beinhaltet drei Schritte:

Schritt 1: Einnahme von Medikamenten zur Förderung der Durchblutung und besseren Ausnutzung des zugeführten Sauerstoffs (Dipyridamol, Magnesium, Vitamin B1).

Schritt 2: Beimengung von reinem medizinischen Sauerstoff zur Atemluft und Inhalation über eine Nasensonde oder über eine Mundmaske (Konzentration etwa 4 l pro Minute, über 2 Stunden Dauer).

Schritt 3: Körperliche Bewegung, z. B. Jogging, Fahrradergometer, Wandern, Schwimmen, Reiten, Tanzen usw.

Die Therapie wird durch Kontrolle des arteriellen und venösen pO_2 überwacht. Ersterer gilt als Maß für die funktionelle Fähigkeit der Lunge, das Blut mit Sauerstoff zu beladen. Das venöse pO_2 dagegen ist abhängig von der Utilisation des Sauerstoffs im Gewebe, vom Herzzeitvolumen und anderen Faktoren. Mit zunehmendem Alter nimmt das arterielle pO_2 ab, das venöse zunächst leicht zu, im späteren Alter (Herzmuskelschwäche) ebenfalls ab. Bei Krebspatienten z. B. liegt das venöse pO_2 relativ hoch als Zeichen einer besonders schlechten Sauerstoffausnutzung des Gewebes.

Durch die Sauerstoff-Mehrschritt-Therapie (abgekürzt O_2MT) soll über einen von *Ardenne* postulierten *Kapillarwandschaltmechanismus der Mikrozirkulation* eine Verbesserung der pO_2-Werte erreicht werden: ein zeitweilig hohes O_2-Angebot im Gewebe führe, wenn eine bestimmte Schwelle erreicht wäre, zu einer bleibenden Erhöhung des Angebots. Die Zellen würden also durch das einmalige O_2-Angebot wieder auf den Sauerstoffgeschmack kommen und den Organismus im Sinne einer positiven Rückkopplung zu einem verstärkten Angebot zwingen, das deutlich über die Zeit der O_2-Applikation hinausginge.

V. Ardenne legt verschiedene Erfolgsstatistiken vor. Auf der anderen Seite gibt es Studien (*221*), in denen weder ein Anstieg des arteriellen pO_2 noch eine Verbesserung anderer klinischer Parameter (Ruheumsatz, Spirometrie) festgestellt werden konnten und man den Effekt auf eine psychologische Erwartungshaltung der Patienten *v. Ardennes* zurückführt. [89]

Wie dem auch sei, nach allgemeinmedizinischen Überlegungen dürfte ein verstärktes Sauerstoffangebot unter gleichzeitiger Forcierung der Ausnutzung (Medikamente und Bewegung) je nach zuvor bestehendem O_2-Mangel einen therapeutischen Effekt geben. Schließlich gibt man ja auch bei sonstigen pulmonalen und kardialen Notfallsituationen Sauerstoffinhalationen. Auf der anderen Seite ist das Verfahren jedoch von der Praktikabilität her weniger für die Allgemeinpraxis als vielmehr für Kureinrichtungen geeignet. Man sollte bezüglich der Einschätzung, die Methode ist ja noch sehr jung, weitere Erfahrungsberichte abwarten.

Die Oxyvenierungstherapie nach Regelsberger

Hier wird dem Patienten *intravenös* reiner Sauerstoff über ein spezielles Gerät, unter leichtem Druck, langsam perlend in das Venensystem eingeführt, in der Regel zwischen 30 und 60 ml. Rein gefühlsmäßig bekommt jeder Arzt hier zunächst einmal eine Gänsehaut, denkt an Luftembolie usw. Auf der anderen Seite wird von Tausenden von Anwendungen gesprochen – *Regelsberger* selbst überblickt angeblich bereits 200000 Einzelanwendungen –, die von sehr guten Erfolgen bei gewissen Durchblutungsstörungen und anderen Krankheiten berichten.

Um die Ungefährlichkeit der Methode zu propagieren, hat sich *Regelsberger* in einem Selbstversuch *300 ml* Sauerstoffgas intravenös appliziert, das ist die 5–10fache therapeutisch übliche Menge.

Freilich liegen auch Fallberichte von schwerwiegenden Komplikationen vor. So wird z. B. (*96*) von einer Thrombose mit konsekutiver Lungenembolie berichtet, wobei man die Thrombose auf die Reizung der Venen durch den reinen Sauerstoff zurückführt, sowie von einer massiven Verschlechterung bei einem Cor pulmonale-Patienten. Auch die forensische Situation ist, wenn irgend etwas passiert, sehr schlecht (*101*). *Ich empfehle deshalb diese Methode nicht,* zumal sie gegenüber den anderen hier aufgeführten, die unproblematischer sind, keinen besonderen Vorteil hat.

Die hämatogene Oxydationstherapie (HOT)

Dieses Verfahren geht auf den Schweizer Arzt *Wehrli* (Anfang der 50er Jahre) zurück. Dabei wird dem Patienten 60–100 ml Blut aus der Vene entnommen, mit Natriumcitrat oder anderen gerinnungshemmenden Substanzen versetzt und dann in einem Einmalgefäß *(Reduktionsgefäß)* mit reinem Sauerstoff aufgeschäumt und *einer UV-Strahlung ausgesetzt,* was einen *fotobiologischen Prozeß* auslösen soll. Das aufgeschäumte und bestrahlte Blut wird anschließend intravenös oder intramuskulär dem Patienten zurückgegeben.

Nach *Wolff* (*278,* S. 455) handelt es sich hierbei um eine Ozontherapie, denn durch den UV-Bestrahlungseffekt entstünden, wie auch bei der Ozonbehandlung, biologische Ozonverbindungen *(Ozonide),* die das therapeutische Agens darstellten. Nur sei im Gegensatz zur Ozontherapie bei der HOT das Ozon nicht exakt dosierbar, da durch die UV-Bestrahlung sehr unterschiedliche Mengen an Ozoniden gebildet würden.

Von seiten der HOT-Behandler wird jedoch darauf hingewiesen (*52,* S. 34 sowie in *278,* S. 456), daß es sich bei der HOT im Gegensatz zur Ozontherapie um ein rein biologisches Geschehen ohne irgendwelche Medikamentenwirkung handle. Nach neueren Erkenntnissen entstünden extrakorporal Lipo- und Cholesterinperoxide, intrakorporal dann, mittels des Enzyms Peroxidase, der *Singulett-Sauerstoff,* der energetisch höher als der normale Sauerstoff liege. Unter Photonenabgabe *(Chemilumineszenz)* gehe der Singulett-Sauerstoff in Triplett-Sauerstoff über. Die Chemilumineszenz sei nach der HOT-Behandlung angeblich noch 42 Wochen nachweisbar. So gesehen, sei die HOT eine Photonentherapie und habe außerdem antiphlogistische Effekte:

Über die Bildung der Arachidonsäure werde die Biosynthese der Prostaglandine gefördert. Die Prostaglandine gelten ja als Mediatoren der Entzündung. [90]

Die Ozontherapie

Ozon wurde chemisch 1783 von *van Marum* entdeckt. 1857 stellte *Werner von Siemens* einen von ihm entwickelten Entladungsgenerator vor, in dem erstmals Ozon in größeren Mengen hergestellt werden konnte. Der erste nennenswerte medizinische Bericht über die Anwendung von Ozon wurde von dem Chirurgen *Payr* 1935 auf dem Deutschen Chirurgenkongreß gegeben. *Payr* entwirft ein optimistisches Bild, seine Ausführungen gipfeln in dem Satz: „Was Sauerstoff nicht vermag, vermag Ozon."

Damals gab es allerdings noch handfeste technische Probleme, exakt reproduzierbare Ozonkonzentrationen konnten nicht hergestellt werden. Dies gelang erst in den 50er Jahren *(Hänsler)*. Der Allgemeinmediziner *H. Wolff*, Frankfurt (gestorben 1980), setzte dann Ozon als erster in Deutschland in größerem Maße in der Therapie ein. Von ihm liegen zahlreiche Materialien hierüber vor, insbesondere sein großes zusammenfassendes Buch *Das medizinische Ozon*, auf das näher Interessierte verwiesen werden.

Zur Bioklimatik des Ozons

Ozon ist bekanntlich in kleinsten Mengen in der Luft vorhanden. Es bildet außerdem in zirka 20 bis 30 km Höhe eine einige Millimeter dünne Schicht, die sogenannte *Ozonosphäre*, die als klimatisch wichtiger UV-Filter gegen die UV-Strahlen der Sonne wirkt. Man stellt sich die Entstehung der Ozonosphäre nach dem sogenannten *Urey-Effekt* vor:

Die UV-Strahlen der Sonne dissoziieren Wasser in Wasserstoff und Sauerstoff *(Fotodissoziation des Wassers)*. Der leichte Wasserstoff entweicht ins Weltall, der Sauerstoff bleibt in dünner Konzentration (0,1%) in der Atmosphäre. Das genügt, um die UV-Strahlen der Sonne in einem bestimmten Spektralbereich (200 bis 240 nm) zu filtern. Dabei entsteht aus dem Sauerstoff Ozon, das noch einen stärkeren UV-Filtereffekt als der Sauerstoff hat. Durch die UV-Filterung der Sonnenstrahlungsenergie vermindert sich die Fotodissoziation des Wassers, es entsteht also weniger O_2 und O_3 als Nachschub für die Atmosphäre. Dadurch wiederum läßt der UV-Filtereffekt nach, was wieder zu einer verstärkten Fotodissoziation des Wassers führt und somit zum Nachschub von O_2 und O_3. Es handelt sich also um einen typischen biophysikalischen und bioklimatischen Regelkreis (nach *278*, S. 36 f.).

In letzter Zeit wurde diese atmosphärische Ozonschicht vermehrt diskutiert, weil durch die in *Spraydosen* entstehenden Gase und auch durch Flüge von Überschallflugzeugen die Ozonschicht erheblich geschädigt werden soll. Dies habe eine vermehrte UV-Strahlung auf der Erde zur Folge (in *94*).

Auch im Zusammenhang mit der *Smogentstehung* ist das Ozon ins Gerede gekommen; „Durch den Einfluß des Sonnenlichtes auf bestimmte Smogbestandteile (z.B. Stickoxide) bildet sich in Gegenwart von Sauerstoff ebenfalls Ozon, das analytisch leicht erfaßbar ist und von daher als Grad für die Smogintensität herangezogen wird. Ozon ist in solchen Gebieten also ein Maß für die Umweltverschmutzung, aber nicht deren Ursache, wie dies häufig fälschlicherweise angenommen wird." *(178,* S. 15).

Ozon-Behandler von allen guten Geistern verlassen?

Daß Ozon in der Therapie eingesetzt werden kann, ist für die meisten Mediziner auf den ersten Blick unverständlich. Dies ist noch nicht schlimm. Schlimm freilich wird es, wenn man nur aufgrund seiner Gefühle, bar jeglicher Kenntnisse, seine Meinung beispielsweise wie folgt glaubt veröffentlichen zu müssen: „Sollte ein Therapeut anstelle von Sauerstoff (O_2) gar Ozon (O_3) anwenden wollen, muß die Bezeichnung dieser Therapie unredlich sein oder der Behandler ist von allen guten Geistern verlassen. Jeder naturwissenschaftlich Gebildete weiß, daß Ozon ein äußerst aggressives, gefährliches Gas darstellt *(96,* S. 242)." Demnach dürfte man auch kein Digitalis und kein Atropin anwenden, denn jeder „naturwissenschaftlich Gebildete" weiß doch, daß sowohl der Fingerhut als auch die Tollkirsche in höchstem Maße giftig sind!!

Die Giftwirkung des Ozons hängt zum einen ab von der *Art der Applikation,* zum anderen von der *Art der Herstellung* des Ozons. Bei der Herstellung kommt es darauf an, daß *reiner Sauerstoff* als Ausgangssubstanz genommen wird und keine anderen Sauerstoffverbindungen wie etwa die normale Luft! Denn im letzteren Fall entstehen Verbindungen des Ozons mit Stickstoffverbindungen der Luft, die dann als Protoplasmagifte wirken. Das aus reinem Sauerstoff hergestellte Ozon jedoch (reine O_2/O_3-Mischung) wirkt nicht als Protoplasmagift, worüber es zahlreiche Literaturhinweise gibt (in *278*).

Bei der Art der Anwendung geht es darum, daß das O_2/O_3-Gemisch *nicht* durch Inhalation, also *über die Lungen* appliziert wird, sondern *nur parenteral!*

Auf die Alveolen und andere Feinstrukturen der Lunge wirkt es als Atemgift. Man erkennt es in der Luft sofort an dem charakteristischen Geruch. Die schädliche Dosis soll freilich deutlich über der Geruchsschwelle liegen, so daß man am Arbeitsplatz rechtzeitig Vorkehrungen treffen könnte. *Parenteral* dagegen kann das O_2/O_3-Gemisch in einem bestimmten Konzentrationsbereich therapeutisch eingesetzt werden. Die Toxizität ist allein abhängig von der Dosis, wie beim Digitalis und anderen differenten Arzneien.

In einer Untersuchung (*185*) wurde beispielsweise Ratten intraperitoneal Ozon in verschiedenen Konzentrationen injiziert. Man untersuchte anschließend elektronenmikroskopisch das Mesothel, wobei man bei den klinisch üblichen Ozondosen keine Schäden im elektronenmikroskopischen Bild feststellen konnte.

Wirkweise des Ozons

Ozon wirkt *bakterizid, viruzid, fungizid.*

Technisch wird es in Entladungsgeneratoren hergestellt: Man schickt Sauerstoff durch ein elektrisches Feld: über stille elektrische Entladung entsteht teilweise Ozon (O_3). Dieses Prinzip wird in großem Maße für die Ozonisierung des Trinkwassers angewandt, denn Ozon ist in der desinfizierenden Wirkung dem Chlor weit überlegen und wird in vielen Orten, z. B. in Essen, Stuttgart usw., statt des Chlors zur Behandlung des Trinkwassers eingesetzt.

Die in vitro-Wirkungen des Ozons sind schon relativ gut erfaßt, schwieriger wird es bei den in vivo-Wirkungen. Der Ozonpionier *Wolff* stellt sich die Ozonwirkung, ausgehend von einem klinisch faßbaren und auch statistisch gesicherten Anstieg des pO_2 durch O_2/O_3-Behandlung, folgendermaßen vor: „Der mit Ozon vorbehandelte Patient besitzt also in seinem Blut eine ‚Sauerstoffübersättigung‘, ohne daß es zu einer Sauerstoffvergiftung über die Atemwege kommt. Er kann jedem Gewebe seines Körpers mehr Sauerstoff anbieten. Bei Hypoxidosen einzelner Körperteile wird eine Defektbildung vermindert. Dies ist nach *Wolff* der entscheidende Faktor einer Ozon-Sauerstofftherapie.

Der Transport des Sauerstoffs geschieht also nicht nur durch

a) Hämoglobin (O_2-Hb)

b) physikalisch im Plasma gelöst, sondern anscheinend auch

c) chemisch locker gebunden"(*278,* S. 308).

Nach *Seeger* soll bei der i. m.-Applikation das Ozon in O_2 und O, also metastabilen aktiven Sauerstoff in statu nascendi, zerfallen, „der sofort, ohne die Fermentkette nötig zu haben, mit dem Substratwasserstoff reagieren kann und so die gestörte Endoxydation der Krebszelle wieder in Gang bringt (in *177,* S. 96)."
  Biochemisch soll sich folgendes abspielen:
  „Der erste Reaktionsschritt besteht in der . . . elektrophilen Addition des Ozons an die Doppelbindungen der ungesättigten Fettsäuren der Phospholipidschicht in der Erythrozytenmembran . . . Die sofort einsetzende Peroxidentgiftung über das Gluthation-System . . . bewirkt eine Ankurbelung des Pentosephosphatweges . . . Dies bedeutet gleichzeitig einen verstärkten Zuckerabbau. Das entscheidende Produkt dieses angekurbelten Glukosestoffwechsels ist das . . . 2,3-DPG (Diphosphoglycerat), das als desoxigenierende Substanz eine

Schlüsselsubstanz der kurativen Wirkung des Ozons darstellt... Jegliche Erhöhung des 2,3-DPG erleichtert die Sauerstoffabgabe durch Verschiebung des HbO_2/Hb-Gleichgewichtes in Richtung des desoxigenierten Hämoglobins (*178*, S. 21)."

Diese Erklärungen haben meiner Meinung nach noch sehr viel Spekulatives an sich. Man muß davon ausgehen, daß es sich nur um einzelne Aspekte der insgesamt sehr komplexen Ozonreaktion im Organismus handelt. Das gleiche gilt auch für die Darstellung der Singulett-Sauerstoffwirkung bei der HOT. Auch diese dürfte nur *ein* Effekt unter verschiedenen sein. Es ist eine typische Krankheit der naturwissenschaftlichen Betrachtungsweise, einen einzelnen Effekt, den man exakt nachweisen kann, zum entscheidenden oder gar alleinigen Agens hochzustilisieren.

Trotz zahlreicher in vitro-Versuche sind die biochemischen Kenntnisse über die in vivo-Wirkungen von HOT und Ozontherapie spärlich, so daß beide nach wie vor als *primär empirische* Methoden gelten können, deren Spezifikum in einer *Verstärkung der Oxydationsvorgänge durch Erhöhung des Sauerstoffangebots* besteht.

Klinische Aspekte

Von *Wolff* und anderen wurden verschiedene klinische Aspekte geprüft, die bei der Behandlung mit Ozon relevant sind. Zum einen findet also eine Erhöhung des pO_2, eine Verminderung des pCO_2 sowie, zunächst, ein Anstieg des Hbs statt. Nach längerer Vorbehandlung mit Ozon komme es dann zu einem geringen Hb-Abfall (bei der *großen Eigenblutbehandlung*). Weiter liegen von *Wolff* sehr eindrucksvolle elektronenmikroskopische Bilder von ozonbehandelten Erythrozyten vor (*278*, S. 282 ff.), die eine zunehmende Verformbarkeit der Erythrozyten demonstrieren, also eine Verbesserung der Blutviskosität.

Ab einer bestimmten Konzentration (120 y pro ml)[94] komme es aber zur Verformung der Erythrozyten, zur Hämolyse! Weiterhin liegen Ergebnisse von *Rilling* vor, wo pathologische Veränderungen des Kalzium-, Kupfer-, Eisen- und Zinkspiegels sich durch alleinige Ozontherapie, also ohne entsprechende Mineraltherapie, normalisiert hätten (in *278*, S. 341).

Die *Arndt-Schulz*sche Regel, nach der kleine Reize die Lebensvorgänge entfachen, große Reize sie dagegen hemmen, habe nach *Wolff* auch in der Ozontherapie ihre Gültigkeit.

Er referiert einen Versuch von *Tolmei,* der bei der Mostgärung unter Ozoneinfluß festgestellt hat, daß große Ozonmengen die Gärung unterdrücken, kleine Mengen sie hingegen anregen (in *278,* S. 201). Man kann dementsprechend klinisch das Ozon immun*stimulativ* (kleine Dosen) und immun*suppressiv* (große Dosen) verwenden, z. B. beim rheumatischen Schub. [91]

Zur Ozonwirkung beim Karzinom hat *Wolff* unter anderem verschiedene Versuche an Mäusen durchgeführt. [92] Dabei ergab sich (gemessen wurde das Tumorgewicht), daß die Kombination von Ozon und Bestrahlung günstiger sei als die alleinige Bestrahlung. Klinisch hat *Wolff* festgestellt, was von anderen kasuistisch bestätigt wurde (in *177,* S. 98), daß die Röntgenbestrahlung bei ozonisierten Patienten wesentlich besser vertragen werde als bei nicht ozonisierten: günstige Wirkung auf das Allgemeinbefinden, den Röntgenkater und andere Nebenwirkungen der Bestrahlungen.

Medizinische Anwendungsweisen des Ozons

- *intramuskulär* oder *subkutan*
- *intraarteriell:* in die Femoralarterie (Leiste) bei peripheren Durchblutungsstörungen, Gangrän usw.
- die *kleine Ozon-Eigenblutbehandlung* nach *Windstosser* (*275*): 5–10 ml Patientenblut werden mit zirka 10–15 ml Ozon vermischt und intraglutäal gespritzt.
- Die *große Ozon-Eigenblutbehandlung:* von *Wolff* 1968 in Anlehnung an das HOT-Verfahren *Wehrlis* eingeführt. 50–100 ml Blut werden, wie beim Blutspenden, in einer Vakuumflasche abgenommen, mit Ozon versetzt und intravenös reinfundiert.
- *intravenös*
- die *Darminsufflation:* sozusagen ein Einlauf mit einem O_2/O_3-Gemisch. Von *Payr* angewandt bei Colitis mucosa und ähnlichem.
- die Anwendung von *Ozonwasser* in der Zahnheilkunde zur Desinfektion, auch bei anderen operativen Eingriffen.
- *intraartikulär:* bei degenerativen Gelenkleiden
- äußerlich in Form einer *Beutelbegasung* (ozonfeste Kunststoffbeutel), auch *transkutanes Gasbad* genannt. Bei schlecht heilenden Wunden, Ulcus cruris, Mykosen und anderem.

214

● subkutan *lokal,* z. B. Unterspritzung eines Ulcus vom Wundrand her.

Es handelt sich somit um *direkte* Applikationen des Gasgemisches ins Gewebe oder ins Blut, um die *mehr lokale* Einwirkung (Einlauf, Ozonwasser, Gasbeutel) oder die *extrakorporale* Vermischung mit dem Blut (*kleine* und *große Eigenblutbehandlung*).

Indikationen

Die Indikationen sind bei sämtlichen Sauerstoffverfahren in etwa gleich. An erster Stelle stehen die **degenerativen Gefäßleiden:** periphere und zentrale arterielle Durchblutungsstörungen wie auch schwere venöse Durchblutungsstörungen. Zum Teil werden sehr eindrucksvolle Bilder vorgelegt[93].

Hierher gehören auch *kardiale Gefäßerkrankungen* im Sinne der Angina pectoris (Prä- und Metaphylaxe des Herzinfarkts). Die zweite Indikationsgruppe umfaßt **bösartige Erkrankungen,** einerseits als *Basistherapie,* andererseits als *Begleittherapie bei Radiatio.*

Die dritte Indikationsgruppe umfaßt **degenerative Leber- und Nierenleiden** mit Sekundärerkrankungen wie Hyperlipämien und anderem.

Schließlich werden *auch allergisch-entzündliche Erkrankungen* behandelt, z. B. die chronisch aggressive Hepatitis, Gelenkrheuma und anderes.

Welches Verfahren in der Allgemeinpraxis?

Welche dieser Verfahren empfehlen sich nun unter dem Gesichtspunkt allgemeinmedizinischen Denkens und allgemeinmedizinischer Praktikabilität?

Von den vier geschilderten Verfahren ist die O_2MT sicherlich die *relativ physiologischste und mildeste Therapie.* Es kommt hier sicherlich auf eine häufige Wiederholung an, sie ist mehr für leichtere Fälle geeignet. In schwereren Fällen verwendet *v. Ardenne* selbst die HOT. Von der Praktikabilität her ist sie *mehr für den Kurbetrieb,* weniger für die Allgemeinpraxis geeignet.

Wesentlich intensiver wirken HOT und Ozontherapie, wobei in der biologisch-klinischen Auswirkung kein grundsätzlicher Unterschied bestehen dürfte. Obwohl die HOT –, das Verfahren ist übrigens in der

DDR offiziell anerkannt – da sie ohne technisch erzeugten Ozonzusatz arbeitet, mir physiologischer erscheint, dürfte das *Ozonverfahren aus Gründen der Praktikabilität* für die Allgemeinpraxis vorzuziehen sein. Inklusive Reinigung der Glasgefäße und Schläuche benötigt die Sprechstundenhilfe für eine HOT-Anwendung etwa 1 Stunde Zeit, bei der *großen Ozon-Eigenblutbehandlung* genügt die Hälfte. Außerdem entfallen hier diverse Reinigungs- und somit auch Sterilitätsprobleme.

Zusätzlich sprechen für das Ozon die *größere Palette der Anwendungsmöglichkeiten* (i. m., intraartikulär, kleine und große Eigenblutbehandlung usw.) sowie die *exaktere Dosierungsmöglichkeit.* Die entsprechenden Geräte sind inzwischen alle TÜV-überprüft, was auch eine gewisse Sicherheit vermittelt (*101*).

Die *Oxyvenierung* als *direkte* Gasapplikation ins Gefäßsystem empfehle ich unter dem Prinzip des primum nil nocere *nicht!* Das gleiche gilt für die *intravenöse* und *intraarterielle* Ozonapplikation! Trotz zahlreicher positiver Berichte gibt es auch eine ausreichende Zahl von Hinweisen für *schwere Nebenwirkungen und Schäden:* da sind Fälle von Amaurose, schwere Nierenschäden, Querschnittslähmungen (zumeist in Höhe von D 6) beschrieben! Die Gefahr solcher in der Regel *gasembolisch* bedingter Schäden ist zwar bei intraarterieller Ozonwendung in die *Inguinal*arterie nicht so groß, immerhin auch gegeben.

Ich habe die intraarterielle Ozonapplikation bei schweren Claudicatio intermittens-Fällen längere Zeit praktiziert, dabei, Gott sei Dank, keine Komplikationen erlebt und zum Teil verblüffende Erfolge! Dennoch habe ich sie, aufgrund der in der Literatur beschriebenen Zwischenfälle, inzwischen schweren Herzens aufgegeben. Ich empfehle sie nur noch bei schwersten Formen der peripheren Angiopathie (Stadium 3 und 4 nach *Fontaine*), wenn die Frage der Beinamputation ansteht und eine gefäßplastische Operation nicht möglich ist. Die Durchführung sollte dann unter klinischen Bedingungen oder zumindest in Ozon-Spezialpraxen erfolgen. Eine ausführliche Information des Patienten auf das mögliche *Risiko, das durchaus dem einer Operation entspricht,* ist dann erforderlich.

Die *Ozon-Gasbeutelanwendung* und die *Ozon-Darminsufflation* empfehle ich aus Gründen der Praktikabilität nicht: Die Verfahren sind relativ umständlich und zu zeitaufwendig für eine durchschnittliche Allgemeinpraxis. Außerdem hat man hier relativ zu wenig Indikationen. Sie seien Ozon-Spezialpraxen vorbehalten!

Die Anwendung von *Ozoniden,* insbesondere von ozonisiertem Olivenöl, wird teilweise propagiert. Meine diesbezüglichen Erfahrungen bei Vaginalmykosen waren nicht gerade berauschend.

Für die durchschnittliche Allgemeinpraxis empfehle ich die *subkutane* bzw. *intramuskuläre Ozonapplikation* sowie die *kleine* und *große Ozon-Eigenblutbehandlung.*

216

Die intramuskuläre/subkutane Ozonapplikation

In der Regel werden 20 ml O_2/O_3-Mischung injiziert, und zwar 10 ml in die rechte und 10 ml in die linke Gesäßhälfte, i. m. oder auch subkutan (kleine Kanüle, normalerweise Nr. 18 oder Nr. 20).

Konzentration: 27 γ Ozon pro ml Gasgemisch, [94]
Gesamtdosis: 540 γ täglich, Injektionsabstände 2 bis 3 mal pro Woche je nach Schweregrad, in der Regel insgesamt 10 mal.
Indikationen:

- *schwere venöse Durchblutungsstörungen* (Stauungen, nächtliche Wadenkrämpfe, bei nichtausreichendem Ansprechen auf Roßkastanienextrakte, Salbentherapie und Kompressionsbehandlung).
- als *Basistherapie bei Karzinompatienten:* hier häufige Serien, nach 10 Injektionen etwa 2 bis 3 Wochen Pause, dann erneut eine 10er Serie.
- als *adjuvante Therapie bei der Röntgenbestrahlung: Wolff* empfiehlt hier sehr hohe Ozondosen (zwischen 1 000 γ und 2 000 γ täglich!) täglich vor der Bestrahlung. Ich gebe hier aber auch nicht mehr als oben angegeben (540 γ pro Tag maximal).

Die „kleine" Ozon-Eigenbluttherapie

Mit der 20 ml-Glasspritze werden dem Ozonosangerät 20 ml O_2/O_3-Gemisch ($=540$ γ Ozon) entnommen. Mit einer Einmalspritze nimmt man dem Patienten dann etwa 5–10 ml Blut ab. Dieses Patientenblut wird dann mittels einer Kanüle in die Ozonspritze eingespritzt, dort langsam verschüttelt, das Gemisch dann intramuskulär appliziert.

Anwendung: 2 bis 3mal pro Woche, insgesamt 5–10mal.
Indikation: allergische Erkrankungen, vor allem Ekzeme, auch bei Furunkulosen. Eventuell bei allergischem Asthma.

Die „große" Ozon-Eigenblutbehandlung

Dem Patienten werden, wie bei der Blutspende, mittels einer Vakuumflasche 50–100 ml Blut entnommen. In diese Flasche wird dann das dem Ozonosangerät mittels Glasspritze entnommene O_2/O_3-Gemisch *langsam* hineingespritzt und *langsam* verschüttelt, etwa 2–3 Minuten, bis das Blut hellrot wird. Dieses ozonisierte Blut wird dann dem Patienten intravenös reinfundiert, was etwa 20 Minuten dauert.

Indikationen:

● *zentrale Durchblutungsstörungen,* hirnorganisches Psychosyndrom (hier alternativ zu Pentoxifyllin-, Piracetam- oder ähnlichen Infusionen)
● *periphere arterielle Durchblutungsstörungen* aller Schweregrade. Wenn Operationsindikation gegeben ist (Gefäßplastik), können die Ozonin-fusionen *prä- und postoperativ* gegeben werden.
● *Hepatosen* (Fettleber, Zirrhose), Hyperlipidämien
● *degenerative Nephropathien* (nephrotisches Syndrom)
● *kardiosklerotische Erkrankungen* (koronare Herzkrankheit).

Dosis Abb. 36: Zwischen 900 und 1 900 γ in einer Sitzung. Höhere Dosen verwende ich nicht. Da zur Behandlung florider autoallergischer Erkrankungen (chronisch aggressive Hepatitis, rheumatische Polyarthritis usw.) höhere Ozondosen erforderlich sind – mit niedrigen *stimuliert* man unter Umständen das Geschehen – setze ich die Ozontherapie bei diesen Indikationen *nicht* ein. Von der Ozongesellschaft werden Dosen bis zu 3 000 γ empfohlen. [95].

Die Ozon-Therapie ist ein empirisches Heilverfahren mit sehr differenter Wirkung und auch möglichen Nebenwirkungen.

Es ist für mich ein Unding, daß sie von Heilpraktikern ausgeübt werden kann.

950 γ (Mikrogramm)	bei sklerotischen Indikationen (Zerebralsklerose, Claudicatio interm.) zur Umstimmungstherapie, zur Herdaktivierung (2–3 × an aneinanderfolgenden Tagen)
1 900 γ	schwere akute Infekte chronische Hepatosen chronische Neuritiden
über 1 900 γ bis 3 000 γ	*eventuell* bei akuten Neuritiden und akutem rheumatischen Schub

Abb. 36: *Richtlinien zur Dosierung bei der „großen" Ozon-Eigenblut-Therapie*
Empirische Werte von *H. Wolff* (über Fa. Hänsler) und eigene Erfahrungen. Dosen über 1 900 γ bislang vom Autor nicht eingesetzt. Die Zahlen dienen als *Anhaltspunkt.* Die *individuelle* Reaktion des Patienten muß berücksichtigt werden![94]

218

Ein paar Worte zum **forensischen Aspekt:** Nach *Henn (101)* muß der Patient über mögliche Nebenwirkungen entsprechend aufgeklärt werden. Dies muß in der Kartei verzeichnet sein! Zu den möglichen Nebenwirkungen gehören bei den von mir hier angegebenen Injektionen nur die Möglichkeit des *allergischen Schocks,* die ja auch bei zahlreichen anderen Medikamenten gegeben ist.

Wenn man also eine direkte intravasale Begasung *nicht* durchführt, braucht man auch nicht auf die entsprechenden Gefahren der Gasembolie hinzuweisen. Freilich sollte man dem Patienten sagen, daß mögliche *latente Herde,* z. B. eine latente Cholezystitis oder Appendizitis, durch Ozonbehandlung *akuisiert* werden können, mitunter dann sogar eine chirurgische Herdsanierung erforderlich ist (Cholezystektomie, Appendektomie). Dies ist aber im Sinne der biologischen Medizin grundsätzlich erwünscht, es sei denn, der Patient befindet sich in einem für eine operative Herdsanierung zu schlechten Allgemeinzustand.

Auf jeden Fall ist es erforderlich, ein *Notfallset griffbereit* zu halten, nicht nur bei der Ozontherapie, auch bei der Neuraltherapie usw. *Griffbereit* heißt, es genügt nicht, irgendwo im Auto einen Notfallkoffer zu haben.

Die Notfallbehandlung entspricht der beim allergischen Schock: Kortison, Calcium, Antihistaminika, Suprarenininfusionen usw. Die Behandlung der *inhalativen* Ozonintoxikation entspricht der des Status asthmaticus, also Theophyllinpräparate, Kortison, bei Azidose Natriumbikarbonat.

Im übrigen ist für die Ozonanwendung in der Praxis die Teilnahme an einem Einführungskurs *rechtlich vorgeschrieben.* [96]. Hier wird vor allem auf maximale Konzentrationen am Arbeitsplatz und ähnliche Probleme eingegangen.

HOT und Ozontherapie sind sicherlich nicht die ersten Verfahren aus dem alternativen Bereich, denen sich ein neu anfangender Kollege zuzuwenden hat. Für den Fortgeschrittenen aber, der sie *kritisch* und *differenziert* anzuwenden versteht, stellen sie eine wirksame Ergänzung des therapeutischen Spektrums vor allem *im organisch degenerativen Bereich* dar! [97]

16. KAPITEL

Über Frischzellentherapie und verwandte Verfahren

Wie die Ozon- und HOT-Behandlung, so haben auch die hier zu besprechenden Therapien ihre Domäne im *organisch degenerativen Bereich,* sind zum Teil auch einsetzbar bei ausgesprochen genetisch bedingten Krankheiten und treten somit in direkte Konkurrenz zu klinischen Verfahren. Die Klinik konzentriert sich heute vor allem auf die Behandlung mit *Monosubstanzen.* Diese sind in ihrer primären Wirkungsweise pharmakologisch leichter zu erfassen. Auf der anderen Seite stellen sie einen sehr groben Eingriff in den subtilen Regelkreis biologischer Systeme dar. Es kommt, wie ja allerorten bekannt, zu einer Vielzahl von Nebenwirkungen.

Das Prinzip der Frischzellentherapie und ihrer Weiterentwicklung besteht nun darin, dem Organismus *biomimetische* Substanzen [98] zu liefern, das sind solche, mit denen er es sonst auch zu tun hat, bzw. zumindest solche, die den eigenen Substanzen sehr ähnlich sind.

Außerdem wird dem Organismus nicht nur eine einzelne, sondern eine *Vielzahl* solcher Substanzen angeboten, aus denen er sich die ihm fehlenden oder nicht ausreichend vorhandenen selektiv heraussuchen kann.

Durch das Prinzip der Biomimetik werden die Nebenwirkungen, die bei klinischen Monosubstanzen eine große Rolle spielen, entscheidend reduziert. Durch das Prinzip des komplexen Angebots wird die Effizienz der Therapie erweitert.

Freilich werden, zumindest bei der Frischzellentherapie in ihrer ursprünglichen Form, nicht nur biomimetische Substanzen übertragen, sondern auch artfremdes (tierisches) Eiweiß, was mitunter zu *heftigen allergischen Reaktionen* bis hin zum anaphylaktischen Schock führen kann, zum anderen auch zu allergischen Spätreaktionen (Autoaggressionskrankheiten s. u.).

Hippokrates soll mit Blut und Plazenten von Tieren behandelt und Froschhaut dem Menschen transplantiert haben. Von *Paracelsus* sind Versuche bekannt, wo er Unterhautzellgewebe von Frischverstorbenen auf Patienten übertragen hat. Von ihm stammt auch, seiner Signaturenlehre entsprechend, die Formulierung des noch heute für die Frischzellentherapie gültigen Prinzips: *„Herz heilt Herz und Niere heilt Niere."* [99]

Die entscheidende Entwicklung der heutigen Frischzellentherapie geht auf den Chirurgen *Niehans* zurück, der in den zwanziger und dreißiger Jahren dieses Jahrhunderts sich in besonderem Maße mit Gewebsübertragungen (Tissulartransplantationen) von Tiergeweben auf den Menschen befaßt hat. Z. B. hat er Hypophysen auf jugendliche Zwerge übertragen und dadurch ein Längenwachstum bis zu 32 cm erreicht, weswegen er auch der *Chirurg der Zwerge* genannt wurde (in *258*).

Als 1931 eine Patientin, der bei einer Strumektomie versehentlich sämtliche Epithelkörperchen entfernt worden waren, in moribundem Zustand zu ihm kam, hatte er nicht mehr die Zeit für eine Gewebstransplantation. Kurzerhand entschlossen zerrieb er die Epithelkörperchen eines frischgeschlachteten Tieres und spritzte sie in den Brustmuskel der Patientin. Diese blühte wieder auf und lebte noch 30 Jahre!

Von diesem Erlebnis angespornt, ging *Niehans* nun daran, systematisch bei Organinsuffizienzen den Patienten intramuskulär solche *Frischzellen* zu injizieren. Dabei wandte er vor allem Schafsföten als Ausgangsmaterial an. Denn das Gewebe *ungeborener* Tiere hat eine wesentlich *geringere allergische Potenz* (eine geringere Artspezifität) als das schon geborener oder gar älterer Tiere. Außerdem hat es auch eine wesentlich *höhere biologische Potenz:* Zellteilungsraten und sämtliche Stoffwechselaktivitäten im Sinne einer starken Regenerationskraft sind erhöht.

Niehans erkannte also zwei Prinzipien bei der Therapie: *1. müssen die Primitivfunktionen der Zellen von Tieren und Menschen im Sinne von Basisfunktionen gleich sein und 2. muß die Organspezifität die Artspezifität überwiegen.*

Dabei stellte er sich selbst die Wirkung so vor, daß die vollständigen Zellen zu den entsprechenden Geweben wandern würden, was heute jedoch widerlegt ist.

Durch Mikro- und Makrophagen werden die Zellen sehr bald im Gewebe in verschiedene Peptide und Zellbruchstücke gespalten und zerlegt. Diese werden dann, was durch radioaktive Markierung nachgewiesen ist, gezielt zu den entsprechenden Geweben transportiert *(Organotropie)*.

Die Originaltherapie von *Niehans* wird heute noch in folgender Form praktiziert: Entweder in speziellen Sanatorien, wo die Tiere frisch geschlachtet werden und das Material noch am selben Tag dem Patienten injiziert wird. Oder in verschiedenen Praxen: Sie bekommen das frischgewonnene Material tiefgefroren per Eilpost [100], tauen es auf (mit dem Fön) und applizieren es dem Patienten.

Der Patient darf keine akute Infektion, kein Asthma bronchiale, auch keine sonstigen Allergien oder Autoaggressionskrankheiten haben (*absolute* Kontraindikationen). Nach einem Apoplex oder nach einem Herzinfarkt sollte man nach Ansicht der Behandler 3–4 Monate warten (*relative* Kontraindikationen). Nach der Injektion ist dann für 2 Tage Ruhe angeordnet. Als Indikationen werden genannt alle *Organ- und Drüseninsuffizienzen degenerativer oder auch genetisch bedingter Art.* So werden [101] beeindruckende Berichte von künstlichen Beeinflussungen bei Morbus *Down* dokumentiert. Weitere klassische Indikationen sind hormonelle Insuffizienzen (Behandlung mit Ovar- bzw. Testis-Injektionen). Zur Abwehrsteigerung werden Thymus- und Milzpräparate (Bindegewebspräparate) usw. gegeben.

Es gibt auch verschiedene *Tierversuche,* wo z. B. bei röntgenbestrahlten Ratten die mit Frischzellen behandelte Gruppe eine wesentlich längere Überlebenszeit aufweist als die nichtbehandelte. Beim Publikum ist die Therapie aus Zeitschriften sehr bekannt. Nicht zuletzt haben sich diverse Prominente einer Frischzellentherapie unterzogen (Adenauer, Papst Pius XII., usw.). Wer möchte nicht wieder jugendliche Kraft, wer nicht wieder seine sexuelle Potenz in alter Stärke usw.? Man muß nur die Illustrierten aufschlagen, die Werbung ist auf dem Jahrmarktsniveau!

Dennoch gibt es keinen Zweifel an der Wirksamkeit dieser Methode. Allerdings muß man ihr auch zum Teil *sehr schwere Nebenwirkungen* vorwerfen:

Trotz diverser Mühen der Hersteller mit Sterilitätsprüfungen kommt es immer wieder zu *Infektionszwischenfällen.* In Holland wurde vor einiger Zeit (in *252*) eine Brucella-Abortus-Bang-Epidemie durch Gefrierzellen ausgelöst. Zum anderen werden, wie schon gesagt, Zwischenfälle vom allergischen Soforttyp wie auch vom Spättyp berichtet: Wenn man einer Ratte Kaninchennierenmaterial einspritzt, verträgt sie die erste Injektion gut. Nach der zweiten Injektion entwickelt sie als *Autoimmunkrankheit* eine Immunnephritis. Im Deutschen Ärzteblatt (*240*) wurde vor kurzem in diesem Sinne von einer disseminierten Encephalomyelitis nach Siccacell-Injektion berichtet. Es handelte sich um die *zweite* Behandlung. Die erste Behandlung ein paar Jahre zuvor war gut vertragen worden!

Man kann heute (*252*) immunologisch bei Frischzellentherapie eindeutig einen Anstieg der Antikörpertiter feststellen, so daß diese Gefahr also immer als Damokles-Schwert über der Therapie schwebt, auch wenn es nicht zur akuten Eruption kommt.

Weiterentwicklungen der Zelltherapie

Man hat nun versucht, die Vorteile der Zelltherapie zu bewahren und ihre Nachteile auszuschließen. Dabei sind folgende Weiterentwicklungen entstanden:

a) Behandlung mit *gefriergetrockneten Zellen* (Siccacell)
b) *Regeneresen-Therapie*
c) *Wiedemann-Kur*
d) *Zytoplasmatische Therapie nach Theurer.*

Die nach der alten *Niehan*sschen Manier *(„Schlachthausmethode", Eiszellen)* arbeitenden Therapeuten werfen den neueren Methoden vor, daß durch die Bearbeitung das Material wesentlich an biologischer Potenz verlieren würde.

Die Trockenzellmethode (= *Gefrierzellen*, Siccacell-Präparate) arbeitet mit gefriergetrockneten Zellen *(Lyophilisierung)*: Dadurch wird das Material für längere Zeit haltbar, weiterhin können die gesetzlich vorgeschriebenen Sterilitätsprüfungen besser durchgeführt werden. Die Gefrierzellen-Therapeuten werfen der konventionellen Methode die umständliche Auftaumodalität der Eiszellen vor; auch hätten in Versuchen die Eiszellen, im Gegensatz zu den Gefrierzellen, keine Ankurbelung der Teilungsrate der Zellkerne ergeben. Doch auch bei den Gefrierzellen, wie schon erwähnt *(252)*, sind Erregerübertragungen festgestellt worden! Das Risiko der Induzierung einer Autoimmunerkrankung ist genauso groß wie bei den Eiszellen!

Weder ein Erregerübertragungsproblem noch ein immunologisches Problem gibt es bei der von *Dyckerhoff* entwickelten *Regeneresen-Therapie.* Dabei handelt es sich um *RNS-Präparate* mit geringfügigen DNS-Beimengungen. Sie werden aus Organen und Geweben von Jungtieren und Feten vom Rind gewonnen. Zum Teil enthalten sie auch RNS aus Hefe.

Dyckerhoff stellt in den Mittelpunkt seiner theoretischen Überlegungen die *Normalisierung der Eiweißsynthese durch die RNS.* Die Indikation für seine Therapie ist die gleiche wie bei der Frischzellentherapie; nur bestünden hier keinerlei Nebenwirkungen. Als einzige Kontraindikation wird die manifeste Gicht genannt.

Insgesamt gibt es 73 Ampullensorten aus 43 Organen. Intramuskuläre Anwendungsweise, etwa 10mal in 2–3tägigem Abstand. Die Methode kann ambulant durchgeführt werden, es bedarf keiner anschließenden Ruhezeit. Sie ist also durchaus *praktikabel in der Allgemeinmedizin.*

Zahlreiche experimentelle und klinische Berichte liegen vor [102]: In einem in vitro-Versuch wurde die stoffwechselsteigernde Wirkung von Leber-Regeneresen, die eine radioaktiv markierte Phosphatgruppe enthielten, anhand der Neubildung von Nukleinsäuren untersucht. Dabei stieg die Aufnahme von markiertem Phosphat bei Zusatz von

Regeneresen um 100%, während der Zusatz entsprechender Homogenisate lyophylisierter Zellen nur einen Zuwachs von 50% erbracht haben soll [103].

Die *Wiedemann-Kur* ist eine Kombinationskur: zum einen arbeitet sie mit kombinierten RNS-DNS-Präparaten (s. Regeneresen). Weiterhin gibt sie Procain-Vitamin B-Mischungen zur allgemeinen Revitalisierung und schließlich, das ist ihre Spezifität, verschiedene *Organseren*. Bei diesen handelt es sich um Kaninchenserum, das durch Injektion von menschlichen Organextrakten immunologisch vorbehandelt wird (s. Kap. 17).

Die zytoplasmatische Therapie

Die meines Erachtens weitestentwickelte Methode in diesem Zusammenhang – man legt hier Wert darauf, daß es sich nicht mehr um eine „Frischzellentherapie" handeln soll – ist die *zytoplasmatische Therapie nach Theurer* (Revitorgan-Präparate). Hier werden durch Säuredampflyse im Hochvakuum die Gefrierzellen sanft aufgeschlossen und in verschiedene makromolekulare Bausteine zerlegt. Diese werden durch ein weiteres Verfahren, wie die Säuredampflyse von *Theurer* ebenfalls patentiert, sulfatiert und phosphoryliert. Dies wiederum soll eine Verminderung der Artspezifität und eine Steigerung der Wirkung bringen (*252*). Durch die Aufspaltung ist eine kontinuierliche Löslichkeit des Materials und dadurch die Möglichkeit gegeben, verschiedene *Verdünnungsstufen* herzustellen. Das ergibt dann auch die Möglichkeit einer *exakten Dosierung*.

Arbeitet die Frischzellentherapie mit Dosen im Milligrammbereich, so handelt es sich bei den Revitorgan-Präparaten um Verdünnungsstufen von 10^{-17} (Stärke 0), 10^{-12} (Stärke 1), 10^{-9} (Stärke 2), 10^{-6} (Stärke 3). Erst die sogenannten *Trockensubstanzen* bzw. die neueren Darreichungsformen *(Sole)* enthalten das Material im Milligrammbereich (10^{-3} g).

Bei dieser Therapie können nach immunologischen Prinzipien, im Gegensatz zur Frischzellentherapie, auch Patienten mit infektiösen und allergischen Krankheiten behandelt werden. Diese seien, so *Theurer,* nicht nur keine Kontraindikation mehr, sondern sogar eine Indikation der zytoplasmatischen Therapie geworden. [104] Bei *hyperergen* Geschehen (also Autoaggressionskrankheiten, Allergien usw.) solle man ausschließlich mit den *Verdünnungsstufen* behandeln. Bei *Organinsuffizienzen* (den klassischen Indikationen der Zelltherapie) verwendet man dann die *Trockensubstanzen bzw. die Sole* (letztere können auch intravenös gegeben werden). Hier bereite man die Injektion ebenfalls vor, indem man erst die verschiedenen Verdünnungsstufen spritze, also zunächst Stufe 1, dann 2, dann 3. Erst wenn alle drei Stufen gut vertragen worden sind, erfolge die abschließende Injektion der Trockensubstanz. Treten dagegen allergische Reaktionen irgendwelcher Art bei den Verdünnungsstufen auf, verzichtet man auf die Trockensubstanz und bleibt bei den Verdünnungsstufen, die ohne Nebenwirkungen toleriert worden sind. Mit dieser *tolerogenen Dosierung (Theurer)* seien alle allergischen Nebenwirkungen beherrschbar. Darüber hinaus habe man einen zusätzlichen Indikationsbereich (Autoaggressionskrankheiten) gewonnen. Durch die Art der Aufbereitung soll auch jegliches Infektionsrisiko gebannt sein. Zumindest gibt es trotz schon relativ großer Verbreitung der Methode keinerlei dementsprechende Hinweise.

Die zytoplasmatische Therapie ist eine *molekulare Therapie mit sulfatierten und phosphorylierten Makromolekülen aus funktionstüchtigen tierischen Zellen, die sich an den immunologischen Grundsätzen der Desensibilisierung orientiert.*

Bei einer Immunnephritis wird beispielsweise das Präparat *Niere* zunächst in höchster Verdünnung (Stärke $0 = 10^{-17}$) verabreicht, unter jeweiliger Kontrolle der klinischen Parameter (z. B. Urin). Dann gibt man Stärke 1, eventuell noch Stärke 2, ganz selten Stärke 3, je nach klinischer Reaktion. Man will eine spezifische Desensibilisierung durch Organantigene erreichen.

Das *Ausgangsmaterial* wie auch das *Grundprinzip der Isotherapie* entsprechen bei der *Theurer*-Therapie den Prinzipien der Frischzellentherapie. Die *Verdünnung* und die sogenannte *tolerogene Dosierung* entsprechen den Prinzipien der Immunologie und der Homöopathie. Dabei war theoretisch die Erkenntnis entscheidend, daß nicht die Zellen als ganze, sondern ihre einzelnen Bausteine (Makromoleküle), als biomimetische Substanzen, entscheidend für die therapeutische Wirksamkeit sind und daß durch sanfte Aufschließung diese Substanzen vollständig löslich und damit exakt dosierbar gemacht werden können. [105]

Es mag nun durchaus sein, daß, wie die *Niehans*-Therapeuten behaupten, durch die verschiedenen Aufbereitungsmethoden ein Wirkungsverlust der ursprünglichen Frischzellenkraft eintritt. *Ausschlaggebend für die Entscheidung zur einen oder anderen Methode ist auch hier das Prinzip des primum nil nocere:* Bei *rein degenerativen* Erkrankungen setze ich Regenerese oder Revitorgan-Präparate ein; wenn eine *hypererge Komponente* dabei ist, nur *Theurer*-Präparate, tolerogen dosiert. Bei *vorwiegend oder rein hyperergen* Erkrankungen, z. B. der MS, setze ich die zytoplasmatische

Therapie gar nicht mehr ein. Ich habe hier trotz tolerogener Dosierung gewisse immunologische Hyperreaktionen erlebt.

Allenfalls bei einer manifesten Karzinomerkrankung, wenn eine immunologische Hypo- oder Anergie vorhanden und eine hypererge Immunreaktion als massive Umstimmung erwünscht ist (s. auch Fieber-therapie, Kap. 17), könnte ich mir den Einsatz der herkömmlichen Frischzellenpräparate vorstellen. Ich verwende aber auch in diesen Fällen die *Theurer*-Präparate (Neytumorin).

Das Problem bei der zytoplasmatischen Therapie ist in der Kassenpraxis vorwiegend finanzieller Art. Man muß vorher wirklich alle Möglichkeiten ausgeschöpft haben, um dem Patienten diese doch relativ teure Therapie, die er in der Regel selbst bezahlen muß, zu empfehlen. Nur in Ausnahmefällen erstatten einzelne Krankenkassen diese Therapie.

Ganz augenscheinliche Erfolge hatte ich beispielsweise bei 4 Patienten mit einer *ausgeprägten Maculadegeneration,* bei denen ich die Revitorgan-Präparate Nr. 52, Nr. 58 und Nr. 61 eingesetzt habe:

1. Patient: „Ich kann wieder die Zeitung lesen, ich kann wieder die Menschen auf der anderen Straßenseite erkennen."
2. Patient: „Ich kann wieder meine Enkelkinder erkennen, ich kann wieder alleine meinen Haushalt führen."
3. Patient: „Ich kann mich wieder sicher im Haushalt bewegen." Patientin 2 und 3 sind mir nach der Behandlung regelrecht um den Hals gefallen!
Im 4. Fall leichte subjektive Besserung. Der Augenarzt stellte auch hier objektiv eine Verbesserung bei der Augenhintergrunduntersuchung fest.

Gerade für den Allgemeinmediziner, der seine Patienten in ihrem unmittelbaren Lebensmilieu erlebt, sind solche Fälle beeindruckend.

Abgesehen davon gibt es auch zahlreiche klinische Arbeiten mit statistischen Ausarbeitungen, die die Wirksamkeit der Methode meines Erachtens ausreichend belegen. [106]

17. KAPITEL

Über das System der Grundregulation und über Immuntherapie

„Es war ein kühner und nützlicher Gedanke *Virchows,* die örtlichen Störungen bis zur einzelnen Zelle zurück zu verfolgen; *Virchow* hat dadurch die Pathologie von der Verschwommenheit *einseitiger humoraler und neuristischer* Vorstellungen befreit. Aber er ging einen Schritt zu weit in der Spezifizierung des Terrains. Man kann sehr wohl die Individualität der Zellen anerkennen und doch zugleich der Einrichtungen gedenken, welche ihre Autonomie in funktioneller und nutritiver Beziehung beschränken." (in *162,* S. 14)

Einen kranken Fisch kann man nicht heilen, wenn man nicht für die Gesundung des Wassers sorgt, in dem er schwimmt. Genauso ist der Funktionszustand der Organzellen abhängig von dem extrazellulären Milieu, in dem sie sich befinden. Das Augenmerk auf dieses extrazelluläre Milieu und vor allem dessen aktive Leistungen gerichtet zu haben, ist das Verdienst des zeitgenössischen Wiener Pathologen *Pischinger.*

In der Anatomie unterscheiden wir zwischen einem

- *weichen mesenchymalen Bindegewebe,* das weitgehend als Füllmaterial aufgefaßt wird,
- dem *straffen Bindegewebe* (Fasern), dem vor allem Stützfunktion zugeschrieben wird, und einem
- *harten Bindegewebe* (Knochen) mit Trage- und Gerüstfunktion.

Pischinger konzentrierte seine Untersuchungen auf das weiche Bindegewebe, das ubiquitär im Körper ist: in der Haut, in den Schleimhäuten, in der Zahnpulpa, in den Knochen, in allen Organen und Hormondrüsen. Es besteht im wesentlichen aus Bindegewebszellen (Fibroblasten, dann Retikulozyten), feinsten Blutgefäßen und vegetativen Nervenfasern, schließlich der extrazellulären Flüssigkeit mit Wasser und verschiedenen Mucopolysacchariden, deren Funktion von *Hauss* und *Junge-Hülsing* genauer untersucht worden ist.

Auch die Funktion des retikulo-endothelialen Systems *(RES)* einschließlich der Histiozyten (dann *RHS*) als großes Abwehrsystem mit Phagozytoseleistungen usw. war bekannt. *Pischinger* stellte nun fest, daß dieses *RHS* nur ein „Vorwerk" eines umfassenderen Systems war, das er

227

als *System der Grundregulation* bezeichnete und anatomisch im weichen Bindegewebe mit den genannten Strukturen repräsentiert sah.

Weder die Kapillaren noch die Endfasern des vegetativen Nervensystems haben, im Gegensatz zum zentralen Nervensystem, wo synaptische Verbindungen bestehen, *unmittelbare Verbindung mit den Parenchymzellen.* Dies stellte *Pischinger* mikroskopisch wie schon andere vor ihm *(Jabonero)* fest. Sowohl die Versorgung der Parenchymzellen mit Nährstoffen und Sauerstoff und ihre Beeinflussung durch Hormone und andere Reglerstoffe aus dem Blut wie auch ihre direkte vegetative Erregung können deshalb nur *mittelbar,* nämlich über den Weg des mesenchymalen Grundgewebes, erfolgen. Dabei verhält sich dieses nicht als passives Transitmedium, sondern als *aktives, regulierendes System.*

Welche Leistungen vollbringt dieses System?

Phagozytosetätigkeit und andere immunologische Aufgaben, Speicherung exogener Fremdkörper, Aufgaben im Lipid-, Hämoglobin- und Eisenstoffwechsel – das ist bekannt. *Pischinger* hat nun verschiedene Versuche angestellt, bei denen er Fibroblasten in eine „Bedrängnissituation" gebracht hat: in dem Kulturmedium der Zellen fehlten wichtige Nährstoffe! In dieser Bedrängnissituation reagierten die Fibroblasten nun so, daß sie einen Stoff absonderten, der seinerseits die Milieusituation verbesserte. Diesen Stoff nannte *Pischinger Faktor M,* da er im klinischen Versuch bei subkutaner Injektion zu einer deutlichen Monozytensteigerung führte.

Chemisch handelt es sich bei dieser Substanz um *hochmolekulare,ungesättigte, konjugierte Fettsäuren.* In ihnen glaubt *Pischinger* den primären Wirkstoff der zyto-humoralen Regulation gefunden zu haben. Unter *zyto-humoraler Regulation* versteht er also die Regulation des Milieus durch die Bindegewebszellen (Fibroblasten) über chemische Substanzen (Faktor M).

Des weiteren spricht er von *hämo-humoraler Regulation,* das ist die Regulation über das Blut: Die physikalischen und chemischen Eigenschaften des Bluts (Viskosität, Hb-Gehalt, Hormone usw.) seien der zweite entscheidende Faktor, der das interstitielle Milieu reguliere.

Der 3. Faktor sei schließlich das vegetative Nervensystem: Durch die vegetative Erregung werden Neurotransmitter im Grundgewebe freigesetzt und führen zu entsprechenden Veränderungen (*neuro-humorale Regulation*).

Durch diese drei Regulationsvorgänge wird das interstitielle Milieu (synonym: *extrazelluläre Flüssigkeit*) beeinflußt. Vom Zustand dieser Flüssigkeit ist die Funktion der Organzelle abhängig. *Das Grundsystem schafft somit die unspezifischen Voraussetzungen für die spezifischen Funktionen der Parenchymzellen.* Die *Zelle* ist, für sich genommen, autonom, wie *Virchow* das meint, gar nicht denkbar. *Pischinger* nennt das eine morphologische Abstraktion. Alle elementaren Lebensvorgänge seien nur aus dem *Wechselspiel Zelle – Interstitium* zu verstehen.

Das Interstitium spiele deshalb bei den Basisvorgängen des Lebens eine entscheidende Rolle: Beim Wasser- und Mineralhaushalt, bei der Temperaturregulation, beim Säure-Basen-Haushalt, bei der Atmung, Gärung usw. Dabei habe *dieses* System in gewissem Sinn eine Autonomie. *Nicht* die zentrale Regulation des Vegetativums über das Zwischenhirn (Hypothalamus, Nebennierenrinden-System), wie *F. Hoff* es gesehen hat, sei entscheidend. Denn, so *Pischinger,* die Blutzusammensetzung in der Peripherie sei verschieden: bezüglich Leukozytengehalt, Sauerstoffsättigung des Hämoglobins und anderer Faktoren fänden sich erhebliche Unterschiede zwischen dem Blut aus der Fingerbeere, dem aus dem Ohrläppchen und venös entnommenem Blut, was nur bei Dominanz der peripheren Regulationsmechanismen gegenüber den zentralen erklärbar ist. Auch bestehe häufig eine ausgesprochene Seitendifferenz zwischen links und rechts, zumindest in pathologischen Fällen. Im arteriellen Blut hingegen fände man diese Differenzen nicht. Auch gebe es im Körper Gewebe, die keine Kapillaren (Cornea), und solche, die keine vegetativen Nervenfasern enthielten (Plazenta, Leberepithel, Lungenalveolen). Dementsprechend schlußfolgert *Pischinger: Die entscheidenden Regulationen finden in der Peripherie, im Grundsystem statt, nicht im zentralen Nervensystem.*

Freilich hat auch dieses einen erheblichen Einfluß auf die vegetativen Grundfunktionen in dem Sinn, daß es die Regulationstätigkeit des Grundsystems *moduliert.* Man kann dem *Grundsystem* also keine absolute, sondern *nur eine relative Autonomie* zuerkennen; dem zentralen Nervensystem hingegen keine direkte, sondern nur eine indirekte Steuerungsmöglichkeit: Die Zentrale kann der Peripherie wohl einen Befehl geben. Ob der Befehl jedoch durchführbar ist, hängt vom Zustand der Peripherie ab.

Kann man die Funktion des Grundsystems messen?

Ja. *Pischinger* hat als Ausgangsmethode die *Jodometrie* entwickelt: Wie geschildert, ist die Sekretion des Regulationsstoffes Faktor M eine spezifische Leistung des Grundsystems. Er kommt aus den Fibroblasten bzw. auch aus den Leukozyten. Nachdem es sich hierbei um ungesättigte Fettsäuren handelt, kann man am *Jodverbrauch im Serum* auf dessen Menge rückschließen.

Um die Regulationsfähigkeit des Systems zu erfassen, genügt nicht eine Einzelmessung, sondern müssen *Mehrfachmessungen* durchgeführt werden: eine Zweitmessung eine Stunde nach Belastung und eine dritte Messung drei Stunden nach Belastung. Als *Belastung* gilt der Stichreiz bei der Blutabnahme. Auf diese Weise kann man nun zweierlei feststellen:

● die Reaktions*lage* und
● die Reaktions*weise*.

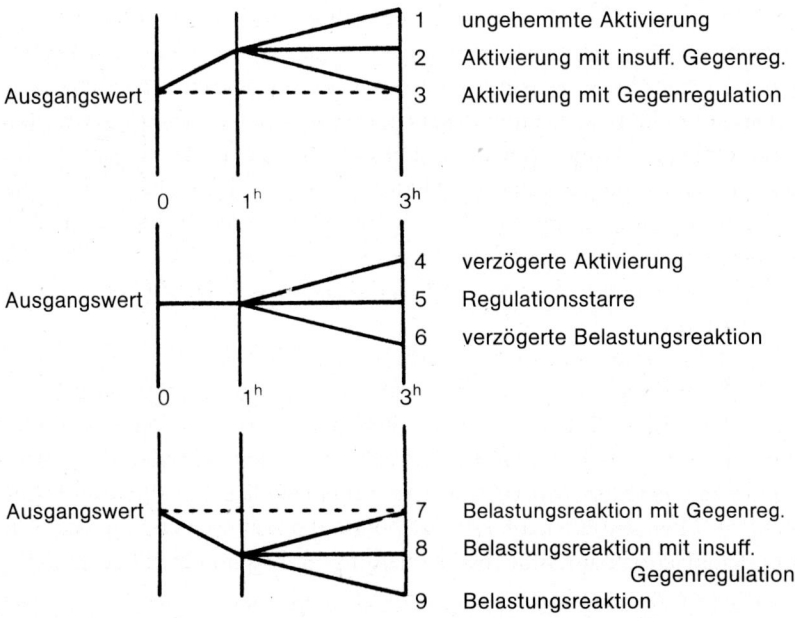

Abb. 37: *Reaktionsmöglichkeiten des Grundsystems auf einen Reiz* (nach *Kellner* in *23,* S. 95). Der Reiz wird bei 0 gesetzt. 1^h = Reaktionswert 1 Stunde nach dem Reiz, 3^h = Reaktionswert 3 Stunden nach dem Reiz.

230

Die *Reaktionslage* kann entweder sympathikoton oder vagoton sein, wie *Eppinger* das genannt hat, oder – mit den integraleren Begriffen von *Hess* – ergotrop oder trophotrop. Die *Reaktionsweise* kann aus folgendem Schema (Abb. 37) von *Kellner* (in *23*, S. 95) ersehen werden: Es gibt 9 Reaktionsmöglichkeiten, wobei die *Starre,* d. h. die Nichtveränderung der Ergebnisse nach Reiz, den schwersten Störungsgrad darstellt. Die Serumjodometrie ist laborchemisch *sehr aufwendig.* Sie war die erste Methode, mit der die Funktion des Grundsystems meßbar geworden ist.

Weitere Meßmöglichkeiten

● die *Oxymetrie:* Der HbO_2-Gehalt des venösen Bluts wird festgestellt. Der *Grad der Sauerstoffutilisation* kann als Maß für das Funktionieren des Grundsystems gewertet werden. Normalerweise beträgt der HbO_2-Gehalt 40%, in stark gestörten Gebieten kann er bei 80% liegen.
● die *Leukozytenbestimmung:* Jede Sekunde zerfallen nach Berechnungen *Pischingers* im Körper etwa 1,2 Mill. Leukozyten. Dieser Vorgang *(Leukolyse)* ist wahrscheinlich sehr wichtig für die humorale Regulation, weil dadurch ständig Regulationsstoffe frei werden (Faktor M). Die Leukozytenzahl nach einem Belastungsreiz stellt deshalb auch einen Funktionswert des Grundsystems dar. (Es finden sich auch Veränderungen des Differentialblutbildes, z. B. eine Monozytenvermehrung.)
● die *direkte Kapillarmikroskopie* an der Unterlippe im Auflicht (nach *G. Brückle*): Man hat hier einen direkten Einblick in das mesenchymale Bindegewebe. Je nach Farbe (hellrosa oder dunkel) sowie Form und Anordnung der Erythrozyten (Verklumpungen usw. analog dem mikroskopischen Bild bei Kreuzproben) kann man auf den Funktionszustand des Grundsystems schließen.

Bestimmte *Elektrolyte* im Serum, so Magnesium und Kalzium, sowie die verschiedenen Globulin-Fraktionen der *Elektrophorese* können als weitere Indikatoren gewertet werden. Auch über das *Infrarotabstrahlungsverhalten der Haut* (Thermoregulationsdiagnostik) sowie über die Messung des *elektrischen Widerstandsverhaltens der Haut* kann man die Funktion des Grundsystems beurteilen. [107]

Vegetative Grundgesetze

Das Grundsystem ist in seiner Reaktion durch folgende Gesetzmäßigkeiten charakterisiert:

1. Es reagiert immer *ganzheitlich,* was *Pischinger* schon 1961 am sogenannten *Stichphänomen* nachgewiesen hat. Der einfache Stich mit einer Nadel stellt einen Reiz dar, auf den das Grundsystem insgesamt reagiert. Die gemessenen Parameter (Monozytenanstieg, vermehrte Leukolyse, Veränderung in der Jodometrie usw.) ließen sich in Blutproben aus verschiedenen Körperarealen feststellen, also nicht nur in der Nähe des Bereichs, wo der Stich erfolgt ist.

2. Das Grundsystem reagiert *unspezifisch,* d. h. die Reaktionen sind immer die gleichen, unabhängig von der Art des Reizes (mechanisch durch Nadelstich, elektrisch, chemisch usw.).

3. Das Grundsystem reagiert *integral perzipierend:* kleine Reize summieren sich in der Zeit und führen in der *Summation* zu einer Reaktionsveränderung.

4. Die Reaktion ist abhängig von der *Ausgangslage:* durch Vorbelastung (extreme Reaktionslage) kann ein Bagatellreiz große Auswirkungen haben. Z. B. bei extremer sympathikotoner Reaktionslage genügt ein geringer sympathikotonisierender Reiz, um das Faß zum Überlaufen zu bringen (s. auch Kap. 8). Berücksichtigt man dies beispielsweise bei der Operationsindikation nicht, können sich verheerende Folgen ergeben. In diesem Sinne muß man bei den meisten Medikamenten eine zweifache Wirkung unterscheiden: Eine spezifische auf die Organzellen sowie eine unspezifische auf das Grundsystem (sympathikotonisierend oder vagotonisierend).

Der unspezifische Effekt wird von der konventionellen Pharmakologie zumeist vernachlässigt und tritt dann irgendwie bei den Nebenwirkungen in Erscheinung.

Procain, Elpimed® [108] und andere wirken nach den Untersuchungen *Pischingers* für das Grundsystem *ent*lastend, Penicillin, Sulfonamide, Kortison und andere Immunsuppressiva würden demnach eine zusätzliche *Be*lastung des Grundsystems darstellen.

Fassen wir zusammen:

Das Grundsystem ist ubiquitär, sein anatomisches Substrat das weiche Bindegewebe. Es hat Abwehr-, Versorgungs- und Entschlackungsaufgaben für die Organzellen und schafft die unspezifische Voraussetzung für deren spezifische Funktion. Es repräsentiert anatomisch wie physiologisch die Ganzheitlichkeit des Organismus und *macht verständlich, wie unspezifische Therapiemaßnahmen eine Rückwirkung auf Organerkrankungen haben können.* Mit diesem Konzept erfaßt *Pischinger* auch den *Gedanken der präorganischen Störungen,* die als Entschlackungs- oder Regulationsstörungen des Grundsystems der Organschädigung vorausgehen. Seine Theorie vom Grundsystem hebt die Zellularpathologie nicht auf, sondern ordnet sie in die umfassendere Humoralpathologie ein (s. Kap. 2).

Über Immuntherapie

Die Universitätsmedizin engt den Begriff der *Abwehrschwäche* auf meist genetisch bedingte Abwehrdefekte ein, z. B. das *Antikörpermangelsyndrom.* Man verabreicht dann sozusagen substitutiv Immunglobuline; außerdem gibt man, wie z. B. bei der progressiv-septischen Granulomatose „prophylaktisch" Chemotherapeutika (Cotrimoxazol u. a.).

Allergische Erkrankungen, vor allem der Haut, sowie den Heuschnupfen und das allergische Asthma bronchiale versucht die Universitätsmedizin mit der Hyposensibilisierungsmethode nach Austestung der entsprechenden exogenen Allergene anzugehen. Bei allergischen (autoaggressiven) Erkrankungen des Bewegungsapparats und anderen Systemautoallergosen werden vor allem Immunsuppressiva, z. B. vom Typ des Azathioprins (Imurek®) eingesetzt, mitunter auch Zytostatika und Goldpräparate; symptomatisch schließlich verschiedene sogenannte Antirheumatika (Acetylsalicylsäure, Phenylbutazon, Indometacin, Ibuprofen, Diclofenac). Auch die Anwendung von Antibiotika kann man in diesem Sinn als immunsuppressive Therapie auffassen.

Welche neuen Gesichtspunkte bringt hier die biologische Medizin? Welche Methoden kann sie zur Erweiterung des therapeutischen Spektrums anbieten?

Zunächst faßt sie den Begriff *Immunschwäche* wesentlich breiter als die Klinik. Sie orientiert sich dabei an den Vorstellungen *Pischingers,* versteht also unter Immunschwäche eine *Reduzierung der Regulationsfähigkeit des Grundsystems.* Diese Reduzierung kann verschieden stark ausgeprägt sein und bedarf dementsprechend einer verschieden starken Therapie.

Klinisch haben wir die sogenannte Infektanfälligkeit, die rezidivierenden Sinusitiden, Bronchitiden, letztlich alle häufig rezidivierenden Erkrankungen. Im Gegensatz zur Universitätsmedizin, die keine immunstimulativen Medikamente kennt, werden homöopathische Mittel, Eigenblutinjektionen usw. (s. unten) zur Steigerung der Abwehrkräfte verabreicht. Dieselben Mittel kommen auch bei Allergien und bei im weiteren Sinne allergischen Erkrankungen wie z. B. Gelenkrheuma zum Einsatz. Der entscheidende Unterschied besteht in der Dosis und in der Dauer der Anwendung. Biologische Immunstimulation wird abgestimmt auf das individuelle Reaktionsverhalten des jeweiligen Patienten: Bei allen Maßnahmen beginnt man mit kleinen Dosen, steigert langsam und hört auch rechtzeitig wieder auf. Nur im Falle einer diagnostischen Herdprovokation beginnt man schon mal mit höheren Dosen.

Zur konventionellen Hyposensibilisierungsbehandlung hat die biologische Medizin als Alternative die *Gegensensibilisierung nach Theurer* anzubieten. Auch immunsuppressive Methoden gibt es in der biologischen Medizin, z. B. die *fetalen* Thymuspräparate: Im Gegensatz zum Thymus von *Jungtieren,* der eine immun*stimulative* Wirkung entfaltet, hat der Thymus des *ungeborenen* Tieres ja die Aufgabe, Immunreaktionen zu *dämpfen,* die sich aus der Interaktion zwischen mütterlichem und fetalem Blut ergeben.

Es gibt beispielsweise von den Revitorgan-Präparaten ein fetales Tymuspräparat zur Dämpfung (Neythymun f) und ein Thymuspräparat vom Kalb zur Immunstimulation (Neythymun k). Eine weitere Möglichkeit der Immun*suppression* besteht durch *hohe Ozondosen* (*Wolff* empfiehlt hier 3000 bis 4000 y pro Eigenblutbehandlung). Meines Erachtens liegen hier aber zuwenig Erfahrungen vor, so daß ich beim akuten rheumatischen Schub wie auch beim akuten Schub einer MS lieber auf konventionelle Immunsuppressiva zurückgreife wie Imurek®, Ixoten®. [109]

Immunologische Umstimmungsmittel

Wir können die *immunstimulierenden* (bei Abwehrschwäche, Hypergie, *Psora* im *Hahnemann*schen Sinne) und die *hyposensibilisierenden* Verfahren (bei Allergie, Herdkrankheit, *Sykosis* nach *Hahnemann*) zusammenfassend als *immunologische Umstimmungsmittel* bezeichnen. **Die Umstimmungstherapie ist eine Domäne der biologischen Medizin!** Die immun*suppressive* Therapie erscheint mir hingegen nach wie vor eine Domäne der klinischen Medizin zu sein.

Aus *praktischen* Gründen unterteile ich nun folgendermaßen:
● *einfache unspezifische Umstimmungsverfahren,*

- *komplziertere unspezifische Umstimmungsverfahren* und
- *relativ individualspezifische Umstimmungsverfahren.*

In der Regel wird man mit den einfacheren unspezifischen Verfahren beginnen, erst bei deren Versagen auf die nächsten Stufen übergehen. Nur bei schweren Fällen wird man von vornherein die Verfahren der 2. Gruppe oder, wenn möglich, der 3. Gruppe verwenden.

Zur *ersten Gruppe* zähle ich:
- Eigenblutinjektionen
- Elpimed
- Echinacinpräparate, verschiedenste homöopathische Präparate wie Lymphomyosot, Lymphdiaral, Lymphozil
- die lokale, intrakutane Misteltherapie sowie
- Vitaminpräparate, vor allem C und E, Pollenextrakte und Gelee Royale-Präparate. [110]

Zur *zweiten Gruppe* gehören:
- Ozon-Eigenblutinjektionen bzw. HOT
- die *Ponndorf*-Impfung, das *Baunscheidt*-Verfahren, eventuell das Cantharidenpflaster
- Arthrisinalinjektionen, Nosodentherapie, BCG-Impfungen
- Serumkuren (*Bogomoletz, Wiedemann*)
- Thymustherapie
- Fiebertherapie (= Therapie mit fiebererzeugenden Mitteln)
- Eigenharnbehandlung und andere.

Zur *dritten Gruppe* zähle ich die Autovakzine-Behandlung sowie die Gegensensibilisierung und die Hydrolysattherapie nach *Theurer*. Auch spezifische Desensibilisierungsmaßnahmen mit zellulären und mikrobiellen Autovakzinen in der Krebstherapie gehören hierher.

Zu den Verfahren im einzelnen:

Echinacin: Wirkstoffextrakt aus Echinacea purpura, erfahrungsheilkundlich sehr breit angewandt und bewährt, in den meisten entsprechenden homöopathischen Mitteln mitenthalten; als Reinpräparat gibt es Echinacin® (von Madaus) und Pascotox® (von Pascoe), perorale oder subkutane Anwendung, ggf. auch i. v.

Elpimed®: Hierbei handelt es sich um den von *Pischinger* sehr genau untersuchten Serumfaktor M. Er bewirkt eine Steigerung der Leukolyse, einen Anstieg der Monozyten, eine verbesserte Sauerstoffutilisation im

Gewebe usw. (s.o.). Man gibt bis zu 10 Injektionen in (je nach Schweregrad) täglichen oder 2–3tägigen Abständen subkutan oder i.m.

Eigenbluttherapie: Von dem bekannten Chirurgen August *Bier* in den zwanziger Jahren wieder eingeführt. Entnahme von 2–5 ml Blut aus der Vene, anschließend intramuskuläre Injektion; verschiedene Anwendungsschemen werden empfohlen: z.B. am ersten Tag nur 1 ml Blut, am zweiten Tag 2, am dritten Tag 3 bis zu 5 ml, dann wieder absteigend auf 1 ml. Man kann Elpimed® wie auch Echinacin-Präparate gut mit der Eigenbluttherapie verbinden, also beispielsweise 1 ml Echinacin aufziehen, dazu 1 ml Blut aus der Vene entnehmen, leicht verschütteln und dann intramuskulär applizieren. Dies ist die einfachste und für die meisten Fälle geeignetste Form der Immunstimulation in der Allgemeinpraxis.

Lokale Misteltherapie: Intrakutan werden mit einer ganz feinen Nadel (20er) vor allem über Gelenken oder auch paravertebral am Rücken bzw. an verschiedenen Reflexpunkten Quaddeln gesetzt. Man kann die Plenosol®-Therapie [111] im Sinne der segmentalen Neuraltherapie einsetzen mit zwei Besonderheiten: Es wird *nur intrakutan, nicht subkutan* gegeben und hat im Gegensatz zu den gängigen Neuraltherapeutika (Procain, Lidocain) einen deutlichen immunstimulativen Effekt. Man setzt deshalb Plenosol bei Wirbelsäulensyndromen dann ein, wenn eine „rheumatische Komponente" mit im Spiel ist (Bechterew und Prä-Bechterew-Formen, allerdings nicht im Schub, sondern im Intervall). Geht es mehr um die Schmerzbekämpfung, greift man auf Procain oder Lidocain zurück. Neuraltherapeutika also bei „neuralen", nichtrheumatoiden Wirbelsäulensyndromen, *im Schub* auch bei rheumatoiden (s. Kap. 25).

Es gibt von Plenosol drei Stärkegrade: Für sehr sensible Patienten ist die Stärke 0 gedacht, dann die Stärke 1, mit der man normalerweise beginnt. Bei guter Verträglichkeit von Stärke 1 geht man auf Stärke 2 über. In der Regel entstehen kleine lokale Reizungen, wie Mückenstiche, die erwünscht sind und als Zeichen der immunologischen Reaktion aufgefaßt werden können (wie bei einer Impfung).

Systemische Misteltherapie (Iscador®, Helixor®): Das Iscador® wurde in den zwanziger Jahren von *R. Steiner,* dem Begründer der Anthroposophie, in die Krebstherapie eingeführt. Nach seinen Vorstellungen stellt der Krebs eine Störung des Gleichgewichts zwischen Organismus und Zellen dar. Die Mistel könne durch Stärkung der

Gestaltungskräfte des Organismus das Krebsgeschehen günstig beeinflussen.

Pharmakologisch wurde neben einer *immunstimulativen* Wirkung (Phagozytosesteigerung und anderes) auch eine *selektiv zytostatische* Wirkung bestimmter Proteinfraktionen der Mistel festgestellt. Im Tierversuch konnte nach Anwendung eine Reduzierung des Tumorgewichts sowie eine Hyperplasie von Milz und Thymus registriert werden. Zahlreiche klinische Studien und eine schon breite Erfahrung in vielen Allgemeinpraxen liegen vor.

Es gibt verschiedene Stärkestufen [112]. Wie bei allen Immuntherapien fängt man mit der höheren Verdünnung an. Wichtig ist beim Iscador die *rhythmische Intervallbehandlung:* In der Regel gebe ich 14 Injektionen in 1-, 2- oder 3tägigem Abstand, je nach Schweregrad der Krebserkrankung. Dann wird eine verschieden große Pause gemacht: bei Präkanzerosen 6–12 Monate, bei akutem metastasierenden Geschehen höchstens 1–2 Wochen. Nebenwirkungen im eigentlichen Sinn ergeben sich keine, wohl aber lokale Reaktionen, wie auch mitunter *fieberhafte Allgemeinreaktionen,* die sich in der Regel *günstig* auswirken. Bei Hirntumoren und Hirnmetastasen soll man nicht parenteral applizieren; bei Leukosen liegen keine ausreichenden Erfahrungen vor.

Ich gebe *Iscador in allen Phasen der Krebserkrankung,* sowohl bei der sogenannten Präkanzerose, prä- und postoperativ wie auch als Zusatztherapie zur Bestrahlung oder Chemotherapie. Auch in sehr fortgeschrittenen Fällen lohnt sich noch die Behandlung, *da deutlich Schmerzmittel eingespart werden können* und das Sterben deutlich erleichtert wird!

Vom Iscador gibt es 5 verschiedene Sorten. Die Bezeichnung richtet sich nach dem Baum, vom dem die Mistel jeweils gewonnen wurde:
- Iscador **A** von der Tanne (lat. **a**bies),
- Iscador **M** vom Apfelbaum (lat. **m**alum),
- Iscador **P** von der Kiefer (lat. **p**inus),
- Iscador **Q** von der Eiche (lat. **qu**ercus) sowie
- Iscador **U** von der **U**lme.

Um eine stärkere Organotropie zu erreichen, wird im Sinne der Anthroposophie ein Metall in homöopathischer Form der Mistel im Wachstum zugesetzt: *Silber (Arg)* für das Urogenitalsystem und die Mamma, *Quecksilber (Hg)* für Darm und Lymphdrüsensystem, *Kupfer (Cu)* für Leber, Galle, Magen und Niere.

Die Ponndorf-Impfung: Skarifikation der Haut mit einer Impflanzette oder Impfgabel, zirka handtellergroß (auf die Hand des Patienten bezogen, beim Kind also entsprechend kleiner). Dann Einreiben der skarifizierten Stelle mit dem Inhalt einer Kapillare Cutivaccin [113].

Es handelt sich hierbei um ein Autolysat aus Bacillus subtilis und Tuberkelbazillen. An der Impfstelle entsteht wie beim *Baunscheidt-Verfahren* ein kleiner Ausschlag, der innerhalb einiger Tage abheilt. Nach dem Prinzip der Pockenimpfung sollen Antikörper gegen Tuberkelbakterien und -toxine durch iatrogen erzeugte lokale Hautinfektion induziert werden. *Robert Koch* hatte selbst schon entsprechende Versuche in dieser Richtung gemacht, doch ziemliche Mißerfolge erlebt. Er applizierte freilich den Impfstoff nicht streng intrakutan, sondern subkutan, was zu erheblichen klinischen Komplikationen führte.

Bei vielen chron. Krankheiten geht die Erfahrungsheilkunde von einem *subklinischen Tuberkulinismus* aus, worunter man eine *latente Intoxikation mit Tuberkeltoxinen* versteht. Wir wissen ja auch von der Klinik her, daß tuberkulöse Infektionen relativ stumm verlaufen, mitunter unter dem Bild einer unspezifischen Bronchitis. Die Rö.-Thoraxaufnahmen des klinischen Personals zeigen oft alte Primärkomplexe ohne entsprechende Anamnese. Demnach ist die Theorie vom Tuberkulinismus, von der subklinischen Tuberkulose, nicht so aus der Luft gegriffen, wie mancher Kliniker dies meint.

Zur Umstimmungstherapie wird in diesem Sinn z. B. die *BCG-Impfung* angewandt (BCG-Impfstoff s. Rote Liste). Die sogenannten *Spenglersane* stellen Nosoden aus Tuberkelbakterien und anderen Bakterien dar, die perkutan (ohne vorherige Hautskarifikation) über einen längeren Zeitraum eingerieben werden.

Nosoden sind nach homöopathischen Prinzipien verdünnte Aufschwemmungen von Bakterien, bakterienhaltigem und virushaltigem Material, gewonnen aus Ausscheidungen krankhafter Art, z. B. Sputum, Nasensekret, Fluor usw. Auch Verdünnungen aus humanen Organgeweben, die bei Operationen oder sonstigen Eingriffen gewonnen werden, werden zu Nosoden verarbeitet. Demnach enthält eine Nosode *Pleuritis* pleuritisches Gewebe, das nach homöopathischen Prinzipien verdünnt ist [114].

Die Nosodentherapie gehört praktisch zur Homöopathie, die schon erwähnten klassischen Miasmenmittel *Hahnemanns* (Luesinum, Medorrhinum und Psorinum) sind ja auch Nosoden.

Auch das *Baunscheidt-Verfahren,* vor allem im Nackenbereich und paravertebral im oberen BWS-Bereich, ist ein stark umstimmendes Verfahren. Manche setzen auch das *Cantharidenpflaster,* vor allem die aus der Brandblase gewonnene Lymphe, zur Umstimmungstherapie ein. Ich empfehle es *hierfür* nicht, da es genügend Alternativen gibt.

Die *Eigenharnbehandlung* entspricht der Eigenblutbehandlung: subkutane Injektion verdünnten Patientenharns. Sie ist relativ wenig verbreitet im Gegensatz zur Eigenblutbehandlung, stellt wie diese eine *Autoisotherapie* dar.

238

Behandlung mit *Bogomoletz- und Wiedemann-Seren:* Im Kaninchenserum werden durch Vorbehandlung Antikörper induziert, die dann verdünnt intrakutan in mehreren Sitzungen dem Patienten appliziert werden. Bei diesem wirken sie antigen und induzieren entsprechende Antikörper, analog dem Impfprinzip. Als Kontraindikation, wie bei jeder intensiveren Umstimmungsmaßnahme, gelten hyperergisch allergische Exazerbationen sowie auch fortgeschrittene Organerkrankungen und Herzdekompensationen.

Arthrisinal® und *Arthrisinal*® *U:* Ein Formoltoxoid aus Syphonospora polymorpha, einem von *v. Brehmer* im menschlichen Blut gefundenen Symbionten (s. Kap. 24). Das Mittel wird tief subkutan oder intramuskulär gegeben (schmerzhaft), in steigender Dosierung. Es wirkt gut *zur konservativen Therapie von Zahnherden;* in schweren Fällen kann es auch zur Herdprovokation kommen. Man kann die entsprechenden Zähne gegebenenfalls extrahieren lassen. Arthrisinal setze ich ein, wenn ich *bei Rheumatikern* Zahnherde vermute; Arthrisinal *U,* wenn es um Zahnherde *bei Krebspatienten* geht.[114a]

Thymustherapien: Es gibt inzwischen eine Menge von Thymuspräparaten. Vom Unterschied zwischen fetalem und Jungtierthymus habe ich schon gesprochen. Ich verwende Thymuspräparate nur bei deutlich *hyp*erger Reaktionslage, z. B. beim Krebs, nicht bei Krankheitsgeschehen, wo die *all*-erge Komponente im Vordergrund steht.

Die **Gegensensibilisierung** nach *Theurer:* Sie stellt eine modifizierte Form der Eigenblutbehandlung dar. Artfremde (xenogene) und artverwandte (allogene) Immunglobuline wirken immunogen, d. h. sie induzieren die Bildung von Antikörpern. Körpereigene (autologe) Immunglobuline wirken hingegen *nicht* immunogen. Bei allergischen Erkrankungen finden sich vermehrt autologe Antikörper (Immunglobulin E) im Blut. Für die Gegensensibilisierung werden nun etwa 10 ml Blut in einer Monovette dem Patienten entnommen und ans Labor der betreffenden Firma geschickt. [115]

Dort wird dem Serum ein sogenannter Serumaktivator zugesetzt, bestehend aus Aluminiumhydroxid und Kieselsäure. Dieser Serumaktivator bindet die autologen Antikörper und transformiert sie, so daß sie antigenen Charakter bekommen und ihrerseits Antikörper induzieren. Diese sollen dann die ursprünglichen pathologischen Antikörper gemäß dem beistehenden Schema binden (s. Abb. 38).

Das derart veränderte Serum wird in 10er Potenzen verdünnt, bis zu einer Konzentration von 10^{-12} der Stammlösung. Im Abstand von 1–3 Tagen injiziert man dann intrakutan, am besten paravertebral, etwa 0,2–0,4 ml, wobei man mit der feinsten Verdünnung (10^{-12}) beginnt. Bei sehr sensiblen Patienten sind eventuell noch weitere Verdünnungen

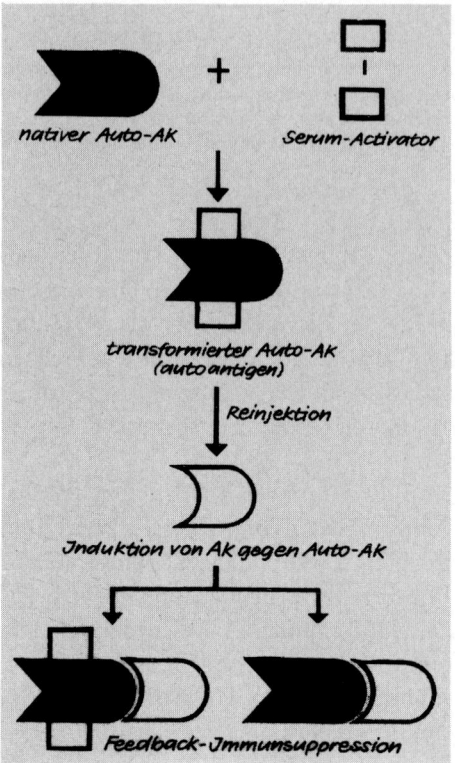

Abb. 38: *Mutmaßlicher Wirkungsmechanismus der „Gegensensibilisierung" nach Theurer* (aus Firmenmat. Fa. vitOrgan).

selbst anzufertigen. Treten Reaktionen auf, dann verfährt man wie bei der herkömmlichen Hyposensibilisierung: Man geht ein bis zwei Stufen in der Dosis zurück und steigert die Dosis erst wieder, wenn die vorherige Dosis problemlos vertragen worden ist.

Zur *Herdprovokation* kann man freilich mit einer wesentlich stärkeren Konzentration beginnen, in der Regel mit 10^{-4}, und geht dann rasch auf 10^{-2}. Die Stammlösung wird nie injiziert.

Die Gegensensibilisierung stellt also eine *Induktion von Antikörpern* dar. Sie wird vor allem bei exogenen Allergosen (z. B. Heuschnupfen, Asthma bronchiale) als *Alternative zur spezifischen Hyposensibilisierung mit exogenen Allergenen* eingesetzt. Gegenüber letzterer hat sie folgende Vorteile: Sie ist sicherer, denn bei der Austestung der exogenen Allergene (Pflastertest) gibt es zahlreiche falschpositive Ergebnisse. Außerdem können nie sämtliche möglichen exogenen Noxen erfaßt werden. Bei der Gegensensibilisierung hingegen geht man von den im Blut vorhandenen Antikörpern aus und macht diese durch die Anlagerung an den Serumfaktor zu Antigenen. Wichtig ist deshalb, *daß man das Blut im Höhepunkt der allergischen Beschwerden abnimmt,* wenn ein besonders hoher Antikörpertiter besteht, und daß vorher keine immunsuppressive Therapie, etwa durch Kortison oder ähnliches, stattgefunden hat.

Des weiteren benötigt die Gegensensibilisierung weniger Zeit und ist billiger als die konventionelle Hyposensibilisierung. Schließlich birgt sie im Vergleich zu jener, die mitunter zu gefährlichen Komplikationen (anaphylaktischer Schock) führen kann, keinerlei Risiken in sich.

Außer bei exogenen Allergosen kann man sie versuchsweise auch bei der rheumatischen Polyarthritis, beim Morbus Bechterew, bei der multiplen Sklerose und schließlich als konservative Herdtherapie einsetzen.

Sind operative Maßnahmen erforderlich (Zahnextraktion, Appendektomie), so kann sie als Vorbereitung wie auch als Nachbehandlung durchgeführt werden.

Die *Hydrolysatbehandlung (Allergostop II):* Eine weitere Modifizierung der Eigenblutbehandlung durch *Theurer,* die er bei endogenen Allergosen, also Autoaggressionserkrankungen, empfiehlt. Blutabnahme wie bei der Gegensensibilisierung und Einsendung ins Labor. Dort hydrolytische Spaltung der Autoantikörper. Die Spaltprodukte, die dadurch entstehen, lagern sich an den Haptenen der Zellmembranen an, genau wie die noch vollständigen Antikörper. Der so entstandene Komplex soll jedoch im Gegensatz zu dem, der durch Anlagerung der Autoantikörper an die Hapten der Zellmembranen entsteht, nicht immunogen sein. Dadurch soll eine weitere Bildung von Autoantikörpern verhindert werden, ebenso eine weitere Komplementaktivierung und eine weitere Bildung von Rheumafaktoren. Meines Wissens gibt es hierüber noch wenig *praktische* Erfahrungen.

Die Autovakzine-Behandlung: Es handelt sich hier um eine Autonosodenbehandlung. Ausgehend von körpereigenem Material des Patienten werden Impfstoffe in verschiedenen Verdünnungsstufen hergestellt. [116] In der Regel verwendet man Colibakterien oder Enterobakterien aus dem Stuhl, man kann aber auch Urin, genitales Ausflußmaterial, Sputum, Nasensekret oder einen Rachenabstrich (Streptokokken oder Staphylokokken) als Ausgangsmaterial verwenden, *je nach Symptomatik der zu behandelnden Krankheit.* Die Therapie erstreckt sich über einige Wochen. Eine *individuelle* Festlegung der Injektionsabstände und der Dosis ist erforderlich. Man beginnt mit niedrigen Dosen, langsame Steigerung je nach Reaktion.

Auch diesem Verfahren liegt das *Jenner*sche Impfprinzip zugrunde.

Spezifische Desensibilisierung mit zellulären und mikrobiellen Autovakzinen: Sie wird seit einiger Zeit von verschiedenen Krebskliniken angewandt (nach *Issels 108*). Man versucht eine Immunisierung mit abgetöteten Tumorzellen oder mit abgetöteten intakten Zellen oder deren Zellwandextrakten (*zelluläre* Autovakzine).

Mikrobielle Vakzine enthalten keine Tumorzellen, sondern onkogene Mykoplasmen, die durch Ultrafiltration von Tumorbrei, Aszites oder Krebsblut gewonnen und kulturell attenuiert werden. *Gerlach,* ein Mitarbeiter von *Issels,* konnte aus allen tierischen und menschlichen Malignomen obligat solche *onkogenen Mykoplasmen* züchten (in *108*). Durch Überimpfung dieser Kulturen auf verschiedene Versuchstiere gelang es ihm, alle Arten von malignen Tumoren zu erzeugen sowie andererseits mit den Vakzinen aus diesen attenuierten Mykoplasmenkulturen bösartige Tumore zur Rückbildung zu bringen. Wenngleich diese Behandlung für die breite Anwendung in der Praxis noch nicht ausentwickelt ist, erscheint sie doch sehr zukunftsträchtig [117].

Fiebertherapie: Bezüglich der Einschätzung des Fiebers bahnt sich in der Universitätsmedizin eine gewisse Änderung an (*31*).

Fieber soll nach heutigen Erkenntnissen durch das sogenannte endogene Pyrogen entstehen, einem Protein vom Molekulargewicht 16 000 Dalton. Es werde in den neutrophilen und eosinophilen Granulozyten sowie in verschiedenen Phagozyten der Milz, der Lymphknoten und der Leber gebildet und entwickle innerhalb von etwa 15 Minuten eine Fieberreaktion, wahrscheinlich über Rezeptorkontakt am Hypothalamus. Aktiviert werde der Stoff durch sogenanntes exogenes Pyrogen, wofür Viren, Bakterien, Endotoxine, gramnegative Bakterien, pyrogene Steroide, Antikörperkomplexe usw. in Frage kämen.

Im Tierversuch hat man nun festgestellt (an Fischen, Reptilien und Säugetieren), daß Fieber lebensverlängernd wirkt, wohingegen der Einsatz von Antipyretika die Mortalität bei den Tieren erhöht! Beim Menschen hat man *unter Fieber* eine *Zunahme der Hämopoese* festgestellt, außerdem eine *Zunahme der Leukozyten,* eine *Zunahme der Phagozytosetätigkeit* sowie einen *Anstieg der Immunglobuline und des Interferons.*

Durch Prostaglandin-Synthesehemmer (z. B. Aspirin) würde diese Reaktion unterbunden. In dem angeführten Artikel der Münchner Med. Wochenschrift (*31*), den ich hier referiere, heißt es zum Schluß: „Sollten die neuen Erkenntnisse der Pathogenese des Status febrilis und seine Wirkungen auf das Immunsystem nicht ein Anlaß sein, die verbreitete Anwendung von Prostaglandin-Synthesehemmern wegen möglicher Konsequenzen neu zu überdenken?"

Bei der Fiebertherapie – gemeint ist im folgenden nicht mehr die Therapie *des* Fiebers, sondern die Therapie *mit* Fieber, *also die künstliche*

Erzeugung von Fieber – muß man zweierlei unterscheiden: Aktives Fieber und passives Fieber.

Aktives Fieber kann man mit mehreren der hier angeführten Methoden induzieren. Bei entsprechend stärkerer Dosierung z. B. mit Echinacin i. v. oder besser (*286*) mit *intravenöser Applikation von Plenosol*. Wenn man dies in der Praxis durchführt (besser sind hier Sanatoriumsbedingungen!), muß man sehr vorsichtig und individuell dosieren [118]. Durch aktive Fiebertherapie erreicht man eine sehr starke Umstimmung, freilich muß der Patient hierfür noch in einem ausreichend guten Allgemeinzustand sein!

Bei der *passiven Fieberbehandlung* kann man im strengen Sinne nicht von Fieber sprechen, sondern nur von einer *Hyperthermiereaktion*. Diese kann z. B. durch heiße Wickel oder durch heiße Ganzbäder nach *Schlenz* (s. Kap. 10) erreicht werden. In der Krebstherapie wird die Hyperthermie in einigen Kliniken zur lokalen Abtötung der Tumorzellen eingesetzt: Es sind Temperaturen von zirka 43 Grad Cels. erforderlich. Man kann dies auch durch lokale Überwärmungsbäder erreichen oder, was sich noch besser bewährt haben soll (nach *108,* S. 132), durch gezielte Induktion eines Radiowellen-Ringfeldes.

Immuntherapie in der Allgemeinpraxis

Für die Praxis ergibt sich zusammengefaßt folgendes mögliche Konzept:

Einfache Umstimmungstherapie durch Elpimed- oder Echinacin-Eigenblutspritzen oder (wenn gleichzeitig lokal Schmerzen bestehen) intrakutane Plenosol-Therapie.

Für schwerere Fälle Ozon-Eigenblut, Ozoninfusionen, *Ponndorf*-Impfung, Thymuspräparate oder (bei starken lokalen Schmerzen) das *Baunscheidt*-Verfahren.

In besonders schweren *hypergen* Fällen auch intravenöse Plenosol-Fiebertherapie.

Bei *Allergien:* Gegensensibilisierung nach *Theurer*. Bei therapieresistenten Krankheiten, wo bestimmte Ausscheidungen im Vordergrund stehen, z. B. Genitalmykosen mit Fluor, Versuch einer Autovakzine-Behandlung. [119]

18. KAPITEL

Über biophysikalische Testmethoden und Therapien

Es ist für den praktisch tätigen Arzt schwer, über dieses technisch diffizile Gebiet, das gerade in letzter Zeit stark angewachsen ist, einen Überblick zu gewinnen. Welche dieser vielen angebotenen Methoden sind schon ausreichend erprobt und auch praktikabel für eine durchschnittliche Praxis?

Zunächst sollte man sich als Arzt von der theoretischen Argumentation diverser Techniker und Physiker nicht zu sehr beeindrucken lassen; letztlich entscheidet die medizinische Empirie in der Praxis und manch hehre Theorie schmilzt im Sprechzimmer wie Butter an der Sonne.

Auch sollten wir nicht die übertriebene Tendenz zur Apparatemedizin in der *Schulmedizin* anprangern, um ihr dann im *Außenseiterbereich* unter neuem Vorzeichen um so mehr zu huldigen! Deshalb sei zum Anfang dieses Kapitels an das Wort des bekannten Wiener Klinikers *Chvostek* erinnert: „Der Arzt braucht nur 4 Apparate, die aber muß er haben, nämlich Aug und Ohr, Hand und Herz, alles andere dient höchstens zur nachträglichen Bestätigung seiner Diagnose (in *172,* S. 15)!"

Auf der anderen Seite können uns natürlich die technischen Untersuchungen auch wichtige Informationen bringen. Für junge Ärzte, die noch wenig eigene Erfahrung und keinen geschulten diagnostischen Blick haben, sind diese Verfahren *relativ* wichtig.

Geboren wurden die nun zu besprechenden Methoden aus dem Bedürfnis, subtile Befunde, die außerhalb des Rasters der klinischen Diagnostik liegen, objektiv, d. h. eben apparativ zu erfassen. Dabei werden *elektrische* oder *thermische Messungen* durchgeführt, in letzter Zeit auch noch *Kirlian-Fotografien*. Ich möchte im folgenden die wichtigsten Methoden charakterisieren:

Elektroneuraldiagnostik und -therapie nach R. Croon

Das Verfahren wurde in den fünfziger Jahren von *Richard Croon* entwickelt: An 212 Stellen der Haut, den sogenannten Reaktionsstellen, werden Messungen des elektrischen Widerstands und der Kapazität durchgeführt. Bei Krankheiten, auch bereits im funktionellen Stadium, ergeben sich mehr oder weniger große Veränderungen dieser Meßwerte.

Man nutzt die Methode auch therapeutisch: durch kleinste Exponentialstromimpulse werden die pathologischen Punkte zur Norm hin auf- bzw. abgeladen. In diesem Sinn ist die Elektroneuraltherapie ein *differenziertes Niederfrequenzstrom-Therapieverfahren.*

Durch eine spezielle Elektrode ist für einen konstanten Auflagedruck gesorgt, so daß die Werte relativ gut reproduzierbar sind und die Durchführung einer geschulten Hilfskraft überlassen werden kann. Eine Sitzung dauert etwa 30 Minuten, in der Regel sind zwischen 20 und 40 Therapiesitzungen erforderlich. Anwendung zumeist in speziellen Sanatorien, der Gerätepreis ist relativ hoch, die Methode personalintensiv, daher für die Allgemeinpraxis weniger geeignet.

Therapeutisch ist der Effekt in einer Verbesserung der Funktionen des vegetativen Grundsystems nach *Pischinger* zu suchen, weniger in einer speziellen Organbeeinflussung. Die sogenannten Reaktionsstellen von *Croon* sind vielfach identisch mit den chinesischen Akupunkturpunkten, obwohl *Croon* das chinesische System zunächst nicht gekannt hat. [120]

Die Elektroakupunktur nach R. Voll (EAP)

Im Gegensatz zu *Croon* geht *R. Voll* bewußt vom chinesischen Akupunktursystem aus. Mit Messingelektroden mißt er den *Hautwiderstand* an den chinesischen *Akupunkturpunkten* und findet auch eine Reihe neuer Punkte. Insgesamt werden heute über 800 Punkte in der Elektroakupunktur nach *Voll* verwendet! Die normalen *Widerstands*werte liegen zwischen 30 und 50 Kiloohm, bei Patienten mit degenerativen Erkrankungen *("-ose-Erkrankungen")* sind die Werte erhöht, bei entzündlichen Krankheiten *("-itis-Erkrankungen")* sind die Widerstandswerte entsprechend erniedrigt [120 a].

Auch *Voll* verwendet die Punkte therapeutisch mit niederfrequenten Kippschwingungen. Der wesentliche Unterschied zur *Croon*schen Methode besteht jedoch im sogenannten *Medikamententest:*

Voll hatte festgestellt, daß sich die Widerstandswerte an den Akupunkturpunkten bereits veränderten, wenn die Patienten bestimmte homöopathische Mittel oder andere Medikamente bloß in die Hand genommen hatten. Daß also die Medikamente bereits durch ihre *Schwingungen* auf den Patienten wirkten, bevor sie eingenommen oder anderswie appliziert worden waren. Mit diesem Medikamententest soll man also *prospektiv* – d. h. im voraus – *und individuell* – d. h. speziell auf den jeweiligen Patienten bezogen – die Wirksamkeit und Verträglichkeit eines Medikaments testen können. Darüber hinaus sollen sich über die Testung von Organpräparaten weitere Hinweise für Organbelastungen und über Nosodentestungen auch deren Ursache feststellen lassen: Werden beispielsweise veränderte Widerstandswerte auf dem Lungen-meridian mit dem Organpräparat Pleura D 30 und dem Nosodenpräparat Tuberculinum D 6 [121] ausgeglichen, so kann man diagnostisch nach *Voll* eine tuberkulöse Pleuritis vermuten und die entsprechenden Präparate für die Therapie einsetzen.

Diese tuberkulöse Pleuritis entspricht allerdings nicht einem klini-schen Befund. *Je höher die homöopathische Verdünnungsstufe des ausgetesteten Materials, desto mehr entfernt sich die EAP-Diagnose von der klinischen Diagnose; je niedriger die Potenz, desto mehr nähert sie sich ihr.*

Die Diagnose „tuberkulöse Pleuritis" stellt nach dieser Vorstellung ein breites Schwingungsspektrum dar. Die klinische Manifestation mit positivem Sputumbefund und Röntgenveränderung repräsentiert nur einen Ausschnitt am Ende dieses Spektrums. Diese Vorstellung, die auch der Theorie des sogenannten Tuberkulinismus (s. Kap. 17) zugrunde liegt, befremdet konventionelle Kliniker.

Auf der anderen Seite gibt es, wie jeder Praktiker weiß, heftig anhaltende Bronchitiden mit Hyperhidrosis und Gewichtabnahme, ohne daß röntgenologisch oder bakteriologisch schon ein Morbus KOCH festgestellt werden könnte. Die klinische Medizin bleibt dann bei relativ pauschalen Katalogisierungen, wie „chron. Bronchitis", „vegetative Dystonie" und anderem. Die EAP, die hier dann beispielsweise die Diagnose „Tuberculinum D 4" stellen würde, versucht dem gegenüber eine *gewisse Strukturierung des vorklinischen Diagnosebereichs.*

Mittels komplizierter Apparatur (*Beisch* in *63*) will man den Medika-mententest inzwischen pulsoszillographisch „objektiviert" haben. Den-noch bleiben für mich in der Praxis, so genial die *Voll*sche Methode in ihrer theoretischen Konzeption auch sein mag, einige Fragen offen:

Die Zuordnung einzelner Organ*abschnitte* im anatomischen Sinn zu einzelnen Akupunkturpunkten ist rein spekulativ: so soll ein Akupunk-turpunkt auf dem Nierenmeridian das Pyelon repräsentieren, ein anderer die glomerulären Verhältnisse usw. Eine solch *mechanische* Kopplung des Akupunktursystems mit der Anatomie verkennt auch den grundsätzli-chen Unterschied beider Systeme. Der Begriff *Niere* beispielsweise beinhaltet im chinesischen System das Ausscheidungsverhalten insge-samt, ist also primär funktionell und wesentlich umfassender als der entsprechende *anatomische* Begriff *Niere*.

Weiter führt man gegen die *EAP* an, wie auch gegen andere an der Haut messende Verfahren, daß die Ergebnisse stark von der *Schweißpro-*

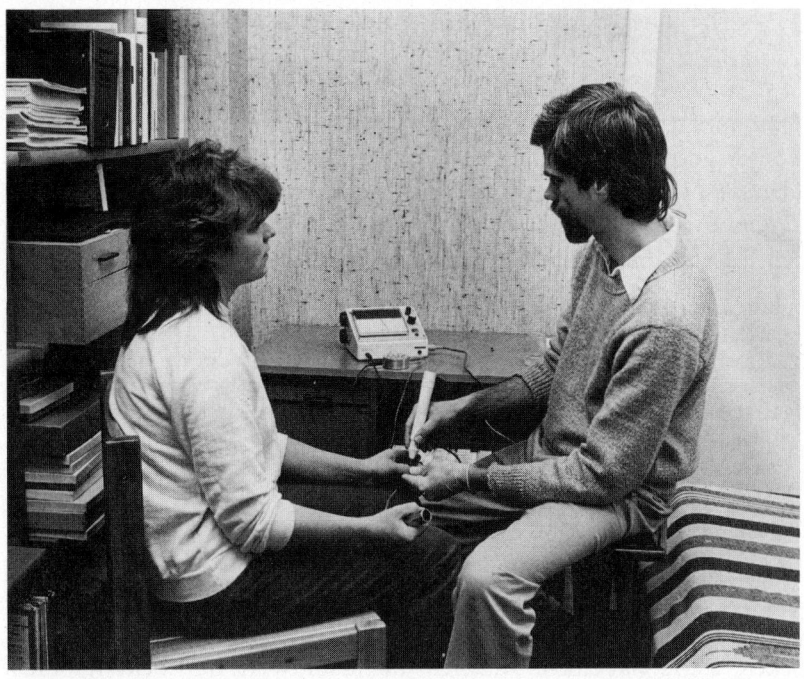

Abb. 39: *Elektroakupunktur.*
Die Patientin hält eine Elektrode in der Hand, der Behandler hält die andere Hand und mißt hier mit dem Meßgriffel. Das Gerät zeigt die Hautwiderstandswerte in kOhm oder den Stromfluß in Mikroampère. Es soll während der Messung kein direkter Hautkontakt zwischen Behandler und Patient bestehen, weshalb der Behandler einen Gummihandschuh trägt. Vor dem Ohmmeter-Gerät eine „Testwabe", in die man verschiedene Ampullen zum sogenannten Medikamententest stellen kann.

duktion beeinflußt würden. *Gruner* hält dem entgegen, auch die Schweiß-produktion sei eine vegetative Regulationsleistung und somit ein Indikator für die vegetative Situation des Punktes (*77,* S. 724).

Schließlich wird zu Recht die *mangelnde Reproduzierbarkeit* der Tester-gebnisse bei der EAP kritisiert. Sowohl das Aufsuchen der Punkte wie auch die Haltung und der Auflagedruck der Griffelektrode (lange Zeit hat man bei der *Voll*schen Methode ohne Druckkonstanzregler gearbei-tet) lassen zahlreiche Fehlermöglichkeiten zu und führen zu Meßdifferen-zen auch bei versierten Testern. Die Methode verlangt ein hohes Maß an Einfühlungsvermögen – notwendigerweise ein subjektiver Faktor – und ist mehr eine Kunst denn eine Technik (s. Abb. 39).

Die Thermoregulationsdiagnostik nach E. Schwamm

E. Schwamm war, wie *Croon* und *Voll,* praktischer Arzt und hat seine Methode ebenfalls in den fünfziger Jahren kreiert. Bei der Thermoregulationsdiagnostik *(TRD)* wird an verschiedenen Punkten der Haut, die über die *Head*schen Zonen den jeweiligen Organen zugeordnet sind, die *Infrarotabstrahlung mittels eines Bolometers* [122] vor und nach einem thermischen Reiz gemessen.

Wir haben also, wie bei *Croon*, empirisch gefundene Reaktionspunkte, wiewohl diese vielfach mit den Akupunkturpunkten übereinstimmen. Bei der TRD wird aber nicht der Widerstand oder die Kapazität, sondern das thermische Verhalten registriert. Die Wärmeabstrahlung ist nach vielfacher physiologischer Ansicht einer der sensibelsten Indikatoren des vegetativen Geschehens und somit ideal geeignet für die Anzeige von Störungen auf einer sehr frühen Stufe.

Der Test enthält im Gegensatz zu den ersten beiden (*Croon* und *Voll*) eine *Regulationsprüfung,* d. h., es wird nach der Ruhemessung ein Provokationstest durchgeführt, ähnlich wie beim Belastungs-EKG. So wie hier manche ST-Senkung und Extrasystole erst durch die Belastung am Fahrradergometer manifest wird, liefert auch der Vergleich der thermischen Werte *vor* einem Kältereiz mit dem Wert *nach* dem Kältereiz wertvolle Aufschlüsse über die Funktion des Grundsystems.

Der *Kältereiz* wird folgendermaßen appliziert: Entweder man läßt den Patienten kurz mit den Armen in kaltes Wasser tauchen oder einfach 10 Minuten bei Raumtemperatur und unbekleidetem Oberkörper abkühlen.

Für Kliniker ist der Hinweis wichtig, daß das Verfahren nichts unmittelbar mit der *Plattenthermographie* zu tun hat. Bei dieser wird ja durch die unterschiedliche Vaskularisation z. B. des Mammagewebes ein Flüssigkeitskristall farblich verändert, was zu der bekannten *bildhaften* Darstellung führt. Bei der *TRD* hingegen erhält man *Meßpunkte,* die der Hauttemperatur entsprechen und auf einer Temperaturskala eingetragen werden (s. Abb. 40 aus *191*).

Bei der *Beurteilung des Regulationsverhaltens* am Meßpunkt bezieht man sich auf die Grundlagenforschungen von *Pischinger* und *Kellner,* die diese anhand der Jodometrie erarbeitet haben (s. Kap. 17, Abb. 37).

Man kann jede Regulation zur Norm hin als günstig und von der Norm weg als ungünstig bezeichnen. Diagnostisch besonders ungünstig ist die Reaktionsstarre, denn sie zeigt, daß das biologische System seine wichtigste Eigenschaft verloren hat: die Reaktionsfähigkeit auf einen

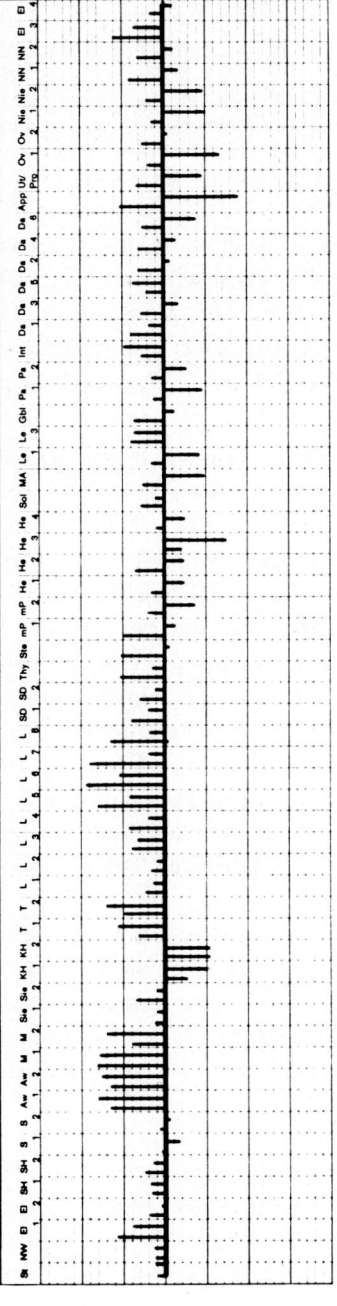

Abb. 40: *Thermoregulationsdiagramm nach Schwamm/Rost*
In jeder Spalte sind zwei Meßbalken markiert: der erste wird *vor* dem Reiz (Abkühlung) geschrieben, der zweite kurz *nach* dem Reiz. Die Zweitwerte werden vom Gerät rot geschrieben, was die Auswertung erleichtert. Die Buchstaben über den einzelnen Spalten bezeichnen die gemessenen Punkte; *St* bedeutet z. B. Stirn, *Sie* = Reflexzonenpunkt der Siebbeinzellen, *El* = Ellenbeuge usw. (aus *191*).

Reiz. Der Punkt, der in diesem Sinn die schlechteste Regulation aufweist, zeigt das ihm zugeordnete meist belastete Organ des Körpers an.

Die Methode kann von geschultem Hilfspersonal durchgeführt werden. Die Ergebnisse sind gut reproduzierbar, wie zahlreiche Versuche beweisen. Allerdings ist das Verfahren sehr sensibel gegenüber Temperaturbedingungen der Umwelt: Die Raumtemperatur muß konstant sein; keine Zugluft! Bei heißen Temperaturen im Sommer, wenn der Patient stark transpiriert, sind Messungen nicht möglich.

Dauer einer Messung 20 bis 30 Minuten, inklusive Provokationstest. Ein *Medikamententest,* wie bei der *Voll*schen Methode, ist *nicht möglich;* freilich sind Effekte *nach* Einnahme von Medikamenten sehr schnell registrierbar: *Rost* bringt verschiedene Beweise, unter anderem den schon erwähnten Versuch mit Veratrum album (*189,* s. auch Kap. 13).

Die Biotonometrie nach Hauswirth und Kracmar

Bei der Biotonometrie handelt es sich wieder um eine *elektrische* Hautuntersuchungsmethode: gemessen werden der *Widerstandswert* und der *Kapazitätswert der Haut.* Der Patient hält in jeder Hand eine Elektrode und ist dadurch in einen Stromkreis integriert, in dem sowohl ein *induktiver* wie auch ein *kapazitiver* Widerstand eingebaut sind.

Das Verfahren wurde in den fünfziger Jahren von *Hauswirth* und *Kracmar* in die Medizin eingebracht. Der Polarisations*widerstand*, so die Inauguratoren, zeige die Erregungslage des Parasympathikus an, die Polarisations*kapazität* die Erregungslage des Sympathikus. Es wird also festgestellt, ob der Patient sich im Augenblick mehr auf der parasympathischen oder mehr auf der sympathischen Seite seines vegetativen Nervensystems befindet.

Dabei geht es weniger um die *absoluten* Werte als vielmehr um die *Kontrolle verschiedener Therapien.* Jedwede Therapie sollte den Patienten in die Mittellage seines vegetativen Nervensystems zurückführen. Eine Therapie, die weiterhin ins Extrem führt, sei es zur sympathischen oder zur parasympathischen Seite hin, kann als nicht günstig angesehen werden.

Der Vorteil der Methode ist ihre *hohe Praktikabilität,* sie ist sehr schnell durchführbar und daher gut in den Routinebetrieb integrierbar. Auf der anderen Seite gibt es auch hier sehr *viele Fehlerquellen:* je nachdem, wie fest man die Elektrode hält, verändern sich die Werte; die Hautfeuchtigkeit spielt hier noch eine größere Rolle als bei der EAP. [123] Außerdem ist die

Aussage der Biotonometrie im Vergleich zu den anderen hier aufgeführten Tests relativ undifferenziert.

Die Bioelektronik nach Vincent

Hier wird Blut, Speichel und Urin des Patienten durch einen Spezialcomputer auf drei Größen hin untersucht:

- *den pH-Wert:* er ist einerseits typenabhängig, andererseits auch abhängig von zahlreichen aktuellen Faktoren (seelische Einflüsse, Klima usw.). In der Zelle besteht normalerweise eine leichte Azidose (pH=6,8), im Blut eine leichte Alkaleszenz (pH=7,0–7,3 nach *113*). Bei Krebs verschiebt sich das Blut-pH in den alkalischen Bereich.
- *den rH^2-Wert:* das ist der negative Logarithmus des Wasserstoffdrucks. Der rH^2-Wert zeigt die Elektronenaktivität bzw. die Quantität des aktuellen Sauerstoffs an, ist also ein *Maß für die Oxydations- bzw. Reduktionsfähigkeit* einer Lösung. Krebskranke haben im venösen Blut (schlechte Sauerstoffutilisation!) vorwiegend oxydative Tendenz, also erhöhte rH^2-Werte; das Blut ist *elektrisch.* Im Tumorgewebe selbst sind die Verhältnisse umgekehrt (also reduktive Tendenz).
- *den rho-Wert:* das ist der spezifische Widerstand, der als *Maß für die Elektrolyt-Konzentration* einer Lösung gelten kann. Niedrige rho-Werte bedeuten eine Übermineralisierung, was im übrigen für das Leitungswasser in den meisten Städten wie auch für sehr viele Mineralwässer zutrifft. Auch das Blut Krebskranker zeigt in der Regel einen erniedrigten rho-Wert, ist also übermineralisiert.

Man versucht also mit diesen drei Parametern das *biologische Terrain* zu charakterisieren. Insbesondere der Krebs und seine Vorstufen seien zwar unspezifisch (keine *Organ*diagnose), aber frühzeitig diagnostizierbar (ph- und rH^2-Wert im Blut erhöht, rho vermindert).

Angeblich läßt sich eine erhöhte oxydative Tendenz (erhöhte rH^2-Werte) günstig durch hohe Dosen Vitamin C beeinflussen. Eine Verminderung der rho-Werte im Blut (Übermineralisierung) wiederum könne günstig beeinflußt werden durch Trinkkuren mit mineralarmen Wässern. [124]

Selbstverständlich kann das Verfahren auch gut zur Therapiekontrolle eingesetzt werden.

Es ist apparativ etwas aufwendig, auch relativ teuer. Zudem gibt es bei der *intravitalen* Messung – die Werte sollten im fließenden Blut, nicht in vitro bestimmt werden – Sterilitätsprobleme, die noch nicht gelöst sind.

Die bioelektronische Funktionsdiagnostik (BFD)

Die BFD ist eine Abspaltung aus der *Voll*schen EAP-Arbeitsgruppe. Sie arbeitet im wesentlichen mit zwei Tests:

- dem *bioelektronischen Regulationstest,* vor allem von *Pflaum* weiterentwickelt sowie
- der *Impulsdermographie,* bzw. ihrer Weiterentwicklung, der *Decoderdermographie.*

Letztere vor allem von *Bergsmann* (medizinisch) und *Jahnke* (technisch) entwickelt. Als geistiger Vater der BFD wird *W. Schmidt,* Nürnberg, bezeichnet, der schon vor *Voll* elektrische Widerstandsmessungen an Akupunkturpunkten durchgeführt sowie auch eine einfache Methode der Messung des Hautleitwiderstands *(Rundum-Messung)* praktiziert haben soll. Die Rundum-Messung wurde zum Ausgangspunkt der Impulsdermographie.

Der bioelektronische Regulationstest (BRT) übernimmt von der *Voll*-Methode die Widerstandsmessung an den Akupunkturpunkten. Man verwendet jedoch wesentlich *weniger Punkte,* im wesentlichen die sogenannten Nagelendpunkte an den Fingern; hinzu kommen noch einige Mittelhand-, Mittelfuß- und Reflexzonen-Punkte.

Man mißt mit einem wesentlich *geringeren Auflagedruck* (250 g/cm²), bei *Voll* etwa mit 750 g/cm². Man hat auch von Anfang an Meßgriffel mit einem Druckkonstanzregler verwendet, so daß der Auflagedruck bei jeder Messung etwa gleich groß ist. Im Gegensatz zu *Voll* testet man nicht mit *Messing*elektroden, sondern mit *Silber*elektroden.

Von seiten der BFD wird argumentiert, das *Elektrodenmaterial* hätte so edel zu sein, wie es wirtschaftlich gerade vertretbar wäre. Edles Metall, z. B. Silber, würde durch Schweiß nicht verändert, wohingegen sich bei Messing, einer Kupfer-Zink-Legierung, durch Schweiß Oberflächenveränderungen ergäben. Es bilde sich Grünspan, ein Gemisch aus Kupferacetaten, dessen Ionen das Meßergebnis verändern sollen. Außerdem sei die Kupfer-Zinkmischung bei Messing völlig inhomogen; man habe festgestellt, daß die Einschwing-vorgänge in der Impulsdermographie bei Verwendung von Messingelektroden unterdrückt würden (in *23,* S. 74 ff.).

Dem hält nun *Aschoff* entgegen, der in seinem Test (s. unten) ebenfalls Messingelektroden wie *Voll* verwendet [125]:

Das verwendete Messing sei in seiner technischen Zusammensetzung genauestens definiert, außerdem lägen die Schwingungen von *Messing* in der Typenskala von W- und K-Typ genau in der Mitte, seien demnach *typenneutral.* Silber hingegen habe eine eindeutig typendifferente Wirkung; als Metall des K-Typs stelle es für diesen einen *therapeutischen* Reiz dar, für den W-Typ hingegen einen negativen, also einen *Streß*-Reiz.

Meines Erachtens ist diese Argumentation für die Schwingungstests, also auch für den Medikamententest der BFD, durchaus zutreffend. Man kann sich schlecht vorstellen, daß man mit einer Silber-Meßelektrode in der Hand Argentum nitricum D12 oder ein anderes homöopathisches Silberpräparat ohne Beeinflussung des Ergebnisses austesten kann!

Auf der anderen Seite dürfte bei der Decoderdermographie, die sich nicht auf einer so subtilen Schwingungsebene wie der Medikamententest abspielt und wesentlich weniger sensibel als dieser ist, der technische Aspekt der Frage relevanter sein, was die Anwendung von Silberelektroden rechtfertigte.

Der entscheidende Unterschied des BRT zur *Voll*schen Methode liegt darin, daß man *Mehrfachmessungen nach einem Reiz* durchführt, ein Prinzip, das aus der Thermoregulationsdiagnostik übernommen worden ist.

Als Reiz wurden zunächst niederfrequente Ströme auf Akupunkturpunkte appliziert. Inzwischen sieht man einfach den Vorgang der Erstmessung als Reiz für eine darauf erfolgende Zweitmessung an.

Auch hier bezieht man sich bei der Beurteilung des Regulationsverhaltens auf die Grundlagenforschungen von *Pischinger* und *Kellner* (s. TRD).

Den Medikamententest im BRT führt man an dem Punkt durch, der das schlechteste Regulationsergebnis aufweist (*„pathologischer Extremwert“*). Ein Medikament, das diesen Punkt auszugleichen in der Lage sei, könne dann in der Regel alle anderen Werte mitausgleichen. Dadurch werden in der Regel wesentlich weniger Medikamente ausgetestet als beim *Voll*-Test, bei dem 20–25 Medikamente (der Patient bekommt sie zumeist subkutan injiziert) keine Seltenheit sind![126] Die im Regulationstest ausgetesteten Medikamente werden dann in der BFD durch den Decodertest überprüft.

Die Decoderdermographie

Sie ist der zweite wesentliche Baustein der BFD-Methode. Wie schon gesagt, ist man von Widerstandsmessungen am ganzen Körper ausgegangen *(W. Schmidt)*. Man hat dabei die Elektroden an der Stirn, an den Händen sowie an den Füßen angelegt, so daß sich bei dieser *Rundum-Messung* folgende Potentialdifferenzen *(Hautleitwerte)* ergeben:

1 = zwischen linker Hand und Stirn
2 = zwischen rechter Hand und Stirn
3 = zwischen linker Hand und linkem Fuß, usw. (s. Abb. 41).

Als zweiten Schritt hat man in der Impulsdermographie nicht nur die Hautwiderstandswerte in diesen Meßstrecken registriert, sondern dosierte Impulsstromreize gesetzt und graphisch dargestellt. Dabei ergab sich dann folgendes Bild (Abb. 42): Je nach Funktionslage des Gewebes der abgegriffenen Strecke werden die negativen wie auch die positiven Impulspakete sowie der Rückstrom verschieden moduliert.

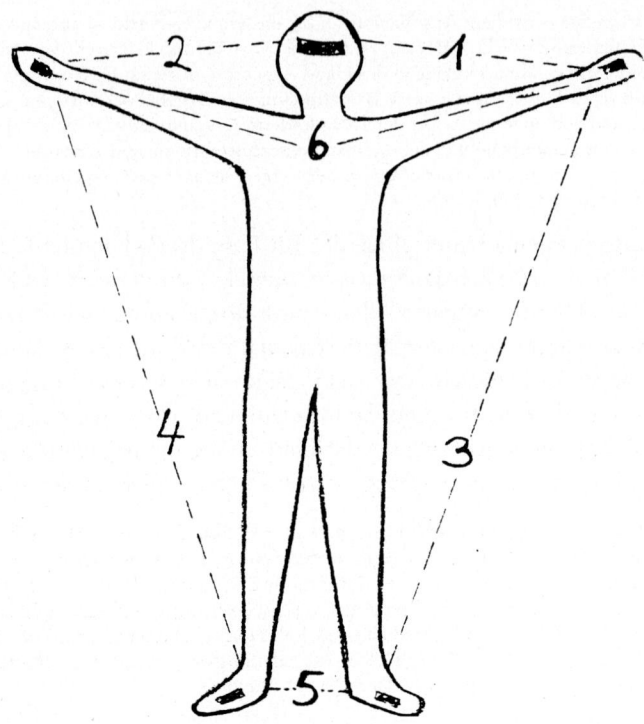

Abb. 41: *a) Schema der „Rundum-Messung".* Es werden die sog. *Hautleitwerte* von Stirn zu Hand (1 und 2), von Hand zu Fuß (3 und 4) sowie von Hand zu Hand (6) und Fuß zu Fuß (5) gemessen. b) (Foto) Die Patientin hält je eine Elektrode in jeder Hand, ihre Füße stehen auf Plattenelektroden; die Stirnelektrode ist mit einem Band befestigt. Dieselbe Elektrodenanlage findet sich bei der *Decoderdermographie.*

Bei starker Vagotonie (Erschöpfung, hyperge/anerge Reaktionslage) sind die Amplituden der Impulspakete deutlich erniedrigt. Bei sympathikotoner Lage (Allergie, Entzündung) sind die Impulspakete deutlich überhöht.

Weitere Informationen konnte man aus der Art des Einschwingvorganges (s. Abb. 43) und aus der Form des Rückstroms gewinnen; ein Verlust des Rückstroms gilt als Hinweis für eine besonders starke Erschöpfung des Gewebes: Ähnlich einer erschöpften Batterie lädt sich das Gewebe nach dem Impulsstromreiz nicht mehr auf.

Von *H. Schimmel* gibt es eine Modifikation der Impulsdermographie. Er nimmt anstatt der Impulsfolgefrequenz von 10 Hz im Originalgerät eine Impulsfolgefrequenz von 13 Hz.

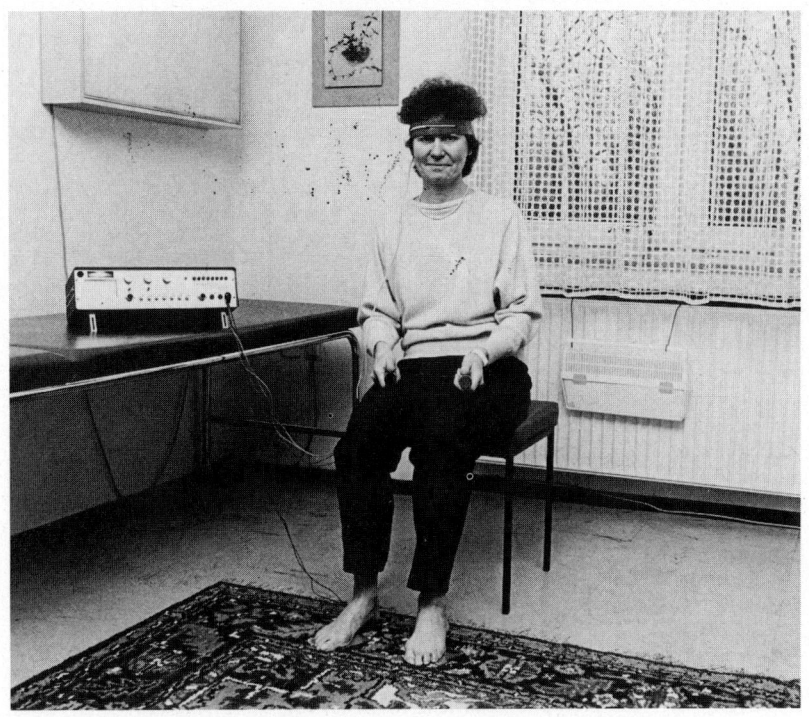

Abb. 41: b)

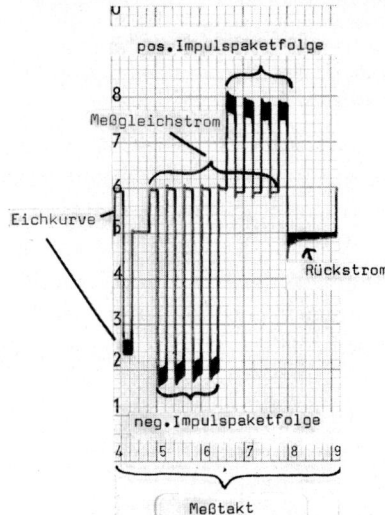

Abb. 42: *Impulsdermographie* (aus Leitfaden zur Impulsdermographie, Fa. Jahnke, Aitrang) Erläuterung im Text.

255

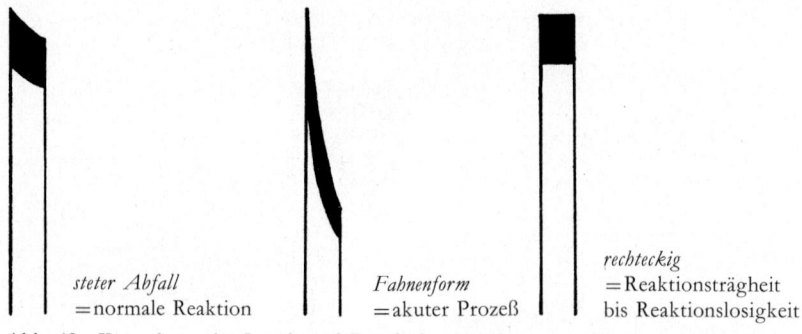

steter *Abfall*
=normale Reaktion

Fahnenform
=akuter Prozeß

rechteckig
=Reaktionsträgheit
bis Reaktionslosigkeit

Abb. 43: *Kurvenformen bei Impuls- und Decoderdermographie.*

10 Hz hätten angeblich eine therapeutische Wirkung und würden somit das Ergebnis verfälschen. 13 Hz hingegen hätten keine therapeutische Wirkung. Darüber hinaus verläßt *Schimmel* das Schema der Rundummessung und appliziert die Elektroden *segmental,* weshalb er seine Methode *Segmentelektrogramm (SEG)* nennt. Er erwartet sich davon segmentspezifische Befunde und zieht Rückschlüsse auf die Organe, die den entsprechenden Segmenten zugeordnet sind.

Nun weiß ja jeder Arzt, der etwas praktische Erfahrung hat, wie variabel und unscharf die Dermatome mit den entsprechenden nervalen Segmenten korrelieren; daß z. B. die Appendizitis sich nur selten klassisch auf den *McBurney*schen Punkt projiziert, oft genug ganz woanders hin!

Deshalb ist meines Erachtens beim SEG die Gefahr der falschen segmentalen Zuordnung viel größer als der zusätzliche Informationsgewinn (*Schimmel* spricht heute schon vorsichtiger von *Etagen* und nicht mehr von *Segmenten*).

Die klassische Einteilung der Rundummessung, die von vornherein auf eine Organzuordnung verzichtet, ist nicht nur ehrlicher, sondern entspricht auch mehr der archaischen Struktur des Grundsystems: vegetative Regulationsstörungen breiten sich nicht primär segmental nerval, sondern mehr seiten- und quadrantenbezogen aus. Inzwischen spricht man auch in der Klinik schon von einem *Quadrantensyndrom.*

Innerhalb der BFD ist die Impulsdermographie zur *Decoderdermographie* weiterentwickelt worden: Hier werden nicht nur drei Meßphasen (positive und negative Impulspakete sowie Rückstrom) registriert, vielmehr kommt als vierte die direkte Messung des Gewebepotentials hinzu, die nach der Rückstromaufzeichnung registriert wird. Veränderungen des Gewebepotentials seien noch sensiblere Indikatoren als die Rückströme, wie man empirisch festgestellt haben will. Es ergibt sich dann folgendes Schema (Abb. 44):

a =eingangs gemessenes Gewebepotential

b =negatives Impulsstrompaket

c =positiver Rückstrom nach negativem Impulspaket

d =Gewebepotential nach positivem Rückstrom

256

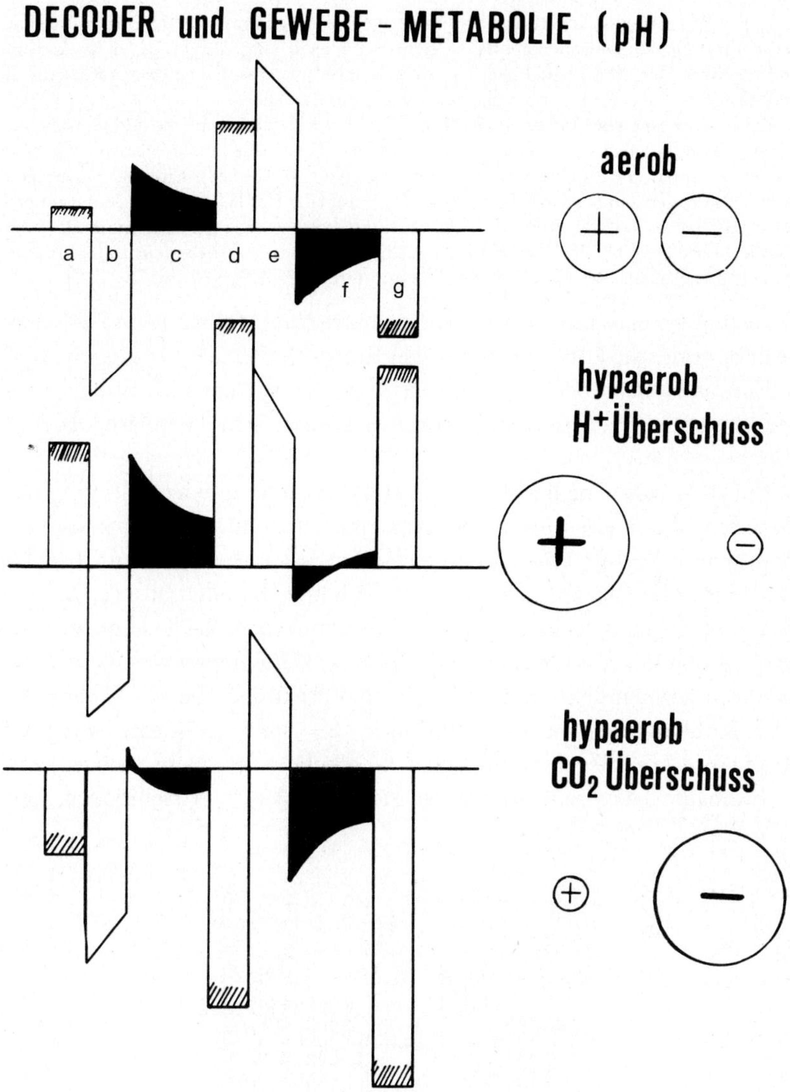

DECODER und GEWEBE - METABOLIE (pH)

Abb. 44: *Decoder-Diagramm* (aus *23*, S. 79) Erläuterung im Text.

e = positives Impulsstrompaket
f = negativer Rückstrom nach positivem Impulspaket
g = Gewebepotential nach negativem Rückstrom.

In der Regel ist also der Rückstrom immer gegensinnig zum vorherigen Impulspaket. Das darauffolgende Gewebepotential ist elektrisch gleichsinnig: also positiver Rückstrom und positives Gewebepotential nach negativem Impulspaket sowie negativer Rückstrom und negatives Gewebepotential nach positivem Impulspaket.

Bei einer azidotischen Gewebemetabolie verschieben sich Rückströme und Gewebepotential hin zum Positiven, bei einer alkalotischen Gewebemetabolie verschieben sich Gewebepotential und Rückströme hin zum Negativen (s. Abb. 44). Ein zum vorherigen Rückstrom gegensinniges Gewebepotential deute auf eine Herdbelastung in der betreffenden Meßstrecke. Ist der Rückstrom gleichsinnig zum vorherigen Stromimpuls, also beispielsweise positiver Rückstrom nach positivem Impuls, so ist dies ein Indiz für eine stärkere Entgleisung der Gewebemetabolie und ihrer Regulation (*23*, S. 78 f.) [127].

Nach *Bergsmann* repräsentieren die elektrischen Meßwerte im Decoder-dermogramm die kolloid-chemischen Eigenschaften des Grundgewebes:

Ein *Sol-Zustand* bedeute, daß das Gewebe weicher und flüssiger sei (durch vermehrte Wasseranlagerung vergrößere sich die innere Oberfläche).

Ein *Gel-Zustand* bedeute dagegen Eintrocknung und Verfestigung des Gewebes (die innere Oberfläche verkleinere sich durch Freisetzung von Wasser und Verlust von Ladungen). Dem Sol-Zustand entsprächen im Decoder hohe Einschwingvorgänge (Labilität, Kondensatorverhalten), dem Gel-Zustand rechteckig starre Formen (reines Widerstandsverhalten, s. Abb. 45). *Die Struktur der Kolloide ist von der allgemeinen Gewebemetabolie abhängig,* nämlich vom Säure-Basen-Verhältnis, von der Sauerstoff- und Kohlensäure-Konzentration usw. Sie stellt also eine integrale Resultante komplexer biologischer Geschehen dar, nicht zuletzt auch emotionaler Faktoren: so finden sich bei Angst, Erschrecken und

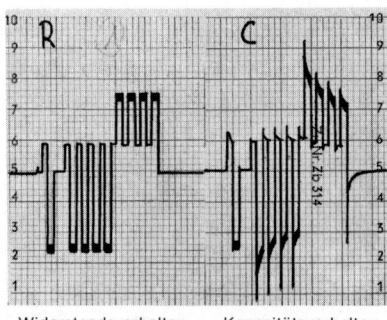

Widerstandsverhalten   Kapazitätsverhalten

Abb. 45: *Polare Reaktionsweise in der Impulsdermographie*
„Widerstandsverhalten" (Starre, links) und „Kondensatorverhalten" (Labilität, rechts) (aus *23*, S. 112).

258

anderen sympathikotonen Reaktionen dem Sol-Zustand entsprechende elektrische Bilder im Decoderdermogramm *(psychogalvanischer Reflex)*.

Weitere Modifikationen der Elektroakupunktur

Hier möchte ich
- den *elektromagnetischen Bluttest nach D. Aschoff* (Wuppertal),
- die *Vegatest-Methode* nach *H. Schimmel* sowie
- den *Aku Tesmatiktest* nach *Kief* erwähnen.

Im Gegensatz zur Elektroakupunktur stellt *Aschoff* die Diagnose nicht mehr aus den Widerstandswerten der Akupunkturpunkte des Patienten, sondern aus dessen Blut. In einem Tropfen Blut sei die Information einer Erkrankung schwingungsmäßig spezifisch enthalten und auch relativ stabil gespeichert. Die durch Punktbeurteilung hingegen erstellte Diagnose werde durch zuviele Faktoren beeinflußt. So will *Aschoff* beispielsweise festgestellt haben, daß Schmuckgegenstände, Uhren, Brillen, Textilien (vor allem Socken) usw. die Akupunkturwiderstandswerte veränderten, andererseits bei diesbezüglich passenden Materialien fast ein jeder Patient (mit Ausnahme von Schwerstkranken) normale Widerstandswerte an den Punkten aufweise.

Er nimmt also einen Tropfen Kapillarblut, der auf einem Stück Filterpapier aufgesaugt wird, und *verstärkt* dessen Schwingungen über einen sogenannten *Schwingkreis*. Dieser besteht lediglich aus einer Spule und einem Kondensator in einem Plastikgehäuse. Ursprünglich ließ *Aschoff* diese Schwingungen von einem Rutengeher muten, d. h. mit der Wünschelrute registrieren (s. Kap. 20). Später stellte er jedoch fest, daß jeder Mensch auf diese Blutschwingungen reagiere, und zwar mit einer Widerstandsveränderung an den Akupunkturpunkten. Man könne jeden x-beliebigen Menschen, dessen Akupunkturpunkte in den Normbereich zu bringen sind, als Testperson verwenden. Das Filterpapier mit dem Blutstropfen wird zunächst auf die Spulenseite des Schwingkreises gelegt, und die Widerstandwerte der Testperson werden gemessen. Gehen die Meßwerte dabei aus dem Normbereich, so nennt *Aschoff* das Blut *magnetisch*, bleiben sie dagegen im Normbereich, nennt er es *elektrisch*. Es erfolgt dann eine Kontrollmessung auf der Kondensatorseite, wo die Verhältnisse jeweils umgekehrt liegen müssen.

Bei der weiteren Messung läßt man dann den Blutstropfen dort liegen, wo er die Werte aus dem Normbereich gebracht hat. Man setzt verschiedene Nosoden, Organpräparate, Metalle und anderes neben den Blutstropfen auf den Schwingkreis: normalisieren sich dadurch die Widerstandswerte der Testperson, dann *paßt* das Medikament bzw. das entsprechende Material; bleiben sie dagegen außerhalb des Normbereichs, dann *paßt* das entsprechende Material *nicht*. Auf diese Art werden über Organpräparate Organdiagnosen gestellt: z. B. *Niere 3 Ampullen D 6*=schwache Nierenbelastung, *Herz 5 Ampullen D 1*=stärkere Herzbelastung, usw. [128]

Der Test scheint sehr sensibel und dementsprechend auch sehr störanfällig zu sein. Er wird von sehr wenigen Ärzten und Heilpraktikern praktiziert. Es gibt also noch wenig Erfahrung damit.

Die *Vegatest-Methode* ist eine Modifikation von *Schimmel*. Er übernimmt von *Voll* den Medikamententest, prüft aber nur an einem einzigen Punkt; er nimmt den, bei dem sich ein leicht zu reproduzierender Meßwert einstellt. In der Regel ist dies der *Allergie-Meßpunkt 1* (rechts oder links) oder auch der Meßpunkt für die *Bindegewebsdegeneration* [129]. Je nachdem, welches Medikament nun in den Meßkreis eingebracht wird, – es werden Organpräparate in der Potenz D 4 verwendet – gibt es einen mehr oder weniger starken Zeigerrückgang. Starker Zeigerrückgang bei der Ampulle Hepar D 4 heißt also beispielsweise starke Leberbelastung.

Auch hier wird also eine *Schwingungsdiagnose über den Medikamententest* gestellt; es wird aber im Gegensatz zu *Aschoff* die Reaktion des Patienten selbst am Akupunkturpunkt registriert.

Es ist freilich eine Erfahrung, daß das *häufige* Messen an *einem* Punkt eine mechanische Reizung darstellt, die ihrerseits den elektrischen Wert verändert. Wenn man also bei der *Schimmel*schen Methode ständig am selben Punkt mißt, muß man theoretisch mit zunehmender Dauer des Meßvorgangs von einer größeren Fehlerquote ausgehen. Vom Inaugurator wird dies freilich mit dem Hinweis auf die empirischen Ergebnisse bestritten.

Mir scheint es auch sehr fragwürdig, wie mit einzelnen Ampullen (z. B. Silicea D 60) der gesamte Komplex der geopathischen Belastung erfaßt werden soll, wie mit einer anderen einzigen Testampulle (Cuprum D 30) die gesamte Indikation für eine Nosodenbehandlung ausgetestet werden soll!

Der gegenüber *Voll* und *Aschoff* und auch dem BRT wesentlich verbesserten Praktikabilität der *Schimmel*schen Methode steht auf der anderen Seite ein hohes Maß spekulativer ungesicherter Vorgehensweisen gegenüber.

Obwohl die *Schimmel*sche Methode erst ein paar Jahre alt ist, scheint sie relativ schnell Fuß zu fassen. Ob dies mehr von der Qualität ihrer Aussage oder von der geschäftlichen Cleverness der dahinterstehenden Firma zeugt, ist heute noch nicht zu beurteilen.

Die *AkuTesmatik-Methode* nach *Kief* stellt eine elektrische Messung an den Akupunkturmeridianen dar. Der nach dem klassischen Akupunktursystem erste und letzte Punkt eines Meridians wird kapazitiv gemessen (also nicht der Widerstandswert), womit man die Energie des betreffenden Meridians zu erfassen glaubt. Therapeutische Konsequenz ist dann eine entsprechende Akupunkturbehandlung, bei der die Meridiane je nach Energiezustand tonisiert oder sediert werden. Die Aku Tesmatik-Methode soll also *sozusagen die Pulsdiagnostik,* die sehr schwer zu erlernen und anerkanntermaßen höchst subjektiv ist, *apparativ ersetzen*. Die Methode ist nicht sehr verbreitet, es liegen wenig Erfahrungen damit vor.

Die Mora-Therapie

Eine ebenfalls in den letzten Jahren erst entstandene Methode, benannt nach ihren Begründern, dem Arzt **Mo**rell und dem Physiker **Ra**sche. Auch sie geht von der Vorstellung aus, daß es ultrafeine Schwingungen gibt, die aufgrund ihrer hohen Spezifität auch mit geringer Energie eine sehr starke therapeutische Wirkung entfalten können.

Statt nun die Schwingungen einer homöopathischen Hochpotenz zu verwenden, könne man nach Ansicht der Begründer dieser Methode die *pathologischen Patientenschwingungen selbst* mit einem Gerät vom Patienten abgreifen und diesem dann phasenversetzt zurückgeben. Dadurch würde die negative (Krankheits-) Schwingung „gelöscht" (Abb. 46).

Technisch ging es dann unter anderem darum, Substanzen zu finden, die Körperschwingungen selektieren sollten. Man wollte ja die positiven Schwingungen vom *gesunden* Gewebe in *gleicher* Phase, die pathologischen Schwingungen von *krankem* Gewebe dagegen *phasenversetzt* zurückgeben.

Dies sei angeblich apparativ gelungen. Es gibt von verschiedenen Ärzten einige kasuistische Arbeiten, die sehr vielversprechend klingen. Als Indikation werden alle möglichen Schmerzzustände, Organerkrankungen, Hautallergien, Fokalinfekte usw. genannt. Inwieweit die Mora-

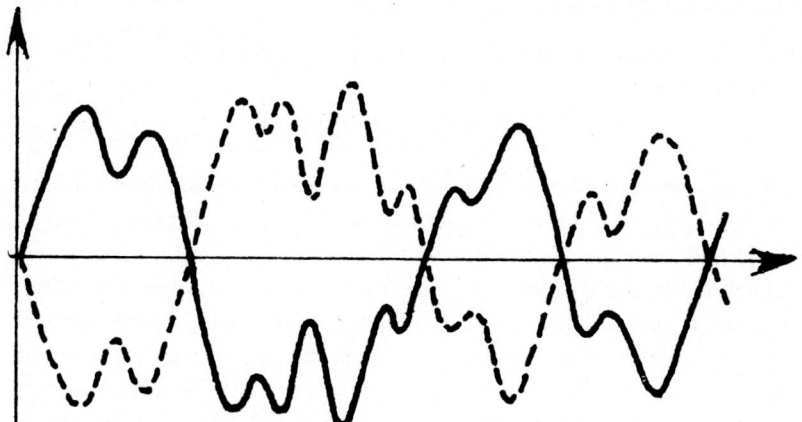

Abb. 46: *Prinzip der Mora-Therapie: die Invertschaltung* (aus *39*, S. 69).
durchgezogene Linie = pathologische Schwingung des Patienten
gestrichelte Linie = phasenversetzte Schwingung, die das Gerät zurückgibt und die die
pathologische Schwingung löschen soll.

261

Therapie dabei den anderen in diesem Buch geschilderten Verfahren ebenbürtig oder gar überlegen ist, muß erst die Zukunft beweisen. Interessant ist sie von ihrem Ansatz sicherlich.

Auf der anderen Seite bin ich skeptisch, ob bei dieser *technischen Autoisotherapie* annähernd so *stabile* Ordnungsstrukturen hergestellt werden können, wie sie homöopathische oder phytotherapeutische Medikamente enthalten, die ja in ihrem Ausgangsmaterial eine jahrtausendealte phylogenetische Erfahrung gespeichert haben.

Wie *intensiv* ist also der Therapieeffekt bei der Mora-Therapie im Vergleich zu den anderen Therapien? Wie lange hält er an?

Eine weitere Entwicklung aus der Mora-Therapie ist die *Mora-Color-Therapie*. Sie basiert auf der *Farbtherapie*. Diese geht davon aus, daß die Einwirkung von Farben eine wichtige Rolle für die Gesunderhaltung des Organismus spielt. Bei der Mora-Color-Therapie wirft man farbiges Licht, das sich der Patient in der Regel nach seinem Gefühl aussuchen kann (also grün, blau oder orange usw.), *nicht* direkt auf die Haut des Patienten wie bei der gewöhnlichen Farbtherapie. Vielmehr werden durch spezielle *Opto-Rezeptoren* die hohen Schwingungen des Farblichts in tieffrequente elektromagnetische Schwingungen umgesetzt und die Signale an Videoverstärker weitergegeben. Durch dieses technisch von einem Mediziner nicht unbedingt leicht zu durchschauende Verfahren werde die Wirkung der ursprünglichen Farbtherapie verstärkt und intensiviert.

Eine dritte Therapie-Variante der *Morell*schen Arbeitsgruppe ist die *Indumed-Therapie*. Sie geht aus von der Therapie mit *Magnetfeldern*. Bei der schon viele Jahre praktizierten Großfeld-Magnettherapie (s. Kap. 23) bestünde eine hohe Selbstinduktion, weshalb keine hohen Frequenzen damit übertragen werden könnten. Bei den *Indumed*-Impulsen habe man diese Selbstinduktion stark reduziert und könne deshalb die *therapeutisch sehr wirksamen Hochfrequenzschwingungen eines Magnetfeldes* übertragen.

Das hört sich alles sehr interessant an. Aber erst die praktische Anwendung in den nächsten Jahren wird ein Urteil über diese Methoden möglich machen.

Weitere Verfahren

Eine sehr junge Methode ist auch die *energetische Terminalpunktdiagnose,* die der Heilpraktiker *P. Mandel* auf der Basis der *Kirlian*-Fotografie entwickelt hat. Die *Kirlian*-Fotografie ist eine Fotografie im Hochfrequenzfeld, die am Körper, besonders an den Finger- und Zehenkuppen, eine sonst nicht sichtbare Strahlung sichtbar macht. Diese wird als *Objektivierung der Aurastrahlung* des Menschen angesehen. *Mandel* interpretiert nun dieses Phänomen in Verbindung mit dem Akupunkturmeridian-System im *Voll*schen Sinn: Je nachdem, an welchem Finger oder an welcher Zehe eine auffallende Störung der *Kirlian*-Strahlung bestünde, sei ein Rückschluß auf eine Funktionsstörung des betreffenden Organs möglich (Abb. 47).

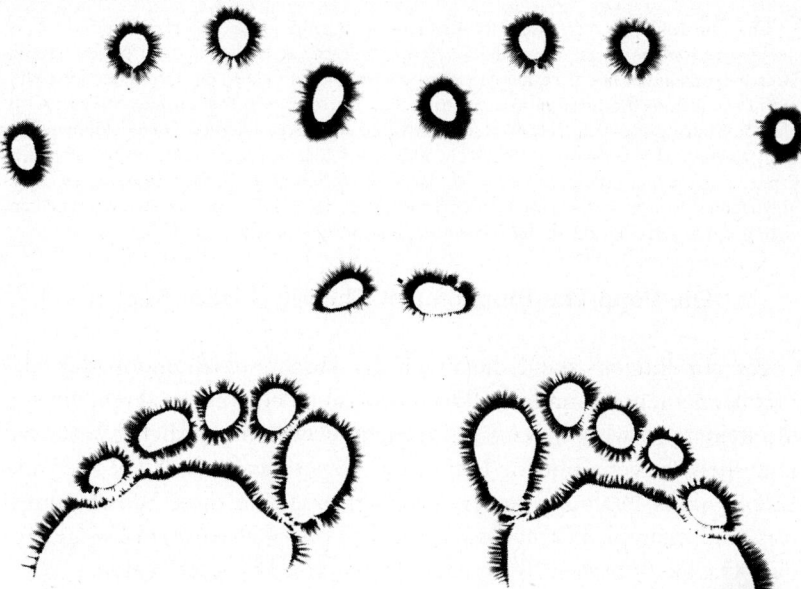

Abb. 47: *Kirlian – Fotografie der Finger und Zehenkuppen* (aus Firmenmat. Fa. VEGA Grieshaber).
Aus der Veränderung der Abstrahlung („Aurastrahlung") wird auf verschiedene Organstörungen geschlossen.

Bei der Art der Störung unterscheidet *Mandel* eine hormonell endokrine Dysregulation, eine toxische Strahlungsqualität sowie eine degenerative Strahlungsqualität. Auch mit dieser Methode gibt es noch zu wenig Erfahrung, um ihre klinische Aussagekraft beurteilen zu können.

Eine schon etwas ältere Methode ist dagegen der *Elektrohauttest,* der innerhalb der BFD und der *Voll*-Arbeitsgruppe praktiziert wird. Der Patient hält dabei eine Elektrode in der Hand. Die zweite Elektrode ist ein angefeuchteter Dachshaarpinsel. Damit reizt der Untersucher die Haut des Patienten. Je nachdem wo sich eine länger bestehende Rötung ergibt, kann man von einem Befund der entsprechenden Region, z. B. den Nebenhöhlen, ausgehen.

Je später die Rötungsreaktion auftritt und je länger sie anhält, desto älter und gravierender ist der Befund. Eine schnell auftretende und rasch verschwindende Rötung stellt dagegen eine mehr akute und leichtere Störung dar.

Ein sehr modernes Verfahren, wo ebenfalls noch kaum klinische Erfahrung besteht, ist die *Anthroposkopie*. Diese Form der *Hochfrequenzdiagnostik* basiert auf der Messung eines künstlich erzeugten hochfrequenten elektromagnetischen Feldes, das durch den menschlichen Organismus hindurchwirkt und durch dessen Leitungseigenschaften verändert wird. Das Durchdringungs- und Abstrahlungsverhalten der elektromagnetischen Feldlinien ist je nach Zustand der Gewebe verschieden. Man greift die Strahlung kontaktlos mit einem kapazitiven Richtempfängermeßkopf an der Körperoberfläche ab. Störungen des Hochfrequenzfeldes weisen auf entsprechende Störungen der lokal zugeordneten Organe hin, analog der Interpretation in der Thermoregulationsdiagnostik. [130]

Die Poppsche Biophotonen-Theorie (s. auch Kap. 2)

Bis vor kurzem stand die Frage der Hochpotenzhomöopathie, des Medikamententests und aller Diagnose- und Therapieverfahren, die von ultrafeinen Schwingungen ausgingen, naturwissenschaftlich gesehen auf rein spekulativem Boden. Durch die Experimente und Theorien des Biophysikers *Popp* und seiner Arbeitsgruppe sind diese Schwingungstests und -therapien naturwissenschaftlich physikalisch *vorstellbar* geworden. Das heißt *nicht,* daß sie dadurch konkret bewiesen wären.

Popp geht in seinem Modell von *dissipativen Strukturen* aus; das sind makroskopische Ordnungszustände der Materie, die „weitab vom thermischen Gleichgewicht" liegen:

In einem geschlossenen System (Modell des *Wärmebads*) führt jede Energiezufuhr zur Entropiezunahme im System. Dabei ist *Entropie,* wie wir hoffentlich noch aus dem Physikunterricht wissen, das Maß für den Ordnungs- bzw. Freiheitsgrad eines Systems. Je höher die Entropie, desto höher die Freiheitsgrade und desto geringer der Ordnungsgrad des Systems; je niedriger die Entropie, desto geringer die Freiheitsgrade, desto höher die Ordnung im System.

Bei dissipativen Strukturen führe die Zufuhr nichtchaotischer Energie nicht zur Entropiezunahme, sondern zur Entropieabnahme. Dabei würden schon sehr geringe Energien ausreichen, um hochgeordnete Strukturen minimaler Entropie zu entwickeln. *Biologische Systeme* seien dadurch charakterisiert, daß sie sich nicht nach dem geschlossenen System des Wärmebads, sondern nach dem offenen System dissipativer Strukturen verhielten. Sie seien *angewiesen auf die Zufuhr von Ordnung aus der Umwelt (nichtchaotischer Energie),* also auf spezifische Information.

Die Beschreibung solcher dissipativer Zustände (wie auch der Begriff *dissipativ* selbst) geht auf den Nobelpreisträger *Ilya Prigogine* zurück. Er hat damit das bislang geltende Dogma der Physik erschüttert, daß

264

Energiezufuhr stets Chaos erzeuge, und den Blick weg von einer grob mechanischen, rein quantitativen Betrachtungsweise der Energie auf eine differenziertere, qualitative geführt.

Der zweite Baustein im *Popp*schen Modell sind die *Biophotonen.* Hierbei handelt es sich um eine *ultraschwache Strahlung von Zellen und Zellverbänden.* Ausgangspunkt ist ein Versuch von *Gurwitsch* in den zwanziger Jahren:

> Eine Zwiebelwurzel regt eine benachbarte Zwiebelwurzel zu Zellteilungen an. Dieser Effekt kann durch eine normale Glasscheibe zwischen beiden Zwiebelwurzeln nivelliert werden, nicht jedoch durch eine Glasscheibe aus UV-durchlässigem Quarzglas. Dementsprechend postulierte *Gurwitsch,* von der einen Zwiebel müsse auf die andere eine Zellstrahlung im UV-Bereich ausgehen, die dann Mitosen auslöse. Er nannte diese Zellstrahlung deshalb *mitogenetische* Strahlung.

Popp und seiner Arbeitsgruppe ist es gelungen, erstmals diese Strahlung einwandfrei nachzuweisen und inzwischen auch auf einem Fernsehschirm sichtbar zu machen (in *39,* S. 17). Da diese Zellstrahlung extrem schwach ist, konnte dies erst heute durch die moderne Lichtverstärkertechnik gelingen. [131] Man weiß jetzt auch, daß sich die Biophotonenstrahlung nicht nur im UV-Bereich, sondern durch alle Wellenbereiche bewegt und je nach Wellenlänge verschiedene Funktionen im Organismus wahrnimmt. **Sämtliche biochemischen Vorgänge würden nach Popp über diese ultraschwache elektromagnetische Strahlung gesteuert werden.** Dabei wirkten sich *lang*wellige Strahlungen *ganzheitlich* auch auf weitentfernte Bereiche des Organismus aus, *kurz*wellige hochfrequente *mehr lokal,* auf zellulärer Ebene.

Entscheidend für die Wirksamkeit dieser ultraschwachen Strahlung – hier erfolgt die Anknüpfung an die Vorstellungen von *Prigogine* – ist ihre nachgewiesene hohe *Kohärenz.* Kohärentes Licht unterscheidet sich von normalem Licht durch seinen Ordnungszustand. Laserlicht ist bekanntlich höchstkohärentes Licht, d. h. die Photonen werden in der Zeiteinheit *regelmäßig* abgestrahlt. Eine normale Lichtquelle hingegen strahlt die Photonen unregelmäßig ab. Die ultraschwache Biolumineszenz stehe – so *Popp* – an der *Laserschwelle.* Im Gegensatz zur Laserstrahlung aber, die immer nur eine einzige Frequenz habe, sei sie nicht monochromatisch, sondern umfasse alle Frequenzbereiche.

Je nach Zustand des Gewebes *(Resonanz = Lichtspeicherfähigkeit)* hätten die ausgestrahlten Biophotonen eine verschiedene Kohärenz: Krebsgewebe habe beispielsweise eine niedrigere Kohärenz der Biophotonen-Strahlung als normales Gewebe; Krebsgewebe gebe in der Zeiteinheit also die Photonen unregelmäßiger ab als normales Gewebe und habe, physikalisch ausgedrückt, eine schlechtere Resonanzeigenschaft als dieses.

Zusammengefaßt kommt es im *Popp*schen Modell auf folgendes an:

1. In biologischen Systemen spiele nicht nur die *Quantität,* sondern noch mehr die *Spezifität* der Energie *(Information)* eine Rolle.

2. Die Bio*chemie* könne die Entwicklung einer ganzheitlichen Ordnung im Organismus nicht erklären. Die Bio*physik* aber mit ihrer Vorstellung von ultraschwachen elektromagnetischen Strahlen (Biophotonen), die in ihrem kurzwelligen Anteil lokal und organbezogen, in ihren langwelligen Anteilen auf den ganzen Körper wirkten, *könne die ganzheitliche Ordnung eines Bioorganismus erklären.* Nur dadurch würde auch die Geschwindigkeit zahlreicher Abläufe im Organismus verständlich.

3. Biologische Systeme hätten gegenüber technischen eine wesentlich höhere Sensibilität. Durch geeignete *Biodetektoren* sei es möglich, gewisse Schwingungsspektren zu erfassen, z. B. von homöopathischen Hochpotenzen.

Popp versucht nun anhand seiner Biophotonentheorie, Modellvorstellungen für die Wirksamkeit verschiedener Naturheilverfahren und biologischer Lebensmittel zu entwerfen:

- Bei den *Lebensmitteln* komme es nicht so sehr auf die biochemische quantitative Analyse an, sondern auf ihre Speicherfähigkeit für Licht. Bei biologisch hochwertigen Lebensmitteln könne man eine intensivere Biophotonenabstrahlung feststellen als z. B. bei industriell verarbeiteten. [132]

- Bei den *homöopathischen Hochpotenzen* entstehen nach den Vorstellungen *Popps* durch die Verschüttlungsprozedur hochkohärente Strukturen, die – bei richtiger Anwendung des Simileprinzips – die gleiche bzw. eine ähnliche Frequenzkomposition wie die im Organismus gespeicherten elektromagnetischen Schwingungen und Wellen haben. Aufgrund ihrer höheren Kohärenz würden sie sich gegenüber letzteren durchsetzen.

- In der *Akupunktur* bedeute Yin einen Teilchenzustand, Yang einen Wellenzustand der Biophotonenstrahlung. Bei ausgeglichenem Yin-Yang befinde sich die Strahlung genau an der Laser-Schwelle, zwischen Chaos und Über-Ordnung.

- Über den Biophotonen-Nachweis könne man auch feststellen, daß die *Grenzwerte* für toxische Wirkungen *bei der Schadstoffanalyse* ziemlich

266

willkürlich seien, daß Schadstoffe in viel geringeren Konzentrationen, als bislang wissenschaftlich angenommen, Wirkungen auf biologische Systeme hätten.

● Schließlich könne man mit Biophotonen als sensibelste Indikatoren *frühdiagnostische Systeme* entwickeln, was in Japan bereits praktiziert wird: Nach Lichtanregung gibt Normalgewebe die Strahlung langsamer ab als Karzinomgewebe (*165*, S. 51).

Durch die *Popp*schen Arbeiten werden also verschiedene Außenseitermethoden, die bislang empirisch und naturphilosophisch fundiert waren, auch naturwissenschaftlich vorstellbar. Dies ist für die Argumentation gegen die einseitig naturwissenschaftlich argumentierende Universitätsmedizin wichtig, für die unmittelbare Praxis dieser Methoden freilich nicht unbedingt. Ein Teil der *Popp*schen Ansichten ist selbst notwendigerweise spekulativ, zum anderen ist eine naturwissenschaftliche Theorie gegenüber einer naturphilosophischen, wie wir schon gesehen haben, immer eine Reduktion (s. Kap. 1).

Zur Praktikabilität biophysikalischer Tests in der Allgemeinpraxis

Zur Beurteilung dieser Frage setze ich folgende Faktoren an:
● Aussagekraft einer Methode,
● Reproduzierbarkeit der Ergebnisse,
● Zeitaufwand bei der Durchführung,
● Personalaufwand,
● Zeitaufwand des Erlernens,
● Apparatekosten.

Bei der *Croonschen Methode* sind die Ergebnisse gut reproduzierbar. Apparat- und Personalaufwand sind sehr groß. Diagnostisch sind die Ergebnisse zu relativieren, da kein Belastungstest gemacht wird. Meines Erachtens als differenzierte Niederfrequenzstromtherapie vor allem für Kursanatorien und Krankenhäuser geeignet, weniger für die Allgemeinpraxis.

Bei der *Vollschen Methode* ist das Problem vor allem der gewaltige Zeitaufwand bei der Durchführung, zum anderen auch die Reproduzierbarkeit der Ergebnisse. Ich spreche nicht davon, daß das Phänomen des Medikamententests nicht bestünde. Wie schon gesagt, ist der Test aber mehr eine Kunst denn eine Technik, was seine Erlernbarkeit erschwert und seine Ergebnisse relativiert.

In je subtilere Bereiche der Diagnose wir hineinstoßen, desto labiler werden unsere Ergebnisse.Dies ist sozusagen die Heisenbergsche Unschärfenrelation in der Medizin.

Bei der Registrierung solch feiner Schwingungen, wie denen der Hochpotenzen, kommen eben zahlreiche subtile Störfaktoren zum Tragen, die bei gröberen Untersuchungen nicht wirken: Das fängt an beim Wetter, geht über die Kleidung des Patienten, die Umgebung des Untersuchungsortes bis hin zur mentalen Einstellung von Arzt und Patient. Man sollte darüber nicht lamentieren und weder, wie dies von schulmedizinischer Seite geschieht, die Methode als Hokuspokus ablehnen, noch, wie dies von den Elektro-Akupunkteuren gemacht wird, mit Gewalt ihren technischen Teil zu sehr in den Vordergrund stellen.

Genau wie zwei gute Klavierspieler dieselbe Sonate *gleich gut, aber nicht gleich* interpretieren können, genauso können zwei Behandler im Medikamententest zu verschiedenen Testergebnissen kommen, wobei *beide* mit ihrer Medikation das Krankheitsbild schwingungsmäßig günstig beeinflussen können, auch wenn sie zu verschiedenen Medikamenten kommen.

Wir müssen uns nochmals bewußt machen (s. Kap. 1), daß jedwede Sicherheit des Wissens immer mit einer Vergröberung und Vereinfachung, andererseits subtiles, differenziertes Wissen immer mit einer gewissen Ungewißheit verbunden sind. Wir brauchen in der Medizin *harte* **und** *weiche* Daten. Wer sich nur mit harten begnügen will, ist ein dumper Tor und hätte lieber Klempner werden sollen! Wer nur auf die subtilen und weichen Daten aus ist, hätte dann besser Religionslehrer, Musiker oder etwas in der Richtung werden sollen. Arzt sein liegt in der Mitte. [133]

Wir kommen also mit den Medikamententests, wie auch bei der Hochpotenzhomöopathie, in Bereiche, die *am Übergang zwischen biologisch somatischen und psychischen Phänomenen* liegen. Dementsprechend spielt das ärztliche Subjekt hier eine größere Rolle. In der *Psychologie* ist es dann so, daß das Subjekt des Therapeuten letztlich entscheidender ist als sein *objektives* therapeutisches Konzept.

Für den Routinebetrieb einer durchschnittlichen Allgemeinpraxis sind solche subtilen Methoden allerdings nicht geeignet; allenfalls als Hobby außerhalb der normalen Dienstzeit.

In der Regel werden sie in speziellen Privatpraxen durchgeführt, die sich ausschließlich auf diese Methoden konzentrieren.

Auf einen Begleiteffekt dieser subtilen Methoden möchte ich noch hinweisen: Man stellt hier ja zahlreiche Störquellen fest, die mit gröberen Methoden nicht erfaßbar sind. Das fängt an bei geopathischen Belastungen, geht über die Auswirkung von Wechselstromfeldern des elektrischen Netzes bis hin zu allen möglichen Gegenständen in der Wohnung, seien es Metalle, Steine, Kochherde, Fußböden usw. Ich habe nun bei Leuten, die sich viel mit diesen Methoden befassen, mitunter eine *regelrechte Hysterie* gegenüber der Vielfalt möglicher Störquellen und Krankheitsursachen erlebt. Wer entsprechend psychisch labil ist, läßt sich hier leicht verwirren. Letztlich kann nach dieser Auffassung dann jeder Nachttopf oder jeder falsche Bettenbezug die schwersten Krankheitssymptome auslösen.

Ich meine freilich, die Angst vor diesen Phänomenen macht tatsächlich mehr krank als die Phänomene selbst. Vor ein paar Tagen habe ich von der neuesten „Gefahrenquelle" dieser Art erfahren: Anstecknadeln und Vereinsabzeichen, da auch sie diverse Schwingungen in gefährlicher Weise verstärken könnten. Selbstverständlich wird der Organismus in der Umwelt ständig irgendwelchen Störungen ausgesetzt. Das entscheidende aber ist sein Kompensationsverhalten. Es ist unmöglich, alle Störquellen auszuschalten. Vielmehr sollte man das Kompensationsverhalten stabilisieren, und dazu gehört auch, sich nicht mit unsinnigen Ängsten vor allen möglichen Kleinstreizen zu belasten!

Nach einem Gutachten des Boltzmann-Instituts, Wien, [134] seien von den hier aufgeführten Methoden drei *wissenschaftsfähig* und brächten *reproduzierbare* Werte: Die Thermoregulationsdiagnostik nach *Schwamm (TRD)*, die *Decoderdermographie (DDG)* sowie der Elektrohauttest. Bei diesen dreien handelt es sich freilich *nicht* um *Schwingungstests,* sondern um Tests, die die elektrische oder thermische Funktion der Haut und des Grundsystems *(Pischinger)* zu objektivieren versuchen. Ein Medikamententest im Sinn der Elektroakupunktur ist dementsprechend mit diesen Methoden nicht durchführbar. Dafür sind sie nicht sensibel genug, das ist sozusagen der Preis für ihre größere Objektivität. [135]

Die TRD wie auch der Decodertest lassen sich in die Allgemeinpraxis auch von der Praktikabilität her einbauen.

Die Gerätekosten sind noch im Rahmen.

Der Decoder ist ein rein apparatives Verfahren; das Personal ist dadurch also kaum belastet.

Bei der Thermographie dagegen ist eine Hilfe voll in Anspruch genommen. Auch ist die Thermographie störanfälliger gegen Belastungen aus der Umwelt. An heißen Tagen z. B. kann sie nicht durchgeführt werden.

Von seiten der TRD argumentiert man gegen den Decoder:
- das thermische Verhalten des Körpers sei ein sensiblerer Indikator als das elektrische
- beim Decoder werde das Meßsubstrat durch den Meßstrom direkt beeinflußt; bei der TRD erfolge keine derartige Beeinflussung.

- die TRD mache im Gegensatz zum Decoder auch eine *Lokalisierung* des Geschehens möglich.

Dem läßt sich von Decoder-Seite folgendes entgegenhalten:

- Es besteht kein *signifikanter* Unterschied zwischen thermischem und bioelektrischem Verhalten des Grundsystems.
- Der Meßstrom dient gleichzeitig als Belastungstest für die folgenden Messungen. Außerdem ist die Methode nicht so umweltempfindlich wie die TRD (Raumtemperatur usw.).
- Die Lokalisierung der TRD-Ergebnisse ist zu relativieren, da die Headschen Zonen oft zu großen Fehleinschätzungen führen können. Wenn man z. B. die Punkte für Niere oder Nebenniere nimmt, so kann man sie nur als äußerst spekulativ bezeichnen. [136]

Auf der anderen Seite kann man auch durch den Decoder einen Prozeß *relativ* lokalisieren: Wenn z. B. in der Ableitung linke Hand/linke Stirn eine signifikante Störung vorliegt, dann kann das entsprechende Geschehen im Kopf- wie auch im Thorax-Bereich sein. Findet sich diese Störung nun auch in der Ableitung zwischen linker Hand und linkem Bein, kann man davon ausgehen, daß die Störung im Thoraxbereich liegt. Befindet sie sich dagegen in der Ableitung linke Stirn/rechte Stirnelektrode, kann man davon ausgehen, daß sie im Kopf-Bereich liegt. Dadurch, daß also eine Störung in der Regel mehrere Meßstrecken erfaßt, ist eine solche grobe Lokalisierung möglich.

Eine *Organ*diagnose ist freilich weder mit dem Thermoregulationstest noch mit dem Decoder möglich!

Meines Erachtens sind beide Tests methodisch gleichwertig. Die Decoderdermographie hat nur den Vorteil der einfacheren Durchführung, schließlich benötigt man kein zusätzliches Personal.

In der Thermoregulationsdiagnostik wie auch in der Decoderdermographie achtet man bei der Auswertung auf folgendes:

- *auf das energetische Gesamtniveau:*

Erhöhte Werte sprechen für Sympathikotonie, Entzündung, Allergie; erniedrigte Werte für Vagotonie, Erschöpfung.

- *auf die Energieverteilung* (oben-unten, links-rechts):

So können oben heiße Werte und unten kalte Werte sein; oder links kalte und rechts heiße (vor allem bei einseitiger Herdbelastung).

Die Frage, ob eine Störung *innen oder außen* liegt, ob sie also mehr organbedingt oder z. B. mehr „vertebragen" ist, kann *nicht direkt* abgeleitet werden. Man kann jedoch sagen, daß bei rein vertebragenen (äußeren) Störungen die Regulation nie in so starkem Maße beeinträchtigt ist wie bei Organstörungen (inneren Störungen).

- *auf das Reaktionsverhalten der einzelnen Punkte bzw. der einzelnen Meßstrecken:*

Hier gelten die Beurteilungsmaßstäbe von *Kellner* (s. Abb. 37).

Für die **Prognose,** die durch diese Tests auch relativ objektivierbar ist, gilt, daß das Krankheitsgeschehen um so schwerer ist,

270

- je extremer der Energiegehalt in eine Richtung geht, d.h. zur Sympathikotonie oder zur Vagotonie hin;
- je extremer die Verteilungsdifferenz der Energie im Körper ist;
- je eingeschränkter die Regulation ist, je mehr sich Zweit- und Drittwerte von der Norm hin wegbewegen oder gar starres Verhalten zeigen.

Jede therapeutische Maßnahme kann so bezüglich ihrer Wirksamkeit beurteilt werden.

Zusammengefaßt stellen die Regulationstests eine apparative Möglichkeit dar,

- *Frühdiagnostik* (funktionelle Störungen) *zu betreiben;*
- *ganzheitlich zu diagnostizieren* (das Terrain im *Pischinger*schen Sinn wird erfaßt);
- *die Prognose objektiver zu fassen* (aus dem Schweregrad der Regulationsstörungen) sowie
- *eine objektive Therapiekontrolle durchzuführen.* [137]

19. KAPITEL

Über Herde und Störfelder

Durch veränderte Umweltbedingungen und durch antibiotische Therapien sind der klassische Herd, vor allem in Form der eitrigen Angina mit bakterieller Streuung, sowie die daraus resultierenden klassischen Herdkrankheiten, z. B. Glomeronephritis oder Myokarditis, zur Rarität geworden. Es gab auch in der klinischen Medizin eine Zeit, da in großem Maße Tonsillektomien und Zahnextraktionen als sogenannte Herdsanierung vorgenommen worden sind. Die unendlich vielen Mißerfolge dabei haben dann hier zu einer gegenteiligen Meinung geführt, nämlich zu einer weitestgehenden Vernachlässigung des Herdproblems überhaupt. Was kann man nun heute als relativ gesichertes Wissen betrachten?

Zunächst sollten wir unterscheiden zwischen Herd und Herdkrankheit. Der *Herd* ist eine pathologische Störung im Körper, die *klinisch relativ stumm,* zumindest oligosymptomatisch ist. Die *Herderkrankung* dagegen präsentiert sich mit *klinischen Symptomen, z. B.*
chronische Tonsillitis = Herd
Migräne = Herderkrankung.

Des weiteren sollten wir beim Herd unterscheiden:
- bakteriell entzündlicher Herd
- abakteriell entzündlicher Herd
- primär neuraler Herd = Störfeld.

Bakterielle Herde sind, wie erwähnt, heute selten.

Abakteriell entzündliche Herde
- stellen sich histologisch als histiozytäre-plasmazelluläre Infiltrationen dar (in *25*),
- finden sich an bevorzugten Stellen (Tonsillen, Nasennebenhöhlen, Zahnpulpa, Appendix, Gallenblase) und
- wirken als chronische Entzündung allergisierend im Sinne einer Autoallergie.

Nach *Pischinger* sitzt die entscheidende Stelle im Mesenchym und belastet permanent die Regulation des Grundsystems. Dies führt zu einer *unökonomischen Arbeitsweise* und, nach einer bestimmten Zeit, zu einer Erschöpfung mit klinischer *Manifestation am Locus minoris resistentiae.*

Entzündliche Herde wirken also *primär humoral* über die Verschlackung des interstitiellen Systems.

Bei den *primär neural wirksamen Herden (Störfeldern)* [138] sind entzündliche Erscheinungen histologisch nicht obligat, zumindest sind sie nicht das Entscheidende. Auch ist ihre Wirksamkeit nicht an die obengenannten typischen Strukturen gebunden (Tonsillen, Appendix usw.), vielmehr kann jede Defektstelle im Körper – meist handelt es sich um Narben – ein Störfeld werden. Entscheidend für die neurale Herdwirksamkeit ist die *Lokalisation* des Defekts, nämlich auf einem Akupunkturpunkt oder -meridian oder einer anderen energetisch hervorgehobenen Stelle, deren System wir eventuell noch nicht kennen. Durch die Spezifität der Lage genügen kleinste Energien, um große Wirkungen auf den Energiefluß im Körper zu erzielen.

Nur so kann man Berichte aus der Literatur verstehen, insbesondere einen von *Peter Dosch* geschilderten Fall *(56)*, wo durch Procaininfiltration einer winzigen Narbe ein gelähmter Mann wieder zum Gehen gebracht worden ist. Die gewaltigen Effekte solch kleiner Störfelder wie auch die rasche zeitliche Reaktion auf die Injektion (Sekundenphänomen) sind biochemisch (humoral) weder über die Verschlackungstheorie noch über Allergiephänomene zu erklären.

Nun gibt es natürlich keinen rein humoralen Herd und kein rein neurales Störfeld. So können auch Pulpa- und Tonsillenherde auf Akupunkturmeridianen liegen und den Energiefluß hier entscheidend stören. Andererseits kann bei sehr großen Narben (z. B. von Kriegsverletzungen) eine heftige entzündliche Reaktion vorliegen, die gegenüber der Störung des Energieflusses (der neuralen Störung) im Vordergrund steht. Eine solche Narbe behandelt man dann zunächst nicht mit Procain- bzw. Xylocaininjektionen, sondern mit Blutegeln, Salben, unter Umständen auch chirurgisch.

Genauso ist bei einem primär neuralen Tonsillenherd (das ist heute die Ausnahme) die neuraltherapeutische Injektion an die Tonsillenpole die entscheidende Therapiemaßnahme. Bei primär entzündlichem (humoralem) Tonsillenherd (das ist die Regel) stellt sie nur eine *adjuvante* Maßnahme dar. Hier ist vor allem eine Behandlung mit homöopathischen Komplexmitteln und in schwereren Fällen je nach Typ die Anwendung von Plenosol oder *Baunscheidt* (bei Asthenikern) oder Blutegeln (bei Plethorikern) angezeigt.

Für die Therapie ist es also entscheidend festzustellen, ob es sich um einen primär neuralen oder primär humoralen Herd handelt. Bei primär humoralen Herden stehen *Aschner*-Maßnahmen, Komplexmittel und immunstimulative Verfahren im Vordergrund, bei primär neuralen Störfeldern wird man vorwiegend die *Huneke*-Therapie oder auch die Akupunktur (bei Sinusitis) einsetzen.

Die Unterscheidung zwischen Störfeld (neural) und Herd (humoral), die heute von den meisten Herdforschern nicht mehr gemacht wird, hat also durchaus praktisch therapeutische Konsequenzen!

Auch scheint es mir weiterhin sinnvoll zu sein, eine *Hierarchisierung der Herdstellen* beizubehalten. Auch dies wird heute weitgehend mit dem Hinweis negiert, jede Körperstelle käme im Sinne der *Pischinger*schen Theorie grundsätzlich als gleichwertiger Herd infrage. In der Praxis kann man jedoch von der Regel ausgehen, daß je spezifischer eine gestörte Struktur, desto stärker die Auswirkung auf die Allgemeinregulation; daß dementsprechend eine chronische Tonsillitis oder Appendizitis schwerwiegender ist als eine Pulpitis am Zahn oder eine kleine Narbe. Freilich bestätigen auch hier Ausnahmen immer wieder die Regel.

Herdträger und Herdkranke

Wir müssen davon ausgehen, daß heute kaum mehr ein Mensch ohne potentielle Herde herumläuft, also jeder von uns, wie *Rost* es nennt, ein *Herdträger* ist. Die Frage nun, wann aus einem Herdträger ein Herdkranker, aus dem potentiellen ein aktueller Herd wird, hängt von zahlreichen Faktoren ab. Deshalb nennt *Eder* das Herdgeschehen zu Recht ein *Komplexgeschehen*.

Zunächst spielt der **Zeitfaktor** eine wichtige Rolle: Je länger ein Herd im Mesenchym wirkt, desto mehr erschöpft sich die Regulationsfähigkeit des Grundsystems, desto kleinere Reize *(Zweitschlag)* können eine Herdkrankheit auslösen. Eine relativ harmlose Aufregung, ein Diätfehler oder auch ein banaler Infekt bringen sozusagen das Faß zum Überlaufen. Neben der Zeit wirkt in diesem Sinne belastend:
- wenn mehrere Herde zusammen kommen,
- wenn umwelt- und arbeitsplatzmäßig eine starke Belastung besteht,
- wenn alimentäre Noxen und Genußgifte hinzukommen,
- wenn eine starke herededitäre Komponente vorliegt.

Schließlich können *Traumen aller Art* (körperliche und seelische), auch Operationen, den letzten Ausschlag für eine Herderkrankung geben.

274

Herddiagnostik ist deshalb nie isoliert, sondern nur im Rahmen einer allgemeinmedizinischen Gesamtdiagnostik sinnvoll.

Über die inflationäre Verwendung des Begriffs „Herd"

Vielfach wird auch vom Darm und von der Wirbelsäule als „Störfeld" gesprochen oder eine chronische Prostatitis oder Endometritis als „Herd" bezeichnet.

Ich halte diese Klassifizierung nicht für legitim, weil wir dann die gesamte Medizin nur noch als „Herdgeschehen" betrachten können, andererseits durch eine derart inflationäre Anwendung des Begriffs *Herd* diesem sein spezifischer Aussagewert genommen wird.

Schließlich steht hinter dem Prinzip der Herde und Störfelder die *Ökonomie des Organismus*. Sie besteht darin, daß ein Infekt oder Defekt, der im Körper nicht völlig auskuriert werden kann, an einer biologisch weniger wichtigen Stelle quasi deponiert wird, bevorzugt an den klassischen Herdstellen (Appendix, Tonsillen usw.). Dadurch sollen die höherwertigen Organsysteme geschont werden.

Prostata und Gebärmutter nehmen beispielsweise in dieser *Hierarchie* schon einen höheren Platz ein als beispielsweise die Tonsillen und die Appendix. Doch kann man auch Prostata und Gebärmutter noch entfernen, ohne das Leben unmittelbar zu gefährden, wie dies bei den parenchymatösen Organen Leber, Herz oder Nieren der Fall wäre. Konsequenterweise stehen diese an der Spitze der Hierarchie.

Auch bei der Wirbelsäule als zentralem Achsenorgan, das über den Einfluß auf Rückenmark und Nervwurzeln wichtige Steuerungsfunktionen hat, wie auch beim Darm, dem Basisorgan der Ernährung und Abwehr, handelt es sich um in der Körperhierarchie hochstehende Systeme, für die die Bezeichnung Herd im oben dargelegten Sinne nicht passend ist. [139]

Herdtherapie und Vikariationslehre

Bezüglich der Reihenfolge der Therapie gibt es nun verschiedene Vorstellungen: Die einen meinen, man müsse unbedingt erst mit der Ausschaltung der Herde anfangen, bevor man die Organe behandle. Die anderen sagen, man müsse zunächst mit der Organbehandlung beginnen.

Wenn man mit biophysikalischen Testmethoden arbeitet, lautet die Frage: Soll man mit dem ältesten Befund anfangen – in der Thermographie sind das beispielsweise die *kältesten* Werte – oder mit den aktuellen Befunden?

Wer die Vikariationslehre verstanden hat, weiß die Antwort: Eine korrekte biologische Therapie *beginnt,* wie jede andere auch, *mit dem aktuellen Befund;* also mit Behandlung der Organerkrankung, wenn diese symptomatisch im Vordergrund steht, mit Behandlung des Herdes, wenn dieser aus dem stummen Zustand aktuell auflodert.

Letztlich ist jede korrekte biologische Therapie dadurch charakterisiert, daß sie den Film der pathogenetischen Entwicklung rückwärts laufen läßt und so durch Abtragen der oberen Krankheitsschichten Stück für Stück auch die tieferen manifest und für die Therapie zugänglich macht.

Zur Diagnostik des Herdgeschehens

Die Grundlagen der Diagnostik sind:
1. die Anamnese
2. der klinische Befund
3. eventuell ergänzende Testmaßnahmen
4. immunstimulative Herdprovokation
5. neuraltherapeutische Probebehandlung

Ad 1 (Anamnese):

Der Herd ist also eine nicht ausgeheilte oder defekt ausgeheilte Akuterkrankung und zunächst klinisch stumm (Phase 0, Herdträger). Dementsprechend ist anamnestisch gezielt nach allen schweren Akuterkrankungen, insbesondere solchen mit Heilungskomplikationen, sowie nach allen *rezidivierenden* Akuterkrankungen zu fragen. Scharlach und Diphterie in der Kindheit wie überhaupt häufige Tonsillitiden weisen immer auf einen Tonsillenherd hin. „Haben sie schon viel mit dem Zahnarzt zu tun gehabt in früherer Zeit?" Häufiger Schnupfen oder eine verstopfte Nase lassen an Nebenhöhlen-Herde denken.

Welche Operationen oder sonstige Verletzungen hatte der Patient? Welche Wunden heilten besonders schlecht zu (häufig *verzogene* Narben)? Besonders wichtig sind Appendektomie- und Tonsillektomienarben!

Die Phasen der Herdgeschehens

Anfangs nur nach schwerer Belastung, später auch nach leichteren Belastungen meldet sich der Herd oligosymptomatisch; die klinischen Symptome stehen aber noch in direkter Beziehung zum anatomischen Ausgangspunkt *(Phase I):* z. B. frontale Kopfschmerzen bei Sinusitis, Seitenstiche in der Blinddarmgegend oder auch in der Gallengegend beim Laufen, gelegentliches Kribbeln oder Jucken in Narben, „muckernde" Zähne, Tendinosen usw.! Auch die Migräne und andere Kopfschmerzsyndrome gehören hierher.

Die nächste Phase *(Phase II)* ist dadurch charakterisiert, daß sich die Symptome nicht mehr auf den Ausgangspunkt beziehen, sondern allgemeiner, unspezifischer Art sind. Es handelt sich häufig um die *typischen Symptome des vegetativen Symptomenkomplexes:* leichte Erregbarkeit, rasche Ermüdbarkeit, eingeschränkte Leistungsfähigkeit, starke Wetterfühligkeit (= Symptome *primär humoraler* Herde). Eine rezidivierende Stomatitis ist häufig durch Zahn- oder Tonsillenherde bedingt. Schmerzsyndrome in Muskeln und Gelenken ohne organisches (röntgenologisches) Substrat (diverse Myalgien, Tendinosen usw.) sind häufig störfeldbedingt. Auch eine Allergieneigung auf kleine Noxen kann in diesem Sinn interpretiert werden. Es handelt sich also bei der Phase II um die typische Herdkrankheit, die *Herdkrankheit im engeren Sinn.* Die Symptome sind *unspezifisch,* d. h. nicht spezifisch für die Herdkrankheit, sie können zwar auf eine Herdkrankheit hinweisen, können aber auch einer anderen Krankheit zugrunde liegen!

In der nächsten Phase des Herdgeschehens *(Phase III)* ist es zur *Organerkrankung im klinischen Sinne* gekommen, z. B. einer Lungentuberkulose, einer chronischen Glomerulonephritis, einer Myokardiopathie usw. Dabei kann der Herd in seltenen Fällen die *hauptsächliche* Ursache der Organerkrankung sein, in den meisten Fällen wirkt er als *begünstigende bzw. disponierende* Ursache. Er nährt aus der Ferne das Organgeschehen und erschwert bzw. behindert auf das Organgeschehen gerichtete Therapiemaßnahmen. Er spielt hier vor allem bei rheumatischen Erkrankungen aller Art (chronische Polyarthritis, Multiple Sklerose, Morbus Bechterew, andere Autoimmunerkrankungen) eine große Rolle. In der letzten Phase *(Phase IV des Herdgeschehens)* ist die *Organerkrankung autonom.* Der Herd selbst ist sozusagen energetisch *ausgebrannt.* Eine *Herdsanierung* zu diesem Zeitpunkt bringt keinerlei Verbesserung der

Organerkrankung. Wird jetzt beispielsweise ein ursprünglich „schuldiger" Zahn gezogen, dann führt dies nicht nur zu keiner Verbesserung der Organkrankheit, sondern zu einer *Verschlechterung,* denn die Zahnoperation stellt eine Überlastung des ohnehin in seiner Regulationsfähigkeit schon maximal eingeschränkten Grundsystems dar. Diese Situation haben wir häufig bei Krebskranken.

Ad 2 (klinische Untersuchung):
● Palpation von *Gelosen im Gesichtsbereich,* vor allem an den Austrittsstellen des 1. und 2. Trigeminusastes (Hinweis für Sinusitis),
● Palpation der *Adlerschen Druckpunkte* (Abb. 48): auch sie sind – dies sei hier nochmals ausdrücklich betont – nicht spezifisch für ein Herdgeschehen. Es kann sich bei Befunden speziell an den Palpationsstellen der Querfortsätze C2 und C3 (Oberkiefer- bzw. Unterkiefer-Punkt nach *Adler*) auch um ein vertebrales Geschehen handeln, z. B. im Sinne einer typischen Blockierung.
● Palpation der submandibulären und submentalen *Lymphknoten,*
● Inspektion der *Mundhöhle:* große zerklüftete Tonsillen? Peritonsilläre Gefäßinjektion? Tonsillektomienarben? Lymphatische Wucherungen im Tonsillektomiebett? Gefäßinjektion um das Tonsillektomiebett. Ein helles leuchtendes Gefäßrot spricht mehr für einen frischeren, benigne-

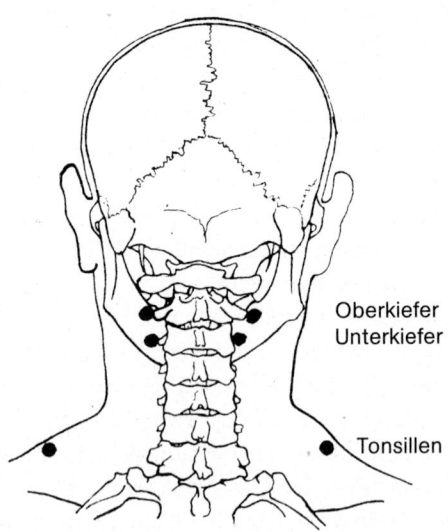

Abb. 48: *Die Adlerschen Druckpunkte zur orientierenden Herddiagnostik* (aus *5,* S. 287).

ren, ein blasses oder auch dunkles Rot dagegen mehr für einen älteren und schwerwiegenderen Befund.

- *Inspektion der Zähne:* Karies? Welches Füllungsmaterial? Verschiedene Metalle, z. B. Gold und Amalgam?
- *Palpation der Tonsillen:* derbe, nicht luxierbare Tonsillen sind besonders herdverdächtig.
- *Palpation der Gallenregion und des rechten Unterbauchs* (Druckschmerz in der Tiefe bei angezogenem rechten Bein?).

Ergibt die körperliche Untersuchung entsprechende Hinweise, dann sind *gegebenenfalls Röntgenaufnahmen* der Nasennebenhöhlen und der Gallenblase anzufertigen, und es ist eine zahnärztliche Untersuchung zu veranlassen.

Die zahnärztliche Untersuchung sollte folgende Punkte klären:
1. *Wurzelgefüllte Zähne? Marktote Zähne?* Vitalitätsprüfung mit Kälte- und Elektroreiz: Ein negativer Kältereiz allein beweist jedoch noch nicht, daß der Zahn devital ist.
   Ein positiver Elektrotest beweist noch nicht, daß der Zahn vital ist; es kann z. B. eine feuchte Gangrän vorliegen (*187*).
2. Besteht eine *Kieferostitis* oder eine *chronische Pulpitis?* In beiden Fällen ist die Diagnose sehr schwer, oft gar nicht zu stellen.
3. *Granulombildung* durch sogenannte interne Granulome?
4. *Verlagerte Zähne,* vor allem impaktierte Weisheitszähne?
5. *Zahnfleischtaschen?*
6. Andere mögliche Herde aus zahnärztlicher Sicht?
   In jedem Fall ist eine Röntgenpanoramaaufnahme zu fordern.

Zur klinischen Untersuchung zähle ich weiterhin die gängigen **Laboruntersuchungen:**
- *BSG:* deutlicher Anstieg des Zweitwertes (Zweistundenwertes) = Herdverdachtszeichen
- die *Elektrophorese:* Erhöhung der Alpha 2-Globuline = Zeichen für eine akute Entzündung, Erhöhung der Beta-Globuline = chronische Entzündung, Erhöhung der Gamma Globulinfraktion = lange bestehende Prozesse (die typischen Veränderungen bei Leberzirrhose, Plasmozytom und nephrotischem Syndrom sind ja hinreichend bekannt.)
- Erniedrigung des Kalziumspiegels als Belastungszeichen
- *Differentialblutbild:* Eosinophilie als Allergiezeichen, Monozytose als

Zeichen der Aktivierung des Grundsystems. Laborveränderungen finden sich nur bei *primär humoralen* Herden (Labordiagnostik = Humoraldiagnostik), nicht bei primär neuralen Herden. Diese manifestieren sich vorwiegend in Schmerzsyndromen.

Wie die Symptomatik sind auch die Ergebnisse der körperlichen Untersuchung und der Labortests nicht herdspezifisch und können nur in der diagnostischen Zusammenschau richtig gewertet werden.

Ad 3 (Testverfahren):

Ich unterscheide
- blutige und unblutige Tests
- relativ spezifische und unspezifische Tests
- vorwiegend subjektive und mehr objektive Methoden.

Blutige Tests stellen für den Patienten natürlich eine größere Belastung dar (häufige Blutabnahmen) als unblutige. Unspezifische Tests erfassen eine allgemeine Herdbelastung, spezifische ermöglichen auch eine Lokalisierung des Herdes und erfassen eventuell die Valenz des betreffenden Herdes im Gesamtgeschehen.

Testmethoden der Herddiagnostik

Folgende Methoden sind bekannt:
- *die Jodocetrie nach Pischinger* (siehe Kap. 17): die Bestimmung ungesättigter Bindungen im enteiweißten Serum. Filtrationsbestimmung des verbrauchten Jods. Ein blutiges, unspezifisches Verfahren mit großem labormäßigem Aufwand; nur für Kliniken und Forschungsprojekte geeignet.
- *die bilaterale Oxymetrie:* Venenblut wird beiderseitig abgenommen. Ist der HbO_2-Gehalt an beiden Seiten verschieden, kann auf eine *Seitenbelastung* durch einen Herd geschlossen werden.
- *der bilaterale Leukozytentest:* Leukozytenbestimmung aus dem Kapillarblut einer Fingerbeere an der rechten und an der linken Hand. Ebenfalls Frage einer Seitendifferenz. Die drei genannten Verfahren sind unspezifisch, sie lassen also keine Lokalisierung des Herdes zu, eignen sich aber beispielsweise zur *Therapiekontrolle*. Wichtig sind immer *Mehrfachmessungen nach Reiz,* wobei als Reiz der Stichreiz der Blutabnahme gelten kann.

Zu den *vorwiegend subjektiven Tests* zähle ich die *Voll*sche Elektroakupunktur, den *Aschoff*schen Bluttest und ähnliche Verfahren. Sie stellen zwar eine sehr differenzierte Herddiagnostik dar, sind also sehr spezifisch, die Reproduzierbarkeit ihrer Ergebnisse ist jedoch sehr unsicher.

Zu den *mehr objektiven biophysikalischen Testmethoden* zähle ich die Thermoregulationsdiagnostik und die Decoderdermographie: Sie erfassen das Regulationsverhalten des Grundsystems und damit auch den Schweregrad einer eventuellen Herderkrankung. Insofern eine Lokalisierung, vor allem im Zahnbereich (auch bei der Thermoregulationsdiagnostik siehe Kap. 18!) nur mit sehr großen Einschränkungen möglich ist, zähle ich beide Verfahren zu den relativ unspezifischen Tests.

Wir haben also das Problem: *je spezifischer der Test (Voll, Aschoff, usw.), desto subjektiver. Je objektiver der Test* (TRD, Decoder), *desto unspezifischer.* Einfacher ausgedrückt: Alles hat seinen Preis! Auf jeden Fall haben wir mit dem Decoder und der Thermoregulationsdiagnostik eine gute Therapiekontrolle. Der *Elektrohauttest* ist zwar ein relativ objektives Verfahren, was die *Reproduzierbarkeit* des Phänomens anlangt. Von der Beurteilung her ist er jedoch mehr subjektiv.

Sämtliche Testverfahren, auch die mehr objektiven – und damit möchte ich ganz bewußt die Euphorie diverser Tester dämpfen –, stellen *nur eine ergänzende diagnostische Maßnahme* dar. Auf keinen Fall dürfen sie als hauptsächliches oder gar alleiniges diagnostisches Instrument zur Festlegung einer eventuellen Operationsindikation fungieren!! Auch eine Zahnextraktion ist in diesem Sinne eine Operation! Wohl eignen sich diese Tests als Hinweisdiagnostik, insbesondere für eine konservative Herdtherapie, sowie besonders gut zur Dokumentation der Therapiekontrolle.

Ad 4 (Herdprovokation):

Als *natürliche* Herdprovokation können Alkoholgenuß, die Einnahme nicht passender Speisen, ein ungünstiger Klimawechsel auf Reisen, eine körperliche Anstrengung oder seelische Belastungen wirken. Oft treten gerade in den Nebenhöhlen Schmerzen nach stärkerem Alkoholgenuß auf (vor allem am nächsten Tag!).

Eine diagnostische Herdprovokation kann man durch forcierte immunstimulative Therapie erreichen, z.B. mit der Gegensensibilisierung oder mit Ozoneigenblutinfusionen in entsprechender Dosierung (siehe Kap. 15 und Kap. 17). Wenn eine Herdprovokation *negativ* ausfällt, kann dies dreierlei bedeuten:

Entweder es liegt kein Herd vor, oder es liegt eine so starke

Reaktionsstarre vor, daß der Organismus nicht mehr reagiert, oder die betreffende Provokationsmethode ist im vorliegenden Fall insuffizient. Fällt die Provokationsmethode *positiv* aus, kann man vom Vorliegen eines Herdes ausgehen und eventuell die betreffende Stimulationsmethode in milderer Form zur konservativen Therapie einsetzen.

Werden sehr schwere Herde immunstimulativ provoziert, kann eine operative Behandlung erforderlich werden, z. B. eine Appendektomie, eine Zahnextraktion oder eine Cholezystektomie. Man kann in solchen Fällen völlig sicher sein, daß die Operationsindikation, die ja dann klinisch im herkömmlichen Sinn gestellt wird, zwingend war, und daß eine sehr günstige Beeinflussung der Herdkrankheit zu erwarten ist. Zu achten ist *vor* solchen immunstimulativen Herdprovokationen nur darauf, daß der Patient in einem ausreichend guten Allgemeinzustand sein muß, um noch eventuelle operative Maßnahmen zu tolerieren. Also Vorsicht bei fortgeschrittenen konsumierenden Erkrankungen!

Ad 5 (neuraltherapeutische Probebehandlung):

Die beste Bestätigung einer Diagnose ist immer der therapeutische Erfolg. Dies gilt besonders für die Herddiagnostik. Das Abspritzen der Tonsillen sowie der verdächtigen – wenn man genügend Zeit hat: *aller* – Narben mit einem Neuraltherapeutikum ist deshalb Diagnose und Therapie in einem. Aus diagnostischen Gründen sollte man jedoch *nicht* alle möglichen Herde *auf einmal* behandeln, *sondern nacheinander,* und jeweils einige Tage abwarten.

Das Problem der sogenannten Herdsanierung

Es gibt grundsätzlich zwei Möglichkeiten: die konservative und die operative Herdsanierung.

Merke:

Eine Operation steht erst dann an, wenn alle konservativen Mittel ausgeschöpft sind und versagt haben! Dies ist ein Grundgesetz der Medizin und gilt auch für die Herdsanierung! In der Regel also ist die herdsanierende Therapie *konservativ!* Als konservative Methoden kommen infrage:

● sogenannte immunstimulative Verfahren
● Neuraltherapie, Akupunktur
● mehr oder weniger alle in diesem Buch genannten Verfahren nach individueller Indikationsstellung.

282

Denn jede korrekte biologische Therapie stößt – über die regressive Vikariation – zur Akuisierung vorher latenter Herde.

Die *immunstimulative Therapie* beim Herdgeschehen geht davon aus, daß bei der Herdkrankheit die immunologische Lage verändert und die Abwehrkräfte geschwächt sind. Immunstimulantien (Kap. 17) sollen nun die Abwehrkräfte fördern, der Organismus soll dann wieder in der Lage sein, Herdreize zu kompensieren: aus dem Herd*kranken* wird also wieder ein bloßer Herd*träger*. Je schwerer der Herd, desto häufiger die Kur. In der Regel genügt einmal pro Jahr.

Die *neuraltherapeutische Herdbehandlung* umfaßt die Injektionen an die Tonsillenpole, die Infiltration aller Narben (insbesondere der Tonsillektomie- und Appendektomienarben), die segmentale Behandlung der Herdgelosen sowie die Akupunktur der Sinusitis.

Die *Huneke*-Therapie an den Zahnhälsen zur Testung eventuell beherdeter Zähne halte ich für dermaßen unsicher, daß ich sie nicht empfehlen kann.

Auch mit *Sekundenphänomenen* kann man heute nur noch sehr selten rechnen, da diese eine relativ intakte Regulationsfähigkeit des Grundsystems voraussetzen. Durch die enorme Umweltbelastung ist jedoch bei den meisten Menschen diese Regulationsfähigkeit schon deutlich eingeschränkt.

Weitere Therapiemaßnahmen bei Herdkrankheiten: Ernährungsumstellung, Ausschaltung umweltbedingter Noxen (auch psychischer Streß), gegebenenfalls Chirotherapie, homöopathische Komplexmittel usw.

Bezüglich der Umweltbelastung gibt es praktisch nur die Möglichkeit der sorgfältigen Anamnese, um besonders belastende Faktoren herauszubekommen. Chemische Methoden sind in der Regel zu aufwendig oder gar nicht möglich. Im Falle der Bleibelastung kann man freilich die Delta-Aminolävulinsäure im Harn bestimmen lassen und im positiven Fall eine Entgiftung mit hohen Vitamin C- und Kalziumdosen durchführen (*156*). Die Schwermetalle stellen eine besondere Belastung des Grundsystems dar.

Bei Versagen der konservativen Herdtherapie muß man differentialdiagnostisch auch noch an andere exogene Belastungen denken: Insektizide (Weintrauben, Zitrusfrüchte), Konservierungsmittel, usw.

Nahrungsmittelallergien sind heute sehr häufig. Weiter müssen die *Bedingungen des Arbeitsplatzes* erfragt werden: Manchmal sind es verschiedene Werkstoffe oder Baumaterialien, z. B. bestimmte Leime und Kunststoffe, die im Winter in Fertighäusern durch die Heizung freigesetzt werden.

Die Zahl der Noxen ist heute ins Unermeßliche gestiegen, und oft können wir die Therapie nicht über die Ausschaltung der Noxen betreiben, sondern nur über eine relative Stärkung des Abwehrsystems.

Schließlich muß man noch an parasitäre Erkrankungen denken, die ähnliche klinische Bilder wie Herdkrankheiten machen: Wurmkrankheiten, Mykosen, Toxoplasmosen und anderes.

Versagt die konservative Therapie völlig und ist man sich aufgrund des Gesamtbefundes der Identifizierung eines Herdes relativ sicher, dann muß bei der **Frage der operativen Sanierung** die Verhältnismäßigkeit der Mittel unbedingt gewahrt werden! Diese hängt ab vom subjektiven Krankheitszustand des Patienten; also vom Leidensdruck einerseits, von den erhobenen Befunden andererseits.

Dabei muß man psychologisch und forensisch beachten, worauf *Rost* vor allem hinweist, daß der Herdpatient nach langen Qualen zu allem bereit ist und oft förmlich irgendwelche Zahnextraktionen verlangt, in der Hoffnung, dadurch alle seine Beschwerden loszuwerden. Es enthebt den Arzt in diesem Fall nicht der Verantwortung, wenn er ohne zwingende Indikation im hier dargelegten Sinn dann irgendwelche Zahnextraktionen vornimmt oder veranlaßt.

Man sollte sich *vor jeder Zahnextraktion im Rahmen einer Herdsanierung folgendes vor Augen halten:*
1. Es gibt *keine sichere Methode,* den Erfolg einer Zahnextraktion vorauszusagen. Selbst bei sorgfältigster klinischer Untersuchung, Röntgenbild, Anamnese usw. bleibt es ein Versuch mit letztlich ungewissem Ausgang.
2. *Jede Zahnextraktion ist eine Operation* und belastet als solche zusätzlich das ohnehin schon überlastete Grundsystem des Patienten. Wird ein falscher Zahn extrahiert, dann heißt das nicht nur, daß die Aktion dem Patienten nicht geholfen hat, sondern daß es ihm nach der Zahnextraktion noch schlechter geht als vorher!
3. *Jede Zahnextraktion hinterläßt eine Narbe,* die ihrerseits wieder als Störfeld wirken kann.
4. *Der beste Zahnersatz kann nie die Kauleistung des natürlichen Gebisses*

erreichen. Gerade im Zusammenhang mit der *Mayr*-Medizin ist uns die Bedeutung des Kauvorgangs bewußt geworden!

Auf **keinen** Fall ist es, wie schon erwähnt, irgendwie statthaft, eine Zahnextraktion zu veranlassen *vorwiegend oder gar ausschließlich* aufgrund von Ergebnissen biophysikalischer Tests. Insbesondere durch die *Voll*-sche Elektroakupunkturdiagnostik ist eine wahnsinnige Zahl von Zahnextraktionen, Tonsillektomien usw. frustran durchgeführt worden, sind zahlreiche Menschen zu „Gebißkrüppeln" gemacht worden (*187*). [140]

Die *Voll*sche zahnärztliche Richtung muß sich hier den Vorwurf eines kolossalen Exodentismus gefallen lassen, und selbst wenn bei der massiven Anzahl der gezogenen Zähne hin und wieder wirklich ein primär kausaler Herd entstört worden ist – das sind dann die Fälle, die triumphierend vorgezeigt werden –, rechtfertigt dies noch lange nicht das gesamte Vorgehen! Es ist auch eine faule Ausrede, wenn man bei den Mißerfolgen von „nicht ausreichender Begleittherapie" spricht oder gar dem Patienten entsprechende Vorwürfe macht. Ich unterstelle niemandem einen bösen Willen, aber meines Erachtens handelt es sich hier um eine durch und durch *lokalistische* Vorgehensweise, die unter dem Deckmantel der Naturheilkunde auftritt.

Zur Problematik des Füllungsmaterials

Ein Großteil der Zahnherde sind iatrogen bedingt, z. B. durch Wurzelbehandlung oder durch allergisierendes Füllungsmaterial. Letztlich ist die Frage des Füllungsmaterials in der Zahnheilkunde nicht gelöst. *Silberamalgam* enthält 50 bis 70% Silber, mindestens 29% Zinn, etwa 6% Kupfer sowie 2% Zink und weitere geringe Zuschläge (in *121*).

Es wird von den Zahnärzten wegen seiner optimalen Praktikabilität geschätzt und am häufigsten verwendet. In der biologischen Szene ist es sehr umstritten. Quecksilberionen würden auf Dauer gesehen eine Belastung des Grundsystems darstellen, wobei man sich vor allem auf Ergebnisse der Elektroakupunktur nach *Voll* beruft.

Die schulmedizinische zahnärztliche Seite argumentiert dagegen, die Quecksilberbelastung durch die Nahrung sei wesentlich größer als die durch Zahnfüllungen. Man beruft sich dabei auf vergleichende Urinuntersuchungen von Patienten mit und solchen ohne Amalgamfüllungen sowie bei Zahnärzten und deren Hilfspersonal, die viel mit Amalgam zu tun haben.

Die Hg-Ausscheidung im Urin, so wiederum **die biologische Seite,** könne nicht als Maß für die Quecksilberbelastung des Organismus angesehen werden, da sich im Körper ja Quecksilber-Eiweißverbindungen bildeten, die nicht ausgeschieden würden und sicherlich nicht weniger belastend seien als das ungebundene Metall.

Insbesondere dann, wenn verschiedene Metalle sich im Mund befinden (sei es vom Füllungsmaterial, sei es von der Prothese), würde ein deutlicher Ionenfluß auftreten. Es komme dann zu einem meßbaren Batterieeffekt entsprechend der verschiedenen Redoxfähigkeit der verschiedenen Metalle, was ja aus der Physik bekannt ist. *Kramer (121)* mißt inzwischen diese Ströme mit einem Gerät, wobei das Integral aus Spannung und Stromstärke über einen Zeitraum von 1,5 Sekunden registriert wird (Ergebnis in Nanowattsekunden).

Mit klinischen Konsequenzen aus diesen Befunden sollte man jedoch äußerst zurückhaltend sein, denn auch jede Füllungssanierung ist von unsicherem Erfolg!

Zum Silberamalgam gibt es *keine unproblematische Alternative:* **Goldfüllungen** sind vom zahnärztlichen Arbeitsaufwand sehr aufwendig und teuer, was noch nicht das schlimmste wäre. Für die Inlays müssen zusätzlich große Substanzverluste der Zahnsubstanz hingenommen werden. Bei bestimmten Patienten, insbesondere bei extremen K-Typen im Sinne *Currys,* kann Gold störend wirken. Auch klinisch sind Goldallergien, z.B. bei Schmuck, bekannt. Schließlich muß jedes Goldinlay mit Zement untermauert werden.

Bei **Zementfüllungen** gibt es aber genauso Unverträglichkeiten wie bei anderem Zahnmaterial. Viele Patienten vertragen Silberamalgam besser als diverse Zementsorten.

Noch mehr gilt dies für **Kunststoffe,** die von offizieller zahnärztlicher Seite immer mehr abgelehnt werden. Sie sollen nachgewiesenermaßen Pulpitiden verursachen. Es ist deshalb um so erstaunlicher, daß gerade von sogenannten biologisch arbeitenden Zahnärzten ausgerechnet Kunststoffüllungen besonders propagiert werden!

Zemente sind außerdem zu weich und können nur an Stellen verwendet werden, wo die Kaubelastung sehr gering ist, also nicht im prämolaren und schon gar nicht im molaren Bereich. Im molaren Bereich sind in der Regel auch keine Kunststoffe tauglich, da auch sie nur eine geringe Abriebfestigkeit haben, sie dann mit der Nahrung in den Darm kommen und dort eventuell resorbiert werden können.

Der Ruf nach einer prophylaktischen Amalgamsanierung entbehrt daher jeder gesicherten Grundlage! Die Amalgamentfernung kann nie am Anfang, allenfalls am Ende von diversen therapeutischen Bemühungen stehen: dann wenn die intensiv durchgeführte konservative Therapie zur Stärkung der Regulationsfähigkeit des Grundsystems erfolglos geblieben ist. [141]

Entscheidend ist natürlich bei der Karies die *Prophylaxe!* Sie besteht vor allem darin, den *Kampf gegen das übermäßige Naschen* bei den Kindern und auch bei den Erwachsenen zu führen. Zucker, Schokolade und Süßigkeiten in jeder Form sind der stärkste kariogene Faktor, worin sich Schulmediziner und Außenseiter ausnahmsweise einig sind. Die Sünde beginnt immer im Laden, wenn man die Sachen kauft. Wenn nichts zu Hause ist, kann man der Versuchung erst gar nicht erliegen.

Den Erwachsenen, vor allem diversen Omas und Tanten, sollte man klarmachen: es gibt noch andere Mitbringsel und Geschenke als Schokolade für Kinder, z. B. Obst, Feigen, Bücher, kleines Spielzeug usw. Auch Brausetabletten mit Vitamin C und Kalzium sind ein schönes Mitbringsel. Man hat hier als Hausarzt eine aufklärende Pflicht und auch eine gute Möglichkeit, die Patienten zu beeinflussen, z. B. durch ein entsprechendes Plakat im Wartezimmer (Aufruf an Omas und Tanten in eben genanntem Sinn).

Patienten, die besonders zu Karies neigen, sollte man empfehlen, ihre Zähne nach der Mahlzeit eventuell mit Zahnseide zu reinigen und den Mund zu spülen. Regelmäßiges Zähneputzen, nicht nur im Sinne der Zahnreinigung, sondern auch im Sinne einer trainierenden Massage des Zahnfleisches, sollte selbstverständlich sein.

Nebenhöhlenherde

Ein genauso großes Problem wie die Sanierung der Zahnherde stellt die der Nebenhöhlenherde dar. Es empfiehlt sich in der Regel eine Akupunkturbehandlung, kombiniert mit homöopathischen Mitteln, Inhalationen, eventuell Mikrowelle und natürlich immunstimulative Therapie, z. B. Eigenblutspritzen oder Elpimed-Eigenblutspritzen.

Die von HNO-Ärzten meist durchgeführten antibiotischen Kieferspülungen schaden meist mehr als sie nutzen. Ich habe viele Patienten, bei denen durch diese Spülungen die Sinusitis erst richtig chronifiziert wurde. Kürettagen und andere operative Maßnahmen an den Nebenhöhlen (Radikaloperation mit Fensterung usw.) sind auch hier die Ultima ratio nach Versagen der konservativen Therapie. Sie sind in der Regel angezeigt bei schweren knöchernen Prozessen sowie bei dauerhaften *therapierefraktären* nasalen Ventilationsstörungen.

Zusammenfassung

Zusammengefaßt ergibt sich für die Herdproblematik folgendes Vorgehen:
1. Herde und Störfelder können nur *eingebettet in ein allgemeinmedizinisches Gesamtkonzept* sinnvoll diagnostiziert und therapiert werden.
2. *Erstmal* sollte man verdächtige Herde *konservativ* angehen (Immunstimulation, Neuraltherapie). Einschneidendere Maßnahmen erst dann, wenn die weniger einschneidenden nicht zum Ziel führen!
3. Bleibt die konservative Behandlung erfolglos, so wird die *Operationsindikation mit konventionellen klinischen Methoden* gestellt; bei der Zahnextraktion also mit Röntgenstatus, Vitalitätstest u. ä.

Die Elektroakupunktur kann *zusätzliche Hinweise* liefern; eine Indikationsstellung beispielsweise einer Zahnextraktion *hauptsächlich* durch Elektroakupunktur und ähnliche Verfahren ist meines Erachtens nicht zulässig, da wesentlich mehr unschuldige Zähne geopfert werden als man unbekannt gebliebene schuldige Zähne damit findet!
4. In manchen Fällen gelingt die *biologische Stimulation des Herdes* (durch Ozoninfusionen, forcierte Gegensensibilisierung, Arthrisinal® usw.): Aus einem kalten Herdgeschehen ist ein heißes geworden, z. B. eine akute Appendizitis. Die Indikation zur operativen Herdsanierung wird dadurch erleichtert und entspricht dem üblichen klinischen Vorgehen! [142]

20. KAPITEL

Der „geopathogene Faktor"

Allein die Tatsache, daß man sich mit dem Phänomen *Erdstrahlen* befaßt, ruft beim durchschnittlichen Kliniker bereits Spott und Unverständnis hervor. Dagegen meint der Nobelpreisträger *Richet:* „Wir müssen das Wünschelrutenphänomen als Tatsache akzeptieren. Es ist überflüssig, Experimente auszuarbeiten, um lediglich seine Existenz zu beweisen. Es existiert..." [143]

In beiden Weltkriegen sowie im Vietnamkrieg auf amerikanischer Seite wurden Rutengänger eingesetzt. In der heutigen Sowjetunion, der man ja keine allzu große metaphysische Sensibilität nachsagen kann, sieht man Rutengänger offiziell als *biophysikalische Indikatoren* an. [144]

Das amerikanische Gesundheitsamt hat vor einiger Zeit offiziell eine Studie in Auftrag gegeben mit dem Titel „Erdmagnetismus, Krebs, Wetter und kosmische Strahlung". Ergebnis war, daß an Stellen, wo häufiger Krebserkrankungen aufgetreten waren, die Messungen eine erhöhte kosmische radioaktive Strahlung sowie eine Anomalie und Abschwächung des Erdmagnetfeldes ergaben (in *137*).

Man kann daraus sicherlich nicht den Schluß ziehen, das Phänomen der sogenannten Erdstrahlen sei damit physikalisch geklärt. Doch gibt es heute zu viele Hinweise – und zwar nicht nur subjektive von Rutengängern, sondern auch solche aus diversen technischen Messungen –, als daß man dieses Problem einfach als Humbug abtun könnte, wie manche eifernde Schulmediziner dies tun.

Radiästhesie bedeutet die Fähigkeit, Strahlen zu erfühlen. Sie setzt einen 6. Sinn voraus, den früher viele Menschen gehabt haben und auch heute noch mehr haben sollen, als man zunächst annimmt.

Gefühlt wird in der Regel mit einer *Rute (Mutung),* mitunter auch mit einem *Pendel.* Es gibt verschiedene historische Dokumente, die den Ursprung der Radiästhesie in grauer Vorzeit dokumentieren.

Natürlich handelt es sich hier um *eine in höchstem Maße subjektive Methode.* Sie ist beispielsweise wesentlich subjektiver als die Auskultation oder Palpation. Setzt sie doch im Gegensatz zu diesen ein Sinnesorgan voraus, das allgemein wenig oder gar nicht entwickelt ist. Man hört deshalb immer wieder, und ich habe selbst diese Erfahrung mehrfach gemacht, daß verschiedene Rutengänger zu verschiedenen Ergebnissen bei der Suche nach geopathischen Reizstreifen gekommen sind. [145]

Die Widersprüchlichkeit der Rutenergebnisse ist das Hauptargument der Gegner gegen den ganzen Komplex. Insofern ist es sicherlich ein Fortschritt, daß es inzwischen zahlreiche Messungen gibt, die diese terrestrische Strahlung bzw. verschiedene ihrer Sekundärwirkungen objektivieren:

So haben *Cody, Stängle* u. a. mittels Ionisationskammern und Szintilationszählern auf geopathischen Zonen eine *vermehrte Ionisation* registriert. Nach *Mersmann* u. a. ist auch das *Magnetfeld verändert. Rambeau, Wüst* u. a. haben die *UKW-Feldstärke* gemessen und dabei Veränderungen mit Ausbildung von Maxima und Minima festgestellt. Auch die Gamma-strahlung sei im Vergleich zu neutralen Zonen der Umgebung in Abhängigkeit vom Wetter verschieden: bei Hochdruck erhöhte Gammastrahlung am Reizstreifen, bei Tiefdruck erniedrigte Gammastrahlung. *Petschke* untersuchte die Bodenleitfähigkeit und konnte hier Unterschiede zwischen Reizstreifen und neutralen Stellen feststellen. [146]

Zahlreiche Versuche und Messungen wurden von den Ärzten *E. Hartmann* und *D. Aschoff* durchgeführt, insbesondere was die direkte Auswirkung der Reizstreifen auf den Menschen anlangt. *Hartmann* entwickelte das *Georhythmogramm (GRG)* und das *Geo-Galvanogramm (GGG)*.

Im *GRG* wird der Polarisationswiderstand zwischen den Handflächen des Patienten mit Messingelektroden bei einer angelegten Gleichspannung von 1,5 Volt gemessen (in Kiloohm). Hautleitmeßverfahren dieser Art kennen wir ja von der Besprechung der biophysikalischen Tests her (Kap. 18). Je nach Sensibilität reagiert der Proband nach wenigen Minuten, in der Regel spätestens nach 10 Minuten: die Widerstandswerte beginnen bei halbminütigen Wiederholungsmessungen ständig zu schwanken, wohingegen sie auf einer neutralen Zone unverändert bleiben. [147]

Offensichtlich versucht der Organismus die störfeldbedingte Widerstandserhöhung immer wieder in Richtung Norm auszugleichen, was zu den schwankenden Werten führt.

Beim GGG hält der Patient die Pluselektrode in der Hand, die Minuselektrode ist geerdet. Es fließt dann ein Strom in den Größenordnungen von Mikro- bis Nano-Ampere. Je nach Art der geopathischen Reizzone kann ein *vermehrter* Stromfluß oder auch ein *Stau* auftreten.

Mit *Schwamm,* dem Inaugurator der Infrarotdiagnostik (Thermoregulationstest), hat *Hartmann* zusammen Versuche gemacht. Danach soll die Infrarotabstrahlung des Körpers über der Reizzone sofort gedrosselt werden und sich derart verändern, daß der langwellige Anteil im Spektrum anteilmäßig zunimmt – ein Phänomen, was *Schwamm* auch bei Krebspatienten festgestellt haben will.

290

Weitere Versuche hat *Hartmann* mit der *Blutsenkungsbeschleunigung nach Westergren* durchgeführt. Die Werte waren über Reizzonen deutlich verändert; je nach Wetterlage entweder verlangsamt oder beschleunigt gegenüber den BSG-Werten der Umgebung.

Auch von *Tier- und Pflanzenversuchen* wird berichtet. *Hartmann* verglich beispielsweise die Keimung von Erbsen über neutralen und gestörten Zonen in verschiedenen Monaten und Jahreszeiten und stellte dabei, außer im Monat August, signifikante Unterschiede in der Keimung fest (eine deutlich schlechtere Keimung auf den Störstellen). Am ausgeprägtesten war der Unterschied im November.

Bei Versuchen mit Mäusen ergaben sich über den Störstellen eine geringere Wurfzahl sowie ein in verschiedener Hinsicht perverses Verhalten der Tiere. *Hartmann* hat auch tumorgeimpfte Ratten miteinander verglichen, wobei auf der Störzone das Tumorwachstum deutlich schneller war.

Schließlich taucht in der Literatur ein EKG-Versuch von *Beck* auf (in *19* und *89*): Eine Extrasystolie bei einem Kind habe sich auf einem Reizstreifen deutlich verstärkt, nachdem ein zuvor aufgestelltes sogenanntes Entstörungsgerät ausgeschaltet worden sei.

Zur Kritik von Prokop u. a.

Einzelne dieser Versuche wurden methodisch kritisiert, vor allem von *Prokop* und *Wimmer* (*168*). Doch sind auch diese Kritiken wiederum ihrerseits kritikwürdig:

So geht beispielsweise *Prokop* auf die Versuche *Hartmanns,* nach denen die Blutkörperchensenkungsgeschwindigkeit an geopathischen Stellen verändert sein soll, folgendermaßen ein: „Das Phänomen überrascht ganz sicher alle Laborärzte Europas... In der medizinischen Fachwelt wurde jedenfalls bis heute nichts derartiges bekannt..." (*168,* S. 76 f.) Die „medizinische Fachwelt" hat dieses Phänomen aber gar nicht überprüft, *Prokop* verliert sich mal wieder in rhetorischen Floskeln.

Die Methode der rhetorischen Entrüstung wendet er auch gegen den Physiker *H. König* (Professor an der Technischen Universität in München) an. Dieser schätzte die sogenannten *Bioresonatoren,* die nach Ansicht von Rutengängern geopathische Störstellen kompensieren können, physikalisch folgendermaßen ein: Sie lägen mit ihrer Eigenfrequenz bei etwa 10 Hertz. Nachdem man auch bei den Erdstrahlen von Frequenzen in diesem Bereich des Spektrums ausgehe, könnten dementsprechend physikalische Wirkungen zur Geltung kommen. Für *Prokop* ist dies aber eine „typisch okkultistische Gedankenführung". Sicherlich, und das muß auch gesagt werden, üben *Prokop* und *Wimmer* in ihrem Buch *auch berechtigte* Kritik an obskuren Machenschaften gewisser Rutengänger.

Entscheidender als die verschiedenen technischen Nachweisverfahren sind zahlreiche Erfahrungsberichte, nach denen sich bestimmte Krebskrankheiten in bestimmten Häusern immer wieder häufen. So hat der Freiherr *von Pohl* 1930 in Vilsbiburg unter amtlicher Aufsicht und Dokumentation einen historischen Versuch durchgeführt: Mit der Rute mutete er sämtliche Reizstreifen in dem Ort, den er vorher nicht gekannt hatte, und zeichnete sie auf der Stadtkarte ein. Sodann stellte er die Behauptung auf, daß alle in diesem Ort an Krebs verstorbenen Menschen ausschließlich in Häusern gewohnt haben müßten, die auf diesen Streifen lägen. Tatsächlich, das wurde vom Gesundheitsamt der Stadt beglaubigt, fand sich kein einziger Krebstoter außerhalb der von *Pohl* angegebenen Zone (in *13*)!

Das Ergebnis eines ähnlichen Versuchs veröffentlichte 1934 der Vorsitzende der Ärztekammer in Marburg, Dr. *Rambeau,* der in drei Ortschaften Feldstärkemessungen im Mikrowellenbereich durchgeführt hatte und dann auch feststellen konnte, daß alle Krebspatienten und Schwerkranken in diesen Orten auf den festgestellten Zonen gelegen hatten.

Prokop, der zwar eine Menge von fehlgeschlagenen Versuchen mit Rutengängern schildert, geht auf *Rambeau* überhaupt nicht ein und bezeichnet den Freiherrn *von Pohl* als „abergläubisch". Die Zuordnungen der Krebshäuser zu den geopathischen Reizstreifen versucht er als völlig zufällig hinzustellen: „Bei der unerhörten Häufigkeit von Krebs als Todesursache kann man in einer Großstadt zwischen den Häusern nicht selten einfach Linien ziehen, wenn man in einer stratographischen Studie die Krebshäuser zeichnerisch verbinden wollte." (*168,* S. 75) Es folgt dann eine Tabelle über die Häufigkeit von Krebs als Todesursache.

Mit so einem Herumgerede können meines Erachtens die Versuche von *Rambeau* und *Pohl* nicht widerlegt werden.

Theorien zum geopathischen Agens

Man kann also davon ausgehen, daß es einen geopathogenen Effekt gibt. Dieser Effekt ist sehr komplex. Wie wir schon gesehen haben, spielen verschiedene Faktoren eine Rolle: so das *Wetter,* das *Klima* allgemein und auch die Jahreszeit. In heißeren Monaten spielt dieser Effekt wohl eine geringere Rolle als beispielsweise im November oder Dezember. Des weiteren wirkt er sich bei Tiefdruckwetter anders aus als bei Hochdruckwetter. Vor allem aber spielt der *Reaktionstyp* des Menschen eine Rolle. So ist der W-Typ nach *Curry* in der Regel wesentlich *un*empfindlicher gegen geopathische Belastungen als der vagotone K-Typ. Nach *Hartmann* kann der K-Typ schon nach 2 Jahren, der W-Typ auf der gleichen Stelle vielleicht erst nach 20 oder 30 Jahren ein Karzinom bekommen.

Das eigentliche physikalische Agens der geopathischen Wirkung ist noch nicht bekannt. Die Rutengänger unterscheiden zwischen *Wasseradern, Verwerfungen* und *Gitternetzkreuzungen.* Bei Wasseradern stellt man sich fließende unterirdische Flüsse vor. Verwerfungen sollen Brüche im Gestein mit Spaltenbildung darstellen. Bei den „Gitternetzkreuzungen" wird es schwierig, denn es gibt hier verschiedene Systeme (mindestens vier werden in der Literatur beschrieben): ein Globalnetzgitter nach *Hartmann,* ein *Curry*-Gitter usw.

Nach *Hartmann* handelt es sich beim **Gitternetz** um stehende Wellen kosmischer Strahlen, die das Magnetfeld der Erde modulieren.

Nach *Schweitzer* [148] handelt es sich dagegen um *sekundäre Erscheinungen von Verwerfungen.* Sie würden in ihrer Art von der jeweiligen Verwerfung abhängen, dadurch entstünden die verschiedenen Formen der Gitternetze. Dementsprechend seien Gitternetze auch nicht ubiquitär und schon gar nicht über den ganzen Erdball mehr oder weniger gleichmäßig verbreitet, wie das andere Autoren vielfach angeben. Das entscheidende Agens der Wirkung von Wasseradern und Verwerfungen seien *Hochfrequenzfeldwirkungen mit Wellenlängen im Zentimeterbereich. Schweitzer,* der ansonsten seine Erkenntnisse aus einer speziellen Methode des Rutengehens, also rein subjektiv, bezieht, beruft sich bei dieser Theorie auf Untersuchungen, vor allem aus der Sowjetunion, wo die *nichtthermischen Effekte von Mikrowellen* untersucht worden sind. Auch vom *Max Planck*-Institut in Stuttgart gebe es eine Untersuchung über die Wachstumsrate von Hefepilzen in Abhängigkeit von der Frequenz der Mikrowellen.

Diese Versuche beziehen sich aber nur auf technisch erzeugte Hochfrequenzfelder, nicht auf die bei Reizzonen angenommenen.

Verschiedene Versuche, die Erdstrahlen zu objektivieren, referiert *Desel (51).* Er weist darauf hin, daß die Erde, wie auch das Meer, einem Gezeitenrhythmus unterliegt. Die Erdkruste bewege sich bis zu 80 cm an einem Ort nach oben und nach unten. Dadurch entstünden *piezoelektrische Effekte.* Darunter versteht man, wie wir vielleicht aus der Physik noch wissen, daß durch Druck auf kristalline Strukturen an deren Oberfläche eine Veränderung der elektrischen Spannung auftritt. Diese Spannungsänderung könne man nach *Desel* an der Erdkruste als sogenannte Geo-Skin-Spannung messen (mit einem Elektronenstrahloszillographen, wobei man als Sonde eine um eine Platte gewickelte Spule auf die betreffende Erdstelle legt, die man testen will).

Aus den *Intensitätsschwankungen der Geo-Skin-Spannung* könne man Schlußfolgerungen auf den Reizcharakter der betreffenden Stelle ziehen.

Des weiteren will *Desel* mit einem bestimmten Fotopapier analog der Dosimetrie bei Röntgenstrahlen die Erdstrahlenbelastung eines Ortes erfassen können. Er nennt sein Verfahren, das freilich noch niemand bestätigt hat, *Fotodosimetrie.*

Schließlich weist er auch auf ein in der Teppich-Branche gefürchtetes Phänomen hin: den *Shading-Befall von Veloursteppichböden.* Diesen *interpretiert er als typischen geopathisch bedingten Strukturdefekt.* [149]

Rutengehen – eine ars incerta

Die Erde stellt in ihrem Inneren quasi einen Atomreaktor dar, der eine gewaltige terrestrische Strahlung erzeugt. Diese wird durch die verschiedenen Schichten der Erdkruste verschieden moduliert und hat dementsprechend an verschiedenen Stellen der Erdoberfläche verschiedene Maxima und Minima. Das sind physikalische Tatsachen. Diese Strahlung von der Erde (Yin) trifft auf die ubiquitäre kosmische Strahlung (Yang), die sich entweder direkt (z. B. Sonnenstrahlen) oder indirekt (z. B. über Tiefdruck- oder Hochdruckwetterlagen) auswirkt. Aus dem Zusammentreffen dieser beiden Globalstrahlungen entsteht an jedem Ort der Erdoberfläche ein spezifischer Strahlungszustand. Er ist nicht statisch, sondern rhythmisch dynamisch und gestaltet jedwedes physikalische und biologische (wahrscheinlich auch psychologische) Geschehen entscheidend mit.

Wir wissen z. B., daß der Blitz nur in bevorzugten Punkten einschlägt. Die großen Elektrizitätsgesellschaften wissen das auch und bedienen sich dementsprechend der Hilfe von Rutengängern!

Entscheidend modifiziert und verändert wird diese spezifische Strahlungsstruktur an einem Ort durch *vielfältige technische Modulationen* der heutigen Zeit, z. B. Stahlbetonbauten, Metallbetten, Sprungfedermatratzen, Fernsehen und andere technische Geräte, Heizdecken, Nachttischlampen, Steckdosen usw. Durch all diese Faktoren kann es zu zusätzlichen Veränderungen in verschiedenen Frequenzbereichen des elektromagnetischen Feldes kommen. *Die Schwierigkeit des Problems liegt nun darin, daß viele Phänomene der Erdstrahlung Signale unterhalb der Schwelle des sogenannten Rauschbereichs abgeben und technische Detektoren hierfür nicht sensibel genug sind.*

Zum anderen ist unklar, inwieweit einzelne Parameter, die als Sekundärerscheinungen des gesamten Phänomens anzusehen sind, repräsentativ für dieses sind.

So hat *Mersmann* jetzt z. B. einen verbesserten Magnetometer entwickelt, mit dem er feine Magnetfeldänderungen registrieren kann. Damit sei nach Ansicht einiger Geopathie-Experten die entscheidende Objektivierung des Erdstrahlen-Phänomens gelungen.

Schweitzer und andere Rutengänger wenden dagegen ein, daß das veränderte Magnetfeld nur *ein* Faktor des Gesamtgeschehens sei und es durchaus Stellen gebe, die vom Magnetfeld her relativ unauffällig und doch in höchstem Maße geopathogen wären und vice versa.

Biologische Detektoren, sprich Rutengänger, denen dementsprechend *Schweitzer* und andere nach wie vor den Vorzug geben, sind zwar den technischen Detektoren an Sensibilität und *komplexem* Erfassen überlegen, haben dafür aber eine *nicht kontrollierbare Fehlermöglichkeit.* Wenn drei Rutengänger unabhängig voneinander in demselben Raum dieselben Stellen als belastet beurteilen, kann man von einer relativen Sicherheit der Diagnose ausgehen. Das passiert aber leider selten!

Hinzu kommt der typologische Aspekt: für einen Patienten kann eine Stelle durchaus heilend wirken, die für einen anderen in höchstem Maße belastend ist (vor allem bei Gitternetzkreuzungen). Auch hier sind die Rutengänger in der Regel überfordert.

Nicht umsonst zählte deshalb *Paracelsus* das Rutengehen zu den „artes incertae": „Das seind alles ungewisse Künsten, fürnemlich die Wünschelrutten, die viel Bergleut betrogen haben, dann ob sie schon einmal wahre anzeygung gebe, so verführet sie neun mahl dagegen, also under zehn mahl kaum ein mahl wahr sagt..." [150] Es ist deshalb das Augenmerk auf die *Auswirkungen am Patienten* selbst zu richten.

Theorien zur biologischen Wirkung der Reizzonen

Aschoff[151] unterscheidet (mittels seines elektromagnetischen Blut-tests, siehe Kap. 18) zwei grundsätzlich verschiedene biologische Effekte geopathogener Zonen: *einen demagnetisierenden Effekt sowie einen zweiten, der die vegetative Reaktionslage des Patienten verschiebe.* In gesundem Zustand hätten die Zellen im Organismus einen geordneten Spin, d. h. die Drehrichtung der Elektronen sei gleichmäßig angeordnet, so daß sich insgesamt ein magnetischer Zustand ergebe. Der Elektronen-Spin spielt ja auch in der Kern-Spin-Tomographie eine Rolle. Durch Wasseradern oder Verwerfungen würde dieser geordnete Spin des Organismus innerhalb von etwa 4 Wochen zerstört.

Das Blut erweise sich im elektromagnetischen Test dann als *elektrisch,* d. h. unmagne-tisch, mit ungeordnetem Elektronen-Spin. *Elektrisches* Blut sei auch die Voraussetzung für das Entstehen eines Karzinoms, nicht jedoch eines Sarkoms. Letzteres ist nach *Aschoff* durch extrem kurze *Reaktionsabstände* charakterisiert.

Mit dem Begriff „Reaktionsabstand", den er aus der Infrarotdiagnostik von *Schwamm* übernommen hat, will er die Sympathikotonie (kurze Reaktionsabstände) bzw. die Vagotonie (lange Reaktionsabstände) eines Patienten erfassen.

Der Reaktionsabstand, also die *vegetative Reaktionslage,* werde *durch* einen zweiten geopathischen Effekt, nämlich die *Gitternetzkreuzungen, verändert.* Durch sogenannte aufladende Gitternetzkreuzungen gerate der Patient in eine zunehmende Vagotonie, durch sogenannte abladende Gitternetzkreuzungen in eine zunehmende Sympathikotonie. Neben diesem Effekt auf die vegetative Reaktionslage haben Gitternetzpunkte nach *Aschoff* und anderen noch einen *lokalisierenden* Effekt auf das Krankheitsgeschehen. Eine Wasserader oder Verwerfung bedinge also, *daß* ein Krebs entstehe, ein Gitternetzpunkt bestimme dann, *wo* der Krebs entstehe (s. Abb. 49).

Weitere Testmethoden

Der magnetische Zustand des Bluts kann auch mit der *Bioelektronik* nach *Vincent* über den rH²-Wert festgestellt werden. Auch *Schimmel* (Vega-Test-Methode) will mit seinem Medikamententest die diesbezügli-che geopathische Belastung erfassen können. Das Ansprechen der Testperson auf die Testampulle Achat sei hierfür ein Hinweis.

Von *Mersmann* wurde ein *Drehungstester* entwickelt, mit dem man im

♂ ♀

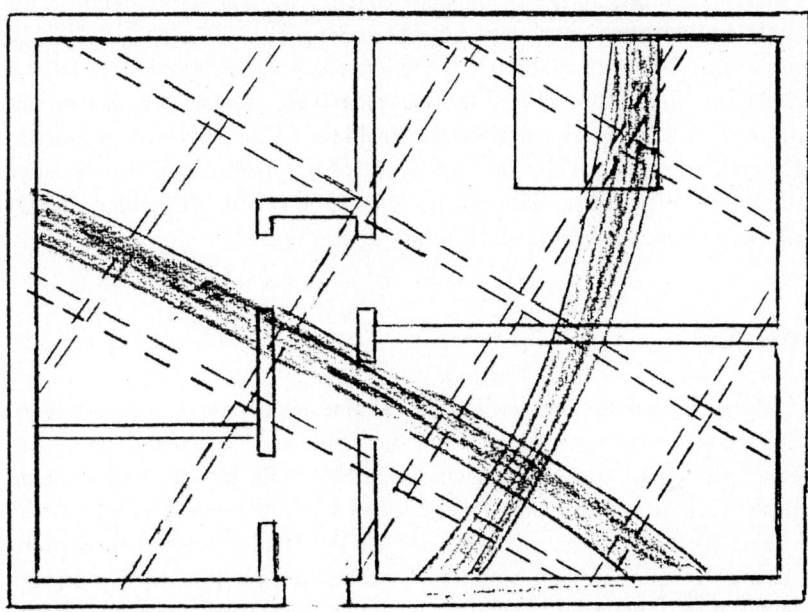

Abb. 49: *Skizze eines Rutengängers* nach einer Wohnungsbegehung.
Die gestrichelten Linien sollen das sogenannte *Gitternetz-System* mit den *Gitternetzkreuzungen* darstellen. Die beiden grauen Balken bedeuten *Wasseradern*. Das Ehebett ist eingezeichnet. Das Bett der Frau (♀) liegt genau auf der Wasserader; außerdem findet sich im unteren Bereich noch eine Gitternetzkreuzung. Im Sinne der Geopathie wäre somit die Frau für ein malignes Geschehen im Unterleib gefährdet.

Elektroakupunkturtest das Blut auf seine optische Drehfähigkeit prüfen könne.

Der Drehungstester enthält eine links- und eine rechtsgewickelte Spirale. Die linksgewickelte Spirale übertrage nur Schwingungen von linksdrehenden Substanzen auf den Patienten, die rechtsgewickelte Spirale nur Schwingungen von rechtsdrehenden Substanzen. Dabei sei die optische Links- bzw. Rechtsdrehung mit der elektromagnetischen Links- bzw. Rechtsdrehung identisch. [152] Das Blut von Patienten, die auf einer geopathischen Zone liegen, sei linksdrehend, das von Patienten, die auf einer ungestörten Stelle liegen, sei rechtsdrehend.

Wie beim *Aschoff*-Test wird also ein Tropfen Blut auf ein Stück Filterpapier aufgebracht, in die beiden Spiralen des Drehungstesters jeweils eingelegt und dann die Drehungsrichtung als Hinweis für die geopathische Belastung festgestellt.

Mit den biophysikalischen Regulationstests (Decoder, Thermoregulationsdiagnostik) kann man den magnetischen Zustand des Bluts *nicht* erfassen, wohl aber die vegetative Reaktionslage. Diese wird zwar durch Gitternetzpunkte an der Schlafstelle (nach *Aschoff*) entscheidend beeinflußt, freilich auch durch eine Unzahl anderer Faktoren, und ist deshalb nicht spezifisch. Man kann freilich sagen, *daß bei jeder schweren Regulationsstörung im Decoder oder in der TRD ein geopathischer Faktor zumindest mit im Spiel ist.* Wir haben also das gleiche Problem wie in der Herddiagnostik: Die relativ subjektiven Tests *(Voll, Aschoff)* liefern spezifische, aber unsichere Ergebnisse. Die relativ objektiven Tests (Decoder, TRD) liefern sicherere, aber unspezifische Ergebnisse.

Was tun?

Zunächst befrage ich den Patienten: Hat er gewisse Schlafstörungen, kommt er nie richtig in einen Tiefschlaf, fühlt er sich, ganz gleich, wann er ins Bett geht, am Morgen wie gerädert? Oder hat der Patient seine Beschwerden nur zu Hause, nie jedoch, wenn er unterwegs ist?

Ein 30jähriger Patient, typischer W-Typ, leidet beispielsweise sehr stark an Hämorrhoidalblutungen. Ist er jedoch auf Reisen, was infolge seines Berufs häufiger geschieht, hat er diesbezüglich überhaupt keine Beschwerden! Nun kann man natürlich an ein psychosomatisches Problem denken, z. B. mit der Ehefrau, man kann aber auch den geopathischen Faktor ins Kalkül ziehen.

Man gibt solchen Patienten also den Rat, nach eigenem Gefühl den Schlafplatz für mindestens vier Wochen zu wechseln, also z. B. probeweise auf dem Sofa zu schlafen. Es ergeben sich dann *drei Möglichkeiten:*

a) *Es ändert sich nichts:* das kann bedeuten, daß der geopathische Faktor in diesem Fall keine Rolle spielt oder aber daß der Patient von einer gestörten Stelle auf eine andere gestörte Stelle übergewechselt ist. Letzteres passiert häufig bei Krebspatienten, die nach *Hartmann* mit tödlicher Sicherheit sich immer wieder eine neue hochpathogene Stelle aussuchen.

b) *Die Situation verschlechtert sich,* heftige Reaktionen: *Hartmann* nennt das *Ortswechselreaktionen,* er beschreibt dramatische, z. Teil sogar tödliche Reaktionen bei Patienten, die längere Zeit auf einer Störstelle gelegen haben und dann plötzlich auf eine störfreie Stelle umgelegt werden. Die Symptomatik entspricht praktisch *Entzugserscheinungen.* Insbesondere Patienten mit kritischer kardialer Situation oder andere Schwerstkranke sollte man also nicht mehr verlegen, allenfalls, wenn sie wieder in einer besseren Phase sich befinden.

c) *Die Symptomatik bessert sich* klinisch wie auch im Test (Normalisierung des Regulationsverhaltens). „Ich kann wieder gut schlafen, ich bin morgens frisch und ausgeruht..."

Bei Krebspatienten, bei denen dieses Konzept also in der Regel versagt, ein Bettplatzwechsel aber besonders wichtig ist, empfehle ich Patienten, die sich dafür interessieren (!), ein oder zwei Rutengänger heranzuziehen. In solch kritischen Situationen, wo die Universitätsmedizin trotz all ihrer Überheblichkeit wirklich keine durchschlagenden Erfolge aufweisen kann, ist es legitim, auch unsichere Methoden, also Methoden mit größeren Fehlerquellen, adjuvant einzusetzen. Die entsprechenden Informationen sollte man freilich nicht überbewerten, sondern im Zusammenhang mit dem gesamten klinischen Bild beurteilen.

Man kann auch – ganz unverbindlich – den Veloursteppichtest ausprobieren: tritt ein typischer Shading-Befall nach 2 bis 3 Monaten auf?

Auf den *Instinkt von Hunden* kann man sich, wenn sie nicht total überzüchtet und zivilisationsgeschädigt sind, in der Regel verlassen: Sie sind *typische Strahlenflüchter* und bleiben, wenn sie ihr Körbchen auf einer Störstelle haben, nicht dort liegen. Viele Hundebesitzer kennen das Problem. *Wo also der Hund schläft, da ist auch für den Menschen zumeist ein guter Schlafplatz.*

Andere Tiere hingegen sind Strahlensucher (z. B. die Ameise). Über Katzen gibt es divergierende Angaben.

Es sei auch auf verschiedene *Entstörungsmaßnahmen* hingewiesen, die von Rutengängern gerne praktiziert werden: Oft handelt es sich um ganz einfache Naturmaterialien, z. B. Farnkrautkissen, bestimmte Wolldecken, die sicherlich unbedenklich sind, in ihrer Wirksamkeit jedoch fraglich sein dürften. Mineralien (Steine) und Metalle (Blei) können sehr differente Wirkungen entfalten, im positiven wie im negativen Sinn. Das gleiche gilt auch für diverse *Bioresonatoren,* die eine bestimmte Eigenfrequenz im Höchstfrequenzbereich haben und Felder in diesem Bereich beeinflussen können. Die Gefahr aber, daß eine zusätzliche Störstelle entsteht, ist meist größer als die Hoffnung, die ursprüngliche Störstelle ausreichend zu kompensieren. Außerdem sollen sich noch Effekte in der Nachbarwohnung ergeben, was meines Erachtens auch nicht zu verantworten wäre. Ich empfehle deshalb meinen Patienten diese Geräte nicht!

Bestehen keinerlei Möglichkeiten des Bettplatzwechsels, ist man aber andererseits vom Vorliegen einer geopathischen Noxe überzeugt, dann kann man *den demagnetisierenden Effekt der Störzonen mit der Misteltherapie kompensieren* (z. B. Plenosol oder Iscador, nach *Aschoff*), die deshalb auch bei der Präkanzerose sehr zu empfehlen ist. *Die Verschiebung der vegetativen Reaktionslage kann man nach Hartmann gut mit Polyxan behandeln:* Polyxan® blau für die ausgeprägte Sympathikotonie, Polyxan® gelb für die ausgeprägte Vagotonie. Je nach Zustand des Patienten kann man also ein bis zweimal im Jahr eine Iscador-Serie machen und ein bis zweimal im Jahr eine etwa 6wöchige Kur mit Polyxan (3 × tägl. 10 Tropfen).

Zum Abschluß möchte ich noch an einen Spruch von *Sauerbruch* erinnern[153], der seinen Krebspatienten nach der Operation bei der Entlassung aus dem Krankenhaus folgendes gesagt haben soll: „Legen Sie sich nicht wieder in das Bett, in dem Sie Ihren Krebs bekommen haben!" Damit ist auch das Minimalresümee dieses Kapitels treffend zusammengefaßt. [154]

300

21. KAPITEL

Über Symbioselenkung und Dysbiosetherapie

In ihrem Kampf gegen bakteriell veranlaßte oder, wie sie selbst meint, bakteriell *verursachte* Krankheiten hat die moderne Medizin ganz vergessen, daß die Mehrzahl der Bakterien gar keine Krankheitserreger sind, sondern *Gesundheitserreger,* wie *Mommsen* das nennt. Ohne ihre Existenz wäre auch eine menschliche Existenz nicht möglich.

Es handelt sich also um eine *Symbiose,* ein Zusammenleben und Zusammenspiel zum gegenseitigen Nutzen. Diese Symbiose findet überall statt: in der Luft, an der Hautoberfläche und vor allem im menschlichen Darm. Der Hauptteil der Mikroflora (etwa 90%) besteht hier aus anaeroben Bifidumbakterien und Bacteroides,etwa im Verhältnis 1:1.

Die *Begleitflora* (etwa 10%, aerob) besteht aus Lactobacillen, Enterokokken und Colistämmen.

Schließlich findet sich eine *Restflora* (unter 1%) mit verschiedenen Enterobakterien (z. B. Proteus), Staphylokokken, Clostridien, Hefen u. a. (in *195*).

Von all diesen sind die *Bifidumbakterien und die Lactobacillen unter keinen Umständen pathogen für den Menschen. Man kann sie deshalb als klassische Symbionten* bezeichnen.

Coli, Enterokokken und alle anderen sind dagegen potentiell pathogen, und zwar in Abhängigkeit von ihrem prozentualen Anteil an der Gesamtflora. Unter normalen Umständen *(Eubakterie)* werden sie von den klassischen Symbionten sozusagen in Schach gehalten. Unter pathologischen Umständen dagegen nehmen sie überhand *(Dysbakterie).*

Solche pathologischen Umstände können z. B. Art und Zusammensetzung der Nahrung sein (zuviel Zucker und Süßigkeiten, zuviel Alkohol, zuviel Fleischprodukte usw.). Bei Kindern ist die Nahrung ein entscheidender Dysbiosefaktor. *Das Darmmilieu bekommt seine entscheidende Prägung in der Kindheit.* Es ist wie bei psychischen Traumen und schlechten Gewohnheiten: In je jüngeren Jahren erworben, desto einschneidender wirken sie und desto hartnäckiger halten sie sich.

Bei Erwachsenen ist der Nahrungsfaktor bei der Dysbioseentstehung ein Co-Faktor. Hier sind als entscheidende Ursache oft antibiotische

Therapien, ein massiver Laxantienabusus, Störungen der Verdauungsorgane (Sub- und Anazidität des Magens, Pankreasinsuffizienz, Hepatopathien) und vor allem das *Enteropathie-Syndrom nach Mayr* zu sehen. Natürlich stellt auch eine Röntgenbestrahlung einen massiven Dysbakterie-Faktor dar.

Auf der anderen Seite wirkt eine Dysbakterie negativ auf die Verdauungsorgane, vor allem auf Leber und Pankreas, zurück.

Die Begriffe *Dysbakterie* und *Eubakterie* beziehen sich also auf das Verhältnis von klassischen Symbionten zu potentiell pathogenen Symbionten. Die Begriffe *Symbiose* und *Dysbiose* hingegen charakterisieren das Gesamtverhältnis zwischen Mikroflora und menschlichem Organismus. Eine Dysbakterie ist deshalb nicht identisch mit einer Dysbiose. Umgekehrt ist eine Eubakterie nicht identisch mit einer Eubiose. *Die Stuhlflora ist also nur ein relativer Indikator für die Gesundheit des Menschen.* Es gibt schwere Organstörungen, wo dennoch eine normale Stuhlflora gefunden wird. Auf der anderen Seite kann eine schwerwiegende Dysbakterie bestehen, ohne daß schwerwiegende Organstörungen festzustellen wären.

Eine Dysbakterie wird durch eine bakteriologische Stuhluntersuchung erfaßt. *Stuhlflora und tatsächliche Darmflora sind jedoch nicht völlig identisch.* Je größer der Abstand zwischen Absetzen der Faeces und bakteriologischer Stuhluntersuchung ist, desto mehr stellt sich dieses Problem. In der Regel dauert es nämlich 3–4 Tage, bis die Stuhlproben in den Instituten ankommen, die die für die Symbiosetherapie relevanten Stuhluntersuchungen durchführen.

Für die Diagnostik pathogener Enterobakterien (Shigellen, Salmonellen) sind *frische* Stuhlproben erforderlich, man muß deshalb schnell zu erreichende Institute mit diesen Untersuchungen beauftragen.

Eine Dysbakterie im Stuhl ist gegeben, wenn
- Bifidumbakterien stark vermindert sind und die Lactobacillen weniger als 2% der Stuhlflora ausmachen (*234*);
- potentiell pathogene Keime vermehrt sind.

Der Herborner *Arbeitskreis für Symbioselenkung* [155] mißt der *Coli-Flora als Indikator-Flora* eine besondere Bedeutung zu.

Dabei werden sowohl *morphologische Merkmale wie auch Stoffwechselleistungen der Colistämme* zur Beurteilung herangezogen. Morphologisch unterscheidet man bei den Colibakterien S- (engl. smooth=weich), R- (engl. rough=rauh) und M- (engl. mucoid=schleimig) Formen. Die virulente Form ist meist die S-Form. In allen drei Formen kommt ein sogenanntes Enterobacterial Common Antigen (ECA) vor. Jedoch nur in den R-Formen wirkt es immunogen, in M- und S-Formen ist es offensichtlich nur als Hapten enthalten. [156]

Bezüglich der Stoffwechselleistungen der Colistämme wird unterschieden zwischen

- solchen, die Lactose sehr gut abbauen (=FGL 1),
- solchen, die durchschnittlich gut abbauen (=FGL 2) und
- solchen, die keine Lactose abbauen (=FGL 3).

Bei einer Eubakterie finden sich vorwiegend S-Formen von FGL 1-Stämmen, vereinzelt auch FGL 2.

Eine sogenannte Schein-Eubakterie enthält vermehrt Formen von FGL 2 und 3 sowie vereinzelt schon R-Formen bei gleichzeitiger Verminderung der Bifidumstämme.

Bei einer Dysbakterie finden sich sehr verschiedene Colistämme (Diversifikation). S-Formen sind kaum mehr vorhanden, es liegen vorwiegend M-Formen (bei Enteritiden und Colitiden) sowie R-Formen (bei Belastung durch Toxine, auch durch Toxinausschwemmung bei Ausleitungskuren, z. B. einer Fastenkur). Weiterhin treten vermehrt potentiell pathogene Stämme wie Klebsiellen, Proteus, Streptokokken (bei Colitis über 10%!) und andere auf, z. B. Candida, Pseudomonas (195).

Immunologische Aspekte

Unter Symbiose verstehen wir einerseits einen Stoffaustausch von Stoffwechselprodukten zwischen dem Organismus und der Mikroflora. Vitamin K und andere Stoffe werden beispielsweise von Bakterien gebildet.

Andererseits handelt es sich aber auch um ein ständiges *Abwehren und Ausscheiden von Stoffen, die für den Körper nicht brauchbar, irritierend, immunogen sind.* In diesem Sinne geschehen an der Darmwand nicht nur Stoffwechselvorgänge, sondern in vielleicht noch größerem Maße *immunologische Vorgänge,* wobei die Übergänge fließend sind.

Welche Bedeutung diese immunologischen Prozesse für den Körper haben, geht daraus hervor, daß 80% des lymphatischen Gewebes sich in Form der *Peyer*schen Plaques in der Darmwand befinden. Die übrigen 20% verteilen sich auf Lymphknoten, Leber, Milz usw. (in *88*).

Die 300–400 m² große Oberfläche der menschlichen Darmschleimhaut – die Haut hat dagegen nur zirka 1,5 m² – repräsentiert also nicht nur die Bedeutung der Ausscheidungs- und Resorptionsvorgänge im Darm, sondern auch dessen gewaltige immunologische Aufgabe.

Zwischen der Mikroflora und den Epithelzellen der verschiedenen Schleimhäute (Mund-, Nasen-, Rachenraum, Respirationstrakt, Darm, Urogenitaltrakt) kommt es zu ständigen Interaktionen. Die invasiven, potentiell pathogenen Colibakterien sollen z. B. im Darm versuchen, die vorwiegend aus Bacteroides und Bifidumstämmen bestehende Schutzschicht zu durchdringen. Dabei würden die Darmepithelzellen, sie enthalten Plasmazellen und T-Lymphozyten als zelluläres Abwehrprinzip, zu Abwehrreaktionen provoziert. Wird auch die Ephitelschicht durchbrochen, soll es zu zusätzlichen humoralen Abwehrreaktionen (B-Lymphozyten) kommen (*241*). Dieser ständige immunologische Reiz durch Coli und andere Bakterien und Bakterienprodukte stellt eine Grundvoraussetzung einer intakten Gesamtabwehr dar.

Die „Symbioselenkung"

Man muß dieses immunologische Geschehen der Darmschleimhaut verstehen, um die Symbioselenkung, d. h. die Therapie mit Symbionten, primär als Immuntherapie zu verstehen und nicht als einfache Substitutionstherapie, wie etwa eine Therapie mit Vitaminen oder Mineralien.

Die Symbiontentherapie – im Gegensatz zur *anti*biotischen Therapie wird sie auch *probiotisch* genannt – besteht nach der Vorstellung des Herborner Arbeitskreises aus drei Stufen:

1. Stufe:

Behandlung mit bakteriellen Substanzen. Es werden Autolysate von Bakterienkulturen verabreicht, also Stoffwechselprodukte von Bakterien, keine Lebendbakterien (z. B. Pro-Symbioflor®, Hylak®, Colibiogen®, letzteres ist auch parenteral applizierbar).

2. Stufe:

Es werden Lebendkeime verabreicht, nämlich eine Suspension aus apathogenen Enterokokken (Symbioflor® I = Streptococcus faecalis). Zusätzlich werden Milchstreptokokken (enthalten in Dickmilch, Buttermilch) zugeführt sowie Lactobacillus acidophilus (enthalten im Bioghurt, auch im Präparat „Acidophilus-Jura cum Mapain®"), schließlich Bifidumkulturen (Eugalan® Töpfer). Weiterhin Verabreichung von Milchzucker und Lactulose-Präparaten (Eugalan® Töpfer forte).

In der ersten Phase versucht man das Terrain vorsichtig vorzubereiten, in der zweiten will man es mit Hilfe der Symbionten systematisch aufbauen, wie schon gesagt, nicht in Form einer mechanischen Substitution, sondern einer aktiven immunologischen Aufnahme. Verstärkt wird die Therapie in der zweiten Phase durch eine parenterale oder perkutane *Autovakzine-Therapie* (Kap. 17).

Die Autovakzine werden in der Regel aus S-Formen von Colibakterien der Gruppe FGL3 im Patientenstuhl hergestellt. Es können auch andere Ausgangsmaterialien, wie Sputum, Rachenabstrich usw. genommen werden. Damit strebt man eine individualspezifische, auf den betreffenden Patienten ausgerichtete Therapie an. Doch dürfte der erzielte Effekt mehr unspezifisch in einer allgemeinen Abwehrsteigerung liegen als in einer spezifischen Desensibilisierung.

3. Stufe:

Es werden potentiell pathogene Colibakterien oral verabreicht. Diese Stufe stellt eine massive *Provokationstherapie* dar, was als Immuntraining gesehen wird (Präparat Symbioflor® II= lebende Colistämme). Außerdem will man damit feststellen, wieweit die Milieusanierung durch die ersten beiden Therapiephasen gelungen ist.

Weitere Präparate, kritische Stimmen

Nach *Sander (200)* genügt die Symbioselenkung allein nicht. Man müsse gleichzeitig die Redoxverhältnisse im Darm ändern, vor allem die pathologischerweise vorhandene Azidose therapeutisch angehen, z. B. durch *Sulfredox®*.

Zabel (282) u. a. empfehlen als weiteres Zusatztherapeutikum *rechtsdrehende Milchsäure* (enthalten im Sanoghurt sowie in Präparaten RMS Petrasch, Gelum oral, Stropheupas forte u. a.). Linksdrehende Milchsäure wirke immer als Gift und werde im Körper sofort mit rechtsdrehender Milchsäure zum Razemat zusammengebracht. Auch das Razemat könne noch günstig die Darmfäulnis beeinflussen.

Schließlich gibt es noch andere *Lebendpräparate,* z. B. Bactisubtil®, Perenterol® usw. Letzteres besteht aus einem besonderen Hefestamm (1 Milliarde lebensfähiger Zellen, also kein Autolysat), ist resistent gegen Antibiotika, kann also gleichzeitig mit diesen gegeben werden.

Die Colitherapie wird von verschiedener Seite für nicht unbedenklich gehalten, z. B. von *Schuler (234).* Dieser kritisiert weiterhin am Konzept des *Arbeitskreises für Symbioselenkung,* daß man sich noch zu sehr auf die Beurteilung der Coliflora als Indikatorflora stütze. Entscheidend hingegen sei die Beurteilung der Bifidum- und Lactobacillenflora. Bei den menschlichen Bifidumstämmen hat *Schuler,* ausgehend von verschiedenen Stoffwechselleistungen, angeblich sieben verschiedene Typen identifiziert, wobei nicht bei jedem Menschen sämtliche sieben Typen vorhanden seien, sondern immer nur ein paar davon. *Es bestehe also bei jedem Menschen eine individuelle Bifidumflora.* Rein rechnerisch ergäben sich durch die Kombination der sieben Typen 35 Millionen Kombinationsmöglichkeiten.

Für die Therapie ist nach *Schuler* entscheidend, von der individuellen Bifidumkultur auszugehen, da körperfremde Bifidumtypen vom Darm nicht aufgenommen würden.

Er stellt, entsprechend dem Ergebnis der Stuhlanalyse, für jeden Patienten eine individuelle Bifidummischung zusammen, die dann in Milchpulver als Medikament verabreicht wird.

In Herborn freilich bezweifelt man die Möglichkeit einer solch individualspezifischen Bifidum-Analyse. [157]

Es gibt auch, soweit aus Kongressen und einschlägigen Zeitungen zu beurteilen, noch sehr wenig ärztliche Erfahrungen mit diesen Bifidumpräparaten. Schließlich vernachlässigt meines Erachtens *Schuler* völlig den immunologischen Aspekt der Therapie, sieht in ihr vielmehr nur ein reines Züchten von Bakterien im Darmmilieu.

Es gibt verschiedene naturwissenschaftliche Arbeiten, die gerade den Immuneffekt der Symbiosetherapie belegen.

V. Rusch (196) hat z. B. im Tierversuch eine Gruppe Mäuse mit oralen und auch parenteralen Vakzinen behandelt, wie sie der Herborner Arbeitskreis verwendet. Anschließend wurden die Tiere mit einer letalen Dosis von Salmonella thypimurium infiziert. Die Überlebensrate in der Gruppe der mit Vakzinen behandelten Mäuse lag statistisch signifikant über der Überlebensrate der unbehandelten Gruppe.

In einem anderen Test wurde das Blut der behandelten Tiere als Nährboden für verschiedene pathologische Keime benutzt. Diese gingen hier wesentlich schlechter an als die in Vergleichskulturen, die als Nährboden das Blut unbehandelter Mäuse hatten. Demnach bestand also eine deutliche mikrobizide Aktivität des Blutes der behandelten Mäusegruppe. In Vergleichstests, wo nur das *Plasma* der behandelten Tiere als Nährboden verwendet wurde, konnte diese mikrobizide Aktivität nicht festgestellt werden. Man schloß daraus, daß der durch die Vakzinebehandlung entstandene Immuneffekt *zellulärer* Natur sein müsse.

Symbioselenkung in der Allgemeinpraxis

Ich gehe dabei folgendermaßen vor, wobei auch andere Wege sicher möglich sind:

Die Stufe I des Herborner Schemas spare ich mir weitgehend, zumal die lebenden Kokken (Symbioflor® I) in der Regel wesentlich besser verträglich sind als die Autolysate (Pro-Symbioflor®). Allenfalls bei akuten Durchfallerkrankungen gebe ich schon mal Hylak® oder Hylak® forte.

Auch auf den dritten Schritt des Schemas verzichte ich in der Regel, die Therapie mit lebenden potentiell pathogenen Coli-Keimen. Das Ideal der

Coli-Verträglichkeit – ich habe es anfangs einige Male versucht – wird meist nicht erreicht. Zum anderen ist es fraglich, ob diese überhaupt als Idealparameter für eine eubakterische Darmflora anzusehen ist.

Bleibt also die Stufe II: Bei Kindern gebe ich in der Behandlung von akuten Infekten Symbioflor® I eine Woche lang in hohen Dosen (5–6 mal täglich 20 Tropfen, die Kinder mögen das übrigens sehr gerne einnehmen), zusammen mit immunstimulativen homöopathischen oder phytotherapeutischen Mitteln (Echinacin, Esberitox, Lymphomyosot usw.).

Bei allgemeiner Infektanfälligkeit (häufige Rezidive) gebe ich diese Therapie in geringerer Dosis (3 × 20 Tropfen Symbioflor I) über 6–8 Wochen, verbiete zusätzlich alle Süßigkeiten und süßen Limonaden und empfehle dafür viel Buttermilch, Dickmilch, Bioghurt oder Sanoghurt und eventuell noch Eugalan forte (im gewöhnlichen Joghurt sind andere Bakterienkulturen enthalten, die nicht so günstig sein sollen).

Bei Erwachsenen gebe ich schon *während einer erforderlichen Antibiotikatherapie* Perenterol® Kapseln (3 × 1 täglich) und führe die Therapie noch eine Woche über die Antibiotikagabe hinaus.

Langzeitmäßig setze ich Perenterol® bei allen Darmstörungen ein, die mit *weichem, breiigem Stuhl* einhergehen. In hartnäckigen Fällen setze ich zusätzlich über 3–6 Wochen Sulfredox® und Omniflora® ein. Letzteres ist ein Präparat aus gefriergetrockneten Reinkulturen von Lactobacillen, Bifidum- und Colibakterien. Außerdem gelten dieselben Zusatzmaßnahmen wie bei den Kindern (keine Süßigkeiten, dafür Buttermilch usw., bei Erwachsenen vor allem auch Einschränkung von tierischem Eiweiß: Wurst, Schweinefleisch, Hartkäse).

Die Therapie dauert so lange, bis der Stuhl geformt ist. Auch sollte der Patient nicht mehr als zweimal täglich Stuhl absetzen. Zusammen mit der Palpation des Bauches genügen die diesbezüglichen anamnestischen Angaben des Patienten als Therapiekontrolle. Bakteriologische Stuhluntersuchungen benötige ich in der Regel nicht; sie liefern mir zu wenig für die Therapie relevante Information.

Diese Therapie kommt auch als Basistherapie für alle chronischen Leber-, Pankreas- und Magenerkrankungen sowie für schwere Formen der Akne und allergische Hauterkrankungen in Frage.

Beim Heuschnupfen und beim allergischen Asthma kann man sie als zusätzliche Behandlung versuchen.

Bei den letzten beiden Indikationen – alternativ zur Gegensensibilisierung nach *Theurer* – sowie bei hartnäckigen chronischen Erkrankungen, die mit bestimmten Exkretionen verbunden sind (Auswurf, Fluor, usw.) versuche ich mitunter auch die Autovakzine-Behandlung [158]. Man schickt eine Probe des betreffenden Exkrets (Rachenabstrich, Sputum, Vaginalabstrich) als Ausgangsmaterial zur Vakzineherstellung an das Herborner Institut. Alternativ kann man von vornherein ein *polyvalentes* Vakzinepräparat parenteral verabreichen, z. B. Symbioflor Antigen, das in drei Stärken lieferbar ist: H, A und B, wobei B die stärkste Konzentration darstellt.

Die Vakzinetherapie beim Heuschnupfen hat etwa 4 Wochen vor der zu erwartenden Exazerbation zu beginnen: 2 Wochen lang täglich (montags bis freitags) 1 Ampulle Colibiogen und 1 Ampullle Symbioflor Antigen H jeweils i. m., also insgesamt 10 mal.

Die Symbioselenkung ist zum einen eine *Basistherapie des Darms*. Als solche ist sie nur sinnvoll im Zusammenhang mit dem Gesamtkomplex der *Mayr-Medizin* (Kap. 11). Zum anderen ist die Symbioselenkung eine *Immuntherapie* und als solche nur sinnvoll im Zusammenhang mit anderen immuntherapeutischen Maßnahmen (Kap. 17). [159]

22. KAPITEL

Alternative Aspekte zur gängigen Herztherapie

Bei der heutigen Therapie der Herzkrankheiten sehe ich drei wesentliche Probleme:

● eine zu undifferenzierte Glykosidtherapie
● einen unkritischen Gebrauch hochdosierter retardierter Nitropräparate
● eine zu großzügige Indikation für die Koronarbypass-Operation, wobei der eigentliche Boom uns hier noch bevorsteht.

Bereits in den fünfziger und sechziger Jahren hat der Stuttgarter Internist *B. Kern* zu dem gesamten Fragenkomplex entscheidende Aspekte vorgetragen, die das Konzept der offiziellen Medizin relativieren, insbesondere, was die Beurteilung der sogenannten Herzinsuffizienz und der Koronarinsuffizienz anlangt. Universität und Klinik haben emphatisch und emotional darauf reagiert, und als Außenstehender kann man nicht umhin zu vermuten, daß sie an einer wunden Stelle getroffen worden sind. Auch heute noch ist es gegenüber einem konventionell geschulten Kardiologen nicht möglich, die Thesen von *Kern*, insbesondere die orale Strophanthintherapie, ins Gespräch zu bringen, ohne mehr oder weniger unsachliche Reaktionen erwarten zu müssen. [160]

Was heißt nun *„zu undifferenzierte Glykosidtherapie"?* Man hat die These aufgestellt, jeder Patient gehöre ab einem bestimmten Alter digitalisiert. Diese These hat jahrelang gegolten. Im großen und ganzen schrumpfte dann das Reservoir der Glykosidmöglichkeiten auf eine absolut dominierende Substanz zusammen, nämlich azetyliertes bzw. methyliertes Digoxin (Novodigal® und Lanitop® als absolute Marktführer). Mildere Herzmittel *(Digitaloide)* sind in der Klinik ganz aus der Mode gekommen und gelten praktisch als unwirksam. Orales Strophanthin ist, wie schon gesagt, verpönt; intravenös wird es in vielen Praxen noch angewendet, in den Kliniken jedoch kaum.

Nachdem man mit diesem Konzept in der Praxis Schiffbruch erlitten hatte, wurde in den letzten Jahren von einigen führenden Kardiologen wieder verstärkt das Digitoxin gegenüber dem Digoxin propagiert, vor allem wegen dessen geringerer Nierenbelastung. Digitoxin wird bekanntlich im Gegensatz zu Digoxin vorwiegend über die Galle ausgeschieden, Digoxin vorwiegend über die Nieren, so daß es bei älteren Patienten, die häufig latente renale Insuffizienzen haben, zu starken Kumulationswirkungen des Digoxins gekommen ist.

Andere Kardiologen wiederum zogen aus der Misere den Schluß, Glykoside ganz aus dem Therapieplan zu streichen, und wollen sie durch Diuretika oder gar durch gefäßerweiternde Mittel vom Typ des Captoprils (Lopirin®, Tensobon®) ersetzen.

Im Gegensatz dazu hat die klinische Medizin in den letzten Jahren in der *antianginösen* Therapie wesentliche Fortschritte erzielen können. Ich meine die Betablocker und die Calciumantagonisten.

Abgesehen von einer gewissen diabetogenen Wirkung sind letztere relativ gut verträglich. Die Betablocker hingegen haben doch sehr viele Nebenwirkungen. Ihr Einsatz wird mit zunehmendem Alter des Patienten immer problematischer. Daß Nitroglycerin aufgrund seiner vor- und nachlastverändernden Wirkung ein äußerst potentes Mittel zur Behandlung der Angina pectoris ist, steht außer Zweifel. Sein großer Nachteil ist - übrigens bei vielen Medikamenten, hier jedoch in besonderer Weise – die hohe Adaptation: Der Körper gewöhnt sich allmählich an den Effekt, und es bedarf ständig höherer Dosen. Um so unsinniger ist es, in der retardierten Langzeitform zu therapieren anstatt gezielt nur im Bedarfsfall Spray oder Zerkaukapseln einzusetzen. Es verwundert nicht, wenn die Dosen der retardierten Nitropräparate so immer astronomischer werden. Fing es mit 10 mg Isosorbitdinitrat an, gibt es inzwischen schon Präparate mit 120 mg, und es ist noch kein Ende der Steigerung abzusehen!

Das gleiche gilt auch für die Nitratpflaster. Auch hier werden die Dosen immer mehr erhöht, anstatt das Pflaster nur kurzfristig für einige Tage in der akuten Phase zu verordnen.

Bezüglich der *Koronarbypass-Operationen* steht uns bzw. den betreffenden Patienten noch einiges bevor. Eine übereifrige Presse hat die Errichtung solch finanziell höchst aufwendiger Operationszentren zum Politikum gemacht, so daß wir schon heute über Bedarf solche Zentren haben. [161]

Nachdem diese Bypassindustrie auch beschäftigt sein will, darf man für die nächste Zeit erwarten, daß sie unter Ausnutzung ihrer Opinion leader-Funktion die Indikationsschwelle für die Operation immer weiter senken wird. Die Methoden, Patienten zur Operation zu gewinnen, sind dabei heute schon recht zweifelhaft. Beflissene LVA-Kliniken, ich habe das bei eigenen Patienten erlebt, versuchen, sogenannte Koronarpatienten direkt von der Kur weg zur Operation in eine ganz bestimmte Klinik, mit der sie zusammenarbeiten, einzuweisen – unter Umgehung des Hausarztes, von dem man wohl bei der immer großzügiger werdenden Indikationsstellung einen gewissen Widerstand erwartet.

Man soll nun nicht verkennen, daß die Bypass-Operation bei richtiger Indikation ein Erfolg ist. Die *subjektive Symptomatik* (Angina pectoris) wird häufig, nicht immer gebessert. Der Effekt hält, statistisch gesehen, 1–10 Jahre, im Durchschnitt etwa 3 Jahre, an. Danach haben die operierten Patienten wieder die gleichen Beschwerden wie die Nichtoperierten[161]. Die *Überlebenszeit* oder die *Rate nichttödlicher Infarkte* wird freilich durch eine Bypass-Operation im frühen Stadium der Koronarkrankheit (KHK)[162] *nicht* erkennbar günstig beeinflußt. Dies ist zumindest das Ergebnis einer großen amerikanischen Studie *(Cass-Studie)* mit 780 Patienten.[163]

Eine andere amerikanische Studie[164] kommt zu dem bemerkenswerten Ergebnis, daß es bei den operierten Gefäßen im Herzen zehnmal mehr zu einer signifikanten Zunahme der Atherosklerose gekommen ist als bei den Gefäßen ohne Bypass. Demnach würde also eine Bypass-Operation die Sklerosierung der zugehörigen Arterien fördern. Durch solche Ergebnisse hat der Bypass-Boom in Amerika, wo man die Operation mitunter schon *prophylaktisch* durchgeführt hat, nun deutlich gelitten.

Entscheidend für die Bedeutung der Operation in einem therapeutischen Gesamtkonzept der KHK ist freilich die Frage, inwieweit die atherosklerotische Veränderung der Koronarien überhaupt die hauptsächliche pathogenetische Causa des Krankheitsgeschehens ist. Dies wird von *Kern* und inzwischen auch von anderen[165] grundsätzlich in Frage gestellt.

Die Thesen B. Kerns

Worin besteht nun das Konzept von *Kern?*

1. Der Herzinfarkt wie auch die Angina pectoris sind *primär myokardial,* nicht koronarbedingt. Der koronarbedingte Infarkt stelle eine Ausnahme von etwa maximal 5% dar, z.B. embolisch bedingt bei Endokarditis oder traumatisch.

2. Es gibt keine Koronarinsuffizienz und keine Herzinsuffizienz pauschal, sondern eine

- Linksinsuffizienz des Herzens,
- Rechtsinsuffizienz des Herzens,
- eine Doppelinsuffizienz.

3. Das ideale Linksherzmittel ist Strophanthin, sowohl bei intravenöser wie auch bei oraler Gabe! Soweit *Kern*! [166]

Zur ersten These:

Es ist schulmedizinisches Wissen, *daß der Grad der Angina pectoris nicht mit dem Grad der Koronarsklerosierung übereinstimmt*. Auch bei klinisch völlig Gesunden findet man ausgeprägte Atheromatosen der Koronarien, wenn sie z. B. nach einem Unfalltod obduziert werden. Zahlreiche Obduktionen von im Koreakrieg Gefallenen haben dies bestätigt. Auf der anderen Seite gibt es Infarkttote, die bei der Obduktion völlig jungfräuliche Koronarien aufweisen. Die herkömmliche Theorie besagt nun, der Infarkt rühre von einem thrombotischen Verschluß der Koronarien her. Diese werden als *Endarterien* aufgefaßt (Theorie von *Cohnheim*); demnach gäbe es keine Anastomosenverbindungen zwischen den Versorgungsgebieten der einzelnen Koronararterien. Diese Vorstellung ist aber pathologisch-anatomisch vielfach widerlegt, am eindrucksvollsten in unserer Zeit durch den Mailänder Pathologen *Baroldi (21):*

> Er hat unter einem Druck, der dem intravitalen Blutdruck des Verstorbenen entsprochen hat, das extra- und intramurale Koronarsystem mit flüssigem Kunststoff ausgefüllt, insgesamt an 522 normalen und pathologischen Herzpräparaten. Nach Festwerden des Kunststoffausgusses wurde die Muskulatur wegmaziert, es blieb ein dreidimensionales Präparat des koronar-arteriellen Gefäßsystems einschließlich der Anastomosen von 30 bis 10 Mikrometer zurück [167].

Demnach müßte eine durch Koronarverengung entstehende verminderte Blutzufuhr in einem bestimmten Myokardgebiet durch die Anastomosen kompensiert werden können. Außerdem würden – hierbei beruft sich *Kern* auf den Pathologen *Thoma* – die atheromatösen Koronarien erst durch den Wegfall des Blutdrucks postmortal kollabieren und als Stenose imponieren, intra vitam seien sie dagegen ekstatisch.

Nun wird man einwenden, daß bei der Obduktion eines Herzinfarkttoten in der Regel doch thrombosierte Koronargefäße im betreffenden Myokardbezirk gefunden werden. Diese Thromben haben aber nach pathologischer Analyse einen *heterochron inhomogenen* Aufbau: Sie enthalten verschieden alte Anteile, wobei die festeren älteren Anteile sich im unmittelbaren Infarktgebiet finden, die frischeren Anteile hingegen in den infarktferneren höheren Koronarabschnitten, *die Thrombosierung also offensichtlich von peripher nach zentral geht* und nicht, wie man das bei der Koronarverschluß-Theorie erwarten müßte, von der Kranzarterie zum Myokard hin. Beim *echten* koronaren Infarkt (z. B. embolisch durch Endokarditis bedingt) findet sich ein homogen synchroner Thrombus mit gleichalten Anteilen.

Bei den seltenen echten Koronarinfarkten findet sich auch eine vollständige Vasokongruenz zwischen verschlossenem Kranzgefäß und infarziertem Gebiet. Bei den unechten Koronar-, in Wirklichkeit *myokardiogenen* Infarkten (nach *Kern*) bestehe eine Vasoinkongruenz, d. h., das ausgefallene Myokardgebiet entspreche *nicht* dem ganzen Versorgungsgebiet der zugeordneten Kranzarterie, sondern nur einem Teil und überlappe sich oft mit dem Versorgungsgebiet einer anderen Kranzarterie (Abb. 50).

Schließlich kann die Theorie der koronarogenen Infarzierung nicht erklären, warum die häufig vorkommenden Infarkte sich ausschließlich am linken Herzen abspielen, warum das rechte Herz nie betroffen ist. Bei echten Koronarinfarkten gibt es auch Rechtsherzinfarkte [168].

Aus der Tatsache des heterochron-inhomogenen Thrombenaufbaus, der Vasoinkongruenz sowie der ausschließlichen Linksspezifität der häufigen Infarkte schließt Kern, daß bei diesen nicht der koronare Faktor entscheidend sein könne, sondern die Störung im Myokard selbst zu suchen sei. Ausgangspunkt sind für ihn die subendokardialen Schichten des Myokards, die sogenannten Linksinnenschichten (LIS), die schon unter physiologischen Bedingungen eine erhöhte Irritabilität aufwiesen.

Da im linken Ventrikel ein höherer Innendruck als in den Koronararterien herrscht, werden die LIS in der Systole blutleer gepreßt, vergleichbar den Handinnenflächen beim Faustschluß. Es gibt einen systolischen Reflux in die LIS-Arteriolen. Die LIS können nur in der kurzen Diastole durchblutet werden und bekommen zunächst nur repetiertes Refluxblut, d. h. Blut, das in der Systole schon in den Kapillaren war und aus diesen in die Arteriolen zurückgepresst worden ist. Dementsprechend hat es einen niedrigeren Nährstoff- und Sauerstoffgehalt.

Darüber hinaus weisen die Myokardzellen des linken Ventrikels gegenüber denen des rechten eine physiologische Verdickung auf *(endogene Grundhypertrophie)*, die den Stoffwechselaustausch im Vergleich zum rechten Herzen erschwert. Auf der anderen Seite ist das linke Herz energetisch wesentlich mehr beansprucht als das rechte (höhere Druckwerte) und zwar um das fünffache gegenüber dem rechten Ventrikel und um das zehnfache gegenüber dem rechten Vorhof.

So komme es gerade bei Tachykardie, wenn sich die diastolische Ernährungsphase der LIS zusätzlich verkürze, leicht zu *kleinen Nekroseschäden.* Je unphysiologischer die Belastung (Streß, Katecholaminaus-

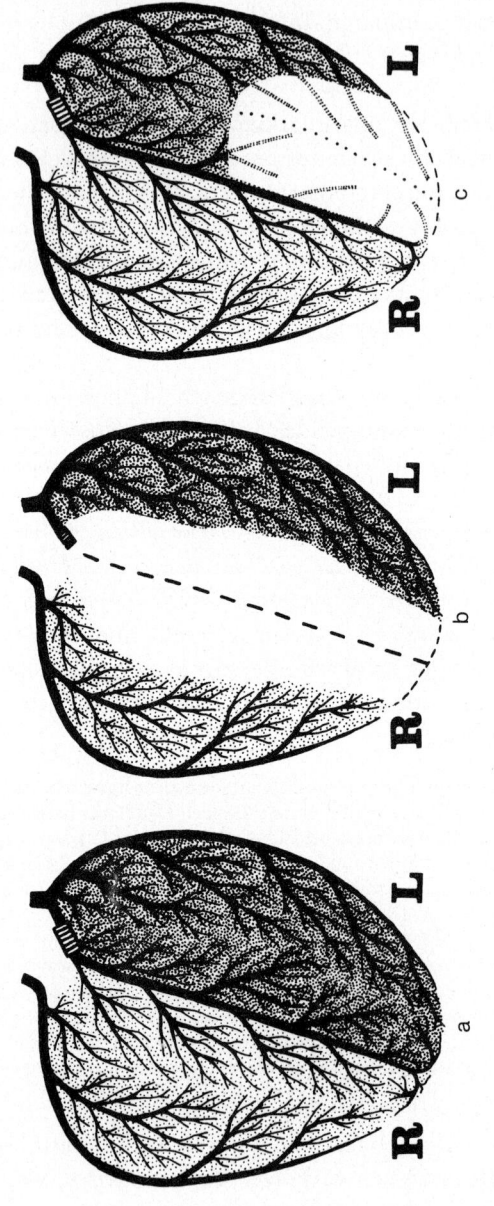

Abb. 50: *Verschiedene Infarkttopologie bei koronarogenem und bei myokardiogenem Infarkt* (nach *Kern, 115*, „Drei Wege . . . “ S. 32/33)

a) Vorderwandbereich des rechten und linken Ventrikels mit schematischer Darstellung der drei Hauptkoronaräste

b) *koronarogener* Infarkt: Das ausgefallene Myokardgebiet (weiß) entspricht dem Versorgungsgebiet des betreffenden Koronarastes. *Beide* Ventrikel sind betroffen.

c) primär *myokardiogener* Infarkt: Das ausgefallene Myokardgebiet entspricht *nicht* dem Versorgungsgebiet eines Koronarastes. (Zumindest zunächst) ist *nur der linke* Ventrikel betroffen.

schüttung, Tachykardie, körperliche Überlastung bei Infekten und anderes), desto häufiger und desto mehr würden sich kleine Nekroseherde bilden, die *klinisch als Dyskardien* und andere von *Kern* als *Linksherzzeichen* bezeichnete Symptome imponieren. Ab einer bestimmten Größe der Nekroseherde bestehe klinisch eine Angina pectoris. Beim Infarkt komme es dann schließlich über eine lysosomale Zytolyse zu einer Kettenreaktion: Aus den Lysosomen würden Enzyme frei, die zum Zelltod führten (*Nekrotoxine* nach *v. Ardenne*). Es komme zur transmuralen Perrosion und zur aszendierenden Thrombose vom Infarktgebiet aus.

In diesem Modell ist also die myokardiale Störung primär, die Thrombosierung der Koronarien sekundär. Durch die Thrombosierung könnten sich wiederum sekundär Nekrosen entwickeln – ein sich gegenseitig aufschaukelnder Prozess mit Beginn im Myokard, wohingegen die herkömmliche Theorie diesen Beginn in die Koronarien verlegt.

Kern nennt sein Konzept im Gegensatz zur Koronartheorie **Linksmyokardiologie.** Er unterscheidet nicht mehr zwischen Koronarinsuffizienz und Herzinsuffizienz, sondern zwischen *Linksinsuffizienz* und *Rechtsinsuffizienz* und einer *Doppelinsuffizienz* des Herzens (Punkt 2 in seinem Konzept). Die *primäre Rechtsinsuffizienz* sei selten, zumeist entstehe sie auf dem Boden eines Emphysems. Klinisch sei sie charakterisiert durch Leberschwellung, Ödeme, Aszites, Tachykardie (durch Überdehnung des rechten Vorhofs). Was gemeinhin als Zeichen der Herzinsuffizienz betrachtet wird, sind nach *Kern* also *Rechtsherzzeichen.*
Viel häufiger sind jedoch die **„Linksherzzeichen":**

- rasche allgemeine *Ermüdbarkeit,* allgemeiner *Leistungsverlust, Belastungsdyspnoe* bei stärkeren Belastungen;
- *nächtliche Schlafstörungen als Durchschlafstörung,* d. h. der Patient schläft normal ein, wacht dann zwischen 1 und 3 Uhr auf, mitunter hat er Herzklopfen dabei, er braucht das Herz aber auch nicht zu spüren. (Differentialdiagnostisch ist eine hypoglykämische Schlafstörung auszuschließen).
- *Mißempfindungen* (Dysästhesien) in der Herzgegend, *„Dyskardien":* sie können zwar auch vertebragen oder *Roemheld*-bedingt sein, sind aber oft myokardial. Die Patienten können häufig nicht auf der linken Seite liegen. Der Herzspitzenstoß ist eventuell hebend und etwas seitlich verlagert, der zweite Pulmonalton bei der Auskultation akzentuiert. [169] Im EKG fänden sich diskrete T-Veränderungen.

Durch vermehrten Einsatz der Belastungselektrokardiographie haben wir heute differenziertere Auswertungsmöglichkeiten, als bei *Kern* angegeben. Freilich spielen die technischen Befunde in dessen Konzept nur eine untergeordnete Rolle. Seine Diagnostik basiert *im wesentlichen auf der Anamnese und der körperlichen Untersuchung.*

Bei fortgeschrittenem Linksschaden komme es dann zu zunehmender Belastungsdyspnoe (bis zur Orthopnoe) und bzw. oder zunehmenden Dyskardien bis hin zu Angina pectoris-Anfällen und im Extrem zum Myokardinfarkt.

Die verschiedenen Partialfunktionen des Myokards (trophische, kontraktile, sensible, rhythmische Partialfunktion) könnten auch einzeln gestört sein. Dementsprechend gäbe es Linksschäden
- mit vorwiegender Belastungsdyspnoe (*kontraktile* Partialfunktion gestört),
- mit vorwiegend pectanginöser Symptomatik (*sensible* Partialfunktion gestört),
- mit vorwiegenden Rhythmusstörungen (*rhythmische* Partialfunktion betroffen).
Auch psychische Angstgefühle können Hinweis für eine Linksinsuffizienz sein.
Schon *Hippokrates* hat in seiner Schrift „Über das Herz" gesagt: „Dem linken Ventrikel entstammt auch Seelisches, und es hat größere Gewalt als alle übrige Psyche (in *115,* S. 115)."

Bei länger bestehender Linksinsuffizienz entwickelt sich *sekundär* eine Rechtsinsuffizienz mit typischer Stauungssymptomatik im großen Kreislauf: Zunächst ist bei der Linksinsuffizienz der enddiastolische Druck erhöht, es kommt zur Stauung im kleinen Kreislauf, dadurch Mehrbelastung des rechten Ventrikels.

Über Strophanthin

Neben seinen pathologischen Überlegungen waren es vor allem die praktischen Erfahrungen mit Strophanthin, die *Kern* zu seinem Konzept geführt haben: Strophanthin, das kein Koronarmittel sei, wirke ausgezeichnet bei der „Linksherzsymptomatik".

Es wurde im letzten Jahrhundert (1859) zunächst oral in die Therapie eingeführt, seit 1905 (durch *Fraenkel*) auch intravenös verwendet. In größerem Maße hat es dann ab 1928 der Hochschulmediziner *Edens* eingesetzt und propagiert. *Edens* starb 1944, ohne größere Resonanz im hochschulklinischen Bereich erzielt zu haben; wohl jedoch hatte er einen gewissen Einfluß auf die freie Praxis gehabt. *Kern* nahm die *Edens*schen Ergebnisse auf und entwickelte sie in der Praxis weiter.

Strophanthin ist eine *afrikanische Lianen- und Strauchpflanze*. Es gibt insgesamt etwa 40 verschiedene Arten, von denen drei medizinisch

316

ausgenutzt werden: Strophanthus gratus, Strophanthus Kombé und Strophanthus hiscidus.

Am gebräuchlichsten ist das aus Strophanthus gratus gewonnene Gift Strophanthin (Ouabain). In dem Samen des Strophanthus gratus findet sich zu 4–8% ein Glykosidgemisch, das zu 90–95% aus gut kristallisierendem g-Strophanthin besteht. Die **Resorption** – die Resorptionsfrage ist von der Lehrmedizin zu einem ausgesprochenen Popanz aufgebauscht worden – beträgt peroral/enteral 3–5%, perlingual bis zu 95% (*Rietbrock* 1983 in *198*). Bezüglich der Resorption von magensaftresistenten Dragees gibt es noch divergierende Angaben.

In einem Isotopen-Tierversuch hat *Maehder* (in *115*, S. 169) eine Resorptionsquote von 71% bei oraler Strophanthingabe feststellen können. In anderen Tierversuchen wurden durch hohe orale Strophanthindosen die Tiere getötet, was auch nicht gerade zur klinischen Theorie von der Nichtresorbierbarkeit paßt.

Pharmakologisch ist Strophanthin das schnellst wirksame Herzglykosid und wegen seiner hohen Abklingquote (40%) auch das best steuerbare. Die Abklingquote von Digitoxin ist vergleichsweise 7%, von Digoxin und Lanatosid C etwa 20% (*93*).

Wie die anderen Herzglykoside wirkt Strophanthin *intravenös positiv inotrop und negativ chronotop,* darüber hinaus *sympathikolytisch* und *ökonomisierend.*

Auffallend ist, was jetzt auch in einer Hochschulstudie bestätigt worden ist[170], daß Ouabain perlingual und intravenös verschieden wirkt. *Perlingual hat es keine positiv inotrope Wirkung,* sondern ist inotrop neutral und wirke *vergleichbar dem Nitroglycerin* (elektrisch-impedanzkardiographische und echokardiographische Parameter wurden ausgewertet). Die Autoren diskutieren einen vor- und nachlastverändernden Effekt.

Im Gegensatz zu Digitalis werde das pH der Herzmuskelzelle, das ohnehin in den Linksinnenschichten schon physiologisch erniedrigt bei 6,7 liege, erhöht. Die durch Belastung (Glykolyse) entstehende Azidose werde durch Strophanthin kompensiert, wohingegen Digitalis die Azidose verstärke (*9*). Auch der Kaliumhaushalt wird durch Digitalis gestört (Kaliumverlust), durch Strophanthin bleibe er unbeeinträchtigt. Dementsprechend macht Digitalis im EKG Erregungsrückbildungsstörungen, Strophanthin aber nicht. *„Strophanthin verhütet den Infarkt, Digitalis macht Infarkte (Kern)."*

Auch neueste pharmakologische Untersuchungen[171] ergaben, daß die *Rigidität* der Erythrozyten (gemessen an ihrer Filtrierbarkeit) bei Vorbehandlung mit Digitoxin wesentlich mehr zunimmt als bei Vorbehandlung mit Strophanthin (in vitro-Versuche). Auch die *osmotische Resistenz* der strophanthinbehandelten Erythrozyten sei besser als derjenigen, die mit vergleichbaren Digitoxinkonzentrationen behandelt worden seien.

Kritische Diskussion des Kernschen Konzepts

Kern hatte Anfang der siebziger Jahre eine relativ große Resonanz gefunden. 1971 kam es in Heidelberg sogar zu einem Symposion mit führenden Kardiologen der Bundesrepublik Deutschland. Sozusagen tribunalhaft ist dort über ihn der Bannstrahl verhängt worden. In den letzten Jahren ist es um ihn und seinen Arbeitskreis ruhig geworden. [172]

Dies liegt meines Erachtens daran, daß die klinische Medizin mit den Nitraten, den Calciumantagonisten und den Betablockern zweifelsohne wichtige Fortschritte in der Herztherapie aufweisen konnte, nicht zuletzt auch mit den Koronarbypassoperationen. Gerade diese scheinen das Konzept der Koronartheorie endgültig zu bestätigen und die *Kern*schen Thesen hinfällig zu machen.

Wie beurteilt *Kern* selbst die Operationserfolge der Bypassoperation?

Zunächst hält er die koronargraphisch festgestellten Stenosen für weitgehend iatrogen, verweist auf röntgenologische Kritiken von *Düx* und *Thurn* (*115*, S. 237 f.). *Die Schmerzfreiheit nach der Operation hält er für eine Folge eines beeinträchtigten Koronarplexus, also einer unterbrochenen Schmerzleitung.*

Schöffler zitiert eine amerikanische Arbeit von 1960, als noch die Arteria mammaria interna in das Myokard umgeleitet wurde. In einer Blindstudie mit randomisierten Gruppen (!) wurde die Operation in der Plazebogruppe vor Umleitung der Arterie gestoppt und die Operationswunde wieder verschlossen, also eine sogenannte Scheinoperation (Sham-Operation) durchgeführt![173]

Das Ergebnis der Studie war, daß es den nicht vollständig Operierten hinsichtlich Schmerzempfindung, Nitroverbrauch und Leistungsfähigkeit hinterher genauso gut ging wie den vollständig Operierten, daß die Schmerzbehebung also im wesentlichen durch den operativ gesetzten Neuralreiz eingetreten sei.

Auch die Operationsmethode des sowjetischen Chirurgen *Mysch* bestätige eine solche Interpretation: Dieser näht nach Entfernung eines Rippenknorpels eine Prise Talkum in den Herzbeutel ein. Durch den dadurch gesetzten entzündlichen (durchblutungsfördernden) Reiz soll er zahlreiche Erfolge bei „Koronarpatienten" erreicht haben.

Auch bei der Koronarbypassoperation, so der *Kern*sche Arbeitskreis,

318

bringe die Verletzung der neuralen Strukturen am Herzen den registrierbaren Effekt, nämlich Schmerzfreiheit, jedoch nicht Verbesserung der Myokardfunktion.

Wenn an dieser Argumentation auch etwas dran sein mag, scheint sie mir doch als pauschale Erklärung für die Schmerzfreiheit von Bypass-Operierten zu einseitig, zu sektiererisch. Man kann durchaus den myokardialen Faktor als primär anerkennen, man kann durchaus eine koronare Genese des Infarkts ablehnen, und dennoch einer Koronarsklerosierung einen negativ rückwirkenden Effekt auf das Myokard zugestehen, der durch Kollateralen nicht voll kompensiert werden kann.

Im Falle der Beinarterien analysiert *Kern* selbst das Problem der sogenannten *Schwundstenosen:* „Wenn *atheromatöse* Arterien einem *adaptativen Kaliberschwund* unterliegen, ... so kann eine *mißliche Sondersituation* entstehen. In der enger gewordenen Arterie ragt ein noch weiches Atherom nun mehr nach einwärts ... und jetzt – aber auch erst jetzt – kommt es zur *echten Stenose durch das Atherom: Schwundstenose"* (*115,* S. 251 f.).

In Zusammenhang mit den Beindurchblutungsstörungen schreibt er dann weiter, die Kapillaropathie sei das primäre, durch eine sekundäre Sklerosierung eines vorher nicht stenosierenden Femoralisatheroms werde dann jedoch die Gesamtdurchblutung so verschlechtert, daß eine Zehe, bei der die Kapillaropathie am stärksten entwickelt war, gangränös werde. „Gerade diese Lokalisation der Gangrän, ein Meter vom Atherom entfernt, auf eine Zehe beschränkt, ... macht a priori evident, daß das Femoralisatherom keineswegs alleinige, je nach Fall nicht einmal die wichtigere Gangrän-Ursache ist... Mit der (operativen) Beseitigung des störenden Atheroms ist die Situation wieder so weit gebessert, wie es die Kapillaropathie zuläßt; oft recht erfreulich auf längere Zeit. Diese Schwundstenosen sind augenscheinlich *im wesentlichen auf das Bein beschränkt."* (*115,* S. 252)

Dieser letzte Satz ist genau der Schwachpunkt der *Kern*schen Theorie. Warum sollen analoge Verhältnisse nicht am Herzen möglich sein? Hier hat *Kern* doch wunderbar den Zusammenhang zwischen Primärstörung im Gewebe und Sekundärstörung im versorgenden größeren Gefäß mit Rückwirkung auf das Gewebe differenziert!

Diese Vorstellung entspräche auch der sich von der Peripherie her entwickelnden Kapillaropathie im Sinne *Wendts,* wo sich auch zunächst die Wand der Kapillaren verdickt, dann aufsteigend die der Arteriolen und größeren Gefäße (Kap. 12). Der zentraler liegende Gefäßverschluß ist nicht die Ursache der Erkrankung, weder bei der peripheren Angiopathie im Bein noch bei der sogenannten Koronarkrankheit. Dementsprechend ist eine Bypassoperation sowohl am Bein wie auch am Herzen *keine primär kausale,* sondern allenfalls eine *sekundär kausale* Therapie. Dementsprechend werden auch durch Bypassoperationen (s. *Cass*-Studie) keine Herzinfarkte verhindert, wohl jedoch die Angina-pectoris-Symptomatik gebessert, wenn die Kollateralbildungsfähigkeit des Organismus ausgereizt ist.

In dieser Sicht ist der koronare Faktor ein zusätzlicher Belastungsfaktor der primär nicht koronar, sondern myokardial bedingten Herzerkrankung. Dies ist kein fauler Kompromiß, den die *Kern*-Leute so sehr fürchten.[174] Es wird vielmehr die Dominanz und Priorität der *Kern*schen Pathogenese anerkannt, die Koronartheorie freilich nicht in Bausch und Bogen verbannt, sondern als Sonderfall in das umfassendere System der Myokardkonzeption integriert. Die *Newton*sche Mechanik ist durch die *Einstein*sche Relativitätstheorie auch nicht widerlegt und ungültig, sondern nur in einen größeren Zusammenhang gestellt worden.

Herztherapie in der Allgemeinpraxis

Welche Konsequenzen ergeben sich aus dem bisherigen für die Arbeit in der Allgemeinpraxis?

1. Das *Strophanthin* spielt eine wichtige Rolle in der Herztherapie. Peroral ist die Indikation ähnlich wie bei Nitropräparaten. Diese haben jedoch mehr einen mechanischen, nämlich Gefäßeffekt. Das Strophanthin wirkt mehr auf den Herzstoffwechsel und ist deshalb kausaler. Ich gebe also orales Strophanthin bei leichteren Dyskardien und Schlafstörungen, auch bei mittelgradiger Angina pectoris. Dosis: 1–2 Kapseln Strodival® bei Bedarf (1 Kapsel Strodival® enthält 3 mg Strophanthin), bis zu 6 Kapseln täglich.

Wichtig ist die richtige Einnahme: Vorher Speichel runterschlucken, die Kapsel auskauen und möglichst nicht mit Speichel zusammenbringen, perlingual einwirken lassen! Die Kaukapsel wirkt auf jeden Fall besser und intensiver als die magensaftresistente Kapsel (Strodival®mr), die erst im Dünndarm zur Resorption kommt.

Leider gibt es, vor allem bei den Kaukapseln, häufiger Magenunverträglichkeiten (Schleimhautreizung). In solchen Fällen also Strodival®mr einsetzen. Wird auch dieses nicht vertragen, versuche ich „mildere"

Koronarmittel vom Typ des Dipyridamols (Persantin®), Carbocromens (Intensain®) oder Oxyfedrins (ildamen®).

Bei schweren Angina pectoris-Anfällen gebe ich bis zu 12 mg perorales Strophanthin und zusätzlich Nitrolingual.

Bei der *intravenösen* Anwendung muß man die Dosis nach Bedarf steigern: In leichteren Fällen ein bis zweimal täglich ⅛ mg, in schweren Fällen bis zu zweimal täglich ¼ mg Strophanthin. Man kann Strophanthin durchaus mit Digitalis kombinieren, muß dann aber, vor allem bei intravenösen Anwendungen, die Summation des positiv inotropen Effekts berücksichtigen.

Ich habe die Beobachtung gemacht, daß vor allem auf die perorale Strophanthingabe der W-Typ nach *Curry* in der Regel besser reagiert als der K-Typ; dieser seltener anspricht und auch häufiger mit Durchfällen reagiert.

Man betreibt mit Strophanthin eine **hervorragende Infarktprophylaxe.** Deshalb sollte man es als Zerbeißkapsel immer in der Notfalltasche bei sich haben und auch allen gefährdeten Patienten mit dem Hinweis verordnen, sie müßten es immer griffbereit bei sich tragen.

Ein Gelsenkirchener Werksarzt, der auf der von ihm betreuten Zeche von 1972 bis 1974 11 Infarkttote unter Tage zu verzeichnen hatte, machte folgende Erfahrung: Nach Anwendung der perlingualen Strophanthin-Soforttherapie (mit 12 mg Strodival®) war ab 1975 in einem gleich langen Beobachtungszeitraum nur noch 1 Infarkttoter zu beklagen! [175]

2. Für die *Therapie der Rechtsherzinsuffizienz* im Sinne *Kerns* (Tachykardie, Ödeme) reicht die Strophanthintherapie nicht aus. Am schonendsten und dem Strophanthin am ähnlichsten wirkt hier *Lanatosid C* (Cedilanid®, Celadigal®). Die beste Wirkung bei starker Tachykardie entfaltet das *Digitoxin,* das ich auch sonst wegen besserer Verträglichkeit dem Digoxin vorziehe. Digoxin gebe ich nur, wenn insuffiziente Patienten mit starker Tachykardie das Digitoxin wegen einer Leber-Gallestörung nicht vertragen.

3. Für leichtere Fälle gilt es, die **Digitaloide** wieder in größerem Maße zu entdecken!

● *Meerzwiebel-Präparate* (Sandoscill® Dragees, Scillaren® Tropfen): neben der positiv inotropen eine gute diuretische Wirkung.

● *Convallaria-Präparate* (Maiglöckchen, Convacard®): ähnliche Wirkung wie die Scillapräparate, aber etwas milder, ebenfalls bei leichten Stauungen im großen Kreislauf (Rechtszeichen).

● *Crataegus-Präparate* (Weißdorn, Crataegutt® u.a.): positiv inotrop, guter Synergismus mit peroralem Strophanthin, bei leichten und auch mittelschweren Fällen von Linksinsuffizienz.

- *Besenginster-Präparate* (Sarothamnus scoparius, enthält als hauptwirksame Substanz Spartein, z. B. in Spartiol®): bei Herzrhythmusstörungen, vor allem leichteren Formen der Extrasystolie.
  Hierher gehören auch verschiedene homöopathische Mittel, z. B. Cactus comp. (Heel) bei Dyskardien sensibler Patienten, u. a.
  4. Nitrate möglichst nicht in retardierter Langzeitform, sondern als Sofortpräparat (5 mg Isosorbiddinitrat) verordnen!
- *Calciumantagonisten* vom Typ des *Nifedipin:* in der Regel nur, wenn eine Hypertonie mitspielt; Blutzuckerkontrollen dabei beachten, möglichst auch in der nichtretardierten Form geben, da flexiblere, bedarfsgerechtere Dosierung.
- *Calciumantagonisten* vom Typ des *Verapamils:* wenn eine starke Tachykardie im Vordergrund steht ohne stärkere Rechtszeichen.
- *Betablocker:* wenn Hypertonie *und* Tachykardie vorliegen. Auch hier ist man mit kleinen Dosen (z. B. 10 mg Propranolol) wesentlich flexibler!

Auch mit der hier beschriebenen differenzierteren und breiteren Basistherapie kann man die hochwirksamen, aber auch hochnebenwirksamen Betablocker nicht ersetzen, wohl aber ihren Einsatz reduzieren. Vor allem bei älteren Patienten verordne ich sie höchst selten. Die vielfach propagierten *vegetativen* Indikationen (Migräne usw.) halte ich für höchst unsinnig.

5. Man muß die ganze Palette der *kardialen Begleittherapie* ausschöpfen! Hier spielt das **Magnesium** als Basistherapie mit dem Strophanthin zusammen eine wichtige Rolle und beeinflußt günstig die neurale Komponente der Herzerkrankung, vor allem leichtere Rhythmusstörungen und Dyskardien. Weiterhin ist *Kalium* wichtig, vor allem bei Digitalis-Therapie, *Vitamin E* sowie *nukleosidhaltige Präparate* (z. B. Adenylocrat®, wo auch noch Crataegus mitenthalten ist). In sehr schweren Fällen zusätzlich *Revitorgan-Präparate* (Revitorgan Nr. 6, Kap. 16), *auch Ozon- bzw. HOT-Therapie.* In letzter Zeit gibt es auch positive Hinweise für den Einsatz von *Enzympräparaten* bei der Koronarerkrankung (Kap. 23).

6. *Bei Verdacht auf akuten Infarkt* gebe ich sofort 3–4 Kapseln **Strodival**® perlingual, spritze **Dolantin** und 5000 E **Liquemin** subkutan in den Bauch (low dose-Heparinisierung, kann im Krankenhaus fortgesetzt werden). *v. Ardenne* empfiehlt zusätzlich noch **Methylpredni-**

solon. Er verweist auf eine klinische Studie mit etwa 300 Infarktpatienten: durch die Sofortapplikation von perlingualem Strophanthin und Metylprednisolon konnte die Gesamtletalität in allen Altersgruppen von vorher 38% auf 16,2% (innerhalb derselben Klinik) erreicht werden (*9*).

Nach *Kern* haben Antikoagulantien keine prophylaktische Wirkung gegen den Myokardinfarkt, in der Akutphase eines Infarkts seien sie jedoch therapeutisch zur Verhinderung einer aszendierenden Thrombose, also einer Ausbreitung des Infarkts sehr wichtig.

Meines Erachtens ist dies *wohl* eine gewisse Prophylaxe bei gefährdeten Patienten. So können unter Antikoagulantien-Therapie zwar auch Infarkte auftreten [176], sie verlaufen aber relativ bland.

7. Es gilt, insbesondere als Hausarzt, *sehr kritisch dem zu erwartenden Bypass-Boom entgegenzutreten.* Die Operation ist nur indiziert, wenn sämtliche hier aufgezeigten konservativen Mittel ausgeschöpft sind und der Patient nicht in einen für ihn erträglichen Zustand gebracht werden konnte! Die Operation ist dann sozusagen der letzte Versuch, der Patient kann dadurch nur noch gewinnen. Er braucht dann auch nicht, wie das vielfach üblich geworden ist, mühevoll dazu überredet zu werden.

Die Operation ist *nicht* indiziert aus irgendwelchen sogenannten „prophylaktischen" Gründen, „um einen Infarkt zu verhindern" oder ähnliches. (s. o. *Cass*-Studie).

Dieses Prinzip gilt für alle Operationen mit Ausnahme der Korrektur bestimmter genetischer Anomalien . [177]

23. KAPITEL

Über Enzym-, Elektrolyttherapie und andere Verfahren

Enzymtherapie

Die Substitution mit Verdauungsenzymen ist der Klinik geläufig. Weiterhin kennt man dort die fibrinolytische Therapie beim Herzinfarkt, bei Thrombosen und Lungenembolie mit Streptokinase oder Urokinase. In letzter Zeit hat man vermehrt versucht, die konventionelle Bandscheibenoperation durch enzymatische Bandscheiben-Nukleolyse zu verdrängen. Dabei verwendet man die nämlichen Enzyme, die die biologische Medizin schon seit längerem in der Tumor- und Immuntherapie einsetzt.

Es handelt sich um *Enzyme aus Ananas* (Bromelin, z. B. in Traumanase®) *und aus Papayafrüchten* (Papayotin), bzw. um Mischungen dieser Enzyme mit den bekannten Pankreasenzymen Pankreatin, Lipase, Chymotrypsin, Trypsin und Amylase. Solche Kombinationen liegen z. B. in den Präparaten Wobemugos®, Wobenzym® und Mulsal® vor. Sie sind laut Firmenangabe nicht willkürlich zusammengestellt, sondern Ergebnisse ausgedehnter in-vitro-Versuche.

Wichtig sei auch noch die besondere *Galenik*. Dadurch würden die Präparate in den Dünndarmzellen durch besondere Rezeptoren pinozytoseartig aufgenommen. Die gängigen Enzympräparate, die man für Verdauungsstörungen gibt, werden ja nicht nennenswert resorbiert.

Der augenscheinlichste pharmakologische Effekt ist die Verstärkung der *Fibrinolyse*. Man kann dies z. B. auf einem Hämoglobin-Agar-Nährboden feststellen, auf den man Blut von behandelten Versuchstieren oder Menschen aufträgt: je nach verabreichter Enzymdosis bildet sich ein verschieden großer fibrinolytischer Hof (Abb. 51). Die Fibrinolyse wird therapeutisch onkolytisch genutzt, nämlich **zur Auflösung von Tumorgewebe und Metastasen.**

Im Tierversuch wurden Ratten mit Yoshida-Sarkomzellen inokuliert. Bei den Tieren, die mit Wobemugos vorbehandelt waren, ging der Tumor wesentlich schlechter an als bei den nichtbehandelten. Bei den behandelten überlebten 70%, bei den unbehandelten nur 5%. In einer Gegenkontrolle wurde festgestellt, daß Fibrinolysehemmer das Angehen der Tumorzellen verbesserten.

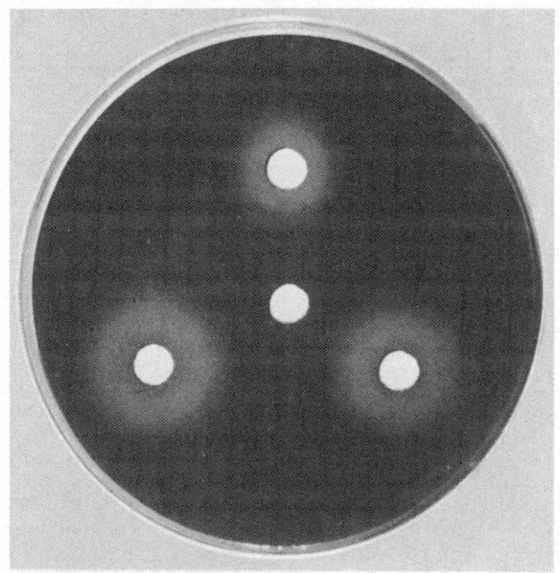

Blutserum von Ratten nach Behandlung mit Wobe-Mugos.
Mitte: Leerwert,
oben: 500 mg Wobe-Mugos oral,
rechts: 250 mg Wobe-Mugos intraperitoneal,
links: 500 mg Wobe-Mugos intraperitoneal,
(Jeweils 1 Stunde nach der Applikation.)

Abb. 51: *Nachweis der fibrinolytischen Aktivität von Enzympräparaten* in Abhängigkeit von der verabreichten Dosis: Blut von Ratten, die mit verschiedenen Dosen von *Wobe Mugos*® behandelt worden waren, wurde auf Hämoglobin-Agar-Platten aufgetropft. Je höher die verabreichte Dosis, desto größer der fibrinolytische Hof des Blutstropfen auf der Kultur-Platte (aus Firmenmaterial Fa. Mucos).

Man kann auch mit Antikoagulantien eine antimetastatische Wirkung erzielen. Freilich ist deren Anwendung wegen der erhöhten Blutungsgefahr wesentlich problematischer als die der proteolytischen Enzyme.

In Versuchen will man festgestellt haben, daß diese Enzyme selektiv onkolytisch wirkten, gesundes Gewebe von ihnen also nicht aufgelöst werde. Hier wirkten offensichtlich *Enzyminhibitoren,* die im Tumorgewebe nur vermindert vorlägen.

Bei direkter intratumoraler Anwendung würde sich eine Kolliquationsnekrose bilden und der Tumor zerfallen. [178] Bei äußerlich liegenden Tumoren (z. B. beim Mammakarzinom) sowie intra operationem sei deshalb die direkte *intratumorale Applikation* möglich. Auch in die Pleurahöhlen und intraabdominal beim Aszites könne man Wobemugos direkt injizieren. Es könne jedoch zu stärkeren Kreislaufreaktionen dabei kommen.

In der Allgemeinpraxis beschränkt man sich deshalb in der Regel auf die perorale sowie die rektale Darreichung in Form von Suppositorien und Klistiertabletten. Je nach Schweregrad des Tumorleidens sind langzeitmäßig hohe Dosen erforderlich, die den Firmenprospekten zu entnehmen sind.

Der zweite große Indikationskomplex für die proteolytischen Enzyme sind die **Autoaggressionskrankheiten:** Man stellt sich heute vor, das Antigen würde mit dem Antikörper einen Immunkomplex bilden, der sich in den verschiedenen Organsystemen ablagere und dort entsprechende Veränderungen verursache, z. B. als Morbus Crohn, als MS, als Bechterew, als Polyarthritis usw. Diese Immunkomplexe sind jetzt durch relativ aufwendige Verfahren nachweisbar. Mit noch aufwendigeren klinischen Verfahren (Plasmapherese=Filtrationsprinzip und Cryopherese=Kältebehandlung) können sie im akuten Schub dem venösen Blut entzogen werden.

Durch proteolytische Fermente, die in hoher Dosis und bei langer Behandlungsdauer wohl ebenfalls diese Immunkomplexe auflösen können, ist dies wesentlich einfacher.

Dabei würden die Enzyme steuernd in den Entzündungsvorgang eingreifen, toxische Stoffwechselprodukte depolymerisieren und die Zirkulation durch vermehrte Fibrinolyse und Auflösung von Mikrothromben fördern. Deswegen gelten Zustände, wo eine vermehrte Fibrinolyse *nicht* erwünscht ist, z. B. frische Blutungen nach Traumen oder aus anderen Ursachen, als Kontraindikation für die Enzymtherapie.

Für die Allgemeinpraxis gelten zusammengefaßt folgende Indikationen:

● *Basistherapie bei Neoplasien* (selektiv onkolytischer und antimetastatischer Effekt).

In leichteren Fällen Phasentherapie zirka sechs Wochen, in schwereren Fällen Dauertherapie.

Dosis: 2×1 bis 2×3 Supp. Wobemugos, in schweren Fällen 2× tgl. Klistier mit je 10 Klistiertabletten.

● *Autoimmunerkrankungen* (vor allem MS, Polyarthritis, Morbus Bechterew), auch andere anhaltende hartnäckige chronische Entzündungszustände (schwere Sinusitiden).

326

Dosis: 2×2 bis 2×3 Drg. Wobenzym bei der MS, im Schub 10 Drg. tgl. Analoge Dosierung von Mulsal beim Bechterew und der Polyarthritis. [179]

- *schwere Formen venöser und arterieller Durchblutungsstörungen,* vor allem beim postthrombotischen Syndrom, unter Umständen auch bei der Koronarerkrankung.
Dosis: wie bei MS.

Zur Elektrolyttherapie

Im Rahmen der Notfallmedizin betreibt die Klinik durch Infusionen eine relativ differenzierte Elektrolyttherapie. In den meisten Praxen kennt man die Eisentherapie bei Anämien, die Calciumtherapie bei akuten Allergien, die Kaliumsubstitution in der Herztherapie, vor allem bei gleichzeitiger Digitalisgabe, sowie in letzter Zeit auch die Magnesiumtherapie, vor allem bei Wadenkrämpfen und nervösen Beschwerden.

Eine differenzierte Elektrolytdiagnostik spielt in der Praxis bislang eine geringe Rolle. Man bestimmt zwar hin und wieder die Serumwerte von Calcium, Kalium und Natrium, wobei vor allem der Kaliumwert für die Beurteilung einer Niereninsuffizienz mitherangezogen wird.

Die *Serum*werte repräsentieren die Gesamtelektrolytsituation des Körpers unzuverlässig, weil man nur die extrazellulären Elektrolyte damit erfaßt. Vor allem beim Kalium, aber auch bei anderen Elektrolyten, ist die intrazelluläre Situation mitunter wichtiger. Seit längerer Zeit gibt es nun *Speziallabore* [180], die mittels Spektralanalyse Elektrolytbestimmungen des Vollbluts durchführen, was genauere Ergebnisse ergibt. Bei der Beurteilung der Ergebnisse kommt es nicht nur auf Absolutwerte der verschiedenen Elektrolyte an, sondern auch auf ihre *Konzentrationsverhältnisse untereinander.* Schon dem *Paracelsus* war aufgrund astrologischer Überlegungen der Antagonismus zwischen Kupfer (Venus) und Eisen (Mars) bekannt.

Eine Erhöhung der **Zink- und Eisenwerte** bei gleichzeitiger Verminderung der **Kupferwerte** signalisiere eine Disposition zu Herzinfarkt, Pankreatitis, Magenblutung *(145),* auch zu gewissen rheumatischen Erkrankungen. In solchen Fällen ist dann eine Therapie z. B. mit Kupferorotat angezeigt. Auch sollte man eine Operation bei stark verschobenen Werten wegen des entsprechenden Risikos vermeiden.

Sind die Eisen- und Zinkwerte erniedrigt, der Kupferwert hingegen erhöht, dann liege eine Disposition zum Karzinom bzw. eine allgemeine Abwehrschwäche vor.

Das Verhältnis der Kalium- zur Calciumkonzentration repräsentiert elektrolytisch die Situation des vegetativen Nervensystems: **Kalium = parasympathisches Prinzip, Calcium = Sympathikusprinzip.** Erniedigte Kaliumwerte und erhöhte Calciumwerte bedeuten also Sympathikotonie; erhöhte Kaliumwerte und erniedrigte Calciumwerte Vagotonie.

Man muß diese Ergebnisse freilich relativieren, denn einerseits sind die Elektrolytparameter diagnostisch nicht so spezifisch wie beispielsweise die Transaminasen- oder Kreatininwerte. Auf der anderen Seite haben sie aber auch nicht eine solch integrale Aussagekraft wie beispielsweise die biophysikalischen Regulationstests (Thermoregulation, Decoder). Auch therapeutische Schlüsse für eine eventuelle Substitutionstherapie sind nur bedingt sinnvoll, denn zumeist ist ein Elektrolytmangel nicht die Folge eines nichtausreichenden Angebots, sondern eher einer Resorptionsstörung des Darms oder einer Verwertungsstörung anderer Organe. *Rilling* (in *278*) bringt Beispiele, wo nur durch Ozonbehandlung, also ohne Elektrolytsubstitution, sich die Elektrolytsituation völlig normalisiert habe.

Welche Möglichkeiten bestehen in der Allgemeinpraxis?

Eine differenzierte Vollblutanalytik kommt in der Regel nicht in Frage, da die Kosten nicht von den gesetzlichen Krankenkassen übernommen werden, bleibt also die Ausnahme für gewisse schwere Fälle.[181] In der Regel wird man sich auf die *Serumwerte von Eisen,* mitunter auch von *Kalium und Calcium* und in besonderen Fällen auch *Kupfer* beschränken. Für die oben angedeuteten Interpretationsmöglichkeiten genügt das auch. Man wird gegebenenfalls mit den genannten Einschränkungen Eisen- oder Calciumpräparate geben, bei Herzkrankheiten auch Kalium und Magnesium (Kap. 22).

Magnesium wirkt allgemein *harmonisierend* auf das vegetative Nervensystem und vermindert die Streßlabilität – *vor allem beim W-Typ (Curry), der K-Typ braucht statt dessen Calcium (!)* – eignet sich gut bei vegetativen Dystonien, wenn eine *thyreogene Komponente* dabei ist, sowie bei diversen kardialen Sensationen, Dyskardien und leichteren Rhythmusstörungen. Schließlich tut es gute Dienste bei nächtlichen *Wadenkrämpfen.*

Kupfer kann man unter Umständen zur Herzinfarktprophylaxe und bei bestimmten rheumatischen Leiden einsetzen (Kupferorotat).

Zink spiele bei verschiedenen spezifischen und unspezifischen Abwehrleistungen eine Rolle: es beeinflusse Zellteilungsvorgänge, sei für die Bildung bakterizider Sauerstoffradikale im Rahmen der granulozytären Abwehr sowie auch für die Funktion der Makrophagen wichtig *(213)*. Therapeutisch einsetzbar, z. B. als Zinkorotat, *bei sehr schlechter Abwehrlage,* z. B. beim Krebs.

Ansonsten gibt es *verschiedene homöopathische Mineralpräparate.* Zahlreiche Mittel von *Hahnemann* sind Mineralmittel. Eine besondere homöopathische Elektrolyttherapie stammt von *Schüssler* aus dem letzten Jahrhundert *(biochemische Mittel).* Er entwickelte zwölf Typenmittel mit verschiedenen anorganischen Salzen, die er gemäß der homöopathischen Symptomatik und auch nach astrologischen Gesichtspunkten verordnete. Für die Praxis ist unter Umständen das Präparat Ultima Ratio® [182] interessant, ein homöopathisches Breitbandelektrolyttherapeutikum mit 38 Salzen und Spurenelementen. Man kann es neuraltherapeutisch bei Neuritiden, rheumatoiden Gelenkbeschwerden und Myalgien einsetzen.

Mit der substitutiv-mechanischen Denkweise, die sich vor allem an Serum- bzw. Blutkonzentrationen orientiert, hat man nur begrenzte Erfolge: Ein erhöhter Calciumwert im Blut muß ja durchaus nicht heißen, daß zuviel Calcium im Körper da ist, kann vielmehr einen erhöhten Calciumbedarf der Gewebe signalisieren und also durchaus eine zusätzliche Calciumgabe sinnvoll erscheinen lassen. Will man tiefer in die Elektrolyttherapie, vor allem die Therapie mit Metallen, eindringen, kommt man nicht umhin, sich mit geisteswissenschaftlichen symbolischen, auch astrologischen Bedeutungen der verschiedenen Metalle zu befassen, wie dies *Paracelsus* getan hat und auch die Anthroposophen versuchen. [183]

Weitere Verfahren

Die nun folgenden Methoden spielen keine so große Rolle in der Allgemeinpraxis. Ich bringe sie zur allgemeinen Information.

Die **manuelle Lymphdrainage nach Vodder** ist eine spezielle Massagetechnik. Man arbeitet mit einem wesentlich geringeren Druck als bei der herkömmlichen Massagetechnik. Im Gegenspiel von Daumen und übriger Hand werden leicht saugende und pumpende Bewegungen durchgeführt, die, so stellt man sich vor, den Lymphabfluß anregen. Dies wird jedenfalls durch die Praxis bestätigt. Im Gegensatz zur herkömmlichen Massage, die eine Ödembildung eher provoziert und für die deshalb Ödeme eine Kontraindikation darstellen, ist die Lymphdrainage gerade

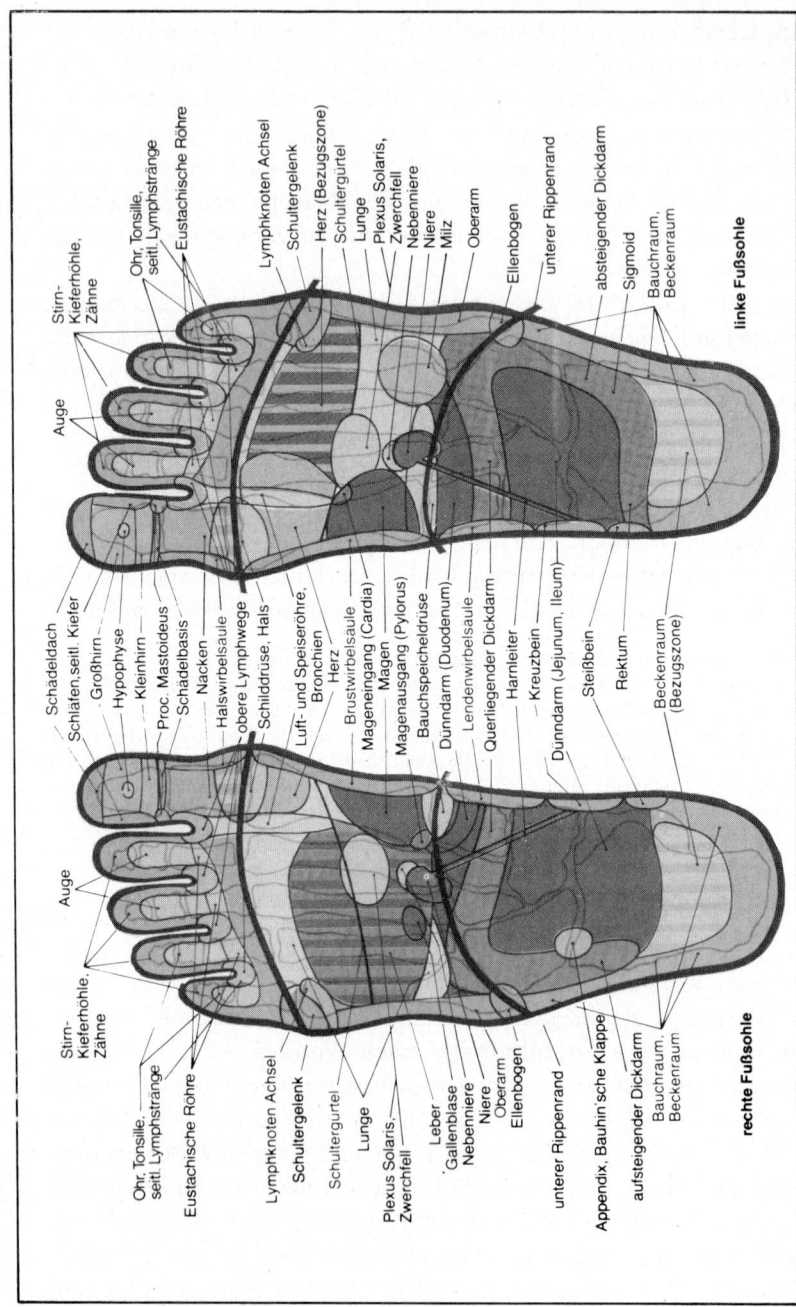

Abb. 52: *Topographische Konzeption der Fußreflexzonen-Massage* (aus *H. Marquardt, Reflexzonenarbeit am Fuß*) Ob eine *solch differenzierte* anatomische Zuordnung möglich ist, muß man bezweifeln. Nämliches gilt für andere entsprechende Zuordnungen (Iris, Ohr, usw.).

Within the figure, the following labels appear:

linke Fußsohle

Eustachische Röhre
Stirn-Kieferhöhle, Zähne
Ohr, Tonsille, seitl. Lymphstrange
Auge
Lymphknoten Achsel
Schultergelenk
Herz (Bezugszone)
Schultergürtel
Lunge
Plexus Solaris, Zwerchfell
Nebenniere
Niere
Milz
Oberarm
Ellenbogen
unterer Rippenrand
absteigender Dickdarm
Sigmoid
Bauchraum, Beckenraum

Schädeldach
Schläfen, seitl. Kiefer
Großhirn
Hypophyse
Kleinhirn
Proc. Mastoideus
Schädelbasis
Nacken
Halswirbelsäule
obere Lymphwege
Schilddrüse, Hals
Luft- und Speiseröhre, Bronchien
Herz
Brustwirbelsäule
Mageneingang (Cardia)
Magen
Magenausgang (Pylorus)
Bauchspeicheldrüse
Dünndarm (Duodenum)
Lendenwirbelsäule
Querliegender Dickdarm
Harnleiter
Kreuzbein
Dünndarm (Jejunum, Ileum)
Steißbein
Rektum
Beckenraum (Bezugszone)

rechte Fußsohle

Stirn-Kieferhöhle, Zähne
Auge
Ohr, Tonsille, seitl. Lymphstrange
Eustachische Röhre
Lymphknoten Achsel
Schultergelenk
Schultergürtel
Lunge
Plexus Solaris, Zwerchfell
Leber
Gallenblase
Nebenniere
Niere
Oberarm
Ellenbogen
unterer Rippenrand
Appendix, Bauhin´sche Klappe
aufsteigender Dickdarm
Bauchraum, Beckenraum

330

hier indiziert. Am günstigsten wirkt sie bei *unfallbedingten Schwellungen und Hämatomen*. Auch bei *Elephantiasis* und bei *Lymphödemen* nach axillärer Lymphknotenausräumung (z. B. im Rahmen einer radikalen Mammaoperation) hat sich das Verfahren bewährt. Nicht angezeigt ist es bei Phlebitiden und Lymphangitiden, also bei entzündlichen Erkrankungen; auch nicht bei malignen Lymphknotenerkrankungen. Die Behandlung wird in der Regel nicht von Ärzten, sondern von speziell ausgebildeten Masseuren durchgeführt.

Auch die **Fußreflexzonenmassage** wird von medizinischem Hilfspersonal praktiziert, zumeist Masseuren, mitunter auch Fußpflegern. Bei dieser Therapie hat man die Vorstellung, daß die Körpertopographie sich auf der Fußsohle widerspiegelt (Abb. 52). Man diagnostiziert zunächst an der Verspannung und Schmerzhaftigkeit bestimmter Stellen die Lokalisation der Störung und massiert dann mit leichtem Daumenkreisen zirka 20 Minuten, bei akuten Reizphasen kürzer. Reflektorisch sollen die diesen Stellen zugeordneten Organe beeinflußt werden. Bei myalgischen Beschwerden, auch bei Sinusitiden und Dysmenorrhoen kann man die Fußreflexzonenmassage durchaus mal versuchen – selbstverständlich nur als *adjuvante* Maßnahme.

Die **Atemtherapie**, ausgeübt von einigen niedergelassenen Krankengymnasten und von eigens spezialisierten Atemtherapeuten, sieht in der Atmung nach dem Herzschlag die essentiellste biologische Funktion, essentieller als die Aufnahme von Flüssigkeit oder gar von Nahrung. Atmung und Herzschlag laufen autonom ab; die Atmung kann aber wenigstens teilweise willkürlich gesteuert werden, der Herzschlag nicht. Es soll einige Yogis geben, die auch dies können.

Bei vegetativen Störungen, Herderkrankungen und stärkeren Organerkrankungen ist die Atembewegung disharmonisch, mitunter seitendifferent. Aber auch die sogenannten Gesunden haben heute vielfach eine unökonomische Atemtechnik. *Durch die Atemtherapie versucht man die Ökonomik der Atemexkursionen zu verbessern und die Atemrhythmik und damit auch das Vegetativum zu harmonisieren:* mit einer speziellen Gymnastik, mit Stimm- und Sprachübungen sowie meditativer Konzentration auf die Atmung. Die hauptsächliche Indikation in der Praxis sind die *chronische Bronchitis* und das *Asthma bronchiale,* vor allem bei Kindern.

Letztlich stammt die Atemtherapie aus dem Yoga: Atemübungen sind hier Mittel zum Zweck, um die vitalen Funktionen (den Körper) durch den Geist zu beherrschen. [184]

Die **Irisdiagnostik** stammt von dem ungarischen Arzt *Ignaz von Peczely* aus dem letzten Jahrhundert. Hier werden aus farblichen und strukturellen Veränderungen der Regenbogenhaut entsprechend einer Topographie (Abb. 53) Rückschlüsse auf Organbefunde und Diathesen gezogen. Wer sich die Iris einmal im Mikroskop anschaut, wird fasziniert sein von der Schönheit dieser Struktur. Diagnostisch freilich findet man eine solche Vielzahl an Phänomenen, daß mit rein rationaler Auswahl

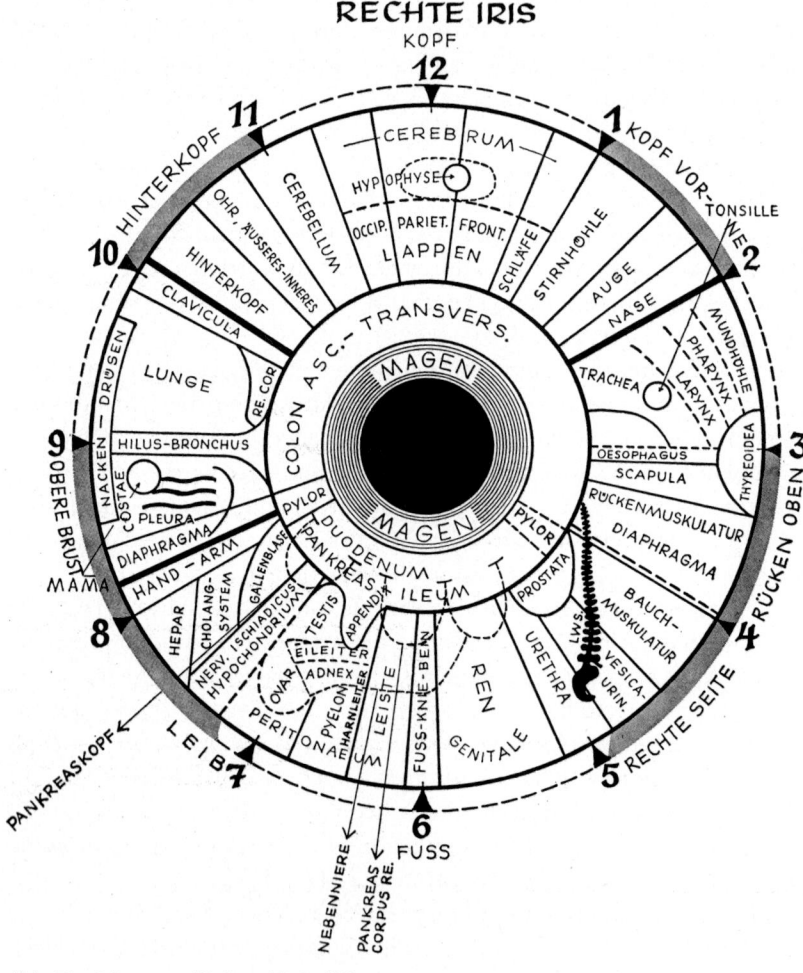

Abb. 53: *Iristopographie* (aus *48*, S. 192).

keine sinnvollen Diagnosen gestellt werden können. Auch verwischen sich die Zuordnungsbereiche der einzelnen Organe, die einzelnen Iridologen streiten sich zum Teil heftig, welches Organ welchem Platz topographisch zugeordnet werden soll, *so daß man sich vor festen Diagnosen aus der Iris hüten sollte*. Dies ist ja eine beliebte Heilpraktikerkrankheit. Auf der anderen Seite kann sie für einen, der sie beherrscht, eine interessante Hinweisdiagnostik sein.

Ein weiteres Organ, das als Projektionsfläche anderer Organe zur Diagnostik dient, ist die **Zunge** (Abb. 54). Das Herausstrecken der Zunge war früher ein obligates Ritual beim Arztbesuch. Die heute ausgebildeten Ärzte können freilich mit der rausgestreckten Zunge des Patienten nicht mehr viel anfangen. Nach alter Ansicht repräsentiert die Zunge den Magen-Darm-Trakt. Ein starker Belag ist auf jeden Fall Zeichen einer Dysbiose, von einer Atrophie der Zungenschleimhaut kann man auch auf eine atrophische Tendenz des Magen-Darm-Trakts schließen. Kleine Defekte (Spalten) auf der Zunge sollen auf eventuelle Defekte im topographisch zugeordneten Bereich hinweisen; ein kleiner Defekt im Magenareal beispielsweise auf ein Magengeschwür. Eine seitlich geschwollene Zunge, an der man die Abdrücke der Zähne sieht, läßt an Leberkrankheiten denken.

Alle hier genannten hinweisdiagnostischen Verfahren werden durch moderne technische Untersuchungen wie Röntgen usw. nicht überflüssig. Zum einen kann man sie leicht und ohne Belastung, auch ohne Kosten und sonstigen Aufwand praktizieren. Zum anderen bekommen sie *ihren Wert aus der Summation,* d.h. aus dem Zusammenhang mit Anamnese, anderen Hinweiszeichen und der körperlichen Untersuchung.

Dies gilt auch für die meines Erachtens noch unsicherere **Fingernagel-Antlitzdiagnostik**. Man achtet auf die Entwicklung der *Augenbrauen* und die Größe und Konsistenz der *Ohrmuscheln* (buschige Augenbrauen und große feste Ohrmuscheln = starke Vitalität). Ausgeprägte *Nasolabial-falten* deuten auf Magenerkrankungen, was allgemein bekannt ist. Eine ausgeprägte vorgewölbte *Unterlippe* kann eine Anfälligkeit für Störungen im Urogenitalbereich andeuten. Eine Ulnar- oder Radialdeviation der Finger soll bestimmte Organschwächen signalisieren:

- Zeigefinger rechts entspricht Leber
- Zeigefinger links entspricht Milz
- Mittelfinger = Darm (rechts = Appendizitis)

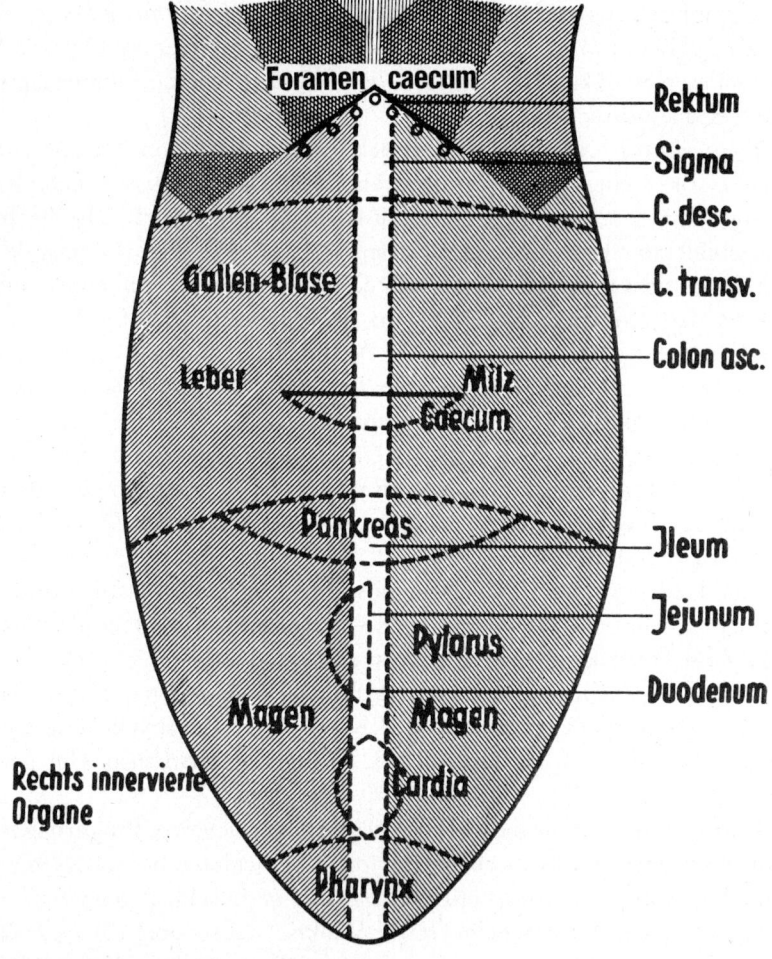

ZUNGEN-TOPOGRAPHIE
mit Innervation

Foramen caecum

Rektum

Sigma

C. desc.

Gallen-Blase

C. transv.

Colon asc.

Leber

Milz

Caecum

Pankreas

Jleum

Jejunum

Pylorus

Duodenum

Magen

Magen

Rechts innervierte
Organe

Cardia

Pharynx

Abb. 54: *Zungentopographie* (aus *246*, S. 7).

- Ringfinger = Nieren
- Kleinfinger = Hormonsystem. [185]

Ähnliche Interpretationskriterien wie bei der Irisdiagnostik gelten für die **Kupferchlorid-Kristallisationsreaktion,** die in der anthroposophischen Medizin eine Rolle spielt. Sie wurde von *E. Pfeiffer* 1920 auf Anregung von *Rudolf Steiner* eingeführt. *Steiner* forderte eine Substanz, die auf die gestaltenden Kräfte biologischer Strukturen, z. B. des Blutes, indikatorhaft reagiere, so wie beispielsweise Lackmuspapier auf Säuren.

Pfeiffer fand als das hierfür günstigste Mittel das Kupferchlorid. Wenn man Blut oder andere Substanzen zusetzt, kristallisiert es und liefert ein Gefügebild, das reproduzierbar und für den jeweiligen Zusatz spezifisch sein soll. Man kann so verschiedene Säuren, Pflanzenextrakte, Organextrakte usw. mit Kupferchlorid kristallisieren lassen, wobei sich jeweils charakteristische Bilder ergeben. Dementsprechend sollen auch die Kristallisationsbilder, die sich aus der Kristallisation mit dem jeweiligen Patientenblut ergeben, für dieses spezifisch sein. (Abb. 55) Auch die sogenannten Blutsteigbilder nach *Kaelin* – auf der Basis der Papierchromatographie – gehören zu den *bildschaffenden Diagnoseverfahren* der anthroposophischen Medizin.

Mit zum Teil schon erheblichem wissenschaftlichen Aufwand werden in der **Chronobiologie** zirkadiane und auch längerfristige Rhythmen biologischer Wesen untersucht. [186] Man stellt für verschiedene Parame-

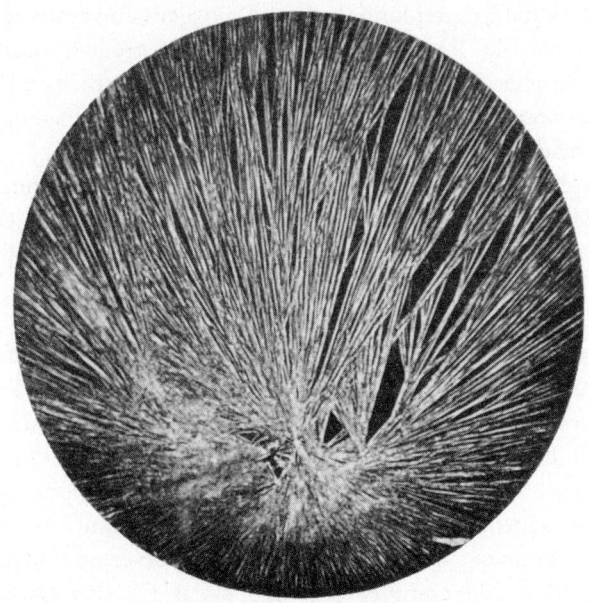

Abb. 55: *Bild einer Kupferchlorid-Kristallisationsreaktion* (bei *Nephrosklerose,* aus *238,* S. 202).

ter wie z.B. Blutdruck, Puls, Körpertemperatur usw. Meßwertreihen über 24 Stunden auf und wertet sie statistisch aus. Dabei ergeben sich in der Verteilung der Meßwerte häufig Cosinuskurven, z.B. beim Blutdruck *(82)*. Man kann dann chronobiologisch verschiedene Bluthochdruckformen unterscheiden:

- den *Amplitudenhochdruck,* der erhöhte Schwankungen bei relativ normalen Tagesmittelwerten aufweist;
- den *Mesorhochdruck,* bei dem der Tagesmittelwert insgesamt erhöht ist und schließlich
- den *Phasenhochdruck,* bei dem einzelne Spitzenwerte erhöht sind.

Bedeutung für die Praxis hat das sicherlich noch nicht, da man hier nicht solche Blutdrucklangzeitmessungen durchführen kann. Auch würde es nicht genügen, nur an einem Tag eine 24-Stundenmessung durchzuführen, man müßte dies schon an mehreren Tagen machen, bei verschiedener Wetterlage, unter verschiedenen Streßbedingungen usw. [187]

Auch ansonsten kann die Chronobiologie noch keine für die Praxis in größerem Umfang relevanten Ergebnisse vorlegen. Man will bestimmte Hinweise für Reisen, auch für die Dosierung von Medikamenten geben können. Z.B. die Empfehlung, Kortison morgens zu verabreichen, geht auf entsprechende Forschungen zurück, was freilich nach meinen Erfahrungen zumindest bei der chronischen Polyarthritis nicht immer sinnvoll ist (man sollte die Kortisongabe eher von den Schmerzphasen abhängig machen).

Viel wichtiger für die Praxis scheint mir das seit vielen hundert Jahren bestehende abgeschlossene System der **chinesischen Organuhr** (Abb. 12 in Kap. 7) zu sein. Es kann sehr interessante diagnostische Hinweise geben. Setzt beispielsweise die Müdigkeit einer Patientin regelmäßig gegen 17 Uhr ein und klingt dann nach einigen Stunden ab, dann ist das entweder ein Hinweis auf eine Störung im Nierenfunktionsbereich (zwischen 17 und 19 Uhr = Maximalzeit der Niere) oder auf eine Störung des in der Organuhr gegenüberliegenden Systembereichs, in diesem Fall des Dickdarms, der zwischen 17 und 19 Uhr sein Funktionsminimum hat. Verschlechtert sich ein Husten beispielsweise regelmäßig morgens zwischen 5 und 7 Uhr, dann wird man ihn nur erfolgreich therapieren können, wenn man auch neben diversen Hustenmitteln homöopathische Nierenmittel gibt und etwas für den Dickdarm tut (Symbiosetherapie, *Mayr*-Medizin).

336

Ebenfalls mit biologischen Rhythmen, aber längerfristigen, befaßt sich die sogenannte **Biorhythmik**. Sie geht davon aus, daß Körper, Seele und Intellekt des Menschen Hochs und Tiefs im rhythmischen Ablauf einer Sinuskurve haben, und zwar nicht gleichzeitig, sondern phasenversetzt: So soll der Körperrhythmus 23 Tage, der Seelenrhythmus 28 Tage und der Geistesrhythmus (Intellekt) 33 Tage dauern. Diese Perioden sind rein empirisch gefunden worden:

- die *Körperkurve* von einem Sanitätsrat aus Berlin namens *W. Fliess* (gest. 1928),
- die *Seelenkurve* von dem Wiener Psychologieprofessor *Swoboda* (gest. 1963) und
- die *Intellektkurve* von einem österreichischen Ingenieur namens *Teltscher*.

Fliess soll universale Forschungen betrieben und sich mit diversen Erbfolgen (z. B. der Linkshändigkeit), mit den Brunstzeiten der Tiere usw. befaßt haben, um zu seinem 23-Tage-Körperrhythmus zu kommen.
Teltscher hingegen will aufgrund statistischer Auswertungen der intellektuellen Leistungen seiner Studenten zum Geistesrhythmus gekommen sein.

Die obere Hälfte der biorhythmischen Sinuskurve (Abb. 56) soll nun die aktive Phase, die Yang-Phase, die Phase der Energieabgabe repräsentieren.

Der untere Teil der Kurve soll dagegen die Yin-Phase, die passive Phase, die Erholungs- und Energieaufnahmephase repräsentieren.

An den sogenannten *kritischen Tagen,* das sind die Umschalttage vom oberen in den unteren Bereich der Kurve (und umgekehrt), vor allem an den Umschalttagen der Körper- und Seelenkurve, sollen nun gehäuft Krankheiten, Unfälle und sonstiges auftreten.

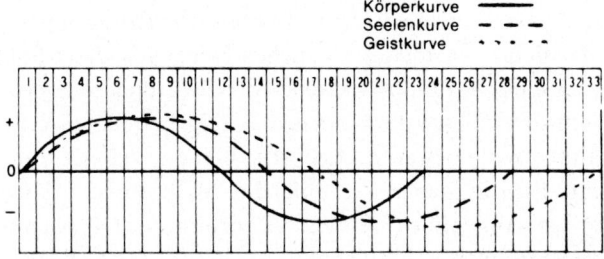

Abb. 56: *Biorhythmus-Kurven* (aus *211,* S. 17)
durchgezogene Linie=Körperrhythmus   gepünktelte Linie=intellektueller Rhythmus
gestrichelte Linie=Seelenrhythmus   Die Zahlen entsprechen jeweils einem Tag.

337

Vor allem in Japan und USA gibt es große Unternehmen, die die Biorhythmik in der Firmenstrategie bei ihren Mitarbeitern berücksichtigen. Es gibt auch viele Heilpraktiker und auch einige Ärzte, die sie medizinisch anwenden, und zwar in dem Sinne, daß z. B. *an kritischen Tagen keine einschneidenden therapeutischen Eingriffe* durchgeführt werden sollen, also keine Operationen, Zahnextraktionen, Aderlässe usw.

Ich glaube auch – ich sage bewußt ich *glaube* –, daß irgendetwas dran ist am Biorhythmus. Auf der anderen Seite erscheint mir das System im Vergleich zu der viel differenzierteren astrologischen Methode der alten Ärzte etwas zu starr und schematisch, zu wenig individualisierend, was seine Aussagekraft sicherlich begrenzen dürfte.

Noch einige Therapiemethoden

Wie bei der Mikro- oder Kurzwellenbestrahlung wird der Patient bei der **Therapie mit dem pulsatorischen Magnetfeld** in eine Trommel gesetzt, die ein magnetisches Feld von 1 bis 100 Gaus appliziert, entweder als Impulspakete oder auch kontinuierlich *(Kraus/Lechner)*. Man könnte bei der Magnetfeldtherapie salopp von einer technischen Form des *Messmer*schen Heilmagnetismus sprechen.

Es sollen die *paramagnetischen* Elemente im Körper aktiviert werden, dies wiederum soll eine *Verbesserung der Sauerstoffutilisation* bringen. Dementsprechend sei die Magnetfeldtherapie geeignet für degenerative Krankheiten, Durchblutungsstörungen, Organinsuffizienzen und eine Unzahl weiterer Indikationen, was freilich nur als *unspezifische Begleit- bzw. Basistherapie* zu verstehen ist. Kassenmäßig ist die Methode bereits anerkannt bei der Behandlung von Knochenbrüchen und bei der Therapie von Hüft-Endoprothesenlockerungen. Hier haben vor allem *Kraus* und *Lechner* mit ihrer Methode klinische Erfahrungen vorlegen können. Man geht von einem zusätzlichen Effekt aus, daß nämlich durch das Magnetfeld ein Stromfluß zwischen den Metallplatten der Osteosynthese entsteht und dieser die Knochenheilung beschleunigt. [188]

Ich könnte mir vorstellen, daß das Gerät, weil es eine breitere Anwendung hat, in naher Zukunft die Mikrowelle in den Praxen verdrängt. Im Augenblick rentiert es sich in der Kassenpraxis aus Amortisationsgründen noch nicht.

Die **Molekulartherapie nach Koch** [189] ist eine Therapie mit freien Radikalen (als endständigen Carbonylgruppen). Diese sind paramagnetisch, d. h. sie haben ungepaarte Elektronen, haben ein hohes Redoxpotential und sind sehr reaktionsfreudig im Organismus. Die Therapie wird bei *hartnäckigen Virusinfektionen* (Hepatitiden) *und beim Karzinom* empfohlen.

Ich habe sie selbst in etwa 15 relativ schweren Fällen (MS-Patienten und andere) ohne besonderen Erfolg eingesetzt, von anderer Seite aber von guten Erfolgen gehört. Man wird sicherlich weitere Erfahrungsberichte abwarten müssen.

Die **Chelat-Therapie** (Chelation) wird als *Infusionstherapie mit EDTA* bei *Koronarerkrankungen sowie zerebralen und peripheren arteriellen Durchblutungsstörungen* eingesetzt. Das Verfahren ist schon lange in der klinischen Medizin bei Schwermetallvergiftungen üblich. Bei der Chelat-Therapie will man über den Komplexbildner EDTA Calciumionen und Schwermetalle, die das Mesenchym belasten, aus dem Körper lösen. Sie soll dementsprechend *calciumantagonistisch* und *mesenchymaktivierend* wirken.

Universitätsmedizinisch wird eingewandt, der Einfluß auf den übrigen Elektrolythaushalt sei nicht abschätzbar, vor allem was die Kaliumverluste anlange. [190]
Ich halte diesen Einwand für nicht sehr gewichtig. Auf der anderen Seite liegen aber in der Breite wenig therapeutische Erfahrungen der Chelat-Therapie vor, was in krassem Mißverhältnis zur Aufmachung in der Laienpresse steht.

Die **Eichothermbestrahlung** ist eine Heliotherapie[191] mit kurzwelligem UV-Licht (vor allem aus dem sogenannten B- und C-Bereich des Lichtspektrums), das in unseren Breitengraden im Gegensatz zur Äquatorsonne nicht so zur Auswirkung kommen soll. Es wird mit Orange-Licht kombiniert.
Sozusagen die große Form des aus der Klinik bekannten alten Lichtkastens (in *50*).
Empfohlene Bestrahlungsdauer: eine Stunde mit gleichzeitiger Musiktherapie oder Meditation. Das Gerät ist relativ teuer, Einsatz in Sanatorien und Privatpraxen, nicht in der Allgemeinpraxis.

Ein neues Therapiemodell, das auf der Homöopathie, der Phytotherapie und der Datenverarbeitung basiert, kommt aus Frankreich: **das System C.E.I.A.** [192]. Man ging zunächst von der Vorstellung aus, daß man ein homöopathisches Repertorium auch computerisieren kann, was auch von anderen gemacht wurde. Statt jedoch, wie in der Homöopathie, klinische Symptome zu verwenden, wollte man objektivere Parameter haben, die auch leichter therapeutisch kontrollierbar sein sollten.

Man führte hierfür gewisse Serumflockungstests, Proteinogramme (= Elektrophorese) und auch Organimmuntests ein. Aus dreißig oder vierzig derartigen Tests gewinnt man zunächst ein relativ individualspezifisches Profil von einer bestimmten Blutprobe. Diese Profile versucht man bestimmten pflanzlichen Mitteln so zuzuordnen, wie die Homöopathie bestimmte Symptome bestimmten Arzneimitteln zuordnet.
Zunächst wurden Kaninchen eine bestimmte Zeit mit einem Präparat gefüttert, ihr Blut dann untersucht und das Blutprofil in den Computer gespeichert.

Nachdem man einen bestimmten Stand erreicht hatte, nutzte man diese Computererfahrungen auch klinisch am Menschen. Die jeweilige therapeutische Erfahrung ging wieder zurück in den Computer; mit zunehmender therapeutischer Anwendung wächst also die Informiertheit des Computers, so daß die Ergebnisse, d.h. die Zuordnung bestimmter Arzneimittel zu einem bestimmten Profil der Blutuntersuchung, immer differenzierter und spezifischer werden. Je länger das System arbeitet, desto besser wird es – das ist zumindest die Vorstellung der Initiatoren! [193]

24. KAPITEL

Über Krebsdiagnostik und -therapie

Von der Anamnese her gibt es zweierlei Krebspatienten: die mit der langen Anamnese und die mit der ganz kurzen. Die einen rangieren jahrelang unter *vegetativer Dystonie,* haben mal diese, mal jene Beschwerden, gehen zu diesem und zu jenem Facharzt; nirgendwo wird ein handfester Befund erhoben, – und dann, wenn man es nicht mehr erwartet, findet sich plötzlich an irgendeinem Organ eine Neoplasie. Der andere Typ hingegen war „immer gesund", hatte nie irgendwelche Krankheiten, nicht einmal Erkältungskrankheiten (!) – und ganz unerwartet, oft bei einer Routineuntersuchung, wird ein Krebs festgestellt.

Das frühe Erfassen einer bösartigen Erkrankung ist mit den herkömmlichen Mitteln relativ schwierig, zumal die Symptome, die geboten werden, sehr unspezifisch sind: Allgemeine Abgeschlagenheit und Leistungsminderung – aber das haben wir auch bei beginnender Linksherzinsuffizienz, bei renalen Insuffizienzen, bei Hypothyreosen, chronischen Hepatopathien und anderen Erkrankungen!

Man wird also zunächst eine beginnende Linksherzinsuffizienz über Anamnese, EKG und eventuell probatorische Strophanthintherapie (oral) ausschließen; durch Labordiagnostik (Transaminasen, Gamma-GT, Cholinesterase, Elektrophorese, Gerinnungswerte, Kreatinin, BSG, kleines Blutbild, Eisen und eventuell T3 und TSH) eine Niereninsuffizienz, eine Hypothyreose, eine schwere Hepatopathie sowie eine Anämie.

Zum anderen wird man natürlich die herkömmliche Diagnostik in bezug auf *das* Organ betreiben, wo anhaltende Beschwerden geklagt werden (Röntgen, Ultraschall, eventuell Endoskopie, Isotopendiagnostik und Computertomographie).

Ist man nicht fündig geworden, dann sind folgende Befunde bei allgemein reduziertem Allgemeinzustand als Hinweis für eine präkanzeröse Situation zu werten:

● eine anhaltende *schwere Hypotonie,* vor allem wenn sie früher nicht bestanden hat.

● eine *anhaltende Hypoglykämie,* mitunter auch mit Unterzuckerungskrisen. Besonders gravierend ist es, wenn bei Diabetikern ohne besonderen therapeutischen Anlaß sich die Blutzuckerwerte plötzlich „normalisieren". Ich habe das zweimal erlebt, und es war jedesmal das Zeichen für den Beginn einer neoplastischen Erkrankung.

● eine *Anämie:* Schon frühzeitig bestehen beim Karzinom eine normo- oder hypochrome Anämie mit Eisenmangel.

● eine vermehrte *Thromboseneigung*: Das Fibrinogen ist beim Krebspatienten erhöht (s. Kap. 23), dementsprechend die Blutgerinnung verzögert.

● Auftreten einer *Zoster*-Erkrankung: Der Zoster ist ein Hinweis auf eine sehr schlechte Abwehrlage (hier empfiehlt sich oft die intramuskuläre Gabe von Gammaglobulinen).

● schließlich ist natürlich eine *Gewichtsabnahme* ein bedenkliches, freilich meist schon spätes Zeichen!

Windstosser (276) hat nun, um die Treffsicherheit der Krebsfrühdiagnostik zu erhöhen, eine Reihe von geläufigen und nicht geläufigen Tests zusammengestellt, von denen zwar kein einziger krebsspezifisch ist, die aber in ihrer summativen Gesamtbeurteilung als Hinweisdiagnostik für ein Karzinom dienen können und zur Therapiekontrolle geeignet sind *(Summationsdiagnostik). Einen krebsspezifischen Test schlechthin gibt es nicht,* wird es wahrscheinlich auch nicht geben, weil Krebs ein viel zu komplexes Krankheitsgeschehen ist.

Die Summationsdiagnostik nach Windstosser

● *Blutkörperchensenkungsgeschwindigkeit (BSG):* Eine Erhöhung zeigt nicht nur eine Verschiebung der Albumin-Globulin-Eiweißfraktionen im Serum an, sondern auch eine Veränderung elektrostatischer magnetischer Faktoren. Die BSG ist deswegen trotz ihrer Unspezifität als integraler Kontrollparameter wichtiger als die meisten anderen Untersuchungen, z. B. auch die Elektrophorese.

Statt diverse Abkürzungsverfahren zu benutzen, sollte man bei der alten Zweistunden-Methode bleiben, die doch genauer ist. Auch empfiehlt es sich, die Röhrchen nicht gerade auf eine geopathische Zone zu plazieren (Kap. 20): Wenn man neue Praxisräume bezieht, führe man deshalb mit denselben Blutproben Kontrollsenkungen an verschiedenen Plätzen durch und prüfe, ob sich erhebliche Unterschiede ergeben. Typisch für eine Krebsbelastung ist nicht eine besonders starke Erhöhung der BSG, weder des Ein- noch des Zweistundenwertes. Typisch ist vielmehr die *geringe Differenz zwischen dem Ein- und dem Zweistundenwert* (was auch dann für die Therapiekontrolle wichtig ist).

Bei *akuten Entzündungen* ist schon der erste Wert sehr hoch; eine große Differenz zwischen erstem und zweitem Wert wird als Hinweis für eine *Herdbelastung* angesehen.

Man geht davon aus, daß die BSG-Erhöhung beim Karzinom durch lokalen Eiweißzerfall des Tumors und Resorption der Zerfallprodukte entsteht. Bei oberflächlich ulzerierenden Tumoren, z. B. im Magen-Darm-Trakt und auch auf der Haut, ist die BSG natürlich lange Zeit völlig normal. Des weiteren kann eine *normale* BSG durch eine Hyperthyreose, einen Ikterus oder auch eine Kortisonbehandlung vorgetäuscht werden.

Auf der anderen Seite findet sich eine BSG-*Erhöhung* bei Entzündungen, wobei subakute und chronische Entzündungen nur mäßig erhöhte Werte ergeben. Auch beim Herdgeschehen und nach bestimmten therapeutischen Eingriffen, z. B. nach Liquemin- und Morphingaben, auch nach der Eigenblutbehandlung und anderen immunstimulativen Therapien ist die BSG erhöht – im letzten Fall freilich als positives Zeichen.

● *Bestimmung von Hb, Erythrozyten und Eisen:* normo- oder hypochrome Anämie=unspezifisches Malignitätszeichen. Hoher Eisenwert=überschießende (allergische) Abwehrlage, niedriger Eisenwert=verminderte (hyperge) Abwehrlage. (Entscheidend ist die relative Erhöhung bzw. Erniedrigung im Vergleich zum Kupfer).

● *weißes Blutbild*: Verdächtig sind Leukozyten unter 5000, Lymphozyten unter 20% (auch eine relative Lymphopenie bei insgesamt normaler Leukozytenzahl!).

Nach *Schilling* (in *145*) sollte man bei den Lymphozyten besonders auf die Saumgröße des Plasmas achten. Bei Neoplasien fänden sich relativ weniger nackte Lymphozyten und relativ mehr solche mit einem breiteren Zytoplasmasaum. Eine Verminderung der Monozyten (sie gelten als sympathisches Prinzip im Blutbild, eine Verminderung bedeutet also Vagotonie) sowie eine Verminderung der Eosinophilen gilt als weiteres Verdachtsmoment. Die Monozyten sollten bei richtiger Zählung mindestens 4% betragen.

Es sollten auch *keine* stabkernigen Granulozyten im Ausstrich zu sehen sein.

Für die Allgemeinpraxis sind diese Befunde des weißen Blutbildes relativ theoretisch, der subjektive Faktor bei der Auswertung (Assistentin) ist in der Regel sehr groß.

Die Elektrophorese und die anderen routinemäßig in der Praxis durchgeführten Laborparameter sind bei Neoplasien ohne Aussagewert. Allenfalls können ein Transaminasenanstieg eine Lebermetastasierung, eine alkalische Phosphatasenerhöhung eine Knochenmetastasierung und eine saure Phosphatasenerhöhung ein metastasierendes Prostatakarzinom signalisieren.

Freilich macht man die saure Phosphatase im Normalfall nicht routinemäßig, sondern nur, wenn man sowieso schon ein Prostatakarzinom vermutet – also kein Suchtest, sondern ein Therapiekontrollwert.

Ferner kann die Alphaamylase beim Pankreaskarzinom erhöht sein und die Cholinesterase beim Leberkarzinom. Bei letzterem soll das Eisen nicht wie bei anderen Neoplasien erniedrigt, sondern eher erhöht sein.

Windstosser führt noch mehrere relativ wenig verbreitete Tests an, von denen ich die drei wichtigsten kurz beschreiben will:

● der *Blutstropfentest nach Bolen und Heitan*: man läßt einen Blutstropfen auf einen absolut fettfreien Objektträger, der in zirka 30 Grad-Stellung aufgelegt wird, langsam sich nach unten verteilen und betrachtet dann die eingetrocknete Blutbahn zunächst mit Lupenvergrößerung, dann mit 20–40facher Vergrößerung. Fibrinbedingte Veränderungen beim Trocknungs- und Gerinnungsvorgang lassen ein mehr oder weniger homogenes Netzgebilde sich entwickeln. *Je größer der Ordnungsgrad, desto weniger besteht Neoplasieverdacht;* je inhomogener das Präparat, je mehr Klumpen- und Lakunenbildung, desto größer der Verdacht!

● die *Kupferchloridreaktion nach Riebeling:* Bei Karzinomkranken kann man durch Schwermetalle (z. B. durch $CuCl_2$) bestimmte Eiweißkörper ausfällen, die man beim Gesunden nicht ausfällen kann. Aus dem Ausmaß der Ausfällungsreaktion schließt man auf die Krebsdisposition. Der Test soll eine relativ hohe Tumorspezifität haben.

● die *Dunkelfelduntersuchung des Blutes* (nach *von Brehmer,* basierend auf den Erkenntnissen von *Enderlein*):

Das Symbiosemodell von Enderlein

Ich möchte kurz auf die Theorien von *Enderlein* (gest. 1968, Zoologe und Professor an der Universität Berlin) eingehen [194]:

Bakterien haben einen Kern bzw. ein Kernäquivalent. Dies habe *Enderlein* schon lange vor der offiziellen Biologie festgestellt. Weiterhin postulierte er einen *Pleomorphismus der Mikroben,* d. h. daß sie unter verschiedenen Voraussetzungen verschiedene Formen und Entwicklungsstadien haben sollen: von der kleinsten ultramikroskopischen Größenordnung bis zu großen vielkernigen, hochentwickelten Stadien etwa der Bakterien und Pilze. Nach dieser Theorie, die von der offiziellen Biologie abgelehnt wird, wären also Viren, Bakterien und Pilze nur verschiedene Formen *(Pleomorphien)* derselben biologischen Einheit.

Schließlich vertritt *Enderlein,* es gebe entgegen der herrschenden Meinung kein steriles, keimfreies Blut, vielmehr existierten im Serum aller Menschen und Warmblütler Mikroorganismen, die er *Endobionten* oder *Symbionten* nennt. Heute werden diese Gebilde als Mikrosomen im Sinne von körpereigenen Bestandteilen verstanden. *Enderlein,* der sie schon lange vor ihrer offiziellen Anerkennung postuliert hat, versteht sie jedoch als Gebilde pflanzlicher Natur. Neuere Befunde englischer Forscher, die pflanzliche Enzyme an den Thrombozyten festgestellt haben wollen, seien ein Indiz hierfür.

Das *Enderlein*sche System ist ein *Symbiosemodell wesentlich größerer Dimension* als beispielsweise das, welches der *Symbioselenkung* zugrunde liegt: im ganzen menschlichen Körper, nicht nur im Darm, spiele sich das Mit- und Gegeneinander tierischer und pflanzlicher Elemente ab, letztere repräsentiert durch die *Enderlein*schen *Endobionten*.

Krankheit bedeute demnach Symbiosestörung, d. h. ein Wuchern der pflanzlichen Symbionten, die man im Dunkelfeld mikroskopisch studieren könne.

In der Literatur tauchen diese Gebilde unter verschiedenen Namen auf: onkogene Mykoplasmen *(Gerlach)*, Siphonospora polymorpha *(v. Brehmer)* [195], Blutparasiten, Organellen, Viromyzeten, Malignolipide *(Kosaki)* usw. (in 276).

Bei der Untersuchung betrachtet man das Nativpräparat (auf Objektträger mit Deckglas) im Dunkelfeld, anschließend den ungefärbten und dann den gefärbten Ausstrich, ebenfalls im Dunkelfeld. Nur im Dunkelfeld könne man die wie Chylomikronen aussehenden, jedoch sich bewegenden kleinen Organellen im Serum wie auch ein Flimmern im Zentrum der Erythrozyten beobachten. Wenn sich das Blut-pH erhöhe, also bei Karzinomen und anderen schweren Krankheiten, nehme die Vehemenz dieser Gebilde zu. Sie seien dann morphologisch stärker entwickelt und würden dann weniger das Serum, sondern mehr die Erythrozyten befallen.

Auch die Form und Ordnung der Erythrozyten kann man im Dunkelfeld beurteilen; inwieweit sie geschädigt sind, Stechapfelformen haben, agglutiniert sind und Geldrollen bilden, Eryschatten vorliegen usw. – Phänomene, die wir vom Studium von Kreuzblutpräparaten her kennen. [196]

● die *Bioelektronik nach Vincent* (Kap. 18): Ein erhöhtes (alkalisches) Blut-pH, ein erhöhter rH²-Wert (Elektronenaktivität, *elektrisches* Blut) und ein erniedrigter rho-Wert (Elektrolytkonzentration, Übermineralisation) charakterisieren das Krebsterrain.

● die *Spektralanalyse des Vollbluts* (Kap. 23) ergibt bei Krebsdisposition eine Verminderung von Eisen und Zink und eine Vermehrung von Kupfer.

● subjektive Tests mit rein *qualitativen* Aussagen: Kupferchlorid-Kristallisationsreaktion und Blutsteigbilder (Kap. 23).

● *Medikamententest* nach *Voll, Schimmel, Aschoff* u.a.: Auch diese Tests liefern, abgesehen von der Einschränkung als überwiegend subjektive Testverfahren, keine spezifische Krebsdiagnose. Das Ansprechen im Bluttest auf die Nosode Carcinominum bedeutet nicht Krebs im klinischen (histologischen) Sinn, sondern kann auch eine schwere chronische Entzündung, notabene mit Krebsrisiko, repräsentieren. Auch die Aussage des Thermoregulationstests und des Decoder-Dermogramms ist unspezifisch. Sie zeigt an, inwieweit das Terrain belastet ist, inwieweit es einen günstigen Nährboden für ein Karzinom darstellt. Ob ein Karzinom vorliegt oder eine schwere chronische Entzündung mit reduziertem Allgemeinzustand, ist nicht ersichtlich.

Man kann in diesen Tests gut die beiden oben geschilderten *Anamnesetypen* differenzieren: So hat der Patient mit der langen Anamnese zunächst zumindest in einzelnen Körperbereichen *überschießende* thermische bzw. elektrische Werte; der andere, der nie krank gewesen ist, primär *niedrige* thermische bzw. elektrische Werte. Typisch für die Krebsbelastung ist in jedem Fall die sehr schlechte Regulation, d. h. nach einem Reiz bleiben die hohen Werte unverändert hoch und die niedrigen Werte unverändert niedrig. Man kann also *nicht* sagen, daß beim Karzinompatienten generell primär eine hyperge Regulationsstörung bestehe; es kann primär auch eine hypererge sein. Erst in der letzten Phase des Karzinoms besteht dann in jedem Fall eine hyperge Störung. [¹⁹⁷]

„Relationsdiagnose" beim Krebs

Die klinische Medizin hat den Krebs lange Zeit ausschließlich als *lokale* Erkrankung betrachtet: **Tumor=Krebs.** Indem man Krebs zumindest teilweise auch als Immunproblem ansieht, hat man in letzter Zeit diese Vorstellung etwas modifiziert, jedoch nicht grundsätzlich geändert, vor allem nicht in der therapeutischen Konsequenz.

Die Naturheilmedizin hat hingegen immer das Konzept vertreten: **Krebs=Allgemeinerkrankung.** Ihre Bemühungen richteten sich deshalb vor allem auf die Stärkung der körpereigenen Abwehr, was – zumindest von den *meisten* Naturheilern – nicht als Alternative, sondern als *komplementäre* Maßnahme zur tumorbezogenen Lokaltherapie (Operation, Bestrahlung, Zytostase) gesehen wurde.

Mit der Theorie *Pischingers* vom Grundsystem und der Einführung verschiedener biophysikalischer Tests (Decoder, Thermoregulationstests), die die Funktion dieses Grundsystems relativ objektiv meßbar machen, kann die Naturheilmedizin ihr Konzept *wissenschaftlicher* untermauern. Freilich meine ich, daß die These: „ohne schwerwiegende Störung des Regulationssystems kein Krebs" in dieser Absolutheit noch nicht bewiesen ist. Denn es gibt auch Karzinompatienten ohne schwerere Regulationsstörungen in besagten Tests, und oft registriert man im Therapieverlauf eine Besserung der Regulationsfähigkeit bei gleichzeitig gleichbleibenden oder sich gar verschlechternden *objektiven* Befunden: Die Patienten fühlen sich subjektiv wohler, im Röntgenbild nehmen aber beispielsweise die Lungenmetastasen zu.

346

Ein Kollege hat mir folgenden Fall berichtet: Eine Krebspatientin in schlechtester Allgemeinverfassung wird mit Carnivora® behandelt; daraufhin deutliche Verbesserung des Allgemeinzustands. Die Patientin, die vorher ihre Wohnung nicht mehr verlassen konnte, unternahm sogar wieder Reisen. Im Röntgenbild jedoch Zunahme der Metastasierung. [198]

Es besteht also **keine direkte** *Korrelation zwischen klinischen Parametern* (Röntgen, Histologie) *und Regulationstests* (Funktion des Grundsystems). Eine Krebsdiagnose heute hat meines Erachtens beide Faktoren in ihrer Relation zueinander zu erfassen, weswegen ich von *Relationsdiagnose* spreche. Es gibt dann 4 Möglichkeiten (und natürlich alle möglichen Zwischenstufen):

1. *gute* Regulation, klinischer Befund *negativ=gesund.*
2. *schlechte* Regulation, klinischer Befund *negativ=Präkanzerose.*
3. *gute* Regulation, klinischer Befund *positiv=Neoplasie.*
4. *schlechte* Regulation, klinischer Befund *positiv=Neoplasie.*

Natürlich kann man nicht jede Regulationsstörung als Präkanzerose bezeichnen, sondern nur schwere hyperge starre Reaktionen (Kap. 17 und 18).

Wir haben also *2 Typen von Neoplasien.* Bei den Neoplasien mit guter Regulationsfähigkeit des Grundsystems (Typ I), z. B. bei jungen Sarkompatienten, spielt meines Erachtens der **genetische** Faktor eine große Rolle. **Typ I** entspräche also mehr der klinischen Vorstellung vom Krebs

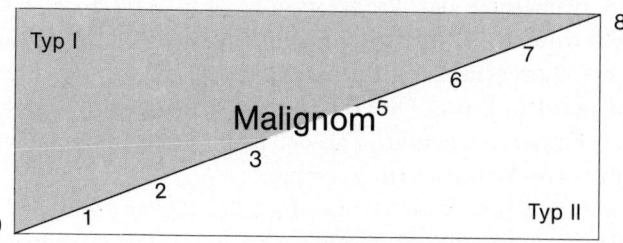

Typ I
genetisch
primär Lokalerkrankung
primär Lokaltherapie
z. B. Sarkom bei einem Kind

(„Raubtierkrebs" nach *Hackethal*)

Typ II
erworben (Umwelt, Ernährung, usw.)
primär Allgemeinerkrankung
primär Allgemeintherapie
z. B. Prostatakarzinom bei einem alten Mann

(„Haustierkrebs" nach *Hackethal*)

Abb. 57: *Primär genetisches und primär erworbenes Karzinom:* Je nach Stellung im Spektrum *genetisch-erworben* spielt im jeweiligen Krankheitsfall die klinische Lokaltherapie oder die biologische Allgemeintherapie die größere Rolle.

als Lokalerkrankung, dementsprechend sind lokale Maßnahmen hier relativ wichtiger als beim (häufigeren) **Typ II,** bei dem die **Umweltfaktoren** die größere Rolle spielen. Man könnte hier dann von primär *erworbenen* Neoplasien sprechen, wobei die Übergänge wieder fließend sind (Abb. 57).

Die Unterscheidung zwischen Krebstyp I (primär genetisch) und Krebstyp II (primär erworben) hat also bezüglich der Wertigkeit der therapeutischen Maßnahmen (lokale bzw. allgemeine Maßnahmen) durchaus praktische Bedeutung. Demnach ist beim jugendlichen Sarkompatienten die lokale Therapie entscheidend, wobei auch der geopathische Faktor als (vielleicht wichtigster) *Lokal*faktor bei der Therapie berücksichtigt werden muß! Bei der Behandlung des Krebstyps II ist die Beschränkung auf eine Lokaltherapie ohne biologische Allgemeintherapie geradezu ein Kunstfehler. Bei Karzinomen, die am rechten Ende des Spektrums liegen (Abb. 57), kann auf lokale Maßnahmen oft völlig verzichtet werden.

Durch die Einbeziehung der Regulationsdiagnostik wird die allgemeine Krebsdiagnostik wesentlich erweitert.

Zur Frage der Probeexzision

In diesem Zusammenhang stellt sich auch die Frage nach Notwendigkeit und Bedeutung der Probeexzision. Von *Krokowski,* Kassel, ist festgestellt worden, daß statistisch eine Aktivierung und auch Metastasierung der Tumorerkrankung mit der Probeexzision in Zusammenhang gebracht werden kann. Die Probeexzision kann also durchaus der Tropfen sein, der das gefüllte Faß der labilisierten Immunabwehr zum Überlaufen, zur Metastasierung, bringt.

Auf der anderen Seite ist es mit der bloßen Verlaufskontrolle beispielsweise eines endoskopisch festgestellten Ulcus ventriculi auch nicht getan: Wenn sich nach 3–4 Wochen der Befund nicht bessert, das Ulkus sich nicht verkleinert bzw. abheilt, stellt sich ja die Frage der Bösartigkeit und einer eventuellen Operation. Kein Operateur wird aber ohne vorherige histologische Begutachtung, nur aufgrund des schlechten Verlaufs, eine Magenresektion durchführen. Trotz der Relativität auch des histologischen Befunds (Kap. 25) ist er doch ein entscheidender Baustein bei der Stellung einer Operationsindikation.

Sicherlich wird *heute zu viel probeexzidiert,* was nicht nur medizinische, sondern auch finanzielle (Gebührenordnung!) und forensische (juristische Absicherung) Gründe hat. Eine Probeexzision beim Ulcus duodeni beispielsweise, das praktisch nie bösartig wird, ist absolut unsinnig.

Bei kleinen Hautveränderungen ist es sinnvoller, gleich das ganze Gebilde in toto zu entfernen, als zuvor eine Probe zu entnehmen!

Das routinemäßige Herumstochern der Radiologen in der Schilddrüse ist meist genauso überflüssig wie die Prostatapunktion bei alten Patienten, wo eine Operation aus verschiedenen Gründen nicht mehr sinnvoll ist.

Das schärfste, was ich in dieser Art erlebt habe: Ich schicke eine junge, krebskranke Frau im letzten Stadium ins Krankenhaus. Überall hatte sie schon tastbare Haut- und Knochenmetastasen! Die Indikation zur Einweisung war primär sozial, da zu Hause nicht mehr die Verpflegung gewährleistet war. Nach 3 Tagen ruft mich doch tatsächlich der chirurgische Krankenhauskollege an, um mir mitzuteilen, bei der Patientin handle es sich um Krebs. Die Probeexzisionen (!) der verschiedenen tastbaren Gebilde hätten dies ergeben.

Man muß also, gerade wenn man an die *Krokowski*schen Ergebnisse denkt, den Kollegen wesentlich mehr Zurückhaltung mit Probeexzisionen empfehlen. Auf der anderen Seite ist auch der rigorose Verzicht auf jegliche Probeexzision in unserem heutigen medizinischen Alltag illusorisch, weil wir im Zweifelsfall keine ausreichend sichere Alternative haben!

Zur Krebstherapie der klinischen Medizin

Die Krebstherapie der klinischen Medizin besteht in Operation, Bestrahlung und Chemotherapie. Als 4. Methode wird vereinzelt die Hyperthermie eingesetzt.

Zur **Operation** ist zu sagen, daß *nicht unbedingt* der früheste Termin der beste ist. In einem historischen Bericht habe ich mal gelesen, die alten Ärzte hätten die Krebsgeschwulst erst „reifen" lassen, bevor sie sie abgetragen haben.

Für die klinische Medizin ist dieser Gedanke sicherlich abwegig, da sie immer davon ausgeht: Je früher die Operation, desto besser. Beweisen kann sie dieses Axiom freilich nicht.

Im Sinne einer biologischen Betrachtung ist auch eine Tumorkrankheit bio-logisch. Der Körper versucht sich vor der Überschwemmung mit Krebstoxinen dadurch zu retten, daß er diese an einer bestimmten Stelle konzentriert, quasi deponiert, und die übrigen Organe dadurch entlastet.

Operiert man nun zu früh und unternimmt nicht gleichzeitig andere massive Entgiftungsmaßnahmen, dann nimmt man dem Körper sozusagen dieses Ventil der Giftentlastung. Solche Gedanken finden sich ansatzweise bei *Reckeweg (174)*, deutlicher bei *Stahlkopf (242)* [199]. Die Frage der Krebsfrühoperation wirft beiläufig auch *Kienle* auf *(117)*. Ich möchte diese Gedanken, die *zumindest beim Krebstyp II* eine Rolle spielen, hier nicht weiterspinnen, zumal wir auch schlecht sagen können: Wann ist der Zeitpunkt für die Operation reif und wann ist er schon überreif, d. h. wann tritt Metastasierung ein?

Ein anderes Kriterium, das für den Operationszeitpunkt wichtig ist, kann man schon deutlicher erfassen: Ein Patient mit einer schweren *Regulationsstarre* sollte *vor der Operation* unbedingt *mit immunstimulativen Verfahren* behandelt und in eine bessere Regulationssituation gebracht werden; die unten aufgeführten biologischen Krebstherapien (Enzym-, Iscador®-, Ozontherapie usw.) sollten also schon präoperativ einsetzen.

Auf die Operation selbst hat man als Hausarzt meistens keinen Einfluß. Es ist aber immer gut, wenn man den Patienten Operateure empfehlen kann, die weniger radikal operieren und die nicht meinen, daß sie dem Patienten etwas Gutes antun, wenn sie ihm „*prophylaktisch*" die Lymphknoten rausnehmen. Sind diese doch die wichtigsten unmittelbaren Schutzfilter gegen eine Metastasierung!

Auch hat sich das alte Chirurgenaxiom von früher, *je radikaler, desto besser*, in vielfacher Hinsicht nicht bewährt. Verschiedene vergleichende Untersuchungen, vor allem bei Brustkrebsoperierten, belegen dies eindeutig. Inzwischen ist man chirurgischerseits auch viel gemäßigter geworden.

Wenn man einen Einfluß ausüben kann, sollte man bei der **Bestrahlung** darauf achten, daß nicht so massive Dosen gewählt werden (Röntgenschwachbestrahlung nach *Pape*) und daß nicht täglich bestrahlt wird, sondern allenfalls zweitägig, damit sich der Organismus zwischenzeitlich wenigstens einen Tag relativ regenerieren kann *(282)*. Die Leukozytenwerte sollten nicht unter 3000 gehen, sonst unbedingt eine Bestrahlungspause machen! Angeblich sei der Zn/Cu-Quotient hierfür ein noch sensiblerer Indikator *(145)*.

Bezüglich der **Chemotherapie** sind in der biologischen Medizin die Anschauungen verschieden. *Zabel (282)* lehnt sie entschieden ab, *Issels (108)* befürwortet sie als Stoßtherapie im Wechsel mit immuntherapeutischen Maßnahmen. Nun sprechen ja die verschiedenen Neoplasien

350

verschieden auf Zytostatika an. Ihr Einsatz ist meines Erachtens nur dort gerechtfertigt, wo eine *sichere* Wirkung der Chemotherapie feststeht, z. B. bei der Leukämie. In anderen Fällen, z. B. beim Mammakarzinom, wo der Effekt äußerst umstritten ist, sollte man bedenken: die Chemotherapie ist die *massivste toxische Therapie* überhaupt, sie belastet völlig unselektiv gesundes und krankes Gewebe und beeinträchtigt die ohnehin angegriffene Abwehr des Krebskranken in höchstem Maße.

Es ergibt sich von daher öfters die Situation für den Hausarzt, dem Patienten von der von der Klinik vorgeschlagenen Zytostase abzuraten!

In Zweifelsfällen sollte man sehr auf die Stimmung und die Gefühle des Patienten achten. Es gibt bei der Krebsbehandlung Patienten, die von vornherein sehr positiv den *harten* Methoden der klinischen Medizin gegenüber eingestellt sind und die das Gefühl haben, irgend etwas zu versäumen, wenn sie nicht alle diesbezüglich angebotenen Methoden maximal ausschöpfen. Man sollte bei diesen Patienten das klinische Konzept nur in den Fällen in Frage stellen, wo man sich ganz sicher ist, daß eine Hypertherapie zum Nachteil des Patienten geschieht. In allen Zweifelsfällen dagegen sollte man das klinische Konzept tolerieren und den Patienten auch nicht durch Bedenken, die man ihm vorträgt, verunsichern.

Bei einer *zweiten Patientengruppe* ist es gerade umgekehrt; diese Gruppe wird immer größer. Sie sind von Haus aus sehr negativ und skeptisch gegenüber den klinisch harten Methoden eingestellt, werden im Krankenhaus meist fürchterlich bearbeitet, dies und das noch mit sich machen zu lassen, sträuben sich aber dagegen und haben Angst davor. Diesen Patienten sollte man nicht nur die volle Palette der ergänzenden Maßnahmen vorschlagen, sondern auch eventuelle Alternativen zu Radikaloperationen oder Radikalbestrahlungen. Nur in den Fällen, wo man sich ganz sicher ist, daß durch Unterlassung einer Operation oder Zytostase dem Patienten großer Nachteil widerfährt, sollte man ihn überreden zu – oder besser überzeugen von – der Notwendigkeit der mitunter sehr einschneidenden klinischen Therapiemaßnahme, sozusagen als kleinerem Übel.

Dazwischen gibt es eine Gruppe von Patienten, die hin- und hergerissen sind. Ich denke an eine Patientin mit Mammakarzinom: Quadrantektomie, keinerlei Hinweise für Nah- oder Fernmetastasen, dennoch wird von der Klinik ein zytostatisches Schema angeraten; mehrere kurzfristige stationäre Aufenthalte in der nicht gerade gut belegten gynäkologischen Abteilung seien erforderlich. Einerseits hat die Patientin nun Angst, irgend etwas zu versäumen – diese Angstmache nimmt in den Kliniken z. T. ungeheure Formen an (!) – zum anderen befürchtet sie, ihrem Körper durch die Rabiattherapie der Zytostase weiteren Schaden zuzufügen. Ich habe ihr gesagt, sie soll nach Hause gehen und eine Woche darüber meditieren, welche Angst stärker ist, die Angst vor der Zytostase oder die Angst, etwas zu versäumen.

Die Patientin hat sich für die Zytostase entschieden, „allerdings nur noch ein oder zweimal, auf keinen Fall, bis die Haare ausgehen".

Ich habe meine Bedenken, die ich natürlich in diesem Fall hatte, die ich ihr beim ersten Mal kurz vorgetragen hatte, nicht noch einmal vorgebracht, sondern sie in ihrem Entschluß bekräftigt und ihr gesagt, wir würden die Nebenwirkungen der Zytostase schon durch biologische Maßnahmen abfangen. Denn eine fortwährend im Unterbewußtsein schwellende Angst, etwas zu versäumen, ist meines Erachtens ein stärkerer karzinogener Faktor als eine eventuell überflüssige, das Abwehrsystem sicherlich unnötig belastende Zytostase. Es empfiehlt sich also, nicht nur bei der Krebstherapie, aber hier besonders, die grundsätzliche Gestimmtheit eines Patienten gegenüber einer Therapie, seine emotionale Affinität dazu, bei der Aufstellung des Therapiekonzepts zu berücksichtigen!

Die vierte erwähnte Methode, die Induktion des Tumorzerfalls durch **Hyperthermie,** setzt sich in der Klinik nur sehr zaghaft durch. Mitunter sollen durch Radiowellen-Ringfelder schon gute Erfolge erreicht worden sein (in *108*). Auch sehr heiße Teilbäder im Tumorbereich oder aber auch Ganzbäder sind möglich (*Schlenz*-Bäder, Kap. 17). Unter ambulanten Bedingungen sind diese Maßnahmen jedoch nur mit großen Einschränkungen zu empfehlen, da es zu erheblichen Kreislaufreaktionen während und nach dem Bade kommen kann, der Arzt dann in unmittelbar greifbarer Nähe sein sollte. Neben der passiven Fiebertherapie kommt natürlich auch die aktive Fiebertherapie (z. B. mit intravenösem Plenosol) infrage, womit wir auf den weiten Bereich der komplementären biologischen Maßnahmen in der Krebsbehandlung zu sprechen kommen.

Die komplementäre biologische Krebstherapie in der Allgemeinpraxis

Auch die *aktive* Fiebertherapie ist natürlich in der Praxis sehr zurückhaltend einzusetzen. In der Regel wird man sich mit einer weniger intensiven Immunstimulation (Plenosol intrakutan oder Iscador® subkutan) zufrieden geben. Alle zu rabiaten und zu radikalen Maßnahmen können den Patienten in eine Krise bringen und das Grundleiden verschlechtern.

Man muß sich deshalb immer fragen: Verkraftet der Patient von seinem Allgemeinzustand her überhaupt diese oder jene Radikalmaßnahme, wobei man mit zunehmendem Alter des Patienten und mit zunehmender Fortgeschrittenheit der Krebserkrankung zurückhaltender wird.

Dies gilt für mancherorts vorgeschlagene radikale operative Herdsanierungen genauso wie für radikale Diätumstellungen. Die operative Maßnahme einer umfangreichen Zahnextraktion kann den Organismus mehr belasten als ein oder zwei extrahierte Zähne, die vielleicht eine gewisse Fokalwirkung hatten, ihn entlasten würden. Ganz abgesehen von der Unsicherheit der Herddiagnostik (Kap. 19).

Selbstverständlich sind alle *konservativen* Möglichkeiten der Herdtherapie, inklusive Neuraltherapie, angezeigt. Auch bei der Diätumstellung gibt es in der Außenseiterszene radikale Auswüchse. Gewisse Heilpraktiker empfehlen eine totale Fastenkur beim Karzinom, was allenfalls in der allerersten Phase der Erkrankung bei relativ gutem Allgemeinzustand möglich ist. In den allermeisten Fällen muß man jedoch dringend davon abraten (s. auch *277*). Auch sonst bin ich mit radikalen Diätumstellungen, z.B. auf rein vegetarische oder gar reine Rohkost, bei Krebskranken sehr zurückhaltend, im Gegensatz z.B. zu Patienten mit Autoimmunerkrankungen. Ich halte mich in etwa an die sehr moderaten Diätvorschläge von *Zabel* (*282*), der den Patienten zwar kurzfristig (2–3 Wochen) zur Therapie der Darmfäulnis Fleisch, Fisch und Wurst verbietet, ihnen dafür aber Quarkzulagen gibt (=bakteriell vorverdautes Eiweiß) und Molke (enthält Orotsäure, die im Quark nicht vorhanden und für die Leber erforderlich sei). Anschließend sind dann etwa 3 × wöchentlich eine kleine Fleischportion gestattet, wobei man auf *Schweinefleisch* und *Fleisch von Masttieren* (somit auf die meisten Wurstprodukte) verzichten sollte.

Weiterhin sind *Süßigkeiten, raffinierter Zucker, Kakao und Schokolade generell verboten*. Man vermeide auch erhitzte Fette, statt dessen empfehlen sich kaltgeschlagene Öle (Sonnenblumenöl oder natürliche Margarine), auch Butter in geringen Mengen. Schließlich wird von den Genußgiften Kaffee, Zigaretten und Alkohol dringend abgeraten. Der Patient sollte *häufig kleine Mahlzeiten* einnehmen und ganz lange kauen und einspeicheln.

Dieses Konzept gilt nur für die Aktivphase der Krebstherapie. In der *Finalphase*, wo man nicht mehr von irgendeiner Umstimmung ausgehen kann, soll der Patient essen und trinken, worauf immer er Lust hat und wie ausgefallen es auch sein mag.

Für einen entscheidenden Faktor beim Krebs halte ich die geopathische Belastung. Ich empfehle dem Patienten im Sinne *Sauerbruchs,* sich nicht mehr in das Bett zu legen, in dem er den Krebs bekommen hat. Wenn nach einigen Wochen Therapie keine Besserung eintritt (klinisches Befinden, unspezifische Tests, Gewicht usw.) empfehle ich trotz aller Bedenken bezüglich der Fehlermöglichkeiten den Versuch mit einem Rutengänger, oder besser mit zwei Rutengängern: die Stelle, die von beiden als ungestört betrachtet wird, sollte der Patient als Schlafstelle ausprobieren. Eventuell kann man auch einen geopathischen Bluttest bei einem entsprechenden Arztkollegen machen lassen. Aber auch diese Tests sind ja sehr relativ, und letztlich kommt es auf den Gesamtverlauf und die Gesamtschau sämtlicher klinischer Parameter an.

Man sollte nach einem oder gar zweimaligen Bettplatzwechsel auf diesem Faktor nicht weiter verharren, weil man den Patienten dann nur irritiert. Ansonsten wirkt ja auch die konservative Therapie mit Iscador® und Polyxan (Kap. 20) auf die geopathische Irritation.

Welche Säulen bietet nun die biologische Medizin für die komplementäre Krebsbehandlung in der Praxis?

● **Iscador®:** 3 × pro Woche subkutan, in schweren Fällen tgl. (Kap. 17). Iscador wirkt sowohl immunstimulativ als auch zytostatisch, hat keinerlei negative Auswirkungen auf die Regulationsfähigkeit des Grundsystems, kann aber heftige Umstimmungsreaktionen mit Fieber usw. provozieren.

● **Thymustherapie:** zur allgemeinen Stimulation des Immunsystems, z.B. Thym-Uvocal® (Mulli), Neytumorin® u.a., als Zwischenbehandlung zwischen zwei Iscadorserien (Kap. 16).

● **Enzymtherapie** mit Wobe-Mugos: hochdosiert, je nach Schweregrad, 2 × tgl. 1 Klistiertablette mit zusätzlich 3 × tgl. 1 Supp. Wobe-Mugos, in leichteren Fällen und bei Besserung nur noch 2 × 1 Supp. Mit intratumoraler und sonstiger Applikation von Wobe-Mugos habe ich keine Erfahrung. Ich könnte mir aber vorstellen, daß die Blaseninstillation beim Blasenkarzinom durchaus in der Praxis durchführbar wäre. [200]

● **Ozontherapie** (oder HOT): Krebs als *Sauerstoffproblem der Zelle (Warburg),* Versuch, die Krebszellen von der Gärung wieder auf Atmung umzustellen. 2–3× pro Woche 540y Ozon i.m. bzw. subkutan, je 10 Kubik links und rechts intraglutaeal bzw. subkutan (Kap. 15).

● **Polyerga® neu:** bei Magen-, Darm- und Bronchialkarzinomen 1–2× die Woche i.m. (an den Tagen, wo kein Iscador gespritzt wird). Polyerga enthält verschiedene *gärungsmindernde Polypeptide*. Nach verschiedenen Untersuchungen sei das Wachstum der Tumorzellen von der Glykolyse abhängig. Somit würde durch Eindämmung der Glykolyse auch das Tumorzellwachstum reduziert (*282*) [201].

Es gibt natürlich noch zahlreiche andere Möglichkeiten, die hie und da als besonders erfolgversprechend angeboten werden. Viel Rote Bete [202] und Vitamin C schaden bestimmt nicht. Vitamin B 12 soll die Streuung von Metastasen induzieren (*282*). Inwieweit das stimmt, ist nicht kontrolliert. Nachdem es auch nicht unbedingt notwendig ist, gebe ich es vorsichtshalber bei Krebspatienten nicht. Ansonsten sollte man bedenken, daß ab einem bestimmten Punkt *mehr* nicht immer *besser* bedeutet, und eine allzugroße ärztliche Polypragmasie den Patienten hindert, mit seiner Krankheit fertig zu werden.

Auf die kolossale Bedeutung der ärztlichen Führung des Krebspatienten sei hier nur am Rande hingewiesen!

Wichtig ist noch, daß man *auch bei Besserung oder deutlichem Rückgang der Tumorkrankheit die biologische Therapie fortsetzen* muß.

Je nach Zustand sind ein bis vier 3–6wöchige Therapiephasen pro Jahr angezeigt: Im ersten Jahr nach der Akuterkrankung also viermal eine sechswöchige Kur, nach fünf Jahren Rezidivfreiheit nur noch einmal jährlich eine dreiwöchige Kur. Bei Präkanzerosen je nach Schwere des Verdachts (s. auch Regulationsdiagnostik) 2–3mal pro Jahr eine dreiwöchige Kur. Dies zur ungefähren Orientierung.

Ich meine sagen zu können, daß ich seit Anwendung der biologisch komplementären Krebstherapie wesentlich günstigere Verläufe bei meinen Karzinompatienten habe als in den ersten Jahren meiner Praxis ohne diese Therapie.

Einige vom Krankenhaus „ausbehandelte" Fälle, die nur noch zum Sterben nach Hause kamen, überlebten bei guter Lebensqualität noch ein bis zwei Jahre, konnten Reisen unternehmen usw. Man kann insbesondere mit dem Iscador sehr viel Schmerzmittel einsparen und verhilft dem Patienten im mindesten Fall zu einem humanen Sterben. [203]

25. KAPITEL

Integrale und differentiale Gesichtspunkte zu Diagnose und Therapie

Reflexionen über subjektive und objektive Methoden

Wir haben in Kapitel 1 kurz über die grundsätzliche Relativierung der Begriffe „subjektiv" und „objektiv" durch die moderne Physik, insbesondere durch *Heisenberg,* gesprochen. In Kapitel 4 ging es um die Frage von „subjektiv und objektiv" bezüglich der Kontrolle verschiedener Therapien. In Kapitel 18 schließlich wurden die Begriffe in Zusammenhang mit verschiedenen biophysikalischen Testverfahren beleuchtet. Diesen letzten Gesichtspunkt möchte ich nun in bezug auf die medizinische Diagnostik allgemein reflektieren.

Objektiv wäre ein Diagnoseverfahren zu nennen, das *ohne Subjekt, sprich Mensch, rein apparativ, zu quantifizierten, reproduzierbaren Aussagen* käme. Rein *subjektiv* wäre ein Verfahren, das eine Sache oder andere Person *ohne materiell stoffliche Vermittlung, unter Umgehung der Sinnenwelt also,* erfaßt (rein mentale Erkenntnis).

Die beiden Pole in ihrer reinen Form gibt es nicht, zumindest nicht auf dieser Welt. Dazwischen gibt es aber allgemein und auch in der Medizin ein breites Spektrum, und man sollte wissen, an welchem Punkt dieses Spektrums eine bestimmte Methode jeweils liegt (Abb. 58).

Nehmen wir die Methoden der klinischen Medizin! Sehr nah am objektiven, rein apparativen Pol wäre z. B. die **Bestimmung des Hb-Werts** mittels Autoanalyzer. Die Blutuntersuchung erfolgt *rein apparativ* und ergibt ein *quantifiziertes* Ergebnis in Form einer bestimmten Zahl. Der subjektive Faktor ist gering, aber dennoch vorhanden, mehr als man zunächst denkt: So das Verhalten des Patienten vor und bei der Blutabnahme (Was hat er gegessen? Wie hat er geschlafen?); die Tätigkeit der Laborantin bei der Blutabnahme, die Prozedur der Eingabe in den Apparat, das Ablesen, die Entnahme usw. Hier spielen überall Subjekte (Laborantinnen) eine Rolle, was, negativ ausgedrückt, Fehlermöglichkeiten bedeutet. Schließlich ist das Axiom, daß ein Apparat ohne Subjekte fehlerfrei arbeite, selbst eine gedankliche Fiktion – ist er doch von Menschen geplant, konstruiert, usw.

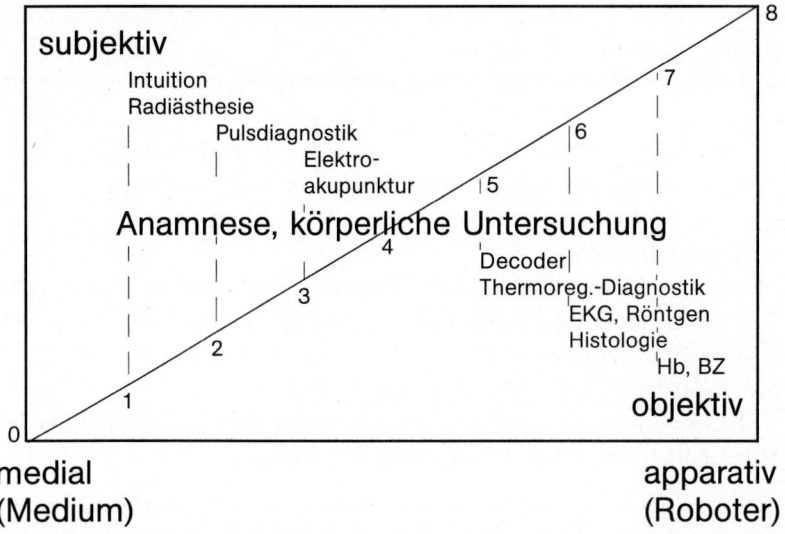

subjektiv

Intuition
Radiästhesie
| Pulsdiagnostik | 6
| | Elektro-
     akupunktur | 5

Anamnese, körperliche Untersuchung

         Decoder|
         Thermoreg.-Diagnostik
         EKG, Röntgen
         Histologie
         Hb, BZ

objektiv

medial
(Medium)

apparativ
(Roboter)

Abb. 58: *Subjektive und objektive Diagnostik.* Das Schema versucht, klinische und nichtklinische Methoden in diesem Spektrum einzuordnen. Anamnese und körperliche Untersuchung liegen in der Mitte, umfassen den ganzen Bereich und sind von zentraler Bedeutung! Näheres s. Text. (Hb = Hämoglobin, BZ = Blutzucker).

Ebenfalls ein mehr objektives Verfahren wäre **das EKG.** Im Unterschied zur Hb-Bestimmung liefert es jedoch kein quantifiziertes Ergebnis in Form von Zahlen, sondern ein Kurvenbild, das interpretiert werden muß. Diese *Interpretation* kann zwar durch eine Standardisierung *relativ* quantifiziert werden (Messung der PQ-Strecke, des QRS-Komplexes usw.), bietet aber auf der anderen Seite einen erheblichen (subjektiven) Spielraum für *verschiedene* Interpretationen.

Das gleiche gilt für ein **Röntgenbild** sowie für die histologische Untersuchung. Beim Röntgen werden dem Auge sonst nicht sichtbare Strukturen sichtbar gemacht, und zwar relativ gut reproduzierbar, obwohl verschiedene Techniken schon verschiedene Befunde produzieren können.

Insofern das Röntgenbild *direkt* das untersuchte Organ darstellt, ist es objektiver als das EKG, das nur eine *indirekte* Darstellung der Herzfunktion repräsentiert. Die interpretative Verbindung zwischen Herzfunktion und elektrischem Stromverlauf läßt mehr Fehlermöglichkeiten zu als die interpretative Verbindung zwischen beispielsweise Lungenmorphologie und Röntgenbild.

Insofern das Röntgenbild freilich *ein Bild* ist, wie der Name schon sagt, enthält es, wie jede Bildbeurteilung, einen wesentlich größeren subjektiven Anteil als die EKG-Beurteilung, und zwar deshalb, weil eine *geringere Quantifizierbarkeit* besteht als beim EKG; hier kann man immerhin PQ-Strecken, QRS-Komplexe usw. messen, d. h. in Zahlen ausdrükken=quantifizieren.

Sicherlich können wir auch Größenveränderungen im Röntgenbild messen. Zunächst aber müssen wir rein qualitativ beurteilen, ob es sich beispielsweise um eine noch physiologische Inhomogenität des Knochens oder bereits um eine Metastase handelt.

EKG und Röntgen stehen in unserer Skala (Abb. 58) zwar rechts der Mitte, jedoch links von der Hb-Wert-Bestimmung.

Computertomographie und Kernspintomographie stellen eine Ausdifferenzierung des auch dem konventionellen Röntgenverfahren zugrundeliegenden morphologischen Prinzips dar. Tumoren unter einer bestimmten Größe (die andererseits schon metastasieren können) können nicht erfaßt werden, noch weniger natürlich nichtmorphologische, also funktionelle Befunde. Die Objektivitätswertigkeit von CT und NMR liegt im Spektrum *subjektiv-objektiv* zwar rechts vom konventionellen Röntgen, jedoch nicht allzu weit davon!

Bei histologischen Befunden kommt es darauf an, ob das entnommene Stückchen *repräsentativ für den Gesamtzustand* des Gewebes ist. Bei Leberblindpunktionen und anderen *Blind*punktionen zählt dieser Faktor besonders, aber auch bei Punktionen unter Sicht spielt er eine Rolle. Inwieweit sich dann der Pathologe aus dem gelieferten Material die repräsentativsten Proben ansieht, ist eine weitere Unsicherheitsquelle. Schließlich ist die Beurteilung selbst wieder eine *Bildbeurteilung:* Es bestehen in hohem Maße subjektive Interpretationsmöglichkeiten.

Hackethal [204] hat auf folgenden amerikanischen Versuch hingewiesen: Mehrere renommierte pathologische Institute sollten bei etwa 100 Präparaten jeweils den Malignitätsgrad von 1 bis 5 angeben (1=keinerlei Verdacht, 5=in höchstem Maße maligne). Dabei differierten die Ergebnisse kolossal, und zwar von 1 bis 5! D. h. das nämliche Präparat, das von einem Pathologen als sicher maligne bezeichnet wurde, befundete ein anderer als überhaupt nicht verdächtig! Wie gesagt, es soll sich um renommierte pathologische Institute gehandelt haben, die in dem Wissen, daß es um einen Kontrolltest ging, nicht gerade ihre Anfänger an die Mikroskope gesetzt haben.

Ich möchte mit dieser Argumentation nicht den histologischen Befund aus der klinischen Diagnostik verbannen. Wir haben aber heute das Problem, *daß die Klinik seinen objektiven Wert viel zu hoch einschätzt* und die höchstrichterliche Kompetenz der Pathologen doch in entscheidendem Maße relativiert werden muß (s. auch „Relationsdiagnose" beim Krebs, Kap. 24). Ich habe die Histologie deshalb im Schema auch zwischen 5 und 6 angesetzt, auf Höhe des EKGs.

Wo liegen nun in dieser Skala die Ergebnisse der **körperlichen Untersuchung?** Ich würde sagen zwischen 1 und 7. Bei einer derben, handbreiten Lebervergrößerung eines relativ mageren Patienten mit weichen Bauchdecken dürften verschiedene Untersucher, auch bei verschiedener Palpationstechnik und verschiedener klinischer Erfahrung, in hohem Maße übereinstimmen.

Bei der Beurteilung eines hauchdünnen Diastolikums, z. B. bei einer Aorteninsuffizienz, dürfte es hingegen selbst bei sehr versierten, auf die Auskultation spezialisierten Kardiologen erhebliche Befunddifferenzen geben. Im Durchschnitt würde ich die körperlichen Untersuchungsergebnisse in der Mitte einordnen, bei 4.

Wie sieht es mit den **anamnestischen Angaben** des Patienten aus?

Wir müssen hier zwischen *„harten"* und *„weichen"* Angaben unterscheiden. Eine *harte* Angabe wäre beispielsweise, wenn ein Patient sagt: „Ich konnte vor der Therapie nicht mehr die Zeitung lesen. Jetzt nach der Therapie sind meine Augen so gut geworden, daß ich wieder die Zeitung lesen kann." Eine *weiche* Angabe wäre z. B., wenn der Patient sagt: „Ich kann seit der Therapiemaßnahme wieder besser sehen."

Wenn man z. B. vorschlägt, der Patient solle die Schmerzminderung *prozentual* angeben, so wird die anamnestische Angabe dadurch nicht härter! Denn je nach Stimmung, ob leicht depressiv, leicht manisch, können diese Angaben von einem Tag auf den anderen kolossal variieren. Eine Härtung (Objektivierung) des anamnestischen Befunds bestünde z. B. in der Angabe der *Zahl der verbrauchten Schmerztabletten.* Wenn der Patient sagt: „Ich habe vor der Akupunkturbehandlung in der Regel im Monat 20 Zäpfchen Cafergot® eingenommen. Seit der Akupunktur habe ich in den letzten drei Monaten nur noch fünf Zäpfchen insgesamt verbraucht", dann ist dies eine *harte* anamnestische Angabe.

Weiterhin sollten wir bei der *Anamnese* bedenken, daß wir hier *sehr einfach und schnell – völlig unbelastend* für den Patienten *und billig* für die Krankenkasse – *eine Fülle von Informationen* bekommen können. Durch gezieltes Fragen, insbesondere nach Modalitäten, und durch Kombination zahlreicher weicher Angaben können wir eine Festigung der Diagnose erreichen, also eine Rechtsverschiebung in unserem Bild.

Darum gilt auch heute trotz differenzierter technischer Möglichkeiten nach wie vor der Spruch des bekannten Klinikers *Volhard,* daß die Diagnose zum allergrößten Teil aus der Anamnese gestellt werde!

Halten wir fest:

● Objektivität hängt ab

a) von der *Reproduzierbarkeit* des Befundes

b) vom *Interpretationsspielraum,* den der Befund läßt.

Je apparativer ein Verfahren, desto reproduzierbarer ist in der Regel der Befund. Je quantifizierter das Ergebnis, desto geringer ist in der Regel der Interpretationsspielraum.

● Viele technische Untersuchungen, die in der Klinik gemeinhin als objektiv gelten, haben zwar einen hohen Reproduzierbarkeitsgrad (z. B. Röntgen), lassen aber vielfach einen großen Interpretationsspielraum und sind deshalb nur als *bedingt objektiv* einzustufen (z. B. die Histologie).

● Auf der anderen Seite kann eine *Anamnese,* die gemeinhin als subjektives Verfahren gilt, bei richtiger Durchführung viel objektiver als ein histologischer Befund sein! Zumindest gilt dies für die Therapiekontrolle. Diagnostisch läßt das einzelne Symptom natürlich einen relativ großen Interpretationsspielraum, *durch Summation der einzelnen Informationen* kann jedoch die Objektivitätswertigkeit der Gesamtmethode im Schema nach rechts verschoben werden.

● Je quantifizierbarer ein Ergebnis (z. B. Hb-Wert), desto objektiver, je qualitativer (z. B. Anamnese), desto subjektiver. Quantifizierbarkeit und Qualitativität verhalten sich also *reziprok.* Man sollte sich freilich hüten, diese Reziprozität mit einem Werturteil im Sinne der Klinik zu verbinden, daß ein objektives Ergebnis hochwertiger sei als ein subjektives, man sich deshalb auf die objektiven Ergebnisse beschränken und die subjektiven weitgehend eliminieren müsse. Mit dieser Anschauung verkennt die klinische Medizin nicht nur den *hohen subjektiven Anteil jeder angeblich objektiven Methode,* sondern noch stärker, daß wir es in der Medizin mit *Menschen,* also *höchst subjektiven Elementen,* zu tun haben. So sagt der Allgemeinmediziner *Häussler* zu Recht, Subjekte könne man eigentlich nur subjektiv erfassen *(83).*

Wir wollen aber die Kirche im Dorf lassen und nicht in einen völligen Empiriokritizismus oder Agnostizismus verfallen! Selbstverständlich gibt es Bereiche, in denen die Aufteilung in Subjekt und Objekt den praktischen Bedürfnissen entspricht, nicht nur in der klassischen Physik, auch im täglichen Leben.

360

Aber in je feinstofflichere Bereiche wir kommen, sei es nun die Teilchenphysik oder sei es gar die menschliche Seele, desto mehr kann diese Aufteilung in subjektiv und objektiv zum Erkenntnishindernis werden. Wenn wir also von subjektiv und objektiv sprechen, sollten wir uns immer erstmal klar machen, *ob die Aufteilung dem Bereich gemäß ist, über den wir reden.*

Befinden wir uns im grobstofflichen Bereich, sind objektive Methoden vorzuziehen, befinden wir uns im feinstofflichen, immateriellen Bereich, sind subjektive Methoden vorzuziehen. In der Medizin ist der grobstoffliche Bereich z.B. durch die Chirurgie repräsentiert. Wenn ich die Indikation zu einer Gallenblasenoperation stelle, dann werde ich dies auf der Basis von relativ objektiven Methoden tun, nämlich Röntgenuntersuchung, Labor, Sonographie usw., nicht aufgrund von körperlicher Untersuchung allein oder gar von Elektroakupunkturergebnissen.

Wenn ich mich dagegen im feinstofflicheren Bereich, z.B. subtiler vegetativer Störungen befinde, dann lassen mich Röntgenuntersuchungen und Transaminasenbestimmung im Stich, wohingegen Anamnese und auch Elektroakupunktur mir weiterhelfen können.

Es gibt also nur eine relative Objektivität, „subjektiv" und „objektiv" stellen nicht a priori ein Werturteil für eine Erkenntnis dar, und das klinische Vorgehen impliziert in hohem Maße den subjektiven Faktor. Dies ist kein „Privileg" der empirischen Heilmethoden!

Empirische Methoden im Spektrum „subjektiv-objektiv"

Natürlich haben wir bei diesen Methoden ebenfalls eine Skala zwischen mehr objektiven und mehr subjektiven Verfahren.

Zu den höchst subjektiven Methoden gehören z.B. die klassische Akupunktur, da sie diagnostisch entscheidend auf der *Pulsdiagnose* basiert. Die Pulsdiagnose verlangt aber nicht nur jahrelange Übung und bis zu einer Stunde dauerndes Pulsfühlen am Patienten (so die alten chinesischen Ärzte), sondern auch ganz besonders subtile sensorische Qualitäten, die die meisten westlichen Zivilisationsmenschen überhaupt nicht mehr haben. Lassen Sie zehn europäische Pulsdiagnostiker am selben Patienten den Pulsbefund erheben, und Sie werden elf verschiedene Ergebnisse bekommen! Wer widerspricht, soll durch einen Versuch das Gegenteil dokumentieren!

Weiterhin halte ich die klassische Hochpotenzhomöopathie im Sinne

Hahnemanns für eine sehr subjektive Methode. Die hervorragenden Hochpotenzhomöopathen arbeiten *primär intuitiv* oder, wenn Sie so wollen, medial, radiästhetisch.

Eher tippt man 6 Richtige im Lotto, als daß man durch Repertorisieren ein Hochpotenzsimile findet.

Auf der Organebene, im Bereich der Tiefpotenzen, mag das Repertorisieren, wenn man bei gut geprüften Arzneien bleibt, erfolgreich sein. Hier helfen aber die Komplexmittel auch ganz gut (Die *Hoch*potenz wirkt im Sinne *Hahnemanns* nicht primär organbezogen, sondern im Kern der Persönlichkeit).

Selbstverständlich ist auch die Radiästhesie, sei es in Form der Rute, sei es in Form des Pendels oder anderer Verfahren, eine höchst subjektive Methode. Wir haben hier die Möglichkeit, in subtilste Bereiche einzudringen, wohin keine materielle, sogenannte objektive Methode hineinreicht. Auf der anderen Seite haben wir bezüglich der Intersubjektivität einen Unsicherheitsfaktor höchsten Maßes.

Es ist für mich unverantwortlich, wenn Ärzte oder Heilpraktiker vorwiegend oder gar ausschließlich aufgrund von radiästhetischen Diagnosen (Pendel), ohne entsprechende Kontrolle durch objektivere Maßnahmen, *einschneidende Eingriffe* empfehlen, z. B. eine Zahnextraktion.

Man kann eine radiästhetische Erkenntnis als *Hinweis* für weitere Diagnostik annehmen, und ich meine, es ist ein Zeichen geistiger Reife, keinen Hinweis, aus welcher Quelle auch immer er kommt, von vornherein zu verwerfen.

Nur das vorurteilsfreie Registrieren auch zunächst unverständlicher Hinweise ist gerade in schweren Fällen unabdingbare Voraussetzung für den Erfolg!

Dies gilt übrigens auch für bestimmte Vermutungen, die die Patienten selbst von ihren Krankheiten haben und die häufig nicht so abwegig sind, wie der Doktor zunächst – aufgrund seiner schulischen Verbildung? –meint.

Will man die diagnostischen Verfahren der Erfahrungsheilkunde in das *Spektrum subjektiv-objektiv* (Abb. 58) einordnen, dann müßte man die *Radiästhesie* zwischen 0 und 1 ansiedeln, die *Pulsdiagnostik* zwischen 1 und 2, die *Elektroakupunktur* (Medikamententest) zwischen 2 und 3, die *Mayr-Diagnostik,* wie die übrige körperliche Untersuchung, bei 4, *Thermoregulationstest und Decoder* schließlich zwischen 4 und 5, also schon im mehr objektiven Bereich.

Erweiterung der klinischen Ätiologie durch Erkenntnisse der biologischen Medizin

In der Ätiologie, der Lehre von den Krankheitsursachen, können wir *verschiedene Ursachenebenen* unterscheiden:

- die materielle Ebene
- die psychische Ebene
- die gesellschaftliche Ebene
- die geistig-intellektuelle Ebene
- die schicksalhafte Ebene usw.

Wir beschränken uns hier auf die materielle Ebene, bei der wir unterscheiden:
- *physikalisch mechanische* Ursachen (Unfälle)
- *physikalisch radiäre* Ursachen (Strahlen)
- *chemisch toxische* Ursachen (Gifte)
- *nutritiv toxische* Ursachen (falsche Ernährung) und
- *biologische* Krankheitsursachen (Viren, Bakterien usw.).

Grob mechanische Einwirkungen verursachen Frakturen, Distorsionen oder ähnliches. Darüber gibt es keine Diskussion. Vielfach ergeben sich aber bei größeren Unfällen nicht nur große Verletzungen, die schulmäßig behandelt werden und dann auch mehr oder weniger ausheilen, sondern auch kleinere „Distorsionen", die man chirodiagnostisch als *Blockierung* bezeichnet.

Auch durch kleinere „Unfälle" können sie verursacht werden, z. B. wenn man beim Treppe heruntergehen oder am Ende eines Bürgersteigs leer durchtritt. Zunächst macht sich die Blockierung meist nicht bemerkbar, man hat zumindest keine nennenswerten Beschwerden. Erst im Laufe der Zeit entstehen Schmerzen, ohne daß man den Zusammenhang zur ursprünglichen Traumatisierung sieht. *Die Chirodiagnostik erweitert hier das ätiologische Spektrum in den feinmechanischen Bereich der subtilen Traumatisierung.*

Bei den *physikalisch radiären* Krankheitsursachen sind Röntgen- und Isotopenstrahlen als solche bekannt. Durch umfangreiche Gesetzesmaßnahmen, Dosimetrie usw. werden entsprechende Vorkehrungen getroffen. Interessanter ist die Frage, inwieweit Kernkraftwerke ihre Umgebung radioaktiv und durch andere Strahlen unterschwellig verseuchen und inwieweit hier mit technischen Detektoren die effektive Belastung für biologische Systeme (z. B. Menschen) wirklich erfaßt werden kann. Hierher gehört auch das Problem der Geopathie. Daß die normale terrestrische Strahlung, die an verschiedenen Orten sehr unterschiedlich stark sein kann, mitunter Krankheiten verursacht, wird von der klinischen Medizin negiert.

Die biologische Medizin berücksichtigt den geopathogenen Faktor und erweitert damit das ätiologische Spektrum im physikalisch radiären Bereich.

Die Toxizität von 3, 4-Benzpyren, Anilin, Nikotin usw. ist unbestritten. Strittig dagegen ist, inwieweit die von der offiziellen Wissenschaft angegebenen und zur gesetzlichen Grundlage gewordenen *Schwellenwerte* bei Schwefeldioxid, Kohlenmonoxid und anderen, die Luft in großem Maß belastenden Stoffen einer biologischen Betrachtungsweise standhalten. Stellt sich auch hier die Frage der wesentlich geringeren Sensibilität technischer Detektoren im Vergleich zu biologischen sowie die Frage der integralen Reizperzeption: unterschwellige Reize verursachen zunächst keine Vergiftung, summieren sich aber im Laufe der Zeit, durch Belastung und Überbelastung des Grundsystems, zum krankheitsauslösenden Faktor. Die Theorien *Pischingers* (über das Grundsystem) und *Popps* (Biophotonen), der damit ebenfalls die üblichen Schwellenwerte relativiert, sowie die Ergebnisse des Elektroakupunktur-Medikamententests liefern der biologischen Medizin genügend Argumente, die betreffenden Stoffe in einer wesentlich geringeren Konzentration als Krankheitsursache anzusehen, als die klinische Medizin dies tut. Damit wird *der ätiologische Rahmen im chemisch-toxischen Bereich erweitert.*

Auch in der Frage der nutritiv toxischen Krankheitsursachen gibt es Differenzen zur klinischen Medizin. Diese anerkennt eine allgemeine Überernährung (Übergewicht) sowie eine Überfütterung mit Fetten und Kohlehydraten als besonders belastend, vernachlässigt jedoch weitgehend das Problem der Eiweißüberernährung, abgesehen von einzelnen Krankheitsbildern (Gicht).

Die biologische Medizin betrachtet aufgrund jahrhundertealter Empirie und auch neuerer Erkenntnisse *(L. Wendt)* die *Eiweißüberernährung* als wichtigen Krankheitsfaktor. Den zweiten Faktor stellen hier die *sogenannten denaturierten Kohlenhydrate* dar, vor allem der Industriezucker. Auch hier ist die klinische Medizin mit ihrer Kritik sehr zurückhaltend. Wenn man sich die durchschnittliche Krankenhauskost ansieht, muß man sagen: Die klinische Medizin unterschätzt insgesamt den Diätfaktor in der nutritiv toxischen Ätiologie.

Das Feld der biologischen Krankheitsursachen (Bakterien, Viren, Mykoplasmen usw.) wähnt die klinische Medizin – zum Teil zu Recht – als ihre Domäne. Denken wir an ihre großen Erfolge bei der Seuchenbekämpfung, vor allem durch Antibiotika und Chemotherapeutika.

Auf diesem Gebiet erweitert die biologische Medizin die Betrachtungsweise in zweifacher Hinsicht: zum einen betont sie den *eubiotischen bzw. symbiontischen Charakter der meisten Bakterien,* sieht also nicht nur die Feindschaft zwischen Mensch und Mikroorganismen, sondern mehr ihr harmonisches Zusammenwirken. Das weitestgehende Symbiosemodell ist das von *Enderlein* (Kap. 24).

Zum anderen weisen Ergebnisse des Elektroakupunktur-Medikamententests darauf hin, daß nach durchgemachten akuten Infekten eine spezifische Belastung des Organismus weiterbestehen kann, die unterhalb der Schwelle der klinischen diagnostischen Methoden liegt. Eine chronische Bronchitis kann beispielsweise im Test auf Tuberculinumnosoden reagieren, was man dann als *latente Tuberkulose* oder besser *Tuberkulintoxikose* bezeichnet (Kap. 17 und Kap. 18). Die entsprechenden Nosoden kann man dann auch therapeutisch einsetzen. *Symbiose- und Toxikosenlehre differenzieren das Spektrum biologischer Krankheitsursachen.*

Insgesamt erweitert so die biologische Medizin im somatischen Bereich in verschiedener Weise die Lehre von den Krankheitsursachen, die Ätiologie.

Differentialtherapie

In den Kapiteln über verschiedene Therapiemethoden habe ich mich bei der Indikationsangabe häufiger wiederholt, d.h. für die selben Krankheitsbilder wurden mehrere Methoden angeführt.

Nachdem man aber sinnvollerweise bei einem Patienten nicht alle für seine Krankheit in Frage kommenden Methoden einsetzen kann, muß man eine Auswahl treffen, sich differentialtherapeutisch entscheiden.

Wann hilft welche Methode am besten? Über diese Kunst der Differentialtherapie schreibt *Hippokrates:* „Den höchsten Wert in der ganzen Kunst muß man darauf legen, daß man den Kranken gesund macht. Kann man ihn auf viele Arten gesund machen, so muß man die am wenigsten umständliche wählen (Corpus Hippocraticum in *40,* S. 10)!"

Orientieren Sie sich bei der Differentialtherapie an folgenden Punkten:
- an der *Art der Erkrankung* (Ätiologie und Nosologie)
- an der *Konstitution des Patienten*
- an *Ihrer eigenen Affinität zu einer Behandlungsmethode*
- an der *emotionalen Affinität des Patienten* zu einer Behandlungsmethode.

Über *Ätiologie* haben wir bereits gesprochen. Vor allem bei rezidivierenden oder gar chronischen Krankheiten muß man auch den Mut zu einschneidenden Maßnahmen haben, um Krankheitsursachen zu beeinflussen, z. B. Berufsaufgabe, Umzug, Partnerwechsel, Verzicht auf liebgewonnene Hobbys usw. In der Krankheit bäumt sich die Natur des Patienten gegen ihr nicht adäquate Bedingungen auf. So muß man einem Hobby-Fußballer sagen, der sich beim Köpfen immer wieder Blockierungen im Bereich der oberen Halswirbelsäule zuzieht, er solle Schluß machen mit dem Fußball, zumindest aber mit dem Köpfen.

Wenn mir ein Patient sagt, daß alle seine Leiden angefangen haben, als er in eine bestimmte Wohnung gezogen ist, dann kann ich ihm nur sagen: Ziehen Sie aus!

Wenn ein anderer sagt, die Beziehung zu einer Frau mache ihn fertig, dann kann ich ihm nur sagen: Verlassen Sie diese Frau!

Zurück zur biologischen Medizin: *Der wichtigste ätiologische Ansatzpunkt ist eine falsche Ernährung,* weshalb die Ernährungsberatung in der Allgemeinpraxis eine große Rolle spielt.

Was heißt: *Affinität des Arztes zu einer Behandlungsmethode?* Die Behandler sind verschieden, dem einen liegt mehr die Akupunktur, dem anderen mehr die Chirotherapie. Dementsprechend wird der eine bei dieser, der andere bei jener Methode eine größere Indikationsbreite haben. Natürlich kommt die individuelle Erfahrung einer Methode hinzu: Je mehr Erfahrung, desto breitere Anwendung, was in der umgekehrten Formulierung für viele leider nicht selbstverständlich ist: Je weniger Erfahrung mit einer Methode, desto zurückhaltender damit!

In Zusammenhang mit der Krebstherapie (Kap. 24) habe ich schon davon gesprochen, wie wichtig die *subjektive Einstellung des Patienten zu einer Heilmethode* ist. Nie sollte man einem Patienten ein bestimmtes Behandlungskonzept aufzwingen! Schwierig ist es, wenn ein Patient auf eine Behandlungsmethode besonders eingeschworen oder geradezu darauf versessen ist. Entspringt sein Therapiewunsch einer intuitiven Einsicht in seine Heilung? Oder ist er vielmehr Ausdruck der nämlichen falschen Grundeinstellung, die seiner Krankheit zugrunde liegt? Will er also noch weiter in die Sackgasse hineintreiben?

Hier gibt es kein Patentrezept für den Arzt, nur darf er sich nicht drängen lassen, sondern muß sich aus der oft sehr affektiven Umklammerung durch den Patienten lösen, um ihm das Richtige raten zu können. Dies gilt besonders für Herdpatienten und deren intensives Drängen auf Radikalmaßnahmen (Kap. 19).

366

Die Art der Erkrankung

Die nosologische Ordnung der klinischen Medizin verliert sich oft im Detail, im symptomatisch Phänomenologischen, zum Teil in einer akademischen Schubladenkatalogisierung. Da werden alle möglichen Symptomkombinationen als Krankheitsbilder klassifiziert, ohne daß dies einen besonderen Wert für das Krankheitsverständnis oder eine besondere therapeutische Konsequenz hätte. In der Rheumatologie unterscheidet man dann ein *Reiter*-Syndrom, *Felty*-Syndrom, ein *Sjögren*-Syndrom, ein *Caplan*-Syndrom usw. Phänomenologisch noch differenzierter treibt es die Dermatologie. Sie unterscheidet hunderttausend Krankheiten, schmiert dann aber in 80% der Fälle doch nur Kortisonsalben drauf.

Abgesehen von der Homöopathie, die den symptomatologischen Gedanken maximal ausdifferenziert – *im Gegensatz zur klinischen Medizin aber mit spezifischen therapeutischen Konsequenzen (!)* – ist die **biologische Medizin nosologisch pauschaler, globaler, integraler orientiert.** Zunächst interessieren zur grundsätzlichen Charakterisierung einer Krankheit die drei Fragen:

- Ist es eine *Hitzekrankheit* oder eine *Kältekrankheit?* Ein Zuviel oder Zuwenig an Energie? Fülle oder Leere, Yin oder Yang?
- *die grobe Lokalisation der Erkrankung:* Ist es eine primär äußere oder eine primär innere Erkrankung? Ist die Krankheit mehr oben oder unten, mehr rechts oder links?
- *der Schweregrad der Krankheit (Prognose):* Ist es eine leichte oder eine schwere Krankheit?

Bei jeder Erkrankung muß man sich über diese Grundfragen im klaren sein, was gerade beim schubladenmäßigen Katalogisieren leicht „vergessen" wird.

Die erste Frage kann man heute auch als *„entzündlich oder degenerativ?"* formulieren, wobei natürlich viele Krankheitsbilder gemischt sind, d. h. sich im Spektrum zwischen den Polen bewegen. Bei einer rheumatischen Erkrankung muß man beispielsweise feststellen: Überwiegt im Augenblick die heiße Phase, der akute entzündliche Schub, oder aber die kalte Phase, die Phase der Degeneration und Destruktion? Zur weiteren Differenzierung dieser Frage (W- und K-Krankheiten) siehe Kapitel 8.

Bei der Frage der groben Lokalisation geht es nicht nur um die Organmanifestation, sondern auch um den Weg der Krankheit: Geht sie von außen (Umwelt, ektodermal) nach innen (Innenwelt, Seele, entodermal) oder umgekehrt von innen nach außen.

Dieses Problem ist z. B. in der klinischen Fragestellung enthalten: *„vertebragen bedingt oder organisch?"* Wir können also bei Rückenschmerzen eine *äußere* Krankheit haben, ausgelöst durch eine Prellung oder ähnliches. Chirodiagnostisch stellen wir z. B. eine Blockierung im unteren BWS-Bereich fest.

Wir können aber auch eine *innere* Erkrankung haben, beispielsweise ein Magengeschwür, das ebenfalls nur als Rückenschmerzen im genannten BWS-Bereich imponiert und chirodiagnostisch den gleichen Befund ergibt (s. das Beispiel in Kap. 14). *So kann eine innere Krankheit eine äußere Symptomatik zeigen, andererseits eine äußere Krankheit, wenn sie länger besteht, eine innere verursachen,* also von außen nach innen gehen. Eine traumatisch bedingte, lange bestehende Blockierung im BWS-Bereich kann durch ständige neurale Irritation der Oberbauchorgane die Entwicklung eines Magengeschwürs begünstigen.

In anderen Fällen ist der neurale Faktor nicht der ätiologische Ausgangspunkt, entscheidet aber über die Lokalisierung. Nehmen wir als Ausgangspunkt für eine Erkrankung eine übersäuernde Kost (z. B. Eiweißmast). Dies kann am Herzen zu Dyskardien, im Bereich der Schilddrüse zu hyperthyreoten Symptomen, im Magen zu einem Zwölffingerdarmgeschwür, im Darmbereich zu einer Colitis führen usw. Welche dieser Möglichkeiten dann realisiert wird, hängt von dem segmental labilisierenden neuralen Faktor ab.

Für die Therapie bedeutet das: *Ist der neurale („äußere", ektodermale) Faktor der entscheidende, dann stellen neuraltherapeutische Maßnahmen die entscheidende Therapie dar* (Akupunktur, Neuraltherapie; auch Chirotherapie ist in diesem Sinne Neuraltherapie).

Bei einem Magengeschwür trifft dies selten zu, ist aber nicht völlig ausgeschlossen.

Ist der neurale Faktor sekundär, wirkt er nur lokalisierend, *ist dagegen der humorale („innere", entodermale) Faktor entscheidend,* dann stellen neuraltherapeutische Maßnahmen nur eine adjuvante Therapie dar. *Entscheidend sind dann humorale Maßnahmen,* z. B. Ernährung, *Aschner*-Verfahren, Arzneien, usw.

Die weiteren Lokalisationsfragen *rechts oder links?* und *oben oder unten?* spielen zunächst eine Rolle bei der Suche nach Herden, können darüber hinaus in psychologische

Dimensionen weiterführen (z. B. rechte Seite beim Mann=männlich, linke Seite=weiblich. Welche Seite wird vernachlässigt, welche überbetont?).

Die dritte Grundfrage betrifft den *Schweregrad einer Erkrankung,* wobei es durchaus möglich ist, daß Patienten schwer krank sind, ohne daß die klinische Organdiagnostik fündig wird. Der geübte ärztliche Blick erfaßt dies meist besser, vor allem wenn der Patient von der Langzeitbeobachtung her bekannt ist. Die Symptomatik spielt sich oft mehr im seelischen Bereich ab und äußert sich in allgemeiner Abgeschlagenheit, Leistungsminderung, Lustlosigkeit usw. Biophysikalische Regulationstests (Decoder, Thermoregulationsdiagnostik) bieten eine Hilfe bei der Beurteilung, da die Veränderung der vegetativen Reaktionslage sowie das Ausmaß der Regulationseinschränkung ein Maß für den Schweregrad einer Erkrankung darstellen.

Für die weitere Zuordnung biologischer Heilmethoden entsprechend der Art der Erkrankung greife ich auf das Schema von Kapitel 2 zurück: links steht die Neuralpathologie, in der Mitte die Humoralpathologie, am rechten Ende die Zellular- bzw. Organpathologie (Abb. 59). In der Regel entwickeln sich Krankheiten von links nach rechts, wobei die Unterscheidung zwischen umweltbedingt und genetisch eine gewisse Rolle spielt: Je mehr eine Krankheit genetisch bedingt ist, desto mehr tritt sie primär organisch, ohne funktionelle Vorphase auf. Je mehr sie umweltbedingt ist, desto länger durchläuft sie, in Abhängigkeit von der Stärke des pathologischen Reizes, eine funktionelle (neurale, energetische, präorganische) Phase und wird erst sekundär organisch.

Spielt sich das Krankheitsgeschehen noch vorwiegend auf der linken Seite im Schema ab, dann sind Hochpotenzen und Akupunktur sehr wirksam, wobei die Akupunktur mit ihren Nadeln eine materiellere Therapie darstellt, die Hochpotenzen mit ihrer unstofflichen, rein energetischen Wirkung also noch links von der Akupunktur im Schema zu stehen hätten.

Weiter rechts im Spektrum (etwa bei 2) setzen dann die segmentale Neuraltherapie und die Komplex- bzw. Tiefpotenzhomöopathie ein. Die „großen" neuraltherapeutischen Injektionen haben schon mehr symptomatischen Charakter, beginnen ihre Wirkung etwa bei 4. In der Mitte (zwischen 3 und 5) entfalten die *Aschner*-Methoden ihre Hauptwirkung. Noch weiter rechts (etwa bei 5 bis 6) beginnen Ozon- und orale Strophanthintherapie zu wirken, dann (bei 6 bis 7) die Zelltherapie.

Energie
Psyche

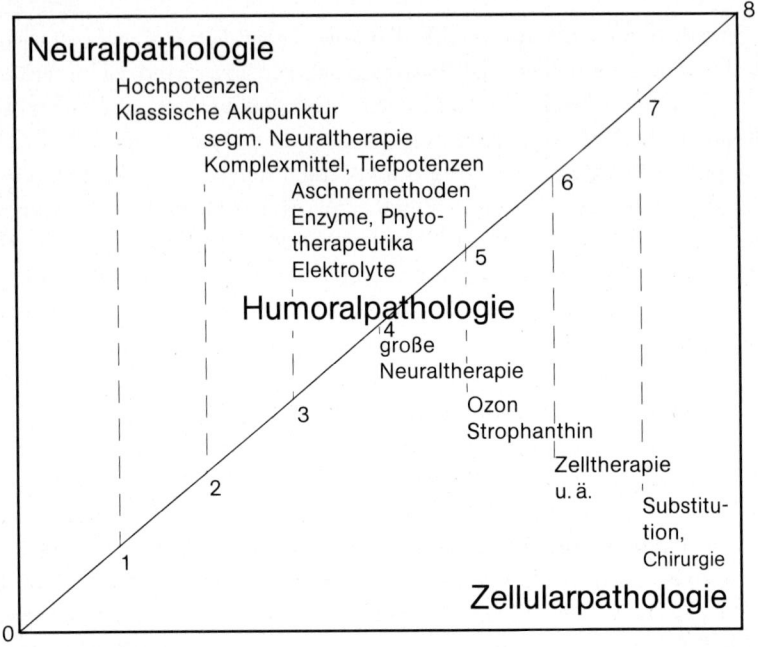

Abb. 59: *Einordnung der verschiedenen Therapien in das dreipolige Pathologiekonzept von Neural-, Humoral- und Zellularpathologie.* Näheres siehe Text.

Die Indikationen sind hier also (rechts von der Mitte, ab 4) Krankheiten, die schon eine organische Manifestation aufweisen.

Wir können also sagen, daß nach rechts hin die Methoden gröber, massiver, substitutiver, symptomatischer und reparativer werden. Am rechten Pol des Spektrums liegt der Großteil der klinischen Maßnahmen, die operativen Maßnahmen zwischen 7 und 8.

Jede Methode hat eine bestimmte Bandbreite, die angegebene Einordnung bezieht sich auf ihr Wirkungsmaximum. Hier spielt sie eine relativ essentielle Rolle im Therapieplan. Je weiter sie vom Wirkungsmaximum entfernt ist, desto mehr spielt sie nur noch eine adjuvante Rolle im Therapieplan. Methoden, die links von der Mitte einsetzen, wirken auch rechts, aber immer schwächer werdend. Methoden, die erst rechts einsetzen, wirken umgekehrt *nicht* links. Die Wirkrichtung ist also von links nach rechts.

Je weiter links eine Therapie einsetzt, desto kausaler wirkt sie; je weiter rechts, desto symptomatischer.

Sagen wir mal, die Stellatuminjektion habe ihr Wirkungsoptimum bei 4 bis 5, sie wirkt ideal bei hartnäckigen, therapieresistenten Schulter-Arm-Syndromen, ohne daß größere organische Veränderungen gefunden werden müssen. Ihr Wirkbereich geht aber durchaus bis 8, z. B. kann sie bei dekompensierter Herzinsuffizienz als unspezifische Basistherapie oder bei Tumorleiden zur zusätzlichen Schmerztherapie eingesetzt werden.

Humorale und neurale Wirbelsäulensyndrome

Betrachten wir das Spektrum *neural-humoral* nochmals für sich und nehmen als Beispiel den Kreuzschmerz:

Wir haben eine innere Erkrankung ausgeschlossen (Adnexitis, Prostatitis usw.), auch einen Bandscheibenprolaps. Auch eine eindeutig traumatische Ätiologie läßt sich nicht nachweisen, wo immer (bei *funktionellen* Störungen) die Chirotherapie die ideale Maßnahme wäre.

Wir müssen dann entscheiden: Ist das Leiden mehr neural oder mehr humoral, wobei *humoral* im Bereich der Wirbelsäule und Gelenke rheumatisch, „rheumatoid" und auch gichtisch bedeuten kann. Je länger so ein Wirbelsäulensyndrom besteht, desto weniger kommen wir mit neuraltherapeutischen Maßnahmen alleine hin. Die Neuraltherapeuten sprechen dann von Umstimmungstherapie, die notwendig wäre, umschreiben damit aber nur, daß sie hier Humoralmedizin betreiben, daß sich hier auch die Begrenztheit einer einseitigen Neuralpathologie offenbart. Bei den Abortivformen rheumatoider Erkrankungen, die ja häufiger vorkommen als die typisch klinischen, sind ja weder die Rheumafaktoren positiv noch finden sich röntgenologisch irgendwelche Bechterewzeichen. Am wichtigsten ist dann die anamnestische Frage: *Sind die Beschwerden morgens oder abends schlimmer?*

Verschlimmerung morgens bedeutet humoral (metabolisch, „rheumatoid", entodermal), Verschlechterung abends, nach Belastung, bedeutet neural (ektodermal).

Haben die Kreuzschmerzen einen mehr neuralen Charakter, kommen neuraltherapeutische Anwendungen zum Einsatz (*Huneke*-Therapie, Akupunktur, Chirotherapie). Bei humoraler Betonung empfehlen sich dagegen Plenosol, Baunscheidt, Blutegel, Cantharidenpflaster und andere Stoffwechselmaßnahmen, vor allem Ernährungsumstellung.

Bei der Neuraltherapie kommt es in erster Linie auf das *Wo* der Applikation an; das *Was,* also der spezifische pharmakologische Effekt ist demgegenüber sekundär. (Bei der Akupunktur nimmt man gar kein Medikament, sondern setzt nur eine Nadel.) Je humoraler („metabolischer") die Therapie zu werden hat, desto mehr spielt der spezifische pharmakologische Effekt eine Rolle; d. h. auch, desto weniger wichtig ist es, *wo* das Mittel appliziert wird.

Zusammengefaßt können wir sagen, daß im Verlaufe eines Krankheitsprozesses in den verschiedenen Phasen die verschiedenen pathologischen Konzepte und die jeweils daraus resultierenden Therapiemaßnahmen eine verschiedene Rolle spielen:

Am Anfang der Erkrankung vor allem neuraltherapeutische Maßnahmen im weiteren Sinn, also bioenergetische Maßnahmen, zu denen auch die Homöopathie gehört. Je länger der Krankheitsprozeß besteht, desto bedeutsamer werden humoralmedizinische Maßnahmen (*Aschner*-Verfahren). Schließlich sind am Ende dieses Prozesses häufig Maßnahmen auf der Basis der Zellularpathologie, sprich der klinischen Medizin, erforderlich.

Konstitution und Differentialtherapie

Nicht nur die Art der Erkrankung, auch die Konstitution des Patienten spielt eine wichtige differentialtherapeutische Rolle (Kap. 8).

Auf der **morphologischen** Ebene *(Kretschmer)* haben wir Pykniker, Athleten und Astheniker unterschieden. Die Pykniker (entodermal betont) neigen zu Humoralerkrankungen. Ernährungsmaßnahmen, insbesondere Fastenkuren sowie humoralmedizinische Methoden *(Aschner)* sind für sie wichtig.

Die Athleten (mesodermal betont) neigen zu Muskel- und Gelenkerkrankungen und auch Herz- und Kreislaufleiden.

Bei ihnen denke ich vor allem an Chirotherapie, auf der organischen Ebene natürlich an Strophanthin und die ganze Herztherapie.

Bei den Asthenikern (ektodermal betont) spielen Neuraltherapie, Akupunktur, *Baunscheidt*-Verfahren, auch Homöopathie eine größere Rolle (Abb. 60). Grobgliedrige oder gar grobschlächtige Menschen sprechen weniger auf diese Therapien an, hier also rabiatere Maßnahmen!

Auf der **humoralen** Ebene haben wir zwischen Vollblütigen und Blutleeren unterschieden, wobei blutentziehende Maßnahmen wie Ader-

Konstitutionstyp *(Kretschmer)*	besonders geeignete Therapie
leptosom-ektodermaler Typ	Akupunktur, Neuraltherapie Baunscheidt Schonkost („Milde Ableitung") (Homöopathie)
muskulär-mesodermaler Typ	Chirotherapie Strophanthin
eurysom-entodermaler Typ	Aderlaß, Blutegel, blutiges Schröpfen *Kneipp*sche Wasseranwendungen Fastenkuren (Allopathie)

Abb. 60: In der Tabelle wird die *unterschiedliche Wertigkeit der hier behandelten Heilmethoden für die verschiedenen Konstitutionstypen nach Kretschmer* dargestellt. Für die Frage *„homöopathisch – allopathisch"* ist allerdings die *neurale* Konstitutionsebene wichtiger als die *morphologische:* W-Typen reagieren besser auf Homöopathie, K-Typen benötigen häufiger Allopathie.

laß, Blutegel und blutiges Schröpfen natürlich Vollblütigkeit voraussetzen. Dabei stellt der Aderlaß den gröbsten Eingriff dar. Bei feingliedrigen, zarteren Typen mit Blutfülle (wie auch bei Kindern und Älteren) sollte man lieber zu Blutegeln greifen. Auch das blutige Schröpfen ist mehr für gröbere Naturen.

Auf der **neuralen** Ebene haben wir zwischen Sympathikotonikern (W-Typen) und Vagotonikern (K-Typen) unterschieden, was bei der Auswahl des Neuraltherapeutikums eine Rolle spielen kann (Xylocain=K-Typ, Procain=W-Typ), auch bei der Auswahl der Akupunkturnadeln (Gold mehr für den W-Typ, Silber mehr für den K-Typ). Sauerstoffverfahren sind wahrscheinlich für den W-Typ wichtiger als für den K-Typ. Von den Elektrolyten benötigt der W-Typ mehr Magnesium, der K-Typ mehr Calcium, usw.

Besonders empfindsam auf feine Reize sind leptosome Sympathikotoniker. Bei ihnen nur geringe Einstichtiefe bei Akupunktur und Neuraltherapie, hier auch eher intrakutane statt subkutane Applikation.

Sie reagieren auch gut auf Homöopathie, auch auf Hochpotenzen, der K-Typ eher auf Tiefpotenzen und Phytotherapeutika.

Beim K-Typ sind immunstimulative Verfahren besonders wichtig, beim W-Typ können eher immunsuppressive Verfahren angezeigt sein – abgesehen davon, daß die klinische Medizin bei Infektionskrankheiten viel zu häufig und unnötig immunsuppressiv arbeitet.

Wie schon erwähnt (Kap. 8), spielt auf der neuralen Ebene die Stellung der jeweiligen Krankheit im vegetativen Spektrum zwischen vagoton und sympathikoton differentialtherapeutisch eine wichtigere Rolle als der Reaktionstyp des Patienten, d. h. bei spastischen Beschwerden wird auch der W-Typ mit Silbernadeln akupunktiert, bei Atonien der K-Typ mit Goldnadeln.

Biologische Medizin besteht nun darin, sowohl die Konstitution des Patienten als auch die Komplexität eines Krankheitsprozesses zu erfassen, die Phase dieses Prozesses richtig einzuschätzen und die dafür adäquate Therapiemethode auszuwählen. Es ist deshalb wichtig, verschiedene Therapiemethoden für die verschiedenen Konstitutionstypen und die verschiedenen Krankheitsphasen handhaben zu können, zumindest jedoch zu wissen, wo man die Patienten hinschicken muß, wenn man die gerade notwendige Methode selbst nicht beherrscht.

Biologisches Denken in der klinischen Medizin

Biologisches Denken in der Medizin führt nicht nur zur Anwendung biologischer Heilverfahren, sondern auch zu einer differenzierteren Anwendung der *klinischen* Methoden, sowohl in der Diagnostik wie in der Therapie. Nehmen wir als Beispiel den Einsatz von Medikamenten. Wir können hier *vier Applikationsweisen* unterscheiden:
- die Notfall- oder „bei Bedarf"-Applikation
- die Kurzphasen- oder „Stoßtherapie"
- die Langphasentherapie
- die Dauertherapie.

Die klinische Medizin arbeitet vorwiegend mit suppressiv oder substitutiv wirkenden Medikamenten.

Eine *substitutive Dauertherapie* ist in der Regel nur angezeigt bei organischen Defekten, z. B. als Insulintherapie beim juvenilen Diabetes, als Thyroxinsubstitution nach Strumektomie usw.

Eine *suppressive Dauertherapie* sollte die Ausnahme sein, läßt sich jedoch vielfach auch nicht umgehen, z. B. in der Hochdrucktherapie. Hier ist es dann aber wichtig, die Dosis individuell zu gestalten, was man einerseits durch Selbstmeßgeräte beeinflussen kann. Andererseits sollte man den Patienten dahin bringen, daß er ein feineres Gefühl für seinen Körper entwickelt und sensibel genug wird, um festzustellen, wann sein

Blutdruck in die Höhe geht, wann er also dringend eine Tablette einnehmen muß.

Außerdem sollte man bei der suppressiven Dauertherapie *häufiger das Medikament wechseln,* weil bei allen Präparaten, nicht nur bei Nitropräparaten, wo es klinisch bekannt ist, ein *Adaptionsphänomen* früher oder später eintritt (übrigens auch bei homöopathischen Mitteln, sogar bei pflanzlichen Tees, weswegen man *als Heilmittel* auch nicht immer den gleichen Tee trinken soll).

Man kann als Regel sagen, *je stärker das Medikament, je mehr Nebenwirkungen, desto mehr sollte man auf eine Bedarfs-Applikation oder eine Stoßtherapie hinsteuern.*

Auch eine Digitalistherapie ist in den wenigsten Fällen als Dauertherapie erforderlich. Immer wieder kann man versuchen, einige Tage oder auch – je nach Gesamtsituation des Patienten – einige Wochen eine Dosierungspause einzulegen. Dabei muß man natürlich den Patienten kurzfristig kontrollieren. Die in der Klinik beliebte Bestimmung des Digoxinspiegels im Serum ist dabei, wenn überhaupt, nur von sehr begrenztem Wert, sagt sie doch überhaupt nichts über den individuellen Digitalisbedarf des Patienten aus. Allenfalls als Hinweis für eine Digitalisintoxikation ist sie sinnvoll, wobei jedoch die klinischen Angaben (Farbsehen, Übelkeit), der Pulsbefund *(harter Puls)* und das EKG (PQ-Zeit-Verlängerung und ST- bzw. T-Veränderungen) aussagekräftiger sind. Es ist auch eine sehr mechanische, freilich weitverbreitete Vorstellung, ein Patient, der einmal Digitalis gebraucht hat, müsse dies für den Rest seines Lebens weiterhin einnehmen.

Genauso fraglich erscheint mir eine Dauertherapie mit *Diuretika,* gerade hier ist eine *Stoßtherapie* sinnvoller. Man kann z. B. so dosieren, daß man 3 Tage hintereinander ein Diuretikum gibt, und dann 3 Tage eine Pause macht.

Biologisches Denken heißt, die Rhythmik biologischer Vorgänge zu berücksichtigen und den Körper nicht als eine Maschine zu betrachten, die jeden Tag gleich reagiert, wenn man eine bestimmte Münze, sprich Pille, hineinwirft.

Eine sehr *un*biologische Darreichungsform ist deshalb die *Retardform,* die sich in der Klinik immer mehr durchsetzt, nicht nur bei Nitratpräparaten, auch bei Calciumantagonisten, Bronchodilatatoren usw. Wird doch hier in besonderer Weise das Adaptationsphänomen gefördert, außerdem berücksichtigt die Retardform in keinster Weise die Zirkadianrhythmik, läßt den Körper sozusagen keine Minute von der Leine los, macht ihn völlig von der chemischen Prothese abhängig.

Dies ist nur bei sehr schweren Fällen erforderlich und kann keinesfalls als allgemeines Therapieprinzip empfohlen werden, wie das heute in der Klinik schon üblich ist.

Aus dem bisher Gesagten dürfte klar geworden sein, daß wir konzentrierte *chemische Medikamente* durch Phyto- und Homöotherapeutika weder ersetzen können noch wollen. Wir müssen sie aber anders, *differenzierter einsetzen als bisher: seltener,* in der Regel *mit geringeren Dosen als üblich, häufiger stoßweise bzw. „bei Bedarf" appliziert, weniger als permanente Dauertherapie!* [205]

26. KAPITEL

Empirische Heilmethoden bei häufigen Krankheitsbildern

Ich möchte nun bei einigen in der Allgemeinpraxis häufig vorkommenden Krankheitsbildern stichwortartig das Vorgehen beschreiben, das sich aus der Anwendung der in diesem Buch erörterten Methoden ergibt.

In der Regel ist keine feste Zuordnung zwischen einer bestimmten Methode und einer bestimmten Krankheit im klinischen Sinne möglich (Kap. 25). Letztlich gehört bei der Differentialtherapie nicht nur eine solide Grundkenntnis in den Techniken der einzelnen Methoden, sondern auch viel Fingerspitzengefühl dazu, um das für den jeweiligen Patienten richtige Verfahren herauszufinden. Der folgende Abriß ist skizzenhaft, fragmentarisch, er setzt das gründliche Studium der vorherigen Kapitel unbedingt voraus!

Das Vorgehen bei der *Krebserkrankung* und bei *Herzkrankheiten* wurde schon zusammenfassend in Kapitel 24 bzw. 22 dargestellt. Differentialtherapeutische Aspekte beim sogenannten *Wirbelsäulen-Syndrom* finden sich in Kapitel 25.

Hypotonie: die *konstitutionelle* Hypotonie ist ein diagnostischer Notbehelf. Viel eher sind schlechte Lebensgewohnheiten die Ursache: wenig Schlaf, mitunter auch zuviel, zu wenig körperliche Betätigung, usw.

Weitere mögliche Ursachen: Enteropathie-Syndrom nach *Mayr*, beginnende Linksherzinsuffizienz, Anämie, sonstige Organinsuffizienzen (Leber, Niere, Herdbelastung, allgemeine Erschöpfung, auch bei Präkanzerose und Karzinom). Eine ausgeprägte Hypotonie sollte deshalb nicht vorab als *konstitutionell* eingestuft, sondern gründlich diagnostisch abgeklärt werden. Therapeutisch wegen der starken Herzbelastung *möglichst keine sympathikomimetischen Substanzen auf Dauer* verordnen, allenfalls kurzfristig bei Bedarf. Bei Mageren Trockenbürsten-Massagen, auch Vitamin B-Komplexpräparate, bei Dicken auch Wasserkuren (*Kneipp*-Therapie). In jedem Fall viel frische Luft und leichtes bis mittelschweres körperliches Training (je nach Herzbefund).

Eventuell homöopathische Komplexmittel *(HKplx):* Aurum-Heel, Camphora oplx u. a., ansonsten Dihydroergotamin.

Arterielle Durchblutungsstörungen: In leichteren Fällen (Fußpulse noch tastbar) Akupunktur, in mittelschweren Fällen (Stadium II–III nach *Fontaine*) Ozon-Eigenblutinfusionen. Intraarterielle Ozoninjektionen nur, wenn Amputation indiziert ist, der Patient aber noch einen letzten konservativen Versuch machen will (zur Problematik s. Kap. 15). Ansonsten Tebonin®- und Actihämyl®-Injektionen und -Infusionen. Sehr oft drastische Eiweißreduktion erforderlich (s. *Wendt*)! Bei Polyglobulie Aderlaß! Gegebenenfalls Herztherapie.

HKplx: Secale cornutum oplx u.a. Am wichtigsten sind ständiges Training, Spaziergänge, Zehenstandübungen, Kniebeugen, so oft es vom Herzbefund her zu vertreten ist, jeweils bis zur Schmerzgrenze. Den Leistungszuwachs messen zur diagnostischen Kontrolle!

Venöse Durchblutungsstörungen: Thrombosen der tiefen Beinvenen sind in der Praxis häufiger, als man vermutet. Ebenfalls häufiger, als vermutet, streuen sie embolisch in die Lunge. Bei gesunden Herzen ist das einzige Symptom einer solchen kleinen Lungenembolie eine kurzfristige Tachykardie. Wenn auch die Phlebographie eine sichere Methode zum Nachweis einer akuten Thrombose ist, so empfiehlt sie sich in der Praxis doch für die seltensten Fälle. Ist sie doch nicht nur mit großem Aufwand verbunden, sondern auch mit schweren Komplikationsmöglichkeiten belastet. Die diesbezüglich unproblematische Dopplersonographie versagt aber an den Unterschenkeln häufig, so daß in der Praxis *die feinfühlige Palpation der Waden* nach wie vor die Diagnose entscheidet: Ein seitendifferenter stärkerer Druckschmerz in der Tiefe ist in jedem Fall thromboseverdächtig, zumal, wenn das *Hohmann*sche und das *Payr*sche Zeichen positiv sind. Liegt auch noch eine seitendifferente, wenn auch nur leichte Wadenschwellung vor, ist die Diagnose relativ gesichert.

Zur Therapie: Kompressionsbehandlung, solange Palpationsschmerz und/oder Ödem bestehen. Hochlagern der Beine („Kerze"), viel Bewegung *ohne statische Belastung,* d.h. „Fahrradfahren" im Liegen. Vor allem sollte man längeres Stehen an derselben Stelle vermeiden.

Hochdosierte Gaben von *Wobenzym®* (enthält neben Enzymen auch das gefäßwirksame Rutin), *Ozon* intramuskulär, vorsichtige Salbenbehandlung (z.B. mit Exhirud®, enthält den Blutegelwirkstoff), *Blutegel-Behandlung!*

HKplx: Aesculus-Heel, Hamamelis oplx u.a. Ansonsten Roßkastanienextrakte.

Banale Infekte: Schweißtreibende Tees (z. B. Spec. sudorific. Schlüters), viel trinken, fasten!

HKplx: Metavirulent®, Contramutan®, Esberitox® N, Toxiloges®, Grippheel®, Nisylen® u. a.

Auch Echinacea-Reinpräparate möglich (Echinacin®, Pascotox®); bei Kindern und jüngeren Patienten, vor allem bei Pharyngitis und Tonsillitis: *Symbioflor I,* zusätzlich Mercurius-Heel u. a. (s. Kap. 13).

Keine Antiphlogistika und Antipyretika, keine Antibiotika! Zur Fiebersenkung genügen in der Regel häufig wiederholte Wadenwickel. Nur bei sehr starken Unruhezuständen und Krampfneigung sowie bei schwerer Herzkreislaufdekompensation Kupieren der Fieberspitzen mit Novalgin® Tropfen o.a., vorsichtig dosiert. Bei Herzkranken auch frühzeitiger Einsatz von Antibiotika und entsprechende Herztherapie mit Strophanthin, Crataegutt® u. a.

Bei immunologisch stark überschießenden Reaktionen (starke Leukozytose, hohe BSG-Erhöhung usw.) spielt mehr als die bakterizide die *immunsuppressive* Wirkung der Antibiotika eine Rolle.

Allgemein gilt: auch bei banalen Infekten der oberen Luftwege Ruhe, Schonung, *kein* Sport (kein Schulsport!), bei erhöhten Temperaturen oder Fieber *Bettruhe!*

Sinusitis: In der Akutphase Mikro- bzw. Kurzwelle oder Rotlicht, Inhalationen mit heißem Kamillentee. Sinupret® (Phytotherapeutikum aus Enzian, Holunder und anderem, wirkt vor allem bei Sinusitis maxillaris) oder *HKplx:* Sinfrontal®, Sinuselect®, Kalium chloratum oplx, Euphorbium® comp., letzteres auch als Nasenspray, u. a.

In chronischen Fällen *Akupunktur* und *diätetische Umstellung:* keinerlei Süßigkeiten und Schokolade, mehr Rohkost, vor allem Radieschen, Kresse, Meerrettich und mitunter auch grüne Pepperoni empfehlenswert. *Darmsanierung nach Mayr,* eventuell auch längerfristig Perenterol®. Ohne Darmsanierung heilt keine Sinusitis aus!

In chronischen Fällen Zahnstatus machen lassen.

Mitunter hat auch eine chiropraktische Behandlung der oberen HWS-Segmente eine positive Rückwirkung auf die Ausheilung einer Sinusitis.

Das Zigarettenrauchen ist unbedingt einzustellen, rauchverpestete Luft muß gemieden werden!

Möglichst *keine* sympathikomimetischen Nasensprays: dadurch wird nicht nur die Schleimhaut bei längerer Anwendung geschädigt, auch die biologisch wichtige Exsudationsphase über die Nasenschleimhaut wird ausgeschaltet und dadurch eine Chronifizierung und ein *nach innen Schlagen* der Krankheit gefördert.

Nur bei total verstopfter Nase, *wenn man dadurch nachts nicht schlafen kann*, Anwendung dieser Sprays unmittelbar vor dem Bettgehen. Ansonsten nur homöopathische Sprays oder immunstimulierende Mittel (IRS 19 = bakterielles Autolysat); auch Symbioflor I kann man sich in die Nase träufeln. Nur bei heftiger akuter Exazerbation ist mitunter eine einwöchige Antibiotika-Therapie sinnvoll. Dagegen ist es unsinnig, eine chronische Sinusitis mit langzeitmäßiger Antibiotikaverabreichung ausheilen zu wollen!

Tubenkatarrh: Euphorbia oplx. mit Capsicum oplx. gemischt.

Tonsillenhypertrophie bei Kindern: Lymphomyosot mit Agnus castus oplx gemischt, dazu Tonsiotren Lutschtabletten.

In der **Antibiotika- bzw. Chemotherapeutikatherapie** kommt man in der Allgemeinpraxis bei 99% der Fälle mit vier Substanzen aus:

- einem *Penicillin*-Präparat (z. B. Propicillin Kalium), vor allem bei malignen Anginen,
- einem *Amoxicillin*-Präparat: in der Breitenwirkung genauso gut wie Ampicillin, jedoch wesentlich weniger Allergien!
- einem *Cotrimoxazol*-Präparat und schließlich noch
- einem *Tetracyclin*-Präparat (wobei die neueren Entwicklungen wie Doxycyclin usw. nicht unbedingt besser sind): die am meisten toxische Substanz in dieser Vierergruppe, deshalb hier die strengste Indikation!

Fahren wir fort bei unserem Indikationsstreifzug! Bei hartnäckig anhaltender **Bronchitis,** wenn auch ein Antibiotikumstoß versagt hat, hilft oft ein echter *Baunscheidt* wunderbar. Wichtig ist auch, daß man andere Organinsuffizienzen mitbehandelt, vor allem homöopathische *Nierenmittel* sind häufig erforderlich. (Was über die Niere nicht ausgeschieden werden kann, versucht der Körper sozusagen über die Lunge auszuscheiden.)

Außerdem allgemein abwehrsteigernde Maßnahmen (*Eigenblut,* Ozon-Eigenblut, Echinacin usw.).

Bei der Therapie des **Asthma bronchiale** spielt die Konstitution eine große Rolle: die Astheniker (neurale Typen) [207] sprechen besser auf Akupunktur oder Neuraltherapie (vor allem mit intrakutanem Plenosol) an, eventuell auch (vorsichtig!) Baunscheidt.

Die Dicken (metabolische Typen) müssen erstmal antidyskratisch im

Sinne *Aschners* behandelt werden: Aderlaß oder Blutegel sowie Ableitung vor allem über den Darm und die Nieren sind wichtig.

Bei den neuralen Typen ist die Ableitung über die Haut sehr wichtig, blutentziehende Maßnahmen schwächen sie meist zu sehr.

Bei vor allem *nächtlich* auftretendem Asthma bronchiale sollte man auch einen *Bettplatzwechsel* versuchen!

Bei den **Magen- und Darmerkrankungen** spielt natürlich die *Mayr-Medizin* eine große Rolle, in zweiter Linie auch die sogenannte Symbioselenkung.

Bei *schmerzhaften* Abdominalerkrankungen kann man adjuvant die *segmentale Neuraltherapie* einsetzen. Man kann auch homöopathische Mittel segmental spritzen, z. B. bei Magengeschwüren subkutan in die Magengrube Erigotheel und Mucosa comp. täglich oder jeden zweiten Tag.

Bei chronisch atrophischen Gastritiden sowie bei Neigung zum Ulcus ventriculi empfehlen sich intravenöse Kuren mit *Vitamin B 12* (tgl., insgesamt etwa 10 ×). Nachhaltig möchte ich vor dem *inflationären Gebrauch der H 2-Blocker* (Cimetidin, Ranitidin) warnen, der ja heute mehr und mehr üblich geworden ist. Übrigens ein typisches Beispiel, wie aus einer segensreichen Entdeckung durch falsche Anwendung ein Bumerang werden kann.

H 2-Blocker sind nur bei *höchst*schmerzhaften Magengeschwüren *kurzfristig,* in der Schmerzphase, maximal 2 bis 3 Wochen, indiziert!

Die Langzeitgabe dieser Mittel fördert nicht nur hepatische, renale, hämatologische und hormonelle Schäden, sondern begünstigt auf Dauer auch ein Krebsgeschehen im Magen selbst, indem diesem in übermäßiger Weise der Selbstschutz durch die Magensäure genommen wird.

Überhaupt sollte man bei vielen chronischen Magenleiden daran denken, daß nicht zuviel, sondern zu wenig Säure da ist, weshalb *Bittermittel* (z. B. Amaratropfen von Pascoe) besser wirken als Antazida, v. a. bei ektodermalen Typen.

Bei den **rheumatischen und rheumatoiden Leiden** (PCP, Bechterew usw.) ist mitunter, zumindest bei Vollblütigen, eine radikale Diätumstellung *in Richtung Rohkost* angezeigt, hier kann man durchaus auch die *Schnitzer*-Kost empfehlen. Auch die Frage einer operativen Herdsanierung stellt sich hier radikaler als anderswo. Soweit Störfelder vorhanden sind, ist die Neuraltherapie wichtig. Für die unmittelbare Gelenkbehandlung bringt sie wenig, was viele Neuraltherapeuten nicht einsehen wollen. Hier helfen beim Vollblütigen allgemein, bei lokaler Schwellung im besonderen, blutentziehende Maßnahmen, vor allem *Blutegel!*

Beim blutleeren Typ, auch bei „trockenen", also nicht geschwollenen Gelenken, empfehlen sich die intrakutane Plenosol-Therapie, in schwereren Fällen ein *Baunscheidt* oder u. U. ein *Cantharidenpflaster.* Weiterhin sind hier alle Möglichkeiten der *Immunstimulation* (Kap. 17) auszuschöpfen. Im Schub *Enzymtherapie* mit Wobenzym® oder Musal® [206]. Eventuell auch Symbioselenkung, Ozontherapie und Kupferorotat.

HKplx: Rhododendroneel und Berberis Homaccord mit Rhus toxicodendron oplx. oder (beim *Reiter*-Syndrom) mit Mezereum Hom. mischen, zusätzlich Bryaconeel Tabletten, auch andere fertige Mischungen kann man versuchen, z. B. Chirofossat®, Steirocall® u. a.

Die homöopathischen Komplexmittel sind *für die Langzeittherapie* zur Einsparung von Antirheumatika sehr wichtig! Nach einer sechs- bis achtwöchigen Kur sollte man dann immer wieder eine Verordnungspause einlegen, zumindest aber die homöopathische Kombination ändern.

Jahrelang kannte man in der Rheumatherapie nur die *Wärme*anwendung, heute ist, sozusagen als Gegenbewegung, eher die *Kälte*applikation modern. Die generelle Kälteanwendung ist jedoch genauso falsch wie die generelle Wärmeanwendung. Kälte kommt nur in Frage bei einer überschießenden akuten Reaktion (dies muß mehr oder weniger nach Gefühl entschieden werden) sowie im symptomfreien Intervall zur Abhärtung, am besten als kalter Guß nach *Kneipp.*

Zumeist sind aber die Schübe des Rheumatikers nie so hochakut heiß, sondern eher subakut, was in der Regel eine Wärmeanwendung erfordert.

Manchmal muß man es einfach ausprobieren!

Die sogenannte *Basistherapie,* die von der Klinik empfohlen wird, vertragen die Patienten meist sehr schlecht; ich habe einige Goldfälle, die zwar, was den Gelenkbefund anlangt, gut reagiert haben. Jedoch mußte bei allen wegen starker Hautnebenerscheinungen die Therapie abgebrochen werden. Die genannten biologischen Maßnahmen sind hier durchaus eine Alternative.

Hochakute Phasen müssen aber dennoch in der Regel mit Kortison, weniger akute mit nichtsteroidalen Antirheumatika abgefangen werden.

Unverzichtbar als Basistherapie im Intervall, was allgemein anerkannt wird, ist die *physikalische Therapie* (Bewegungsbäder, Gymnastik usw.).

Beim **Diabetes mell.** sollte man vor allem darauf achten, daß sich der Patient noch als *Mensch* versteht. Die klinische Konzeption geht vielfach dahin, daß er sich nur noch als *Diabetiker* versteht.

Detaillierte Diätpläne bringen relativ wenig und sind bezüglich ihrer quantitativen Wertigkeit eine Fiktion. Man muß den Patienten *einfache Richtlinien* geben: häufig kleine Mahlzeiten, die üblichen Verbote (Süßigkeiten, Zucker, fettarm). Beim *Alters*diabetes ist auf eine *Eiweißreduzierung* bzw. einen zeitweisen Eiweißentzug zu achten (Kap. 12). Wichtig sind große *Trinkmengen* für Diabetiker. Süßstoffe und diverse Diabetikersüßigkeiten sind abzulehnen. Nicht umsonst gibt es in den verschiedensten Ländern Verbote für diverse Süßstoffe, die, wie ich meine, den Leberstoffwechsel, der beim Diabetiker sowieso überlastet ist, zusätzlich unnötig belasten.

Auch auf eine *Alkalisierung* des Stoffwechsels ist zu achten: basische Kost, eventuell Basenpräparat, z. B. Basofer®. Die Blutzuckerwerte des Altersdiabetikers müssen sehr flexibel beurteilt werden, da die Gefahr einer *relativen* Hypoglykämie hier mitunter größer ist als ein zu hoher Blutzuckerspiegel.

Bei den **Schilddrüsenerkrankungen** sollte man sich nicht zu sehr auf die Radiologen bzw. Laborärzte verlassen. Sie haben keine Praxis mit der Therapie und geben trotzdem aufgrund ihrer Tests (Szintigramm, TRH-Test, T3, T4) immer genaue Anweisungen. Es gibt ein *präklinisches* Schilddrüsensyndrom, bei dem der Patient häufig überschießend reagiert (Tachykardien, Schweißausbrüche), die Regulation aber insofern funktioniert, als er zwischendurch kompensatorisch „Erschöpfungsphasen" mit *hypo*thyreoten Symptomen hat.

Die Tests ergeben praktisch nie eine Hyperthyreose, im streng klinischen Sinne ist es auch keine. Manchmal sind die Werte sogar leicht hypothyreot, wo die Radiologen dann eine Behandlung mit Schilddrüsenhormonen empfehlen, die den Patienten aber in eine totale Hormondysregulation treibt. Die homöopathische Behandlung ist hier eine wunderbare Alternative, z. B. mit Glonoin Hom., Thyreopasc®, Lycocyn®, Thyreogutt®, Mutellon® u. a.

Bei größeren Strumen gebe ich einige Wochen, also vergleichsweise kurzzeitig, ein Schilddrüsenhormonpräparat, z. B. Euthyrox 75 oder 50 mkg, 1 × 1 Tabl. tgl. Anschließend dann 2 bis 3 Monate eine Mixtur aus Strumeel forte, Conium oplx. und Glonoin Hom.

Bei Frauen mit Struma muß man gegebenenfalls unbedingt die *Pille absetzen* (stark strumigener Effekt).

Auch **gynäkologisch** ist die Hormontherapie ein großes Problem. Der ganze Hormonkreis im Körper ist derart subtil und differenziert, daß jedweder Eingriff an einer Stelle der Regulationskette zu massiven Auswirkungen im ganzen System führt. Es gibt immer wieder Probleme mit Patientinnen, die von Gynäkologen Hormonpräparate bekommen: Schilddrüsensymptomatik, Herzkreislaufsymptomatik, Migräne usw. Die sonst bewährten homöopathischen Komplexmittel, auch die Akupunktur (z. B. bei der Migräne) versagen dann, solange diese Hormonpräparate eingenommen werden. Dies gilt auch für die hormonelle Kontrazeption.

Eine Hormontherapie ist für mich nur bei echten Hypofunktionen indiziert, beispielsweise bei einer echten Schilddrüsenunterfunktion oder bei Zustand nach beidseitiger Ovarektomie vor der Menopause. Aber auch hier sollte man, bevor man endgültig substituiert, einen *Versuch mit der zytoplasmatischen Therapie* machen (Kap. 16).

Es gibt wenig Frauen, die die **hormonale Kontrazeption** vertragen; und wenn, dann auch nur ein paar Jahre. Ich lehne sie deshalb grundsätzlich ab, ebenso die von den Gynäkologen angebotene Alternative des Intrauterinpessars. Dieses stellt einen dauernden Fremdkörperreiz für das Endometrium dar. Zunächst versucht es der Organismus abzustoßen, schließlich reagiert er mit einer chronischen Entzündung *(Endometritis),* die durchaus auch als Allgemeinfokus wirken kann!

Eine sehr unbiologische und in der Regel nicht zu empfehlende Kontrazeptionsmaßnahme ist auch die Sterilisation. Die Resorption von Ei bzw. Samen induziert immunologische Vorgänge und macht im mindesten aus der mechanischen eine hormonelle Sterilität. Darüber hinaus können auch andere immunologische Erkrankungen ausgelöst oder verstärkt werden. Bei Männern sind schließlich verschiedene Erkrankungen von Hoden und Nebenhoden (Hydrotestis, Spermatocele u. a.) nach Durchtrennung des Ductus deferens aufgetreten.

Die von der alternativen Bewegung empfohlenen Portiokappen dagegen erscheinen mir sehr unsicher. Außerdem schafft die damit verbundene Applikation spermizider Salben eine intravaginale Milieuverschlechterung und begünstigt meines Erachtens Mykosen und andere Vaginalinfektionen.

Die einzig sinnvolle Form der Kontrazeption, die ich meinen Patienten und

Patientinnen empfehle, *ist die mit Kondomen.* Dabei ist es wichtig, ihnen die richtige Handhabung zu erklären:

1. Sich nicht auf die sogenannten sicheren Tage *(Knaus/Ogino)* verlassen, sondern das Kondom immer anwenden!
2. Das Kondom schon von vornherein, also bei der Immissio penis umstreifen, nicht erst präejakulativ: Das sogenannte präejakulatorische Sekret kann bereits zu einer Befruchtung ausreichen.
3. Nach der Ejakulation (vor Nachlassen der Erektion) sofortige Emissio penis!

Es gibt inzwischen klinische Untersuchungen (*53*), daß die Kondome bei richtiger Anwendung genauso sicher sind wie die Pille.

Eine solch alternative Kontrazeptionsberatung erscheint mir als eine wichtige erzieherische Aufgabe des Allgemeinarztes! Die heute gebräuchliche Konzeptionsverhütung mit Pille und Spirale ist für unsere Frauen in hohem Maße gesundheitsschädlich. Für die Männer ist es natürlich sehr einfach, und die Gynäkologen sind ja auch meistens Männer! Schließlich leben sie auch noch von der Verordnung der Pille und dem Einsetzen der Spirale, so daß sie in dieser Frage keinen vorurteilsfreien Standpunkt einnehmen können. Freilich sind auch viele Patientinnen nicht bereit, die von ihnen vermutete größere Unsicherheit der Kondome zu akzeptieren und ziehen in kurzsichtiger Weise die gebräuchlichen empfängnisverhütenden Maßnahmen vor.

Das gleiche gilt auch für besorgte Mütter, die für ihre oft noch sehr jungen Töchter die Pille verschrieben haben wollen. Man muß das in solchen Fällen mitunter akzeptieren.

Bei den Frauenleiden sind noch die unheimlich verbreitete Vaginalmykose und die *diffuse Adnexopathie* erwähnenswert. Letztere spricht häufig, vor allem bei neuralen Typen [207], gut an auf Neuraltherapie, Akupunktur oder intrakutane Plenosol-Therapie (Kreuzbeingegend und in der Leiste). Auch die Chirotherapie (Deblockierung der Ileosakralgelenke mit den *Derbolowsky*schen Griffen) kann mitunter helfen (Abb. 61). *HKplx:* Gynäcoheel, Arnica-Heel, Traumeel, Hormeel u. a. (s. auch Kap. 13). In hartnäckigen Fällen Baunscheidt, bei humoralen Typen Blutegel (am Kreuzbein oder in der Leiste).

Die *Vaginalmykosen* sind eine echte Crux. Es wird alles mögliche empfohlen, z. B. auch ozonisiertes Leinsamenöl, womit ich jedoch keine besonderen Erfolge gesehen habe. Mitunter hilft eine *einfache Knoblauchzehe,* die man intravaginal einige Tage beläßt (täglich erneuern). Knoblauch

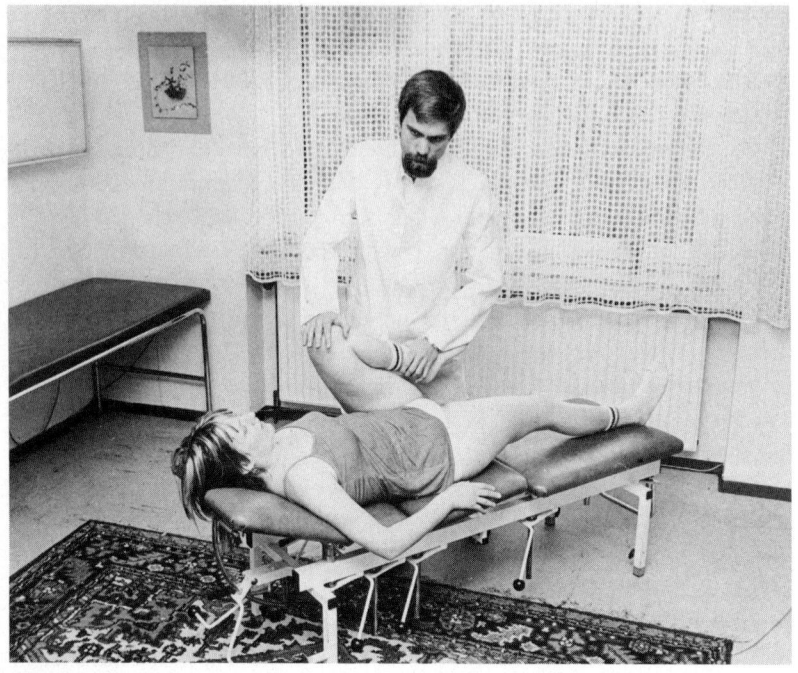

Abb. 61: *Chirotherapeutische Deblockierung der Ileosakralgelenke* (sphäroide Technik nach *U. Derbolowsky*).

wirkt lokal offensichtlich antimykotisch, überhaupt antiinfektiös. Anschließend ist zum Aufbau der Vaginalflora einige Tage ein *Milchsäurepräparat* einzuführen (z. B. Vagiflor®). Häufig psychologische Ursachen (Partnerprobleme). Ansonsten Allgemeintherapie wie bei Adnexopathie.

Von den **neurologischen Erkrankungen** möchte ich die *Migräne* als klassische Indikation für Akupunktur- und Neuraltherapie erwähnen, zusätzlich homöopathische Mittel wie Spigelon, Cyclamen oplx. und Vertigoheel als Mixtur; bei humoralen Typen auch *Blutegel*.

Bei länger bestehenden Fällen ist natürlich immer eine *Ausschlußdiagnostik* bezüglich tumoröser Prozesse erforderlich!

Die **MS** ist anzusehen als Autoimmunerkrankung des Nervensystems und entsprechend zu behandeln: radikale Kostumstellung (Rohkost bei Vollblütigen), *Bettplatzwechsel, Eigenblutbehandlung* oder Gegensensibilisierung, *Wobenzym.* Zusätzlich *Neuraltherapie* (paravertebral), unter Umständen auch Baunscheidt.

Im Schub Wobenzym-Dosis erhöhen, *Prednison*gaben und eventuell Azathioprin (Imurek®).

Von anderer Seite (*146*) wird noch Olivenöl (enthält Squalen [208]), Vitamin D2, Vitamin C und Betakarotin empfohlen; außerdem Selen (50–200 γ tgl.) und Phosetamin® (enthält Calcium-, Magnesium- und Kalium-EAP). Behandlung der Harnwegsinfekte beim MS-Patienten mit *Harnosal*® (Sulfonamid). Es ist bei der MS ja immer schwer zu sagen, inwieweit solch eine Therapie wirkt, da die Stagnation einer vorherigen Progression schon als Erfolg anzusehen ist, auf der anderen Seite auch spontane Stagnationen eintreten.

Ein paar Worte zur **Hauttherapie!** Daß es einen Facharzt für Hautkrankheiten gibt, ist ein typisches, sehr unglückliches Symptom unserer Universitätsmedizin. Denn die Haut ist ja wirklich nur der Spiegel der Situation der inneren Organe. Diagnostik und Therapie vorrangig auf ihre Veränderung zu konzentrieren, führt immer wieder zu extrem kurzsichtigen Maßnahmen. In der alten Medizin stand die Haut in der Organhierarchie *unter* den parenchymatösen Organen und hatte vielfach die Funktion, diese zu entlasten. Ein Hautausschlag, ein Ulcus cruris oder eine sonstige Veränderung wurde also nicht nur sehr zurückhaltend („ausleitend") behandelt, sondern mitunter wurden sogar künstliche Ausschläge (wie ja auch beim *Baunscheidt*-Verfahren) gesetzt, um mittels *Ableitung über die Haut* die inneren Organe zu entlasten.

Heute weiß man davon rein gar nichts mehr! Mit Rabiattherapie (z. B. Tetracyclinen) wird die Akne bei Jugendlichen wochenlang behandelt. Man verlagert dadurch das Krankheitsgeschehen im Sinne einer progressiven Vikariation nach innen: starke Belastung von Leber und Bauchspeicheldrüse, natürlich auch des Darms. Ich halte dies für eine unverantwortliche Therapie.

Das wichtigste bei allen Hautkrankheiten ist: nichts zu unterdrücken! Allenfalls Ekzeme älterer Patienten mit heftigem Juckreiz können zum zeitweisen Einsatz von Kortisonsalben führen. Ansonsten sollte man sich auf die Behandlung der Stoffwechselorgane konzentrieren, insbesondere die *Leber:* entweder homöopathisch mit Hepeel, Hepar com. etc. oder auch mit Hepamerz® u. a. Immunstimulation (*Eigenblut,* Ozon-Eigenblut oder Eigenblut, kombiniert mit homöopathischen Ampullen, z. B. Cutis comp.), bei Schleimhautprozessen Mucosa comp. Weiterhin *Calcium,* längerfristig homöopathisch z. B. als Calcoheel, kurzfristig auch substitutiv (Calcium Brause Sandoz, Frubiase® Calcium, Calciumorotat u. a.)

HKplx beim Ekzem: Schwefheel, Belladonna Hom. und Graphites Hom. gemischt, zusätzlich Sulfurheel Tabl. In schweren Fällen anfangs Psorinoheel und Galiumheel geben.

Bei *Akne vulgaris* längerfristig Perenterol, basische Kost, insbesondere keinerlei Süßigkeiten und strikte Eiweißreduktion. In akuten Phasen Mercurius sulubilis oplx. und Hepar sulfuris oplx. Äußerlich nur Schwefelpuder (Sulfoderm®), keine Kortikoide! *Mayr*-Medizin, Blutegel (z. B. über der Leber).

Bei der *Psoriasis vulgaris,* die ja schwerst beeinflußbar ist: antidyskratische Therapie (Aderlässe), eventuell zytoplasmatische Therapie versuchen.

Hämorrhoidalleiden: Hamamelis oplx. mit Aesculus-Heel Trpf. gemischt, eventuell *Blutegel* ansetzen. Das Ansetzen von Blutegeln an der „goldenen" Ader wurde früher nicht nur bei Hämorrhoiden, sondern auch bei Leberleiden als allgemeine Stoffwechselentschlackung praktiziert. Bei der Perianalthrombose ist die Blutegelbehandlung die Methode der Wahl! Bei diskreten Rechtsherzzeichen (Ödemneigung) zusätzlich Convacard® (Maiglöckchen-Präparat). Lokalinjektionen eines Neuraltherapeutikums in die Hämorrhoidalknoten, eventuell auch Umspritzung.

Salbentherapie mit Hamamelis (Hametum®), Blutegelsalbe (Exhirud®) usw. Kortikoidhaltige Salben nur kurzfristig in der akuten schmerzhaften Phase erforderlich. Zunächst alles versuchen, bevor man veröden läßt, da hierbei hohe Rezidivquote.

Analfissuren: Unterspritzen mit Xylocain/Procain, Paeonia oplx. einnehmen und Paeonia Salbe (Heel) lokal anwenden. Hilft übrigens auch gut bei *Mundwinkelrhagaden.* Dazu ebenfalls hamamelishaltige Salben und viel Karotten, als Saft oder roh.

Soweit man als Allgemeinarzt **Kinder** behandelt, scheinen mir drei Gesichtspunkte besonders erwähnenswert:

● *Kampf gegen die Süßigkeiten und den vielen Zucker!* Der Zahnstatus unserer Kinder ist katastrophal, auch die hohe Infektanfälligkeit hängt zum Teil damit zusammen.

● *Kampf gegen das viele Fernsehen!* Die allgemeine Übernervosität und Fahrigkeit der Kinder, auch viele Schlafstörungen, sind darauf zurückzuführen.

● *Antiphlogistika* („Fieberzäpfchen") und *Antibiotika* bei Kindern *äußerst selten* erforderlich! Kinder sprechen wunderbar auf homöopathische

Therapie an. Hier manifestiert sich in vielen Kinderarztpraxen die Hilflosigkeit der klinischen Medizin gegenüber zunächst einfachen Erkrankungen. Weil man nichts anderes kennt und weil man auch Angst hat, nichts zu machen, verordnet man Antibiotika, obwohl es sich meistens um virale Infekte handelt, wo die Antibiotika sowieso nicht greifen, außerdem dadurch die Resistenz des Kindes erheblich geschwächt wird (immunsuppressiver Effekt). Es ist heute keine Seltenheit, daß Kinder drei- bis viermal im Jahr und auch noch öfters eine Antibiotikumtherapie bekommen. Eine Symbioselenkung, längere Zeit Symbioflor I mit viel Buttermilch, Dickmilch und Bioghurt, das Verbot von Süßigkeiten, sowie einige leichtere immunstimulative Komplexmittel (Esberitox, Lymphomyosot usw.) bewirken hier schon sehr viel.

Wenn die Kinder es zulassen, kann man ihnen auch noch Procain bzw. Xylocain an die Tonsillenpole spritzen. Bei besonders hartnäckigen Fällen der Abwehrschwäche ist auch die *Ponndorf*-Impfung einen Versuch wert.

Von den **urologischen Erkrankungen** in der Allgemeinpraxis möchte ich den *sogenannten chronischen Harnwegsinfekt* kurz aufgreifen. Eine Störfeldbehandlung, eine Darmsanierung sowie eine Symbioselenkung, eventuell auch mit Autovakzinen, bringt mitunter Erfolg; natürlich allgemein abwehrsteigernde Maßnahmen (Immunstimulation) und, wenn die Voraussetzungen gegeben sind (Vollblütigkeit), auch ein Aderlaß.

Ständige Antibiotikagaben, möglichst noch als Dauermedikation, helfen in der Regel nicht. Inzwischen hat sich ja auch bei den Klinikern herumgesprochen, daß eine asymptomatische Bakteriurie auf keinen Fall antibiotikumpflichtig ist.

HKplx: Reneel, Sabal Hom., Esberitox, Arnica-Heel. Ansonsten Urgenin® oder Rhoival® (Phytotherapeutika). Bei Reizblase der Kinder Rhoival und Sitzbäder mit Eichenrinde (eine Handvoll auf etwa 10 Liter), etwa 10 Minuten lang.

Von den **orthopädischen Leiden** spielt das sogenannte Wirbelsäulen-Syndrom in verschiedenster Manifestation die wichtigste Rolle in der Praxis (s. Kap. 25).

Bei *lokalen Gelenkbeschwerden* Plenosol intrakutan um das Gelenk herum quaddeln; mitunter intraartikuläre Injektionen von Procain bzw. Xylocain oder auch homöopathischer Mittel (Zeel®).

Bei lokalen Prozessen wie *Karpaltunnel-Syndrom oder Dupuytrensche*

Kontraktur empfiehlt sich *im Anfangsstadium* eine lokale Akupunktur (Abb. 15). Wenn man das rechtzeitig macht, kann man mitunter eine Operation verhindern oder zumindest hinausschieben.

Erwähnen möchte ich noch die Ozon-Eigenblut-Infusionen beim *Sudeck*-Syndrom.

Augenkrankheiten: Besondere Erfolge bei schwerer *Makuladegeneration* mit zytoplasmatischer Therapie habe ich schon erwähnt (Kap. 16).

Häufig sind *chronische Konjunktivitiden,* die von den Augenärzten mit allen möglichen Salben behandelt werden, wobei sich das Leiden immer mehr verschlechtert. Wenn die Patienten zum Hausarzt zurückkommen, ist es zunächst dringend erforderlich, sämtliche Salben abzusetzen, da ab einem bestimmten Punkt auch das beste Heilmittel am Auge als Reiz wirkt. Stoffwechselbehandlung (Ernährung, eventuell *Blutegel* an der Schläfe), *Eigenblutbehandlung,* Versuch mit Euphrasia oplx., gemischt mit Staphisagria oplx. (diese Mischung kann man auch beim *Gerstenkorn* einsetzen). Bei starkem Juckreiz Cistus canadensis oplx.

Bei stärkeren Reizzuständen am Auge auch *Akupunktur* versuchen: Schmerzpunkte um das Auge herum palpieren und nadeln, außerdem Punkte im HWS-Bereich.

Noch einige Tips, die ich von meinem ehemaligen Hausarzt **Dr. Lobmeyer aus Cham** erhalten habe (*ein Teil seiner Vorschläge ist bereits in den vorigen Seiten mitverarbeitet,* siehe auch Kapitel 13):

Tinnitus: Capsicum oplx., gemischt mit Aesculus-Heel und Vertigo-heel. Außerdem Neuraltherapie (Mastoidpunkte anspritzen), eventuell auch Chirotherapie und Akupunktur.

Räusperzwang: Versuch mit Spigelia D 3 und Ignatia D 4 aa, 3 × 20 Trpf. tgl. Wenn Laryngitis dabei, zusätzlich Ammonium bromat. oplx.

Reisekrankheit: 3 Tage vorher mit einer Mischung aus Cocculus D 4, Nux Vomica D 4 und Hypericum oplx. beginnen, 3 × 20 Trpf.

Globus hystericus: Sumbulus oplx. mischen mit Conium oplx. und Ignatia D 4 (aa).

Nasenbluten: einen Finger zwei Minuten lang abbinden, kalten Lappen in den Nacken, eventuell Clauden®-Watte sowie innerlich Cinnamonum Hom., gemischt mit Gentiana oplx. mehrmals tgl. 15 Trpf.

Pseudo-Meniere-Syndrom (unspezifischer Schwindel): Coctail aus Verti-goheel, Cocculus oplx. und Aesculus-Heel, 3 × tgl. 25 Trpf. Dazu Neuraltherapie, Chirotherapie oder Akupunktur.

Abschließend noch eine Empfehlung *bei chronischer Cholezystopathie* mit

Steinbefund: *Leber- und Gallenkur nach Heilpraktiker Cox* [209]. Eine Rabiatkur, bei der die Patienten nach Gebrauchsanweisung vier Fläschchen mit Zusatzgetränken (Pfefferminztee, Coca-Cola, dunkles Bier) trinken müssen. Die Kur dauert zwei Tage, es kommt zu mehr oder weniger starken Austreibungskoliken. Häufig finden sich Steine im Stuhl, die Patienten haben monatelang eine deutliche Erleichterung im Oberbauch.

Im wesentlichen handelt es sich um verschiedene Phytotherapeutika (Fenchel, Süßholz, Senna, Brechweinstein, Chelidonium u. a.). *Nicht in der entzündlichen Phase anwenden, sondern im Intervall!*

Die Kombination von Allopathika und homöopathischen Komplexmitteln befremdet sowohl Kliniker als auch klassische Homöopathen. Aber nur scheinbar sitzt man damit zwischen zwei Stühlen. In Wirklichkeit ist es **die therapeutische Mitte der Praxis:** *ein weder opportunistisches Konzept,* das sich mit kurzfristigen symptomatischen Erfolgen begnügt und den Patienten in eine andauernde medikale Abhängigkeit hineinmanövriert (häufig durch klinische Methode, z. B. durch hormonelle Langzeitbehandlung bei einfacher Struma). *Auch kein idealistisches Konzept,* wo monatelang auf der Suche nach dem Simillimum irgendwelche Hochpotenzen ohne einen Effekt ausprobiert werden und schließlich dann die schulmedizinische Vorbehandlung für die Erfolglosigkeit der Therapie verantwortlich gemacht wird. Es mag kolossale Erfolge mit Hochpotenzen geben, aber sie sind selten. Der Weg der Allgemeinmedizin liegt in der Mitte zwischen Idealismus und Opportunismus, in einem *realistischen, flexiblen Konzept,* wobei die hohe Kunst darin besteht, zu wissen, wann man welche Methode einsetzt und wann nicht. Einem Patienten, der Digitalis braucht, Crataegus zu geben, ist genauso schlimm, wie einem Digitalis zu verordnen, der in Wirklichkeit Crataegus braucht. Bei einem Kopfschmerzpatienten eine maximale klinische Ausschlußdiagnostik zu betreiben und ihn dann lediglich mit Schmerzmitteln abzufüttern, ist genauso schlimm, wie ihn einfach zu akupunktieren oder zu chirotherapieren, ohne auch nur an die Möglichkeit eines Organbefundes, eines Tumors, eines Gefäßprozesses usw. gedacht und entsprechende Maßnahmen veranlaßt zu haben. [210]

27. KAPITEL

Wie erlernt man die hier aufgeführten Methoden? – Abrechnungsprobleme in der Kassenpraxis

Wir wollen uns nun praktischen Problemen des Studiums und der Abrechnung zuwenden!

Die hier aufgeführten empirischen Heilmethoden sind von der Technik her nicht schwerer und nicht leichter als die konventionellen, die man im Studium und in der Klinik gelernt hat.

Voraussetzung für das Studium ist *das Bewußtsein von der relativen Insuffizienz der klinischen Methoden.* Wer überzeugt ist, mit der klinischen Medizin alle Probleme im Griff zu haben, und allenfalls einige Fälle, bei denen er nicht weiter kommt, undifferenziert als *psychosomatisch* zur Seite schiebt, der wird sich natürlich erst gar nicht mit empirischen Heilmethoden beschäftigen.

So eine Haltung kann man sich in einigen klinischen Abteilungen und speziellen Facharztpraxen leisten, vielleicht als Radiologe oder in chirurgischen Disziplinen. Man sollte sich allerdings darüber im klaren sein, daß man nur einen kleinen, *nicht repräsentativen* Ausschnitt aus der Gesamtmedizin darstellt.

In der *Allgemeinpraxis* kommt man mit so einer Haltung in der Regel nicht hin, weshalb hier auch eine besondere Bereitschaft zum Studium biologischer Heilmethoden besteht.

Zum Bewußtsein der relativen Insuffizienz der klinischen Medizin muß eine *vorurteilsfreie, offene Denkhaltung* kommen, die dynamischer ist, als es das übliche Medizinstudium zuläßt; also eine gewisse grundsätzliche Affinität zu dem, was ich *biologisches Denken* nenne. Wobei sich dieses natürlich durch die erfolgreiche Anwendung biologischer Methoden in der Praxis schrittweise weiterentwickelt – ein wechselseitiger Prozeß: das Denken befruchtet die Praxis, die erfolgreiche Praxis fördert in Rückwirkung wieder die biologische Denkweise.

Dazu gehört auch – bei aller Bedeutung des rationalen Elements in der Medizin –, dieses *nicht zu verabsolutieren* und die *Intuition,* das ärztliche Gefühl und auch Fingerspitzengefühl sich entwickeln zu lassen. Daß die Intuition nicht zu sehr ins Kraut schieße und das rationale Element überwuchere, wird man in der Regel weniger Ärzten als diversen

Heilpraktikern vorhalten müssen. Aber natürlich sind auch Ärzte nicht dagegen gefeit. Bei ihnen ist aber mehr rationalistisches, mitunter ideenloses Vorgehen das Hauptproblem!

Am Anfang braucht man natürlich auch *etwas Mut,* um aus den konformen Bahnen der Klinik und des Studiums auszubrechen, neue Wege zu beschreiten und sich in den Ruch eines gewissen Außenseitertums zu begeben. Dies ist heute längst nicht mehr so schwierig wie noch vor 20 Jahren, als Ärzte, die akupunktiert oder sich gar mit Erdstrahlen beschäftigt haben, von ihren Kollegen und den Standesorganisationen böse angefeindet, mitunter sogar vor Gericht gestellt worden sind und schlimmste Verleumdungen ertragen mußten, so z. B. Dr. *Issels* oder Dr. *Aschoff* (Wuppertal). Der Pioniergeist dieser Männer verdient unseren Respekt!

Schließlich ist es wichtig, zu Beginn ein paar einschneidende Heilerlebnisse mit den biologischen Heilmethoden zu haben, sozusagen ein *Schlüsselerlebnis,* um für den weiteren Einstieg motiviert zu werden. Ich möchte hier mein eigenes Schlüsselerlebnis diesbezüglich kurz schildern:

Ich war noch in der Klinik und hatte mir auf Anregung einer Kollegin, die auf einem Akupunkturkongreß war und von dort allerlei seltsame Dinge erzählt hatte, das Akupunktureinführungsbuch von *Bischko* (28) gekauft. Nun kam ein Patient mit heftigsten Schmerzen in beiden Beinen auf meine Station. Er schrie das ganze Krankenhaus zusammen, obwohl er vorher vom diensthabenden Arzt schon alle möglichen Schmerzmittel bis hin zu Opiaten bekommen hatte.

In dieser Situation entschloß ich mich zu meinem ersten Akupunkturversuch, den ich mit einfachen 20er Kanülen ausführte; richtige Akupunkturnadeln hatte ich ja nicht. Ich wählte also das *Beinprogramm* (Kap. 7, Abb. 14). Unmittelbar nach der Nadelung hörte der Patient auf zu schreien und gab an, keine Schmerzen mehr zu haben. Der neben mir stehende Oberarzt sowie die anwesenden Schwestern waren verblüfft, am meisten ich selbst. Wir dachten natürlich alle an eine „vegetativ stigmatisierte Persönlichkeit", den Erfolg deuteten wir dementsprechend psychotherapeutisch.

Am nächsten Morgen fing der Patient wieder an zu schreien, die Schmerzen waren wieder gekommen. Ich versuchte es nun mit einem damals üblichen Bauerntrick und sagte: „Wir haben ein neues Medikament aus Amerika bekommen, das wahre Wunder vollbringt. Es wirkt wesentlich stärker als die Nadeln. Sie werden sehen, Ihre Schmerzen sind in wenigen Minuten weg."

Ich gab ihm daraufhin eine Plazebopille, aber es tat sich nichts. Keine Besserung. Wieder griff ich zu den Nadeln, bzw. zu den Kanülen Nr. 20, und wieder stellte sich der Erfolg prompt ein. Diesmal hielt er einige Tage an.

Nach einigen solcher Behandlungen war der Patient schmerzfrei und konnte wieder längere Strecken laufen. Auch nach seiner Entlassung bestellte ich ihn noch zwei- bis dreimal, und er erzählte mir, er könne wieder größere Wege im Park zurücklegen. [211]

Das war mein erstes Akupunkturerlebnis. Für jeden, der irgendwie aus dem hochschulmedizinischen Rahmen seine ersten Ausbrüche versucht, ist es wichtig, ein solches Erlebnis zu haben.

Mit welchen Methoden fängt man an?

Wichtig ist, *nicht alles auf einmal zu versuchen,* sich auch Zeit zu nehmen und davon auszugehen, daß es sich quasi um ein *Zweitstudium* handelt. Man benötigt – bei konventioneller klinischer Vorbildung – mindestens drei bis fünf Jahre, um das hier geschilderte System in etwa zu beherrschen. Sicherlich ist die Auswahl, die ich hier gebe, subjektiv wie jede Auswahl und stellt nur ein *Grundgerüst* dar. Dieses erleichtert aber auf jeden Fall den Einstieg, um dann, wenn man es theoretisch und praktisch beherrscht, eigene Wege zu gehen.

Die einfache Neuraltherapie, d. h. die *Segmenttherapie und auch die Störfeldtherapie,* sind ein sehr guter Einstieg, dazu das sich langsame Einarbeiten in ein *komplexhomöopathisches System,* sei es von Heel, Madaus, Regenaplex oder einer anderen Firma. Am Anfang sind hier Mißerfolge zwangsläufig, bis man im Laufe der Zeit die typische Indikation eines Mittels erfaßt hat.

Bei Wirbelsäulensyndromen, wo eine rheumatoide Komponente dabei ist, kann man statt Xylocain bzw. Procain intrakutan *Plenosol* verwenden und hat dabei schon einen stärkeren metabolischen Effekt.

Außerdem sollte man sich frühzeitig mit *Ernährungsfragen* und vor allem der *Mayr-Medizin* beschäftigen (Kap. 11 und 12).

Hat man nach einigen Monaten eine gewisse Sicherheit im Umgang mit der Segment- und Störfeldtherapie sowie mit einigen Komplexhomöopathika, kann man sich als nächstes den *einfacheren Immunverfahren* (Kap. 17), in der Kindertherapie vor allem der *Symbioselenkung,* dann auch den *Aschner-Verfahren* zuwenden: erst Aderlaß und Blutegel, wesentlich später dann Baunscheidt und Cantharidenpflaster. Die intrakutane Plenosolanwendung deckt zunächst weitgehend die Indikation des Baunscheidt ab.

Auch die *Ozontherapie* (wenn überhaupt) sowie die *zytoplasmatische Therapie* sollte man *erst im zweiten oder dritten Schritt* angehen. Genauso soll man sich mit den größeren neuraltherapeutischen Injektionen ruhig Zeit lassen.

Mit der *Chirotherapie* wird man zwar nicht als erstes anfangen, man sollte aber auch nicht zu lange damit warten, da sich die diesbezügliche Ausbildung über einen längeren Zeitraum hin erstreckt.

Zeitlich *zuletzt* an die Reihe kommen bei unserem Studium sicherlich *die verschiedenen biophysikalischen Testverfahren.*

Wie erlernt man die betreffenden Methoden?

Im wesentlichen sind es *drei Wege:* über Bücher, über Kurse und Kongresse sowie über die Hospitation bzw. Assistenz. Die richtigen Bücher sind sehr wichtig, auch die Hospitation ist sehr wichtig. Die Kurse hingegen sind nicht so wichtig, wie die vorgeben, von denen sie gehalten werden.

Sie haben nur da einen Sinn, wo es um *praktische Techniken* geht. Man sollte sich vorher geflissentlich erkundigen, wieviele Teilnehmer kommen, ob von daher überhaupt eine praktische Übung möglich ist. Ansonsten ist es nämlich rausgeschmissenes Geld. Die Kurse sind meist sehr teuer, vielfach zu teuer, würde ich sagen.

Im wesentlichen wird man sich also die theoretischen Grundlagen aus den Büchern holen, die Praxis dann durch Hospitation bei erfahrenen Ärzten erlernen und dann entsprechende Versuche in der eigenen Praxis unternehmen. Bei komplizierteren Techniken muß man sich natürlich *die ersten Fälle gut aussuchen und sich genügend Zeit dafür nehmen:* Der erste schwierige Manipulationsversuch an der Halswirbelsäule oder auch die erste Stellatuminjektion sollten nicht inmitten des größten Praxistrubels, sondern wohlweislich am Ende der Sprechstunde stattfinden, wenn der Rahmen rundherum sich beruhigt hat.

Welche Bücher kann ich empfehlen? [212]

Zur Problematik des 1. Kapitels (Grenzen der naturwissenschaftlichen Methode) empfehle ich vor allem das Buch von *H. Pietschmann (161).* Sehr wichtig war für mich auch *Ursprung und Gegenwart* von *Jean Gebser (71).*

In zweiter Linie sind hier Schriften von *Heisenberg (98, 99, 100), Capra (45)* und *C. G. Jung (109, 110)* zu empfehlen. Die Schriften des *Paracelsus* (z. B. *154*) sind für den Anfang relativ schwer verdaulich.

Zum 2. Kapitel (über das biologische Denken) sollte man *Pischinger* (*162*), *Popp* (*165*) und vor allem *Bernhard Aschner* lesen; von ihm vor allem *Befreiung der Medizin vom Dogma* (*12*) sowie die ersten 100 Seiten der *Technik der Konstitutionstherapie* (*11*). Zur Einführung in die Theorie der Vikariationslehre ist es nicht nötig, das gesamte Buch von *Reckeweg* (*174*) zu lesen; im Informationsmaterial der Firma Heel ist das Wesentliche gut zusammengefaßt.

Nur wer sich näher mit methodologischen Problemen befassen will, sei auf das sehr gute Buch von *Kienle* und *Burkhardt (117)* verwiesen.

Die wichtigste Anleitung für die *Neuraltherapie* stellt das Lehrbuch von *Peter Dosch (56)* dar; auch der Bildatlas von *Mathias Dosch (55)* ist sehr empfehlenswert, wenn man in differenziertere Injektionstechniken einsteigen will.

Mit der *Akupunktur* kann man sich sowieso etwas Zeit lassen, für die hier geschilderte Form genügt das Einführungsbuch von *Bischko (28)* vollkommen.

Die konkrete Technik der *Aschner-Methoden* kann man gut bei *Abele (3)* studieren.

Über die wichtigsten *Phytotherapeutika* sollte man in etwa Bescheid wissen, wobei das Lehrbuch von *Weiss (266)* einen guten Überblick gibt.

Eine sehr übersichtliche systematische Darstellung der *Mayr-Medizin* gibt *Rauch (172)*. Die geistige Grundidee kommt noch besser bei *Schmiedecker (216)* heraus. Außerdem sollte man selbst einmal eine Mayr-Kur am eigenen Leib erleben. [213]

Über *Naturkost und Rohkost* gibt es eine Unmenge von Schriften, die bekanntesten sind von *Bircher-Benner* und von *Kollath*. Ich empfehle hier die Übersichtsdarstellung von *Körber et al. (119)*, die auch die neuesten wissenschaftlichen Ergebnisse diesbezüglich berücksichtigt.

Wem es nicht nur um den medizinischen Effekt des Fastens, sondern um dessen geistige Idee der Katharsis geht, der sei auf das ausgezeichnete Buch von *Buchinger (40)* verwiesen.

Bezüglich der *Komplexhomöopathie* braucht man keine großen Werke zu lesen. Hier genügt es, sich erst mal Firmenmaterial zu besorgen und dann einfach den praktischen Versuch zu machen.

Wer dann weiter in die klassische Homöopathie einsteigen will, muß sowieso seinen eigenen Weg finden, dies gehört zur Methode. Ein lebendiges Einführungsbuch hat *Nash (143)* geschrieben.

Über die *Chirotherapie* braucht man – mal übertrieben gesagt – eigentlich gar nichts zu lesen, man kann sie *nur praktisch lernen*. Die offiziell in den Seminaren angebotenen Kurse sind hier unumgänglich. Sie sind auch obligatorisch für die Zusatzbezeichnung *Chirotherapie,* die auch mit einer eigenen Prüfung verbunden ist.

Mit dem Abschluß der offiziellen Ausbildung hat man allerdings nur eine Grundlage. Als nächstes sind Hospitationen bei erfahrenen Chirotherapeuten äußerst wichtig und sehr fruchtbar. Das entscheidende ist dann die tägliche Praxis, die einem immer mehr das nötige Feingefühl vermittelt, wobei man sich gerade am Anfang für die Chirotherapie sehr viel Zeit nehmen muß!

Ebenfalls ein Kurs ist obligatorisch für die *Ozontherapie,* er ist rechtlich vorgeschrieben. Interessierte können auch noch das sehr ausführliche Buch von *Wolff (278)* studieren.

Die Anwendung der *Zelltherapie,* ich empfehle hier ja nur die Regeneresen® und die zytoplasmatische Therapie nach *Theurer,* ist einfach zu lernen. Es genügt, sich das entsprechende Firmenmaterial zu besorgen. [214]

Von den *biophysikalischen Tests* habe ich nur den Decodertest und die Thermoregulationsdiagnostik als im Rahmen der Kassenpraxis einsetzbar dargestellt. Die Schwierigkeiten der Auswertung entsprechen in etwa denen der EKG-Auswertung, wobei der Decoder sowohl in der Anwendung für die Sprechstundenhilfe als auch für den Arzt etwas einfacher ist. Entsprechende Kurse werden angeboten im Rahmen der *Medizinischen Woche Baden-Baden* sowie auf der *Frühjahrs- und Herbsttagung des „Zentralverbands der Ärzte für Naturheilverfahren" in Freudenstadt.* [215]

Bei der Thermoregulationsdiagnostik ist auch ein eigener Kurs für die Sprechstundenhilfe erforderlich.

Die nähere Beschäftigung mit der *Elektroakupunktur* und ihren verschiedenen Abkömmlingen kann schon wegen des Zeitaufwands nur in der Privatpraxis betrieben werden.

Über die wichtigsten Immunstimulativa Echinacin und Plenosol sowie Elpimed wird man durch das entsprechende Firmenmaterial ausreichend in der Anwendung unterwiesen. Das gleiche gilt für die Gegensensibilisierung, die Symbioselenkung und die Enzymtherapie. [216]

Das Buch von *E. Hartmann (89)* ist nicht nur lesenswert, weil es eine gute Einführung in das *Geopathieproblem* gibt, sondern auch den Pioniergeist der ersten Generation der biologischen Ärzte, von denen *Hartmann* ein hervorragender Vertreter ist, gut widerspiegelt.

Ebenso das Buch von *Kern (115),* bei dem Detailergebnisse sicherlich zu relativieren sind, der aber auch in hervorragender Art und Weise die Legitimation der Privatpraxis zur Forschung und Weiterentwicklung der Medizin herausarbeitet.

Es gibt natürlich auch eine Unmenge von Zeitschriften zu den verschiedenen Arbeitsgebieten. Meine Erfahrung ist es jedoch – nicht nur im Bereich der empirischen Heilmethoden, sondern auch im Bereich der klinischen Medizin –, daß es *besser* ist, *sich von Zeit zu Zeit ein neues Lehrbuch zu kaufen* und dieses gründlich durchzuarbeiten, als sich zu sehr in der Vielfalt des heutigen medizinischen Blätterwalds zu verlieren. Aber das kann natürlich jeder machen wie ein Dachdecker!

Einen festen Ausbildungsgang mit entsprechender *Zusatzbezeichnung* gibt es, wie schon gesagt, für die *Chirotherapie.*

Hierbei ist nachzuweisen:

a) die Teilnahme an einem Einführungskurs von mindestens 12 Stunden Dauer über die theoretischen Grundlagen

b) die Teilnahme an einem einwöchigen klinischen Kurs in einer orthopädischen Abteilung

c) die Teilnahme an einer Weiterbildung von mindestens 60 Stunden über praktische Extremitätenbehandlung

d) die Teilnahme an drei Kursen von je 60 Stunden oder sechs Kursen von je 30 Stunden über Wirbelsäulenbehandlung sowie die Röntgenologie unter chirotherapeutischen Gesichtspunkten. [86]

Ebenfalls eine offizielle Zusatzbezeichnung gibt es in der *Homöopathie.*

Hier wird eine mindestens 1½ Jahre dauernde theoretische und praktische Beschäftigung mit dem homöopathischen Heilverfahren unter Anleitung eines von der Ärztekammer hierfür anerkannten homöopathischen Arztes oder eine halbjährige Assistenzarztzeit an einem Krankenhaus mit anerkannter homöopathischer Leitung verlangt, außerdem die Teilnahme an drei anerkannten Forbildungskursen oder wahlweise an einem anerkannten vierteljährigen Lehrgang in der Homöopathie.

Schließlich gibt es die Bezeichnung *Naturheilverfahren.*

Hier sind nachzuweisen die Teilnahme an vier Kursen über naturgemäße Heilweisen von je einer Woche Dauer, z. B. *Medizinische Woche Baden-Baden,* die Tagungen in Freudenstadt und andere [215].

Außerdem drei Monate ärztliche Tätigkeit in anerkannten Krankenhäusern und Sanatorien für naturgemäße Heilweisen oder bei Ärzten, die die Voraussetzungen zum Führen der Zusatzbezeichnung *Naturheilverfahren* haben und entsprechende Einrichtungen besitzen.

Näheres ist hierzu den Berufs- und Weiterbildungsordnungen der jeweiligen Ärztekammern zu entnehmen!

Die Beschäftigung und Ausübung der hier geschilderten biologischen Heilverfahren hat in der Regel *keine* Auswirkung auf die Haftpflichtversicherung. Man sollte dennoch seine Haftpflichtversicherung schriftlich darüber informieren, daß man die Ozontherapie, die große Neuraltherapie, die Chirotherapie und auch andere, mit einem eventuellen Risiko behaftete Methoden in seiner Praxis ausübt und sich schriftlich bestätigen lassen, daß der Versicherungsschutz auch für diese ärztlichen Tätigkeiten gilt.

Zur Abrechnungsproblematik

Ich habe anfangs gesagt, das hier geschilderte Konzept sei cum grano salis in der Kassenpraxis realisierbar, was nicht heiße, daß alle Methoden über Krankenschein laufen können. „Cum grano salis" bedeutet außerdem, daß das Konzept mehr oder weniger starke Einbußen durch Zeitmangel und finanzielle Einschränkungen erfährt. In der Regel sind die betreffenden Verfahren zeitaufwendiger als herkömmliche klinische Verfahren und werden in der Gebührenordnung eigentlich unterbewertet. Positiv ausgedrückt: *Je weniger Geschäftssinn und je mehr Idealismus und Zeit – also eine relativ kleine Praxis –, desto besser die Voraussetzungen für eine breite Anwendung dieses Konzepts in der Praxis!*

Die *Neuraltherapie* ist kassenmäßig voll abrechenbar.

● *Nr. 267* für alle Infiltrationsbehandlungen, auch für Narbenbehandlungen und die Injektionen an die Tonsillen. Bei letzteren kann man die Nr. 267 zweimal ansetzen.

● *Nr. 260* für intrakutane Injektionen (Procain, Plenosol usw.)

● *Nr. 277* für die Stellatuminjektion.

Die Nummern für die übrigen Injektionen der Neuraltherapie kann man in der BMÄ/E-GO (Kap. „Injektionen") sowie im Lehrbuch von *Peter Dosch* (*56*) nachlesen.

Eine *Akupunkturbehandlung* ist kassenmäßig noch *nicht* abzurechnen. Man kann sie natürlich mit einer *Huneke*-Therapie kombinieren, was ich häufiger mache (z. B. am Kopf und an den Extremitäten Akupunkturnadeln, am Rumpf Xylocain-Infiltrationen), und dann die Nr. 267 für die Neuraltherapie ansetzen. Insofern eine ärztliche Beratung oder Untersuchung damit verbunden ist, kann man natürlich die Nr. 1 oder 65 ansetzen, die Akupunktur ist dann sozusagen eine Dreingabe. Wenn ein Patient also eine Akupunkturbehandlung wünscht – das gilt auch für andere nicht abrechenbare Leistungen –, muß er sich hierfür sozusagen *aus der kassenärztlichen in die privatärztliche Behandlung* begeben. Bei Patienten, die man nicht schon länger kennt, sollte man sich dies kurz schriftlich bestätigen lassen, etwa in der Form: „Hiermit erkläre ich, mich in privatärztliche Behandlung von Herrn Dr. . . . zu begeben. Unterschrift."

Für die *Chirotherapie* gibt es auch Abrechnungsnummern:

● *Nr. 3305* für die mobilisierende Behandlung an der Wirbelsäule oder den Extremitätengelenken mittels Weichteiltechniken

● *Nr. 3306* für gezielte chirotherapeutische Eingriffe an der Wirbelsäule

● *Nr. 3307* für gezielte chirotherapeutische Eingriffe an den Extremitätengelenken. Die Leistungen nach den Nummern 3306 und 3307 sind im Krankheitsfall bis zu dreimal berechnungsfähig. Weitere erforderliche

Behandlungen bedürfen einer ausführlichen Begründung gegenüber der KV.

Die *Aschner-Verfahren* werden über folgende Nummern abgerechnet:

- *Nr. 251* für den Aderlaß
- *Nr. 747* für Blutegel und blutiges Schröpfen (jeweils nur einmal pro Sitzung). In Anbetracht des Zeitaufwands und des Raumbedarfs bei der Blutegelbehandlung (eine Sprechstundenhilfe ist eine halbe bis dreiviertel Stunde beschäftigt, eine Behandlungskabine wird etwa 1 Stunde lang belegt) ist diese mit der Nr. 747 (etwa 5 DM) völlig unterbewertet und bringt nicht annähernd die Kosten rein.

Fürs *Cantharidenpflaster* kann man nur einen einfachen Verband ansetzen *(Nr. 200)*, ebenso beim *Baunscheidt*. Bei der Behandlung der Pflasterwunde am nächsten Tag eventuell eine *Nr. 2000* (=einfache Wundversorgung).

Die Verordnung von *Phytotherapeutika* ist kassenmäßig problemlos. Auch *homöopathische Mittel,* vor allem Komplexmittel, werden in der Regel stillschweigend akzeptiert, obwohl sie von der Universitätsmedizin abgelehnt werden. Es kommt hier sehr darauf an, daß man mit seinen Gesamtverschreibungen im Durchschnitt bleibt. Sobald man hier in größerem Maße überschreitet, so daß Regresse anstehen, setzt man von seiten der Krankenkassen und der Prüfungskommissionen natürlich gerade bei den homöopathischen Mitteln an und argumentiert, ihre Wirkung sei wissenschaftlich nicht erwiesen.

Solange man sich aber, wie gesagt, im Durchschnittsbereich befindet, hat man diesbezüglich keine Schwierigkeiten. Dies ist im allgemeinen auch unproblematisch, da man folgende Medikamente in einer biologisch ausgerichteten Praxis wesentlich weniger verordnet:

- Antibiotika
- H2-Blocker
- Kortison
- Schmerz- und Beruhigungsmittel
- diverse Hirndurchblutungsmittel

Dadurch liegt man in der Regel eher unter dem üblichen Verordnungsschnitt als darüber. Ich kann natürlich nicht sagen, inwieweit die Erfahrungen mit unserer KV (Westfalen-Lippe) auf andere KV-Gebiete übertragbar sind.

Probleme bei der Verordnung von homöopathischen Mitteln haben auf jeden Fall viele *Privat*patienten mit ihren Kassen. Man muß sinnvollerweise bei der Verordnung die Patienten darauf hinweisen, daß sie eventuell diese Mittel von ihrer Kasse nicht erstattet bekommen.

Auch die *Sauerstoffbehandlungen* und die verschiedenen *Zelltherapien* sind *nicht* über gesetzliche Krankenkassen abzurechnen.

Für die intramuskuläre Ozoninjektion kann man natürlich die *Nr. 252* ansetzen, das Ozon sozusagen als Serviceleistung. Das gleiche gilt für die kleine Ozon-Eigenblutbehandlung, wo man die *Nr. 278* (=einfache Eigenblutbehandlung) nehmen kann.

Solch finanzielle Großzügigkeiten kann man sich nur in einer größeren Kassenpraxis leisten. Ein Kollege mit kleiner Praxis, der selbst knapp bei Kasse ist, wird auch die intramuskuläre Ozoninjektion und die kleine Ozon-Eigenblutinjektion privat verrechnen, was man bei der großen Ozon-Eigenblut-Infusion in jedem Fall zu tun pflegt (hier liegen ja schon die reinen Materialkosten pro Infusion bei etwa 20 DM).

Die *Spektralanalyse des Vollbluts* ist ebenfalls *nicht* über die gesetzliche Krankenkasse abzurechnen.

Die Präparate der *zytoplasmatischen Therapie und der Regeneresen®* muß man auf einem *Privatrezept* verordnen. In einigen Fällen bekommen die Patienten den Betrag von den Krankenkassen zurückerstattet, wobei bestimmte Ersatzkassen sich mitunter großzügiger als viele Privatkassen zeigen.

Auch hier sind Privatpatienten darauf hinzuweisen, daß sie die Mittel wahrscheinlich nicht von ihrer Kasse erstattet bekommen. Unterläßt man diesen aufklärenden Hinweis, kann der Patient juristisch Ansprüche an den verordnenden Arzt stellen. Es gibt einige Privatkassen, die ihre Patienten zu diesem dreisten Vorgehen ermuntern, um von ihrer eigenen kleinkarierten und rein gewinnorientierten Haltung abzulenken.

Auch die Kosten für die Herstellung des *Gegensensibilisierungspräparats* (Allergostop® I) muß der Patient *privat* bezahlen (etwa 100 DM). Die diesbezüglichen Injektionen kann man als Hyposensibilisierungsbehandlung mit der *Nr. 261* auf Krankenschein abrechnen.

Die Herstellung der *Autovakzine* aus dem Stuhl oder aus anderen Sekreten (über den Arbeitskreis für Symbioselenkung) kann voll über gesetzliche Krankenkassen laufen, indem man das Material mit einem entsprechenden *Überweisungsschein* einschickt. Auch die Präparate der Symbioselenkung kann man kassenmäßig rezeptieren.

Für sie, wie auch Enzympräparate, Iscador, diverse Elektrolytpräparate u.a., gilt das gleiche wie für die Homöopathika. Es ist hier gleichsam eine Grauzone, die sich erst, wenn man den Durchschnittswert in der Gesamtverordnung überschreitet, im Regreßverfahren auswirkt.

Ich mache es bei relativ teuren Präparaten, z. B. den Enzymen, in der Regel so, daß ich in der Anfangsphase der Therapie ein Kassenrezept ausstelle, für die längerfristige Weiterbehandlung jedoch nur noch ein Privatrezept mit der Erklärung, der Patient brauche das Präparat nun nicht mehr unbedingt, die weitere Einnahme würde ihm aber auf jeden Fall gut tun.

Wenn man sich auf Naturheilverfahren spezialisiert hat, wird nach einer bestimmten Zeit die Zahl der schwierigen Patienten, insbesondere auch die Zahl der Krebspatienten, überproportional groß, was natürlich zu aufwendigeren Verordnungen führt. Hier empfiehlt es sich von vornherein, die kassenmäßig umstrittenen Präparate nur privat zu rezeptieren und den Patienten zu veranlassen, sie auf direktem Wege sich von seiner Kasse erstatten zu lassen. Bei Krebspatienten sind z. B. die Kosten für die zytoplasmatische Therapie von vielen gesetzlichen Krankenkassen übernommen worden.

Die Anwendung eines biologischen Heilkonzepts ist in der Kassenpraxis mit mehr oder weniger großen Kompromissen verbunden. Auf der anderen Seite bietet die Kassenpraxis eine bunte Vielfalt wie kein anderes Gebiet in der Medizin. Schließlich hat man die soziale Genugtuung, biologische Heilmethoden breiten Schichten der Bevölkerung zukommen zu lassen.

In der Privatpraxis, wo man wesentlich großzügiger das biologische Heilkonzept umsetzen kann, hat man dafür doch eine einseitigere Patientenauswahl – mit allen Vor- und Nachteilen!

EPILOG

Über die Medikalisierung der Gesellschaft und die Vergesellschaftung der Medizin

Seit *Iwan Illich,* der zum Teil mit richtigen, zum Teil mit überzogenen Argumenten die Medizin kritisiert hat, sprechen wir von der *Medikalisierung der Gesellschaft.* Die moderne Medizin macht die Menschen in zunehmendem Maße von sich abhängig: Durch unnötige Dauermedikation, auch dadurch, daß sie, während sie eine Krankheit vertreibt, eine neue erzeugt. Schließlich betreibt sie über Presse und Fernsehen eine aufwendige Aufklärung oder besser Pseudoaufklärung, vielfach als Panikmache (Krebs!), und möglichst sollen die Patienten keinen Schritt mehr machen können, ohne sich vorher „wissenschaftlichen" Rat bei ihr geholt zu haben.

Mit Erschrecken lese ich gerade [217] von einem gewissen Professor *Ekkehard Grundmann,* seines Zeichens Präsident der Deutschen Krebsgesellschaft, der die sogenannte Krebs-Vorsorgeuntersuchung zur Zwangsuntersuchung für alle Bürger machen will. Wer nicht komme, soll mit einer Geldstrafe bedacht werden. Abgesehen vom Wert dieser Vorsorge, über den sich streiten läßt: Solche Zwangsuntersuchungen sind für mich unverantwortliche Eingriffe in die Freiheit des Bürgers!

Auf der anderen Seite haben wir dann *als Ergebnis den „aufgeklärten Patienten".* Er schildert nicht mehr dem Doktor seine Leiden und bittet um Hilfe, sondern versucht auf pseudowissenschaftlicher Basis ein differentialdiagnostisches Colloquium anzuzetteln, stellt ständig schlaue Fragen (wie wirkt dies, wie wirkt das?), in manchen Fällen kommt er schon mit festen Therapievorstellungen, diese womöglich in Anspruchshaltung vorgetragen. Überhaupt meint er, Anspruch auf Gesundheit zu haben, und wenn irgend etwas nicht gleich hilft, geriert er sich mehr oder weniger vorwurfsvoll gegenüber dem Doktor. Gott sei Dank, sind solche Patienten nicht in der Mehrzahl, aber ihre Zahl nimmt zu.

Wir Ärzte müssen aufpassen, daß diese *cleveren* Patienten (248) die wirklich *hilfsbedürftigen* Patienten nicht an die Wand drücken. Die Kassenmedizin funktioniert ja nach dem Prinzip von Durchschnittswerten und Depotvergütungen. Nehmen wir das Beispiel von den Massagen!

Der clevere Patient kommt an und sagt: „Herr Doktor, schreiben Sie mir zehn Massagen mit Fangopackungen auf!" Der Doktor gibt nach, vielleicht hat er Angst, der Patient, der eigentlich nur ein bißchen verspannt ist, könnte im Verweigerungsfalle im nächsten Quartal den Arzt wechseln. Dem nächsten Patienten aber, der dann z. B. infolge einer Zwangshaltung am Fließband wirklich einer Massagebehandlung bedürfte, freilich nicht die nötige Chuzpe an den Tag legt, wird er dann die Massagen verweigern. Schreibt er sie nämlich beiden auf, kann es leicht passieren, daß er in ein paar Monaten einen saftigen Regreß von der Krankenkasse bekommt und die Massagen selbst bezahlen darf, weil er mit seinen Verordnungen über dem Gesamtdurchschnittswert der übrigen Ärzte liegt.

Wir haben hier die *Degeneration des Arzt-Patienten-Verhältnisses,* bedingt durch ein Anspruchsverhalten, das die ärztliche Handlung zur *Dienstleistung* degradiert, zum anderen durch die ökonomistische Verseuchung des ärztlichen Denkens, das aus Angst um die Krankenscheine sich auf immer mehr Kompromisse einläßt und damit die Degradierung der ärztlichen Leistung überhaupt erst möglich macht.

Freilich gibt es das ökonomistische Denken, sprich: den Primat des Rubels, in vielfacher Hinsicht in der Medizin: Ich spreche gar nicht von der Pharmaindustrie und ihren Machenschaften, ihrer indirekten und direkten Bestechung der sog. Opinion leader. Ich denke an die ganz einfache Praxis, wo zahlreiche Untersuchungen nicht unbedingt aus ärztlicher Notwendigkeit, sondern aus Amortisationsgründen für ein Gerät angeordnet werden. Je mehr Apparate, desto mehr Unternehmertum, und *die Gebührenordnung ist ja nicht nur kein Hindernis, sondern die eigentliche Grundlage für diesen Mißstand.*

So wie wir eine Medikalisierung der Gesellschaft haben, haben wir auf der anderen Seite eine *Vergesellschaftung der Medizin.* Nicht nur wird das ärztliche Handeln durch politische Entscheidungen immer mehr reglementiert, werden vom Bundesgesundheitsamt immer mehr Substanzen einfach verboten, seien es nun chemische, seien es homöopathische, sei es das Pyramidon, sei es die Aristolochiasäure bis zur D 12.

Auf dieser Basis könnte man schließlich jedes Medikament verbieten, da es bei falscher Anwendung verheerende Folgen haben kann. *Nur die Dosis macht's, ob ein Gift ein Gift ist oder nicht.* Bevor man erwägt, ein solch potentes Schmerzmittel wie das Metamizol generell zu verbieten, sollte man doch erst einmal die Freiverkäuflichkeit untersagen. Zusätzlich stören *Negativlisten* das Arzt-Patienten-Verhältnis und verschlechtern auch objektiv die Basisversorgung.

Neben diversen amtlichen Reglementierungen meinen alle möglichen Leute, sich durch verschiedene Vorschläge und Kritiken hervortun zu müssen. Ich denke z. B. an gewisse pseudolinke Wortradikale, die, womöglichst noch aus der sicheren Position ihres Beamtendaseins, sich durch ein paar markige Worte gegen *„Halbgötter in Weiß"* und ein paar die Bürokratie nur noch ausweitende Vorschläge glauben profilieren zu müssen.

Auch die *Krankenkassen* versuchen sich zur Zeit im Rahmen der Aufdeckung von angeblichen und tatsächlichen Kassenscheinbetrügereien als Saubermänner der Nation zu profilieren. Ihre Kritik würde mir besser gefallen, wenn sie ihre Verwaltungskosten eindämmen würden, anstatt sie immer mehr zu erhöhen.

Das Schlimmste freilich an ihnen ist, daß sie eine kolossale Durchlöcherung des Arztgeheimnisses zu verantworten haben! Es gibt zwar ein juristisches Gutachten [218], nach dem es gegen das Grundgesetz verstoße, wenn die Kassen auf den Krankenscheinen die Diagnosen des Patienten verlangten. Kein Mensch kümmert sich jedoch darum, vielmehr fordern die Krankenkassen ständig zusätzliche Berichte der Patienten an, z. B. Krankenhausentlassungsberichte, ja mitunter kommt es sogar vor, daß der *Erstbericht* des Krankenhauses an die Krankenkasse geht und der Hausarzt nur eine *Durchschrift* bekommt!

Mit welchem Recht maßen sich diese Organisationen an, die nichts anderes zu tun haben, als die Gelder der Mitglieder zu verwalten und zu verteilen, deren Intimdaten wissen zu wollen – und Krankheitsdiagnosen sind solche! Mit welchem Recht legen sie sogar Computerkarteien darüber an?

Das nenne ich *Vergesellschaftung der Medizin,* Zerstörung der Intimität des Arzt-Patienten-Verhältnisses!

Reform an Haupt und Gliedern

Wie die ganze Gesellschaft, so bedarf auch die Medizin einer Reform an Haupt und Gliedern. Von wem soll diese Reform ausgehen?

Von den Institutionen, insbesondere von der Universität? Wenn wir die Entwicklung der verschiedenen biologischen Heilmethoden beobachten, dann müssen wir sagen: Von der Universität ist nicht viel zu erwarten! Von einigen Ausnahmen abgesehen, wirkt sie eher hemmend, bremsend.

Wir haben in der Geschichte, nicht nur in der Geschichte der Medizin, etwa *folgende Entwicklungsphasen:*

1. Phase: Das Neue entsteht langsam, getragen von einigen mutigen Pionieren, noch versehen mit einigen Kinderkrankheiten und Unsicherheiten. Von der Institution wird es zunächst nicht beachtet, allenfalls belächelt, mit zunehmendem Wachsen dann aber von ihr angegriffen, wobei vielfach die Kinderkrankheiten ausgenutzt werden.

2. Phase: Das Neue setzt sich schließlich durch, verdrängt das Alte und institutionalisiert sich selbst. Das ist die Zeit der Blüte, in der auch die Institution einen relativ dynamischen Charakter zeigt.

3. Phase: Unzulänglichkeiten des Systems werden deutlich, der alte Pioniergeist ist längst vergessen, man ist nicht mehr kreativ, sondern differenziert nur noch das Bestehende aus, man verwaltet. Unzulänglichkeiten werden deutlich, die Institution wird starr gegenüber wirklich Neuem, das nicht nur eine Ausdifferenzierung des Alten darstellt, sondern eine Veränderung der Grundlagen. Dann beginnt der Kreislauf von neuem.

Man kann sagen, *die klinische Medizin befindet sich in der 3. Phase.* Ihre heutigen Erfolge bestehen in einer *Ausdifferenzierung* des *Virchow*schen morphologischen Prinzips, im wesentlichen begünstigt *durch nichtmedizinische, nämlich technische Errungenschaften.* Die Institutionen (Universitäten, Kliniken) sind schon relativ starr gegenüber Neuem, vor allem gegenüber einer biologisch orientierten Medizin; auch in zunehmendem Maße steril. Sehen wir uns nur die Unmenge von Veröffentlichungen an, wo es nicht nach der Qualität, sondern nach der Quantität geht, und die zu 90% nicht das Papier wert sind, auf dem sie gedruckt werden.

Ist es sinnvoll, die Öffentlichkeit noch weiter zu mobilisieren? Durch Presse und Fernsehen? Durch Patientenvereinigungen, durch diverse Ligen für dies und gegen jenes? Ich meine, wir haben den Punkt, bis zu dem das sinnvoll war, längst überschritten. Mit einer weiteren Laiisierung der Medizin vergrößern wir heute nur noch das oben geschilderte Durcheinander. [219]

Das nötige *Renascimento* muß meines Erachtens von der Praxis ausgehen, *von Einzelärzten.* Wir brauchen sozusagen eine neue ärztliche Elite. Dabei müssen wir uns vor allem an die jungen Ärzte wenden, weniger an die saturierten und etablierten.

Über die *Ärzteschwemme* wird viel geklagt. Sicherlich kann sie ein opportunistisches, patientenwillfähriges Verhalten und eine zunehmende Degeneration der ärztlichen Praxis durch verstärkten Konkurrenzkampf und Konkurrenzdenken begünstigen.

Auf der anderen Seite ist sie aber auch eine Chance. Denn die jungen Ärzte können sich nicht mehr, wie noch vor wenigen Jahren, ins gemachte Nest setzen, wo man an jeder x-beliebigen Straßenecke eine Praxis aufmachen und sich eines relativ vollen Wartezimmers sicher sein konnte. Die heutige finanzielle Unsicherheit stellt eine Herausforderung dar, auch eine *Herausforderung, Neues zu versuchen, neue Wege zu gehen, eine bessere Medizin zu wagen!*

Man muß sich freilich dessen bewußt sein, daß der hier aufgezeigte Weg nicht unbedingt der leichtere und seichtere ist: Es ist leichter, in opportunistischer Weise ein Symptom schnell zu unterdrücken, als es biologisch auszuleiten. Mitunter wird vom Patienten mehr Geduld verlangt, wird auch mal verlangt, eine Heilkrise durchzustehen, in der er die besonders intensive Führung seines Arztes benötigt.

Schließlich gehört auch das Bewußtsein dazu, *daß die biologische Medizin allenfalls der erste Schritt zu einer echten Ganzheitsmedizin ist* und nicht diese selbst, wie manche meinen.

Letztlich bewegen wir uns damit noch im Atrium ärztlichen Wissens! Entscheidende Fragen einer neuen Medizin habe ich bewußt ausgeklammert, bzw. nur zwischen den Zeilen angedeutet, zum einen, weil die Zeit für eine solche Diskussion unter den heutigen Ärzten noch nicht reif ist, zum anderen, weil ich selbst noch nicht ausreichende Klarheit über diese Dinge habe: Wer den *Paracelsus* gründlich studiert, wird wissen, worum es geht!

Danksagung

Zunächst möchte ich bei meinem Dank in meine Jugend zurückgehen, zu meinem alten hochgeschätzten Griechischlehrer, Herrn *Josef Menath*. Er hat mein Denken im humanistisch philosophischen Sinn stark geprägt.

Sodann zu meinem alten verehrten Hausarzt, Herrn Dr. med. *H. Lobmeyer,* der mein inneres Arztbild geformt und mir auch konkrete Anregungen in Richtung biologischer Medizin gegeben hat.

Weiterhin bin ich mehreren Kollegen zu Dank verpflichtet, die mir die Gelegenheit gegeben haben, in ihrer Praxis zu hospitieren, bzw. mich anderweitig in verschiedenen Methoden instruiert haben.

Ich möchte hier Herrn Dr. *Dieter Aschoff* (Wuppertal) erwähnen, dem ich zahlreiche Hinweise und Ratschläge verdanke, nicht nur bezüglich biophysikalischer Testmethoden, sondern auch die gesamte biologische Medizin betreffend.

Lange und fruchtbare Gespräche über biophysikalische Testmethoden habe ich auch mit Herrn Dr. *H. Pflaum* (Schweinfurt) geführt.

Im Sanatorium der Herren Kollegen *U.* und *J. Abele* (Schwäbisch Gmünd) konnte ich einige Zeit hospitieren und die konkrete Praxis der Humoralmedizin (*Aschner*-Methoden) erlernen.

Die Hospitation bei Herrn Kollegen Dr. *H. Imm* (Düsseldorf) hat meine neuraltherapeutischen Kenntnisse und Fähigkeiten weiterentwickelt.

Ihnen allen meinen Dank hierfür!

Ganz besonders möchte ich meinem Freund Dr. *Martin Schönberger* (Stephanskirchen, früher Lam) danken. Ich habe bei ihm nicht nur wichtige Techniken und Griffe in der chirotherapeutischen Ganzheitsbehandlung erlernt. Er hat mir darüber hinaus in einer Zeit geistigen Umbruchs wichtige Impulse zu einer Neuorientierung gegeben.

Meinen *Sprechstundenhilfen* und vor allem Frau *Regina Köhler* danke ich für die gewissenhafte und engagierte Schreibarbeit am Manuskript! Last but not least weiß ich mich in Dankbarkeit meiner Frau, Frau Dr. med. *Elisabeth Gedeon,* verbunden. Seit über 10 Jahren betreiben wir nun zusammen unsere große und doch auch sehr anstrengende Praxis und haben gemeinsam versucht, dem Tenor dieses Buches gemäß, biologische Heilverfahren in größerem Maß in die Kassenpraxis einfließen zu lassen. In den 9 Monaten, in denen ich dieses Buch geschrieben habe, mußte meine Frau auch häufig die mangelnde väterliche Präsenz bei unseren drei Kindern ausgleichen, auf die wir im übrigen beide sehr stolz sind. Schließlich hat sie mit der Anfertigung der zeichnerischen Arbeiten auch konkret am Buch mitgewirkt. Merci beaucoup!

Schließlich gilt mein Dank meinem Verleger, Herrn Dr. *Ewald Fischer* sowie allen Mitarbeitern von Verlag, Satz und Druck, die ihren Beitrag zum Erscheinen dieses Werkes geleistet haben.

Möge dieses Buch dazu dienen, die Medizin in der Breite zu verbessern, zum Wohl der leidenden Menschen!

Gelsenkirchen, im Herbst 1986

Wolfgang Gedeon

Anmerkungen

[1] Im übrigen verwende ich die Begriffe „*klinische Medizin*", „*Universitätsmedizin*" und selten auch „*Schulmedizin*" synonym. Ebenso verwende ich die Begriffe „*Allgemeinmedizin*" und „*praktische Medizin*" sowie „*Allgemeinarzt*", „*Allgemeinpraktiker*" und „*praktischer Arzt*" synonym, da die diesbezüglichen Unterschiede bislang formal sind und nicht der Wirklichkeit in der Praxis entsprechen.

[2] Ich habe von 1983 bis 1985 im Rahmen der Medizinischen Hochschule Hannover die Absicht gehabt, das hier vorgelegte Konzept nach konventionellen wissenschaftlichen Kriterien zu prüfen. Der Arbeitskreis, den ich leitete (Arbeitskreis für Naturheilverfahren, Institut für Allgemeinmedizin), sollte nach den herkömmlichen Kriterien verschiedene Methoden untersuchen. Bei meinen Studien habe ich mich intensiver mit der Methodologie der klinischen Forschung befaßt und feststellen müssen, daß diese in sich viele Unstimmigkeiten enthält (siehe 4. Kapitel), andererseits ihre Anwendung gerade im Bereich der Allgemeinmedizin und bei den betreffenden Methoden der Naturheilkunde vielfach illusorisch ist. Relativiert man aber den Standard des kontrollierten klinischen Versuchs, gerät man in einen grundsätzlichen Konflikt mit der an der Universität obherrschenden Methodologie, für die dieser eine heilige Kuh darstellt. Für mich ergab sich daraus die Konsequenz, meine Mitarbeit in diesem Arbeitskreis vorerst einzustellen.

[3] Mit Elementen meine ich hier natürlich nicht die chemischen Elemente, sondern die Elemente der klassischen Philosophie des Altertums, nämlich Wasser, Erde, Feuer und Luft.

[4] Die 4 „Säulen" sind nach *Paracelsus* die *Astrologie*, die *Alchimie*, die *Philosophie* und die *Tugend*. Damit kann ein durchschnittlicher Arzt heute natürlich nichts anfangen. Interessierte verweise ich auf das Buch von *Surya* (*249*).

[4a] Literatur zum 1. Kap.: *33, 45, 71, 98, 99, 100, 107, 109, 110, 134, 157, 161, 192, 193, 194, 201, 202, 208, 209, 223, 231, 249, 257, 273, 280.*

[5] Siehe *Arzneitelegramm* 11/85, S. 86 f.

[6] Siehe die von *Hackethal* entfachte Diskussion.

[7] In *Der Spiegel* Nr. 35 (1980), Seite 137.

[8] Auf einer höheren Ebene der Betrachtung gibt es überhaupt nichts völlig Totes und ist die Trennung zwischen Anorganischem und Organischem willkürlich, siehe z. B. bei *Surya* (*249*). Für unsere praktischen Zwecke ist das beigelegte Modell jedoch brauchbar.

[9] Die Theorien von *Pischinger, Aschner, Reckeweg* und *Popp* werden in späteren Kapiteln noch ausführlicher dargestellt.

[9a] Literatur zum 2. Kap.: *11, 12, 32, 42, 69, 81, 91, 92, 131, 162, 165, 166, 174, 201, 269, 284.*

[10] Deshalb betont z. B. *B. Aschner* im Gegensatz zu *Mössinger* die Bedeutung des *deduktiven* Denkens in der *Allgemeinmedizin* gegenüber dem induktiven in der Spezialistenmedizin!

[10a] Literatur zum 3. Kap.: *36, 37, 38, 59, 72, 81, 83, 85, 91, 92, 140, 141, 181, 248, 283, 284.*

[11] Hinzu kommt, daß für solche nicht zufällig ausgewählten Kollektive die üblicherweise verwendeten *Signifikanzverfahren* gar nicht gültig sind, sondern viel kompliziertere sogenannte *Permutations- bzw. Randomisationstests* angewandt werden müßten. Siehe hierzu die differenzierten Argumente bei *Kienle* und *Burkhardt* (*117*), die den betreffenden Komplex ausführlich darstellen.

[12] Vielfach wird auch Korrelation mit Ursächlichkeit verwechselt. Wenn die Inzidenz von Brustkrebs mit der Einnahme von Reserpin korreliert, dann muß das nicht heißen, daß das Reserpin für den Brustkrebs verantwortlich ist. Es stellte sich z. B. heraus: Mit zunehmendem Alter hatten die Patientinnen vermehrt Reserpin eingenommen, und offensichtlich war

das erhöhte Alter, nicht die Reserpineinnahme ursächlich für das höhere Brustkrebsrisiko. Dieses Problem ist der offiziellen biometrischen Forschung inzwischen als *Simpson's Paradoxon* geläufig (siehe *217*), weshalb ich nicht weiter darauf eingehen will.

[13] Es ist charakteristisch für Kultur- und Wissenschaftszyklen, die bald zu Ende gehen und von neuen abgelöst werden, daß sie den Formalwert von Wissen höher einschätzen als den inhaltlichen. Wenn also in der heutigen Medizin die Formalmethodik stark überbetont wird gegenüber dem spontanen kreativen Denken, kann man dies auch als Indiz zur Beurteilung unserer augenblicklichen kulturellen Phase sehen (siehe auch 1. Kapitel).

[14] Auch für die Ausbildung der Medizinstudenten wären gute Kasuistiken, aus denen die ganzen differentialdiagnostischen und differentialtherapeutischen Überlegungen des Arztes hervorgehen, mindestens genauso wichtig wie trockene, tabellarisch dargebotene Ergebnisse kontrollierter klinischer Tests!

[15] Sofern wir in der klinischen Medizin heute einen nennenswerten Fortschritt haben, liegt er im wesentlichen in der Nutzung außerhalb der Medizin entstandener technischer Neuerungen, siehe Computertomographie, Ultraschall usw.

[15a] Literatur zum 4. Kapitel: *42, 43, 73, 75, 76, 86, 87, 116, 117, 135, 140, 217, 256* sowie MMW 10 (1983), S. 21 ff. und MMW 36 (1983), S. 11 f. (Diskussionsbeiträge zu *256* von *G. Kienle, K. H. Gebhardt, Ch. Ullmann, M. Ullmann, H. Oeser, H. Schaefer, O. Meyer zu Schwabedissen*).

[16] Diese Fakten stellen einen weiteren Beweis für die Fragwürdigkeit des kontrollierten klinischen Versuchs dar.

[17] Im Zusammenhang mit dieser Doktorarbeit aus ihrem Institut mußte sich Frau *Oepen* von *Popp* (*164*, S. 942) vorwerfen lassen, daß wichtige Quellenangaben offensichtlich bewußt unterschlagen worden sind. Dabei ist es doch Frau *Oepen*, die den „Außenseitern" immer wieder fehlende Literaturangaben vorwirft!

[17a] Literatur zum 5. Kapitel: *24, 77, 86, 127, 147, 148, 149, 150, 151, 152, 164, 168, 169, 173, 181, 232, 285*.

[18] Nachdem *Dosch* von einer Membrandepolarisation von 0 Millivolt spricht, werfen einige Schlauberger (*Krause* in *22*) ein, Zellen mit 0 mVolt seien ja nekrotisch, somit die ganze Theorie unbrauchbar. Für mich ist das spitzfindig. Denn es geht ja nicht um 0 mVolt, sondern um eine Veränderung des Membranpotentials *in Richtung 0 mVolt!* Die Hypothese, daß bei der Neuraltherapie Lokalanästhetika über Repolarisation und Membranstabilisierung pharmakologisch wirken, wird durch den obigen Einwand meines Erachtens nicht in Frage gestellt.

[19] z. B. von *F. Hopfer*, Wien, der – obwohl eingefleischter Neuraltherapeut – bei Sinusitis auch die Akupunktur bevorzugt.

[20] ISG ist die Abkürzung für Ileosakralgelenk.

[21] Beziehbar über die Firma *Woelm* Pharma, Postfach 840, 3440 Eschwege.

[22] Diese angeblich regenerierende Wirkung soll nach der rumänischen Professorin *Aslan* auch peroral erzielt werden können.

[23] Persönliche Mitteilung von Dr. *D. Aschoff*, Wuppertal: Ergebnis festgestellt mit dem elektromagnetischen Bluttest nach *Aschoff* (siehe 18. Kapitel).

[24] Literatur zum 6. Kapitel: *22, 55, 56, 74, 102, 118*.

[25] Die Schreibweise der chinesischen Namen ist, nachdem es in China keine Buchstaben, sondern eine Bilderschrift gibt, in Europa sehr verschieden, z. B. Chi, Tsri und Qi, jeweils identisch für „Energie".

[26] Beifuß heißt auf japanisch Mogusa, daher der Name moxen.

[27] Um so erstaunlicher sind heute die Indikationslisten mancher Fundamentalisten und auch chinesischer Arbeiten, die mit Akupunktur allein auch typisch humorale Erkrankungen, z. B. Infektionen, Abwehrschwäche, Leberkrankheiten usw. und sogar zellulär-organische Erkrankungen (Paraplegien und ähnliches) abdecken wollen.

[^{28}] Die chinesische Organuhr stellt bereits ein sehr ausgewogenes chronobiologisches Modell dar. Entsprechende Gedanken halten in der naturwissenschaftlichen Medizin erst sehr spärlich in neuester Zeit Einzug (s. 23. Kapitel).

[^{29}] Ich habe diesen Hinweis irgendeiner Ausgabe von *Medical Tribune* entnommen und mehrfach mit Erfolg ausprobiert.

[^{30}] *O. Bergsmann* hat in Baden-Baden berichtet, die Chinesen hätten anläßlich seiner Chinareise mehrfach darauf hingewiesen, daß die Punkte in Wirklichkeit einen größeren Durchmesser hätten als die Europäer sich das einbilden würden. Damit hängt auch die von Gegnern oft angeführte Variabilität der Punktangaben bei verschiedenen Autoren zusammen.

[^{31}] Das gilt natürlich nicht, wenn, was gelegentlich passiert, ein Widerhaken an der Nadelspitze das Rausziehen verhindert!

[^{32}] Literatur zum 7. Kapitel: *4, 24, 28, 97, 102, 118, 122, 151, 167, 169, 214, 222, 223, 224, 225, 272.*

[^{33}] τὸ πλῆθος (griech.)=die Fülle, die Masse;
ἡ φθίσις (griech.)=die Abnahme.

[^{34}] Heute geht man davon aus, daß Ozon nicht unbedingt das entscheidende *Agens* einer Wetterfront ist, auf jeden Fall jedoch ein entscheidender *Indikator*.

[^{35}] τὸ μίασμα (griech.)=die Befleckung. In dem Begriff schwingt eine gewisse karmisch-religiöse Komponente mit.

[^{36}] Auf die humorale Einteilung wird im nächsten Kapitel im Zusammenhang mit den *Aschner*-Methoden nochmals ausführlich eingegangen. Die von den Irisdiagnostikern gemachte konstitutionelle Einteilung zwischen hämatogener (braune Iris) und lymphatischer (blaue Iris) Konstitution liegt auch mehr auf der humoralen Ebene: hämatogen=(in etwa) vollblütig, lymphatisch=(in etwa) anämische Tendenz.

[^{37}] Es gibt verschiedene apparative Meßverfahren zur Bestimmung der vegetativen Grundsituation, d. h. des vegetativen Typs (siehe 18. Kapitel). Sie sind in der Praxis freilich nicht von entscheidender Bedeutung.

[^{38}] Man sollte hier besser nicht von der *Curry*schen, sondern von der humoralen Einteilung ausgehen: Also Rohkost eher für die dicken Vollblütigen, Fleisch eher für die mageren Blutleeren!

[$^{38\,a}$] Literatur zum 8. Kapitel: *11, 26, 47, 64, 71, 89, 90, 120, 124, 134, 224.*

[^{39}] Wenn man keine Blutegel für den Akutfall zur Hand hat, kann man Furunkel, Abszesse und Insektenstiche auch mit einem Neuraltherapeutikum umspritzen. Die Blutegelanwendung ist dem jedoch überlegen.

[^{40}] In der alten Medizin sprach man von einer kongestiven und einer spastischen Angina pectoris. Erstere wird mehr bei körperlicher Belastung, letztere eher durch Kältereize und seelische Aufregungen ausgelöst, nur für die kongestive Angina pectoris sind Blutegel geeignet.

[^{41}] Das Material zum Schröpfen, nämlich die Glasglocken in verschiedener Größe sowie auch den Schnepper, kann man z. B. über die Firma Kirchner und Wilhelm in Stuttgart beziehen.

[^{42}] Das Original-*Baunscheidt*-Öl führt die Fa. Plantina, Vogesenstr. 37 d in 7553 Muggensturm. Das krotonölfreie Präparat Redskin (Ga 301) wird hergestellt von der Fa. Galmeda, 4000 Düsseldorf 1.

[^{43}] Ich verwende Fertigpflaster der Fa. Bock aus 4650 Gelsenkirchen.

[^{44}] Literatur zum 9. Kapitel: *1, 2, 3, 7, 11, 12, 65, 106, 118, 149, 152, 237, 286.*

[^{45}] Literatur zu *Kneipp*-Verfahren usw.: *64, 111, 124, 186, 210, 274.*

[^{46}] Phytotherapeutika haben bei älteren, oft sklerotischen Patienten, wenn eine Langzeitbehandlung erforderlich ist, den Vorteil, daß eine Überdosierung nicht so leicht möglich ist wie bei synthetischen Substanzen. Es wird beim Compliance-Problem zwar viel von der

412

Nichteinnahme der Tabletten gesprochen, gefährlicher jedoch ist die versehentliche Überdosierung. Dies gilt insbesondere für die Digitalistherapie bei Sklerotikern.

[47] Ansonsten lasse man sich Firmenliteratur von einschlägigen Firmen zukommen. Firmen wie Madaus, Dr. Klein, Pascoe u. a. haben eigene Verzeichnisse ihrer phytotherapeutischen Präparate. Weitere Phytotherapeutika sind aufgeführt in den Kapiteln 22, 24 und 26.

[48] Ein bekannter Arzt des 18. Jahrhunderts; zitiert von *E. Rauch* bei einem Vortrag in Baden-Baden am 1. 11. 84.

[49] Gemeint ist hier natürlich immer die *Darm*-Hypotonie, natürlich nicht die des Kreislaufsystems, die aber durchaus Folge der ersteren sein kann.

[50] Der Begriff stammt von dem *Mayr*-Arzt *Bartussek*.

[51] Dysbiose = gestörte Bakterienflora des Darms, siehe Kap. 21.

[52] Vortrag von *Rauch*, siehe [48].

[53] Es empfiehlt sich, diese Richtlinien in patientengemäßer Form zu formulieren und die Fotokopie hiervon den entsprechenden Patienten mitzugeben. Dies gilt auch für die Richtlinien zum Rumpffreibad (s. Kap. 10) und zur Eigen-Bauchmassage (s. Kap. 11).

[54] Die *Mayr*-Ärzte empfehlen in der Regel das Basenpulver nach *Sander:*
Natrium phosphoric. 10,0
Kal. bicarbonic. 10,0
Calcium carbonic. 100,0
Natrium bicarbonic. ad 200,0

[55] Meine Frau, die ausgebildete *Mayr*-Ärztin ist, führt in unserer Praxis etwa dreimal im Jahr einen *Mayr*-Kurs für die Patienten durch. An 4 bis 5 Abenden, im wöchentlichen Abstand, wird einerseits allgemein über richtiges Essen gesprochen, andererseits führen die Patienten dabei eine Milch-Semmelkur oder eine Milde Ableitungsdiät durch, einige machen sogar Teefasten. Die 10 bis 15 Patienten, aus denen eine Gruppe besteht, motivieren sich dabei gegenseitig. Das Konzept hat sich bisher sehr bewährt.

[56] Literatur zum 11. Kapitel: *40, 41, 105, 118, 136, 172, 183, 186, 215, 216, 233.*

[57] Zur *Biophotonentheorie* von *Popp* siehe 2. und 18. Kapitel.

[58] In „Raum und Zeit" 18 (1985), Seite 36. – Übrigens beweist eine fehlende Biophotonenstrahlung bei gekochter Nahrung nicht, daß es sich hier um tote Nahrung handele. Denn mit zunehmender Kohärenz (Ordnungsgrad) nimmt die Biophotonenstrahlung ab. Bei nicht registrierbarer Biophotonenstrahlung kann es sich also sowohl um tote Nahrung als auch um Nahrung handeln, die in einem sehr hohen Ordnungszustand sich befindet. Auch bei homöopathischen Hochpotenzen kann man beispielsweise keine Biophotonenstrahlung registrieren.

[59] Å = Angström. 1 Å = 10^{-10} m.

[60] Das Wort „Karneval" kommt übrigens vom lateinischen „Carne-vale", was bedeutet: „Fleisch leb wohl!"

[61] In *Medicale Tribune* 3 (1985): „Schützt Schmalkost vor Turmorwachstum?".

[62] *Aschoff (14)* empfiehlt nach entsprechenden Ausschweifungen Basofer®, *Hartmann (89)*, wie schon erwähnt, Polyxan® blau.

[63] Literatur zum 12. Kapitel: *6, 14, 17, 27, 119, 125, 126, 174, 176, 218, 219, 220, 250, 253, 261, 262, 264, 267, 268, 270, 277, 282.*

[64] „curantur" (Indikativ) wurde später von den Nachfolgern *Hahnemanns* in „curentur" (Konjunktiv) umgewandelt. Der Konjunktiv soll wohl mehr Aufforderungscharakter besitzen.

[65] Zitiert in *260*, S. 34. *Vithoulkas* gibt als Quelle Hiob 9, 17 an, wo ich die angeführte Stelle jedoch nicht gefunden habe. Ich gehe davon aus, wenn auch die Quellenangabe nicht stimmt, daß das Zitat authentisch aus der Bibel ist.

[66] Meines Wissens von *Ritter*, Freiburg.

[67] Weitere diesbezügliche Arbeiten werden referiert bei *Gebhardt, K. H.: Beweisbare Homöopathie,* erschienen im Karl F. Haug Verlag, Heidelberg.
Nichteinnahme der Tabletten gesprochen, gefährlicher jedoch ist die versehentliche Überdosierung. Dies gilt insbesondere für die Digitalistherapie bei Sklerotikern.

[68] Man spricht in der Regel bei Verdünnungen bis zu D 4 von *Tiefpotenzen,* Verdünnungen von D 6 bis D 12 werden als *mittlere Potenzen* bezeichnet, über D 23 (*Lohschmidt*sche Zahl) spricht man dann von *Hochpotenzen.*

[69] Auch die von *Prokop* (in *74,* S. 79 ff.) dargestellte Prüfung des Reichsgesundheitsamts von 1936–39 stellt mehr die Unfähigkeit des damaligen Vorsitzenden des homöopathischen Zentralverbands dar denn die Unfähigkeit der Homöopathie.

[70] Paradox an dem *Hahnemann*schen Konzept ist, daß er die Verabsolutierung der induktiven Methode gemeinsam hat mit einem gewissen naturwissenschaftlichen Konzept, das *ontologisch* extrem *materialistisch* ausgerichtet ist; daß er andererseits die Verabsolutierung des spirituellen Prinzips gemeinsam hat mit einer gewissen geisteswissenschaftlichen Richtung, die *methodologisch* eher *deduktiv* eingestellt ist. Sein *induktiver Spiritualismus* stellt sicherlich eine philosophische Besonderheit dar.

[71] Aus dem hier Dargelegten geht hervor, daß ich die *Hahnemann*sche Homöopathie nicht wie *Buschauer (44)* als *Vollendung der hippokratischen Medizin* bezeichnen kann, sondern nur als die Entwicklung allenfalls *eines bestimmten Ausschnitts* der hippokratischen bzw. paracelsischen Medizin. Andererseits weiß ich, gerade angesichts der materialistischen Depravierung der heutigen offiziellen Medizin, die spirituelle Ausrichtung der Homöopathie und die geniale ärztliche Persönlichkeit *Hahnemanns* wohl zu würdigen!

[72] homo (lat.) = der Mensch
τὸ τοξικόν (griech.) = das (Pfeil-)Gift; also eine sprachliche Mißgeburt, weswegen *Reckeweg* später auch von *Anthropotoxinlehre* spricht, um in der gleichen Sprache zu bleiben: ὁ ἄνθρωπος (griech.) = der Mensch.

[73] τὸ τέλος (griech.) = das Ziel, der Zweck.

[74] Auf die Einteilung von oben nach unten, die *Reckeweg* nach der Lokalisation in den Geweben verschiedener embryonaler Herkunft macht, will ich hier nicht weiter eingehen.

[75] Natürlich muß in verschiedenen Fällen auch das Fieber suppressiv behandelt werden, z.B. bei schwer herzkranken Patienten, wo es eine vitale Komplikation darstellt.

[76] Inzwischen sind solche Kombinationen administrativ verboten. Es ist aber eine Milchmädchenrechnung, wenn man meint, daß nur Butazolidin-Kortison-Kombinationen zu Ulzera führen könnten. Andere Analgetikakombinationen mit Kortison können das in gleicher Weise.

[77] So sind *Reckewegs* Erklärungen für manche Therapien weit hergeholt und mitunter zusammengestöpselt: Bei der *Chirotherapie* versucht er den Effekt humoralpathologisch als Entlastung des Körpers von „Nervengiften" zu erklären, und zwar dadurch, daß der Nerv vom Druck befreit würde. Sicherlich eine gewagte Hypothese.
Ein besonderes Hobby von *Reckeweg* ist seine *Antischweinefleischkampagne.* Schweinefleisch enthalte vermehrt Cholesterin, Wachstumshormon (STH), Grippeviren sowie vermehrt Fett durch *intra*zelluläre und nicht nur *inter*zelluläre Einlagerung. Er spricht in diesem Zusammenhang von den *gefährlichen Sutoxinen,* die man unbedingt meiden müsse [sus (lat.) = das Schwein].

[78] z.B. von den Firmen Heel, Madaus, Pascoe, DHU, Loges und anderen (Adressen, s. Rote Liste). Etwas vorlaut tritt in letzter Zeit ein Biologe namens *Stahlkopf* auf, der als besondere Neuheit verkündet: alle Leiden seien stoffwechselbedingt und nur seine Regenaplex-Therapie sei eine kausale Stoffwechseltherapie. *Inwiefern* sich seine Komplexmittel von denen anderer Firmen hervortun, erfährt man freilich nicht. Einige seiner Gedanken und Hypothesen (Material über Firma Regenaplex) sind ganz interessant, sein

414

Anspruch aber, „Schulmediziner und Außenseiter" in gleicher Weise auf ihre kolossalen Irrtümer aufmerksam machen zu müssen, fällt einige Schuhnummern zu groß aus.

[79] Es gibt auch die theoretische Vorstellung, daß solche Mischungen, wie überhaupt Komplexmittel, eine von den verschiedenen Einzelbestandteilen unterschiedliche, neue therapeutische Gesamtfrequenz repräsentieren, offensichtlich aber mit einem größeren Frequenzspektrum als die Einzelmittel.

[80] Die Zusammensetzung von Esberitox® (jetzt Esberitox N) ist entscheidend verändert worden; ob sich das neue Mittel so bewährt wie das alte, muß abgewartet werden.

[81] Literatur zum 13. Kapitel: *44, 46, 70, 74, 84, 106, 114, 118, 138, 140, 143, 170, 174, 189, 242, 247, 260, 265, 281.*

[82] Die früher verwendeten Begriffe *Reposition, Adjustierung, Redressement, Einrenkung, Subluxation* sind obsolet, da sie entweder mit Begriffen der Chirurgie kollidieren oder auf falschen pathologischen Vorstellungen beruhen.

[83] C1–C7=Bezeichnung der Halswirbelsäule, D1–D12=Brustwirbel, L1–L5=Lendenwirbel.

[84] =Blockierung im Atlanto-Okzipitalgelenk.

[85] Es ist bedauerlich, daß gerade die Atlastechniken wie auch die besonders wichtige sphäroide ISG-Technik nach *Derbolowsky* in den Ausbildungsseminaren zu kurz kommen (s. Abb. 61 im 26. Kapitel).

[86] Auskunft über die Kurse erteilt das Sekretariat der Deutschen Gesellschaft für Manuelle Medizin, Ostenallee 80, 4700 Hamm oder das Ärzteseminar in 7972 Neutrauchburg, Argenthalklinik. Nach meinen Beobachtungen ist es in den letzten Jahren ein Problem geworden, bei der großen Nachfrage nach den Kursen genügend hochqualifizierte Kursleiter zu finden.

[87] Ein Verzeichnis der Krankengymnasten, die diese Ausbildung gemacht haben, erhält man über folgende Adresse: Arbeitsgemeinschaft für Chirogymnastik, Möwenweg 5, 2300 Kiel.

[88] Literatur zum 14. Kapitel: *29, 30, 35, 49, 50, 66, 67, 78, 79, 80, 112, 118, 128, 129, 139, 144, 227, 228, 229, 245, 254, 255.*

[89] *V. Ardenne (10)* entgegnet dem, daß man den signifikanten Effekt dieser Sauerstofftherapie nur bei ausgewählten Patienten feststellen kann, nämlich bei solchen, die einen klinischen Sauerstoffmangel haben; bei relativ Gesunden ergäben sich dagegen keine besonderen Differenzen in den Meßwerten. Außerdem müsse man die Schwellenhöhe des Kapillarwandschaltmechanismus beachten, d. h., wenn die applizierte Dosis nicht ausreicht, um die Schwellenhöhe zu erreichen, kann man nicht einen therapeutischen Effekt erwarten.

[90] Im Gegensatz dazu wirken die klinisch verwendeten nichtsteroidalen Antirheumatika *hemmend* auf die Prostaglandinsynthese, außerdem auch auf die Bildung lysosomaler Enzyme und die Mucopolysaccharidsynthese.

[91] Es ist deshalb nicht richtig, wenn *Dörr (54)* den Unterschied zwischen Oxyvenierung und Ozonbehandlung darin sieht, daß erstere hyperimmunisierend, letztere immunsuppressiv wirke. Nicht O_2 oder O_3, allein die *Dosis* macht den Unterschied!

[92] Wenn ich hier laufend Tierversuche referiere, dann soll das nicht heißen, daß ich diese für notwendig oder gar gut erachte. Dies nur nebenbei bemerkt.

[93] Von *Wolff (278),* der eigene Bilder sowie auch Bilder einer Studie aus Bulgarien bringt, wo intraarterielle Ozoninjektionen kolossale Heilerfolge bei ursprünglich für die Amputation vorgesehenen Patienten demonstrieren.

[94] γ=Gamma=mkg=Mikrogramm. 1 γ=10^{-6} g.

[95] Ärztliche Gesellschaft für Ozontherapie e.V.: *Vademecum der Ozontherapie.* Beziehbar über die Wissenschaftliche Abt. der Firma *Hänsler* GmbH in 7551 Iffezheim. Von *Kief* aus Ludwigshafen werden noch wesentlich höhere Ozondosen angewandt, die er computergesteuert direkt in das Venensystem infundiert. Abgesehen davon, daß es sich auch hier um

eine *direkte Gasapplikation in das Venensystem* handelt, kann Ozon ab einer bestimmten Dosis zur Hämolyse führen (s. *278*, S. 282 ff.), weshalb ich diese Modifikation der Ozontherapie nicht empfehle.

[⁹⁶] Information über entsprechende Kurse: *Ärztliche Gesellschaft für Ozontherapie e.V.*, Adresse über Fa. *Hänsler*, s. [⁹⁵]!

[⁹⁷] Literatur zum 15. Kapitel: *8, 9, 10, 34, 52, 54, 94, 96, 101, 118, 178, 179, 180, 185, 221, 259, 275, 278, 279, 286.*

● Fa. Oxyven (Dr. *Regelsberger* GmbH), Am Wildwechsel 20 in 4450 Lingen (über Oxyvenierung),

● Fa. RM-medico GmbH, Pf. 1611, D-6080 Groß-Gerau (über HOT),

● Fa. Gesellsch. f. Kur- und Sauerstoff-Mehrschritt-Therapie mbH, med. Geräte KG, Bahnhofstr. 14, D-8942 Ottobeuren (über O₂MT).

[⁹⁸] μιμεῖσθαι (griech.)=nachahmen, nachbilden.

[⁹⁹] Wer freilich den *Paracelsus* genauer studiert hat, wird wissen, daß die Frischzellentherapie nur eine sehr vordergründige Anwendung des paracelsischen Prinzips darstellt. *Paracelsus* meinte in erster Linie das *geistige* Prinzip Herz, das *geistige* Prinzip Niere, das er auch in jeweils verschiedenen Pflanzen repräsentiert sah.

[¹⁰⁰] z.B. über Fa. *Milcell,* Hamburg, s. [¹⁰⁶].

[¹⁰¹] z.B. von *F. Schmid,* Aschaffenburg (s. Vorträge in Baden-Baden), der mit *Gefrier*zellen arbeitet.

[¹⁰²] Monographische Information über *Regeneresen*® nach Prof. *Dyckerhoff* – über Fa. Müller, Göppingen.

[¹⁰³] Nach *Kalk,* Regeneresen-Information [¹⁰²], S. 23.

[¹⁰⁴] Ich kann diese Indikation aus meiner Praxis allerdings nicht bestätigen, s.u. im Text!

[¹⁰⁵] Die Homöopathie arbeitet auch mit Organsubstanzen (z.B. Organpräparate der Fa. *Wala* oder die Suis-Organ-Präparate von Heel). Der Unterschied liegt allerdings im Aufbereitungsverfahren: Die Präparate werden nach der *Hahnemann*schen Methode zermörsert und geschüttelt, bei *Theurer* hingegen durch Säuredampflyse aufgeschlossen und einfach verdünnt, also nicht potenziert!

[¹⁰⁶] Ich habe verschiedenes Firmenmaterial verwendet, das die aufgeführten Firmen kostenlos versenden (Adresse siehe, wenn nicht angegeben, in der Roten Liste):

● Fa. Cybila (über *Gefrierzellen*)

● vitOrgan (über *zytoplasmatische Therapie*)

● Fa. Müller, Göppingen (über *Regeneresen*)

● Fa. Milcell, Ballindamm 11, 2000 Hamburg 1 (über *Eiszellen*)

● Fa. Wiedemann KG, D 8194 Ambach (über *Wiedemann-Kur*).

Weitere Literatur zum 16. Kapitel: *123, 239, 240, 244, 251, 252, 258.*

[¹⁰⁷] Wie in Kapitel 18 gezeigt werden wird, kommen für die Anwendung in der Allgemeinpraxis allenfalls die *Thermoregulationsdiagnostik* oder die *Decoder-Dermographie* als praktikable Möglichkeiten infrage, um die Funktion des Grundsystems zu messen.

[¹⁰⁸] Handelspräparat, bestehend aus dem Faktor M., Fa. Elpimed, Pf. 1260 in 6368 Bad Vilbel. Über diese Fa. kann man kostenlos eine sehr schön illustrierte Broschüre bekommen, in der der Inhalt des *Pischinger*schen Buches über das Grundsystem prägnant zusammengefaßt ist.

[¹⁰⁹] *Ixoten*® wird von *Nieper* (*146*) bei MS-Schub empfohlen.

[¹¹⁰] Über Pollenextrakte und Gelee Royale siehe Firmenliteratur Fa. Bio-Naturkraft in D-8011 Neufarn (Präparat *Regazell Energen*).

[¹¹¹] *Plenosol*®=Mistelpräparat der Fa. Madaus. Fa. Madaus in 5000 Köln, Pf. Einzelheiten der Anwendung können dem Firmenprospekt entnommen werden.

[¹¹²] Siehe Firmenmaterial über *Iscador*®, Fa. Weleda, Schwäbisch-Gmünd.

[¹¹³] Präparat der Fa. Streuli und Co. AG in Uznach (Schweiz).

416

[114] Das Material wird bei der Präparatherstellung sterilisiert.

[114 a] Das Präparat ist z. Z. aus unbekannten Gründen nicht erhältlich (Schwierigkeiten mit dem BGA?)

[115] Fa. vitOrgan in 7302 Ostfildern 1, Postfach. Das veränderte Serum erhält die Bezeichnung *Allergostop* I.

[116] Institut für Mikroökologie, Pf. 1580 in D-6348 Herborn.

[117] Weitere Information: Dr. *J. Issels,* Maria Viktoriastr. 22, 7570 Baden-Baden. *

[118] Siehe hierzu den Beipackzettel von *Plenosol*® sowie Firmenmaterial der Fa. Madaus, Köln.

[119] Literatur zum 17. Kapitel: *31, 57, 58, 108, 158, 162, 210, 243, 286* sowie verschiedenes Firmenmaterial, das aus den letzten Anmerkungen ersichtlich ist. Außerdem ein Artikel von *V. Wahn* in 4/85 der *Arzneiverordnung in der Praxis,* immerhin dem Mitteilungsorgan der Mitglieder der Arzneimittelkommission der Deutschen Ärzteschaft. Titel: *Sind Immunstimulantien sinnvoll?* Er kommt darin zu dem bemerkenswerten Schluß, daß „der klinische Beweis der Notwendigkeit" zum Einsatz von Immunstimulantien bisher fehle. Diese seien entweder wirkungslos oder mitunter sogar gefährlich.

Sicherlich ist es denkbar, daß bei falscher Indikationsstellung, falscher Dosierung und falsche Injektionsabständen auch pathologische Immunreaktionen provoziert werden können, aber deswegen kann man nicht die ganze biologische Immuntherapie für unnötig erklären. Offensichtlich kennt Herr *Wahn* auch nicht die zahlreichen Untersuchungen von *Pischinger* und anderen, die den günstigen Einfluß verschiedener Immunstimulantien auf die Regulationsfähigkeit des Grundsystems demonstrieren, mißachtet er auch völlig die breite Erfahrung, die in vielen Praxen mit diesen Mitteln gemacht worden ist. Über dieses unfundierte Urteil eines schlecht informierten Schulmediziners wird die Zeit sehr rasch hinweggehen.

[120] Auf die Argumentation von Frau *Oepen* und ihrem Doktoranden *Leonhardt* bezüglich des *Croon*schen Verfahrens bin ich schon im 5. Kapitel eingegangen. Es ist unsinnig, nach ein paar Elektroneuralbehandlungen gleich eine Verbesserung der Kreatininwerte zu erwarten. Die Domäne der Methode sind sicher *funktionelle* Störungen. Organdefekte, die sich schon morphologisch manifestiert haben, können sicherlich nicht beeinflußt werden, wohl jedoch kann der verbliebene funktionelle Spielraum durch die Behandlung besser ausgenutzt werden; außerdem wird auch bei diesen Patienten das Allgemeinbefinden gebessert.

[120 a] Die meisten EAP-Geräte zeigen jedoch nicht die *Widerstands*werte an, sondern die *Stromstärke*; dementsprechend bei „-ose-Krankheiten" niedrige, bei „-itis-Krankheiten" hohe Werte!

[121] Nosoden sind (s. auch im 17. Kapitel) sterilisierte Krankheitsstoffe, die therapeutisch eingesetzt werden, zu vergleichen mit Impfstoffen. Tuberculinum *Koch* ist beispielsweise eine Kulturform von Tuberkelbazillen auf Rinderbouillon, die eingedampft und filtriert und dann nach den Regeln der Homöopathie verdünnt wird. Tuberkulinum *Burnett* wird aus tuberkulösem Sputum und tuberkulösem Lungengewebe hergestellt. Dementsprechend gibt es Nosodenpräparate vom Grippeviren, Salmonellen, Malaria usw.

[122] Ein *Bolometer* ist ein *Strahlenmesser,* der die verschiedenen Intensitäten der Infrarotstrahlen registrieren kann. Es gibt auch Verfahren, die direkt die Hauttemperatur mit einem *Thermometer* messen *(Kontaktmethode).*

[123] Die Anwender der Methode halten dem entgegen, daß es ja im wesentlichen um einen *intraindividuellen* Vergleich, zumindest bei der Therapiekontrolle, ginge und man deshalb davon ausgehen könne, daß ein und derselbe Patient in etwa immer mit dem gleichen Auflagedruck die Elektroden festhält, somit die Werte von mal zu mal vergleichbar seien.

Bezüglich der Argumentation zur Hautfeuchtigkeit siehe *Gruner* im Abschnitt EAP.

Ein anderer Einwand ist, das Verfahren könne nicht stimmen, da „die Haut und ihre

Anhangsgebilde ausschließlich von Fasern des sympathischen Nervensystems innerviert" würde (*127*, S. 53 f.) Nun mißt man bei der Biotonometrie ja nicht *direkt* die Funktion der sympathischen Nervenfasern, sondern *über eine Resultante* (elektrischer Widerstand, elektrische Kapazität) die biologischen Eigenschaften der Haut. Diese aber hängen, wie auch die anderer Organe, direkt (über unmittelbare Innervation) oder indirekt (über kutiviszerale Reflexe) von der Tonuslage der beiden Antagonisten des vegetativen Nervensystems ab. Dieser Einwand, so schlaubergerisch er auch vorgetragen wird, ist also nicht sehr stichhaltig.

[124] Der rho-Wert ist reziprok zum Leitfähigkeitswert, gemessen in Mikro-Siemens, s. 12. Kapitel.

[125] Persönliche Mitteilung Dr. *D. Aschoff*, 5600 Wuppertal, Katernbergerstraße 76.

[126] *D. Aschoff* behauptet, viele im *Voll*schen Medikamententest ausgetestete Medikamente wären unnötig, wenn der Patient einfach andere Socken oder eine andere Brille trüge, s. u. im Text.

[127] Außerdem Firmenmaterial der Fa. *H. Jahnke*, 8955 Aitrang.

[128] *Aschoff* verwendet im Gegensatz zu den anderen Testverfahren auch Tiefstpotenzen und Urtinkturen in seinem Testsatz. Nachdem von den Nosoden beispielsweise Urtinkturen nicht erhältlich sind, stellt er sie mittels eines Computers *schwingungsmäßig* her. Erst durch die Einbeziehung von Urtinkturen in die Diagnostiksätze seien auch Diagnosen auf der klinischen Ebene möglich geworden. Eine klinische Manifestation sei gegeben, wenn im Test mehrere Ampullen Urtinktur ansprächen. Sprächen dagegen nur höhere Potenzen an, dann sei die Diagnose mit den üblichen klinischen Methoden nicht nachweisbar.

[129] Bei beiden Punkten handelt es sich um Nagelbettpunkte, die von *Voll* gefunden worden sind.

[130] Material der *Gesellschaft für angewandte Anthroposkopie*, Pressehaus Bayerstr. 57–61 in D-8000 München 2.

[131] *Gurwitsch* hatte seinerzeit noch nicht diese Möglichkeiten. Man hatte ihm deshalb vorgeworfen, bei dem von ihm beobachteten Phänomen handle es sich um einen *Dreckeffekt.*

[132] Freilich kann man bei einer nicht registrierbaren Biophotonenabstrahlung nicht entscheiden, ob das entsprechende Produkt denaturiert, also tot ist oder sich in einem besonders hohen Ordnungszustand befindet, der durch eine extrem geringe und extrem kohärente Photonenabstrahlung charakterisiert und deshalb auch extrem schwer experimentell erfaßbar ist.

[133] Ich habe beileibe nichts gegen Klempner, Religionslehrer oder Musiker, ganz im Gegenteil! Jeden Beruf aber muß man mit der *ihm adäquaten* Denkweise ausüben.

[134] Persönliche Mitteilung von *H. Pflaum*, Schweinfurt.

[135] Wenn man ein Medikament lange genug auf den Patienten einwirken läßt, soll man angeblich auch mit dem Decoder testen können, ob das Medikament paßt oder nicht. Auf jeden Fall reagieren TRD und DDG wesentlich träger auf Medikamentenschwingungen, weswegen allenfalls einige *vorher auf andere Weise ermittelte* Medikamente geprüft werden können.

[136] Auch werden in der TRD Akupunkturpunkte und gewöhnliche (indifferente) Hautstellen gemischt verwendet. Man kann davon ausgehen, daß das Regulationsverhalten an den Akupunkturpunkten sensibler ist als an den indifferenten, somit das Meßverhalten der verschiedenen Punkte nur bedingt vergleichbar ist.

[137] Literatur zum 18. Kapitel: *Firmenmaterial* der Fa. *H. Jahnke* in 8955 Aitrang (über *Impulsdermographie, Decoder, Bioelektronischen Regulationstest)*, der Fa. *Vega* Grieshaber, in 7622 Schiltach (über *SEG, Vega-Test* und *energetische Terminalpunktdiagnose*), H. Brügemann-Institut, Pf. 1262 in 8035 Gauting (über *Mora-Therapie, Mora-Color-Therapie* und *Indumed-*

Therapie), Fa. Agentur Taunusstein, Rosenweg 1 in 8751 Kleinwallstadt (über *AkuTesmatic*), sowie *Kursmaterial* von Prof. Arno Rost, Enno-Littmann-Str. 7 in 7400 Tübingen (über *Thermoregulationsdiagnostik*).

Außerdem folgende Literatur: *16, 18, 23, 32, 39, 62, 63, 68, 95, 113, 127, 131, 132, 159, 160, 163, 164, 165, 177, 188, 189, 190, 191, 207, 230, 263, 271.*

[138] Wie im 2. Kapitel ausgeführt, verstehe ich *neural* nicht im Sinne von anatomisch nerval, sondern in einem primär unstofflich bioelektrisch, energetischen Sinn. Eine neurale Störung ist also eine *Störung des Energieflusses im Körper*.

[139] Die Bezeichnung eines tuberkulösen Komplexes in der Lunge oder der Niere als *Herd*, wie dies *klinisch* üblich ist, hat übrigens mit dem hier verwendeten Begriff *Herd* nichts zu tun.

[140] So wurden z. B. einer 33jährigen Frau aus meinem Bekanntenkreis von so einem *Herdpapst* in 3 Sitzungen 13 Zähne gezogen. Eine 4. Sitzung mit weiteren Extraktionen war geplant, zu der die Patientin sich jedoch nicht mehr eingefunden hat. Ich selbst habe aufgrund des *Voll*-Tests mir 2 völlig gesunde Weisheitszähne ziehen lassen, ein weiterer Backenzahn sollte auch noch dran glauben, was ich jedoch nicht mehr mitgemacht habe.

[141] Ich habe auch hier – mit einer *prophylaktischen* Amalgamsanierung – schmerzliche Erfahrungen am eigenen Leib machen müssen. Deswegen äußere ich mich besonders dezidiert dazu.

[142] Literatur zum 19. Kapitel: *5, 25, 60, 121, 150, 156, 158, 187, 188, 190, 191.*

[143] Aus einem Leserbrief in *Raum* & *Zeit*, Heft Nr. 9, S. 45.

[144] In *Raum* & *Zeit* Heft, Nr. 7 (1983), S. 75ff.: *Radiästhesie und Geobiologie* von *B. Fricke*.

[145] Von Rutengängern werden nicht nur geopathische Zonen gesucht, sondern auch medizinische Diagnosen durch Abfühlung des Körpers mit der Rute gestellt. Für manche Rutengänger gibt es dann nichts mehr, was sie nicht mit der Rute überprüfen, und das Ganze artet in einen kolossalen Blödsinn aus.

[146] Einzelheiten s. in *19, 89* und *137.*

[147] Man wirft auch dieser Methode vor, die gemessenen Widerstandswerte würden sich verändern in Abhängigkeit vom Händedruck, mit dem die Elektroden gehalten werden, von der Hautfeuchtigkeit der Hände usw. Diese Argumentation ist hier jedoch nicht stichhaltig, da es sich um ein und denselben Patienten unter gleichbleibenden Bedingungen handelt. Der Patient sitzt ja 10 Minuten ruhig da, ohne daß sich die Widerstandswerte verändern. Das Phänomen der Widerstandsänderung tritt erst nach etwa dieser Zeit auf.

[148] Öffentlicher Vortrag vor dem Naturheilverein in Baden-Baden am 31. 10. 85. Siehe hierzu auch das Buch von *P. Schweitzer*: „Neue Erkenntnisse zum Verständnis der Geopathie", 1984 im Karl F. Haug Verlag erschienen.

[149] Eine Patientin, die Teppichverkäuferin ist, hat mir bestätigt, daß es immer wieder bei einzelnen Kunden Reklamationen gebe: schon nach wenigen Wochen träten bei neuen Veloursteppichböden landkartenartige Abnutzungsstellen auf. Die betreffenden Stellen würden dann ausgetauscht und nach wenigen Wochen ergebe sich an diesen Stellen wieder der gleiche Befund, ohne daß sich eine mechanische Erklärung dafür fände.

[150] In „Der Praktische Arzt" 26 (1985), S. 33.

[151] Wenn in diesem Buch von *Aschoff* ohne Vornamen oder Literaturangabe gesprochen wird, ist immer Dr. *D. Aschoff*, Wuppertal, gemeint. Dies sei gesagt, da es in der Medizin mehrere bekannte Ärzte und Pathologen mit diesem Namen gibt.

[152] „Elektromagnetische Schwingungen unterscheiden sich durch ihre Frequenzen, Amplituden, durch ihre Polarisation und schließlich durch ihre Drehrichtung. Unter polarisiertem Licht versteht man Licht, das nach dem Passieren eines Polarisationsfilters nur noch in einer Ebene schwingt. Genauer gesagt, die Wellentäler und -höhen des natürlichen Lichts, die entlang der Fortpflanzungsrichtung unregelmäßig nach allen Richtungen ausschwingen, werden durch die Polarisation so ausgerichtet, daß sie alle in einer Ebene

419

liegen. Man spricht in diesem Fall von einer linearen Polarisation. Daneben gibt es nun noch die Drehung der Polarisationsebene, wenn nämlich die Wellentäler und -höhen beim Durchdringen einer Substanz so ausgerichtet werden, daß sie sich schraubenförmig und konstant um die Fortpflanzungsrichtung drehen... Aufgrund dieser Eigenschaft kennen wir Substanzen, die sowohl links- als auch rechtsdrehend sind..." (*Morell* in *39*, S. 130).

[153] Ich weiß leider nicht mehr, wo ich das gelesen habe.

[154] Literatur zum 20. Kapitel: *13, 15, 19, 51, 89, 90, 137, 168, 188, 191*.

[155] Adresse des Arbeitskreises sowie des Instituts für Mikroökologie, das die entsprechenden Stuhluntersuchungen durchführt: Postfach 1580 in D-6348 Herborn.

[156] Ein Hapten (niedermolekular) kann erst durch Anlagerung eines Komplements (hochmolekular) zum Antigen mit immunogenen Eigenschaften werden.

[157] Die Bifidumkulturen benötigen beispielsweise streng *anaerobe* Bedingungen, die schon auf dem Weg vom Patienten zum *Schuler*schen Institut nicht gewährleistet seien, was das diagnostische Ergebnis beeinträchtigen dürfte.

[158] Sie ist vom Verfahren her zeitaufwendiger und umständlicher als die Gegensensibilisierung, wird aber im Gegensatz zu dieser von den gesetzlichen Krankenkassen (normaler Überweisungsschein muß an das Herborner Institut gesandt werden) übernommen.

[159] Literatur zum 21. Kapitel: *88, 195, 196, 197, 200, 234, 241*.

[160] Selbst Autoren, wie *Schaefer (203)*, die das obherrschende Koronarkonzept grundsätzlich kritisieren, bringen es fertig, in einer ansonsten umfangreichen Literaturliste *Berthold Kern* überhaupt nicht anzuführen. So sehr gilt er im hochschulmedizinischen Bereich – auch *Schaefer* ist Hochschulmediziner – als Tabu.

[161] Einzelheiten hierzu hat der Kardiologe *Krüger* in einem Vortrag in Gelsenkirchen referiert (Dr. K. *Krüger*, Herz-Kreislauf-Klinik, 8180 Tegernsee).

[162] Auch wenn ich die Thesen *Kerns* diesbezüglich für zumindest teilweise richtig halte (s. unten), verwende ich weiterhin die Begriffe Koronarkrankheit, einfach weil sie üblich sind. Genauso beziehe ich mich trotz diverser Bedenken (Kapitel 4) auf verschiedene statistische Untersuchungen, wobei zu sagen ist, daß, je einschneidender die zu prüfende Therapiemaßnahme ist, desto relevanter die Ergebnisse des kontrollierten klinischen Versuchs sind. Gerade Statistiken, die (hoffentlich retrospektiv!) operierte mit nichtoperierten Fällen vergleichen, haben einen relativ hohen Aussagewert.

[163] Referiert im *Rundbrief* Nr. 65 der *Gesellschaft für Infarktbekämpfung e. V.*, Kastellstraße 11 in 7060 Schorndorf-Haubersbronn.

[164] Von *W. Linda Cashin*, ebenfalls referiert im Rundbrief 65.

[165] *v. Ardenne (9)*, *Schaefer* u. a., Literatur s. bei *Kern (115)* und *Schaefer (203)*.

[166] Darüber hinaus legt *Kern* in seinem Buch (*115*) in grundsätzlicher Weise die Notwendigkeit und Berechtigung einer *Praxis*forschung gegenüber der institutionsgebundenen *Universitäts*forschung dar (s. Einleitungskapitel).

[167] Siehe *Rundbrief* 64 sowie in *115* (Anhang von *H. H. Schöffler*, S. 29).

[168] *Schettler* (in *115* Anhang „Drei Wege zum Herzinfarkt", S. 16) stellte hierzu die mehr als spekulative Hypothese auf, daß die linke Kranzarterie nur das linke Herz und die rechte nur das rechte Herz versorge; ein sklerothrombotischer Verschluß sei nur in der linken Arterie möglich und wegen der „getrennt angelegten Basisversorgung" der zwei Herzen durch Kollateralen nicht überbrückbar.

[169] Nach *Kern* ist für den Befund entscheidend, daß der zweite Pulmonalton gegenüber dem ersten wesentlich stärker ist als der zweite Aortenton gegenüber dem ersten Aortenton.

[170] *G. G. Belz* u. a. in *Rundbrief* 62 s. [163].

[171] *W. Lohmann* in *Rundbrief* 61 s. [163].

[172] In einem Schreiben des Arbeitskreises vom März 85 heißt es beispielsweise, daß „die noch bestehende Stabilität der Verschreibung von peroralem Strophanthin ... fast ausschließlich von älteren Kollegen gesichert" sei.

[173] In *Rundbrief* 66 [163]. Es ist unglaublich, welche Schweinereien im Rahmen solcher Doppelblindstudien durchgeführt worden sind!

[174] „Auch eine *,Synthese'* aus Alt und Neu – die bequeme Behelfslösung nach Art des Sprichwortes ,beide haben Recht, wir wollen alle gelten lassen' – ist *nicht mehr möglich",* *Schöffler* (in *115* Anhang, S. 34).

[175] In *Rundbrief* Nr. 65, S. 4.

[176] Gemäß der Koronartheorie ist dies natürlich nicht möglich, weshalb man die Schuld dann immer in einer nicht ausreichenden Marcumarisierung sucht.

[177] Literatur zum 22. Kapitel: *9, 21, 93, 115, 130, 198, 199, 203, 204, 266.*

[178] Siehe Firmenmaterial Fa. *Mucos:* Es werden verschiedene Tierversuche mit beeindruckendem Bildmaterial referiert.

[179] *Mulsal®* hat die gleiche Enzymzusammensetzung wie *Wobenzym®* mit einer Ausnahme: es enthält kein Rutin. Wobemugos hat eine verschiedene Zusammensetzung. S. Firmenprospekte. Weitere Literatur zur Enzymtherapie: *133, 171, 184, 236.*

[180] z. B. das Labor Bayer, Bopserwaldstr. 26 in 7000 Stuttgart 1, oder Biophysikal. Forsch. ges., Herrenbergerstr. 12 in 7031 Oberjesingen.

[181] Ein Status mit Natrium, Kalium, Calcium, Magnesium, Kupfer, Eisen, Zink, Phosphor, Blei und Lithium kostet im Labor Bayer zur Zeit etwa DM 120,–.

[182] Ultima Ratio®, Postfach 701662 in 2000 Hamburg 70.

[183] Literatur zur Elektrolyttherapie: *145, 176, 177, 212, 213.*

[184] Adressen von Atemtherapeuten bekommt man über die Arbeitsgemeinschaft für Atempflege, Frau Prof. *Ilse Middendorf,* Viktoria Luise Platz 9 in 1000 Berlin 30.

[185] Kursmaterial von Dr. *Aschoff,* 5600 Wuppertal, Katernbergerstr. 76. Andere Autoren differenzieren bei den Fingern noch zwischen einer Deviation der Mittel- und einer der Endglieder.

[186] z. B. *Biologische Rhythmen,* Kongreßbericht über Deidesheimer Gespräche (erhältlich über Fa. Knoll).

[187] Viel einfacher ist die Belastungstestmethode, wie sie im Rahmen eines Belastungs-EKGs sowieso stattfindet. Man kann aber auch so den Patienten ein paar Kniebeugen machen oder ein paar Treppen steigen lassen. Man mißt dann die Erhöhung, wobei nicht nur eine überschießende Reaktion nach oben, sondern auch eine Reaktionsstarre (mitunter schwerwiegender) als pathologisch zu werten sind. Bei Hypotonikern führt man eine entsprechende orthostatische Belastung durch. Auf jeden Fall liefert der *Schellong-Test* medizinisch aussagekräftigere Ergebnisse als umständliche chronobiologische Verfahren. Außerdem kann man sich durch allgemeine Überlegung auch folgendes vorstellen:

Am Anfang einer Bluthochdruckerkrankung sind nur gelegentlich, bei Belastung, die Spitzenwerte erhöht. Mit zunehmender Schwere der Erkrankung (Zeitfaktor) wandern auch die Durchschnittswerte nach oben mit nur noch geringer Schwankungsbreite (sogenannter *Mesor-Hochdruck*). Schließlich stabilisiert sich der Hochdruck auf hoher Ebene mit geringem Regulationsspielraum (von der labilen zur stabilen Hypertonie mit zunehmender Regulationsstarre).

Der in der Chronobiologie benutzte Begriff *Amplitudenhochdruck* hat übrigens *nichts* mit dem in der Physiologie und Klinik im Gegensatz zum *Widerstandshochdruck* verwendeten Begriff *Amplitudenhochdruck* (z. B. bei Aorteninsuffizienz) zu tun. Er ist meines Erachtens deshalb auch sehr ungünstig gewählt.

[188] Siehe MMW 9 (1984), S. 18.

[189] s. Firmenmaterial Fa. Rödler, Flörsheim.

[190] s. MMW 10 (1984), S. 15 ff.: „Chelat-Therapie": Beutelschneiderei oder Wunderwaffe? [von *C. Martin* (pro) und *M. Marshall* (contra)].

[191] s. Material Fa. Eichotherm Pf. 121, 7417 Pfullingen. ὁ ἥλιος (griech.)=die Sonne.

[192] Europäische Schule für Naturheilkunde, Frankreich – 74500 Evian-Les-Bains.

[193] Literatur zum 23. Kapitel (sonstige Verfahren) s. bereits angegebene Adressen (Anmerkungen) sowie *48, 50, 61, 82, 103, 104, 175, 182, 205, 211, 235, 238, 243, 246.*

[194] Literaturquelle eine Schrift von *A. Baum* über *Enderlein,* zu beziehen über Fa. Sanum, Pf. 322, in D-2812 Hoya.

[195] s. 17. Kapitel, Siphonospora polymorpha liegt den Präparaten Arthrisinal® und Arthrisinal® U zugrunde.

[196] Literatur: *Baum* [194], *205, 276,* sowie Kursmaterial Baden-Baden (*von Kapff*).

[197] *Rost* kommt zu dieser Feststellung aufgrund von Ergebnissen des Thermoregulationstests, *Rilling* aufgrund von Befunden der Biotonometrie.

[198] Carnivora® ist ein Preßsaft aus der Venusfliegenfalle (Dionaea muscipula). Es soll sich als Mitosehemmer zytostatisch im Tierversuch wie auch bei Versuchen mit keimenden Küchenzwiebeln erwiesen haben. Insgesamt liegt noch sehr wenig Erfahrung mit dem Präparat vor, insbesondere gibt es keinerlei Hinweise, die eine Überlegenheit gegenüber der bereits sehr gut dokumentierten Misteltherapie belegen könnten. Auch ist es etwa zehnmal teurer als die *Iscador*therapie.

Inzwischen wurde die Zulassung des Präparats vom Bundesgesundheitsamt für die parenterale Form zurückgenommen. Die orale Form des Präparats hat die Herstellerfirma selbst zurückgezogen. Die Gründe hierfür sind im einzelnen noch nicht geklärt.

[199] Firmenmaterial Fa. Regenaplex.

[200] Ich habe die Enzymtherapie mit Blaseninstillationen, z. B. beim Blasenkarzinom, in der Literatur nicht gefunden, wiewohl mir dies gerade hier aus allgemeinen Überlegungen sehr sinnvoll erschiene. Vielleicht greifen einige Urologen diesen Vorschlag auf.

[201] s. a. Firmenmaterial der Fa. Hor-Fer-Vit, Wehdestr. 16 in 2900 Oldenburg.

[202] Der entscheidende Wirkstoff sollen die Anthocyane sein, die auch im Johannisbeersaft, Brennesselsaft und Karottensaft enthalten seien (*282*).

[203] Literatur zum 24. Kapitel: *108, 131, 142, 163, 168, 174, 177, 184, 188, 190, 191, 206, 238, 259, 276, 277, 282.*

[204] Bei einem Vortrag auf dem „Gesundheitstag" in Berlin 1980. Es ist übrigens bedauerlich, daß *Hackethal* sich inzwischen völlig dem Showbusiness verschrieben hat, siehe sein mehr als peinliches Theater mit der Sterbehilfe.

[205] Literatur zu diesem Kapitel: *80, 106.*

[206] Musal® hat die gleiche Zusammensetzung wie Wobenzym®, nur ohne Rutin.

[207] *Neurale* Typen=ektodermale Typen; *metabolische* (humorale) Typen=entodermale Typen (s. Kapitel 8 und 25).

[208] Squalen findet sich in konzentrierter Form auch beim Haifisch. Es ist ein sogenanntes Tripertenoid, chemisch eine Ausgangssubstanz für die Steroidsynthese (*146*).

[209] Beziehbar über Hirsch-Apotheke, Limbecker Platz, 4300 Essen.

[210] Literatur zu diesem Kapitel: *53, 85, 146, 204, 266.*

[211] Die klinische Diagnose war wohl eine vertebragen bedingte (ischialgische) Dysbasie.

[212] Diese Auswahl ist natürlich besonders subjektiv, es wird von allen Seiten „bessere" Vorschläge geben, aber es ist ja jedem unbenommen, ein eigenes Buch zu schreiben.

[213] Information über die Gesellschaft der *Mayr*-Ärzte e. V., Gesundheitszentrum, A-9082 Maria Wörth-Dellach.

[214] Über Fa. Müller-Göppingen bzw. vitOrgan, Ostfildern (s. Rote Liste).

[215] Information über „Medizinische Woche Baden-Baden": Postfach 102840 in 6900 Heidelberg 1, Telefon 06221/49974. Information über die Tagung in Freudenstadt: Eichelbachstraße 61 in 7290 Freudenstadt-Kniebis, Telefon 07442/2111. Sowohl in Baden-Baden wie auch in Freudenstadt werden Informationen über sämtliche hier aufgeführten Methoden gegeben.

[216] Echinacin und Plenosol, Fa. *Madaus,* Elpimed, Fa. *Elpimed,* Gegensensibilisierung

über Fa. *vitOrgan,* Symbioselenkung über *Arbeitskreis für Symbioselenkung,* Pf. 1580 in 6348 Herborn, Enzymtherapie über Fa. *Mucos* (Firmenadressen s. Rote Liste).

[217] „Ärzte-Zeitung", 4. 3. 86, S. 1.

[218] Ich habe das in irgendeiner Nummer von *Medical Tribune* gelesen.

[219] Ein besonders unsinniger Versuch dieser Art sind für mich die *Bitteren Pillen* (K. Langbein u. a. bei Kiepenheuer & Witsch). Zum einen hat man den Anspruch, *wissenschaftlich* fundierte Urteile über alle möglichen Präparate abzugeben, ohne annähernd reflektiert zu haben, auf welchen axiomatischen Grundlagen der Begriff *Wissenschaft* hier verwendet wird. Man kommt dann zu solch unsinnigen „Urteilen", nach denen Esberitox, Crataegutt® und Wobenzym® „wenig zweckmäßige" oder „abzuratende" Mittel seien. Noch schlimmer ist, daß man meint, *dieses diffizile Thema auf dem Marktplatz abhandeln zu können.* Angeblich will man die Patienten aufklären. Dafür wäre es aber nötig, erst mal selbst Klarheit über das Thema zu haben!

Literatur

Vorbemerkungen:

Hat ein Autor *zwei Vornamen,* so werden deren Anfangsbuchstaben zusammengeschrieben (ohne Zwischenpunkt) aufgeführt, also Fritz Albert = *FA.*

Lange Titel werden abgekürzt durch: . . .

Die *Jahreszahl der Erscheinung* wird in konventioneller Manier *nach* dem Titel aufgeführt!

Bei Autorenkollektiven wird in der Regel nur der erstgenannte Autor genannt.

Beiträge und deren Autoren, die sich in einem Buch finden, das schon unter dem Namen des Herausgebers genannt ist, werden nur eigens aufgeführt, wenn sie im Text ausdrücklich zitiert werden.

Es wurden zahlreiche Beiträge aus Zeitschriften verwendet, die von der Universität bzw. Klinik *nicht* als *wissenschaftlich* anerkannt sind – einfach deshalb, weil in den sogenannten „wissenschaftlich anerkannten" Zeitschriften wenig oder gar nichts über die hier behandelten Methoden zu finden ist!

(1976, 1980)[3] bedeutet: Das betreffende Buch ist 1976 erschienen; dem Autor lag die 3. Auflage von 1980 vor.

Bei Zeitschriften wurde nicht die *Jahrgangs*nummer, sondern die laufende *Jahres*nummer angegeben, also ZfA 17 (1980) bedeutet Heft Nr. 17 in 1980, *nicht* 17. Jahrgang!

Für häufig wiederkehrende Verlags- und Zeitschriftennamen werden folgende Abkürzungen verwendet:

HVH	= Karl F. Haug Verlag Heidelberg
HVU	= Karl F. Haug Verlag Ulm
vfm	= Verlag für Medizin Dr. Ewald Fischer, Heidelberg
EHK	= ERFAHRUNGSHEILKUNDE, Zeitschrift für die ärztliche Praxis, erscheint monatlich im Karl F. Haug Verlag Heidelberg
RuZ	= Raum & Zeit, Pf. 1105 in D-3007 Gehrden
BM	= Biologische Medizin, Aurelia Verlag Baden-Baden
Dt. Äbla	= Deutsches Ärzteblatt Ausgabe A
„Der prakt. Arzt"	= Hrsg. BPA, Berufsverband der Prakt. Ärzte und Ärzte f. Allg.med., Köln, Belfortstr. 9
Rbr.	= Rundbriefe, Mitteilungsblatt der Gesellschaft für Infarktbekämpfung e. V., Kastellstr. 11, 7060 Schorndorf-Haubersbronn
AA	= Der Allgemeinarzt, Off. Organ des Fachverbandes Deutscher Allgemeinärzte e. V., Talstr. 5, 8411 Nittendorf
ZfA	= Zeitschrift für Allgemeinmedizin, Hippokrates Stuttgart
MMW	= Münchener Medizinische Wochenschrift (Münch.med. Wschr.)
Man.Med.	= Manuelle Medizin, Springer Verlag Berlin Heidelberg New York
„Seminar"	= herausgegeben von *Hessisches Winterseminar Wiesbaden* (Hess. Heilpraktikerverband) 3520 Hofgeismar

(1) *Abele, J.*: Theoretisches über die Wirkungsnachweise der Schröpf-Methodik an Reflexzonen des Rückens. EHK 4 (1982), S. 362 ff.

(2) *Abele, J.*: Beiträge zur Schröpfkunst und Merkblätter zum Blutegelsetzen, Baunscheidtieren, Trockenschröpfen und Cantharidenpflaster (nicht veröffentlicht) – Anschrift: Dr. *J. Abele*, 7070 Schwäbisch Gmünd-Lindach, Schloß.

(3) *Abele, U., Stiefvater, W.*: Aschner-Fibel. HVH (1964, 1978)[5].

(4) *Academy of Traditional Chinese Medicine* (Hrsg.): An Outline of Acupuncture. Foreign Languages Press. Peking (1975).

(5) *Adler, E.*: Allgemein-Erkrankungen durch Störfelder (Trigeminusbereich). vfm (1973, 1977)[2].

(6) *Anemueller, H.*: Gesundheit durch sinnvolle Ernährung und Diät. Paracelsus Verlag, Stuttgart (1959)[2].

(7) *Anselmi, G.*: Das Baunscheidt-Verfahren in der Praxis. EHK 4 (1982), S. 347 ff.

(8) *v. Ardenne, M.*: Sauerstoff-Mehrschritt-Therapie bedeutet die Entdeckung eines Prozesses ... EHK 2 (1984), S. 53 ff.

(9) *v. Ardenne, M.*: Zur Wertigkeit von „Außenseitermethoden" in der Medizin. RuZ 17 (1985), S. 6 ff.

(10) *v. Ardenne, M.*: Sauerstoff-Mehrschritt-Therapie. Dt. Äbla 27 (1985), S. 2031 f.

(11) *Aschner, B.*: Technik der Konstitutionstherapie. HVH (1961, 1977)[4].

(12) *Aschner, B.*: Befreiung der Medizin vom Dogma (Nachlaß. Hrsg. *Bauer*). HVU (1962).

(13) *Aschoff, D.*: Kann die offizielle Wissenschaft die Theorie von der Entstehung des Krebses auf Reizzonen heute noch ablehnen? Im Selbstverlag (1972). Katernbergerstr. 76, 56 Wuppertal.

(14) *Aschoff, D.*: Ernährungsrichtlinien für Patienten, die gesund werden und bleiben wollen. (1979)[3]. Paffrath, D-5630 Remscheid 1, Baisieper Str. 19 a-b.

(15) *Aschoff, D.*: Unterschiedliche biologische Wirkungen von Reizzonen. Im Selbstverlag, s. Nr. (*13*).

(16) *Aschoff, D.*: Elektromagnetische Eigenschaft des Blutes ... Der elektromagnetische Bluttest. Paffrath-Druck-Verlag; s. Nr. (*14*).

(17) *Aschoff, D.*: Warum Eiweißeinschränkung bei Krebs? (nach einem Vortrag in Lofer, Mai 1983). Manuskript vom Verfasser, s. Nr. (*13*).

(18) *Aschoff, D.*: Was leistet der elektromagnetische Blut-Test bei der Früherkennung bösartig-degenerativer Erkrankungen? EHK 10 (1983), S. 683 ff.

(19) *Aschoff, D.*: Geopathische Zonen, ein wichtiger Faktor der Krebsentstehung – nach einem Vortrag vom 21. 3. 85 vor OECD in Paris. Manuskript vom Verfasser, s. Nr. (*13*).

(20) *Barkow, DR., Graul, EH.*: (XII. Medicenale Iserlohn 1982) Pluralität in der Medizin. Medice Hausdruck, 5860 Iserlohn.

(21) *Baroldi, G.*: Pathophysiologie des akuten Myokardinfarktes. Rbr. 64 (1985), S. 1 ff.

(22) *Becke, H.*: Neuraltherapie aus der Sicht der praktischen Medizin. EHK 8 (1985), S. 568 ff.

(23) *Bergsmann, O.*: Bioelektrische Funktionsdiagnostik. HVH 1979.

(24) *Bergsmann, O.*: Zur Meßbarkeit des Akupunkturpunktes. EHK 9 (1982), S. 710 ff.

(25) *Bergsmann, O.*: Die Bedeutung des Herdgeschehens in der Rehabilitationsmedizin. EHK 5 (1984), S. 270 ff.

(26) *Beuchelt, H.*: Konstitutions- und Reaktionstypen in der Medizin ... HVH (1980)[6].

(27) *Bircher-Benner, R.* (Hrsg.): Bircher-Benner-Leitfaden für Multiple-Sklerose-Kranke. Bircher-Benner-Verlag. Bad Homburg und Zürich.

(28) *Bischko, J.*: Einführung in die Akupunktur. HVH (1972).

(29) *Bischoff, HP.*: Segmentale Diagnostik an der Wirbelsäule ... In (*66*), S. 21 ff.

425

(30) *Bischoff, HP.*: Prinzipien und Technik der gezielten Manipulationstherapie an der Wirbelsäule. In (*66*), S. 145 ff.

(31) *Block, LH.*: Fieber. MMW 3 (1983), S. 37 ff (edit).

(32) *Blohmke, M.*: Erkennen der Frühstadien chronischer Krankheiten. Monatskurse für die ärztl. Fortbildung 6 (1980), S. 232 ff.

(33) *Bott, V.*: Anthroposophische Medizin. HVH (1983)[2].

(34) *Brand, J.*: Internationale Ärztliche Arbeitsgemeinschaft für HOT (fotobiologische Oxydationstherapie) e.V. In (*284*), S. 109 ff.

(35) *Brand, J.*: Die Manuelle Therapie nach Meridian-Diagnostik. raum & zeit Verlag. 3007 Gehrden.

(36) *Braun, RN.*: Diagnostische Programme in der Allgemeinmedizin. Urban & Schwarzenberg. München – Berlin – Wien (1976).

(37) *Braun, RN.*: Programmierte Diagnostik in der Allgemeinmedizin. DtÄbla 11 (1981), S. 511 ff.

(38) *Braun, RN.*: Allgemeinmedizin – Standort und Stellenwert in der Heilkunde. Verlag Kirchheim, Mainz (1982).

(39) *Brügemann, H.* (Hrsg.): Diagnose- und Therapieverfahren im ultrafeinen Bioenergie-Bereich. HVH (1984).

(40) *Buchinger, O.*: Das Heilfasten. Hippokrates Stuttgart (1979)[18].

(41) *Buchinger, O. jun.*: Überlegungen zur Fastenkur. EHK 5 (1978), S. 279 ff.

(42) *Büttner, G., Hensel, H.*: Biologische Medizin – Grundlagen ihrer Wirksamkeit. vfm (1977).

(43) *Burkhardt, R., Kienle, G.*: Der Wert kontrollierter Versuche für die ärztliche Urteilsbildung. In (*42*), S. 124 ff.

(44) *Buschauer, W.*: Die Homöopathie als Vollendung der Hippokratischen Medizin. EHK 7 (1985), S. 485 ff.

(45) *Capra, F.*: Das Tao der Physik. Scherz Verlag (1975, 1983). Bern–München–Wien.

(46) *Charette, G.*: Homöopathische Arzneimittellehre für die Praxis. Hippokrates Verlag. Stuttgart (1958).

(47) *Curry, M.*: Schlüssel zum Leben. Schweizer Verlagshaus AG Zürich (1969).

(48) *Deck, J.*: Grundlagen der Irisdiagnostik. Selbstverlag Ettlingen (1965).

(49) *Derbolowsky, U.*: Medizinisch orthopädische Propädeutik von manueller Medizin und Chirotherapie. vfm (1975).

(50) *Derbolowsky, U.*: Einführung in die Arbeits- und Themengebiete der Erfahrungsheilkunde (Propädeutik 1). HVH (1981).

(51) *Desel, H.*: Krebs und neue objektive Methoden des Erdstrahlennachweises. In (*285*) S. 197 ff.

(52) *Doerfler, J.*: Rheuma und Fotobiologische Therapie (HOT). RuZ. 14 (1985), S. 34 ff.

(53) *Döring, GK.*: Ist das Kondom heute besser als sein Ruf? Fortschr. Med. 4 (1980), S. 113 ff.

(54) *Dörr, HW.*: 20 Jahre Erfahrung mit Oxyvenierung und Ozontherapie. EHK 1 (1978), S. 26 ff.

(55) *Dosch, Math.*: Bildatlas zur Technik der Neuraltherapie mit Lokalanästhetika. HVH (1981)[2].

(56) *Dosch, P.*: Lehrbuch der Neuraltherapie nach Huneke. HVH (1976)[6].

(57) *Dosch, T.*: Umstimmung. EHK 3 (1984), S. 129 ff.

(58) *Draczynski, G.*: Das Krebsgeschehen aus der Sicht der Grundregulation (Pischinger). In (*285*), S. 91 ff.

(59) *Dreibholz J., Haehn KD.* (Hrsg.): Hausarzt und Patient – Lehrbuch der Allgemeinmedizin. Schlütersche Verlagsanstalt. Hannover (1983).

(60) *Eder, M*: Herdgeschehen – Komplexgeschehen. HVH (1977).

(61) *Engel, P.:* Chronobiologische Aspekte in der physikalischen Therapie. EHK 1 (1984), S. 4ff.

(62) *Fehrenbach, H.:* Die Elektroakupunktur nach Voll. In (284), S. 104f.

(63) *Fehrenbach, H.:* Die Elektroakupunktur nach Voll. Ärztezeitschrift für Naturheilverfahren 9(1983), S. 525ff.

(64) *Fey, C., Lampert, H.:* Hydrotherapie. vfm (1978)[3].

(65) *Flaskamp, H.:* Bedeutung der Aschner-Therapie in der Kassenpraxis ... EHK 4 (1982), S. 358ff.

(66) *Frisch, H.* (Hrsg.): Manuelle Medizin heute. Springer, Berlin–Heidelberg (1985).

(67) *Frisch, H.:* Strukturanalyse als diagnostisches System. Das diagnostische Konzept des Ärzteseminars Hamm. In (66), S. 11ff.

(68) *Fritzsche, G.:* Die elektrometrische Messung der Biosphäre in 3 Dimensionen. RuZ 13 (1984), S. 41ff.

(69) *Gebhardt, KH.:* Was ist Biologische Medizin. In (42), S. 19ff.

(70) *Gebhardt, KH.:* Die Homöopathie als wissenschaftstheoretische Herausforderung. EHK 7 (1985), S. 493ff.

(71) *Gebser, J.:* Ursprung und Gegenwart (1. Teil). Gesamtausgabe Bd. II. Novalis. Schaffhausen (1978).

(72) *Gedeon, W.:* Die Allgemeinmedizin muß ihr Aschenputtelwesen ablegen! – Kritische Thesen und Vorschläge zu einer wissenschaftlichen Neuorientierung. In: Der Prakt. Arzt 10 (1983), S. 784ff.; 11 (1983), S. 887ff; 12 (1983), S. 990ff.

(73) *Gedeon, W.:* Spielt die Statistik wirklich die entscheidende Rolle in der allgemeinmedizinischen Forschung? Vortrag DEGAM–Kongreß 1985 (voraussichtlich DEGAM–Kongreßband, beziehbar über Prof. Haehn, Med. Hochschule, Abt. Allgemeinmedizin, 3000 Hannover).

(74) *Graul, EH., Lippross, O.:* Logik und Magie in der Medizin. In (20), S. 15ff.

(75) *Gross, R.:* Die Grundlagen ärztlicher Entscheidungen. (Festvortrag 1984 in Regensburg auf 73. Fortbildungstagung für Ärzte).

(76) *Gross, R.:* Die Medizin im Lichte neuerer Logiken. Dt. Äbla 25/26 (1985), S. 1946f.

(77) *Gruner, R.:* Referate und kritische Kommentare, Ergebnisse einer Diskussionstagung mit der ... EHK 4 (1982), S. 331ff (1. Teil); EHK 9 (1982), S. 709ff. (2. Teil).

(78) *Gustavsen, R.:* Grundprinzipien und Anwendung des stabilisierenden Muskeltrainings. In (66), S. 170ff.

(79) *Gutmann, G.:* Verletzungen der Arteria vertebralis durch manuelle Therapie. Man. Med. 1 (1983), S. 2ff.

(80) *Gutzeit, K.:* Der vertebrale Faktor im Krankheitsgeschehen (1955). Man. Med. 4 (1981), S. 66ff.

(81) *Hackethal, J.:* Auf Messers Schneide. Rowohlt, Reinbek bei Hamburg (1976).

(82) *Haen, E., Halberg, F.:* Chronopharmakologie und Chronotherapie. Dt. Äbla 51/52 (1985), S. 3837ff.

(83) *Häussler, S.:* Problematik der Forschung in der Allgemeinmedizin. In: Der Prakt. Arzt 16 (1982), S. 1993ff.

(84) *Hahnemann, S.:* Organon der Heilkunst (Nachdruck der 6. Auflage). Hippokrates Stuttgart 1982.

(85) *Hamm, H.* (Hrsg.): Allgemeinmedizin – Familienmedizin ... G. Thieme Verlag. Stuttgart 1980.

(85ª) *Hamm, H.:* Allgemeinmedizin–Ein kurzgefaßtes Lehrbuch. Thieme (1975, 1979)[2].

(86) *Hamm, H.:* So mancher muß umdenken: Placebos gelten heute als wirksame Medikamente! In: Der dt. Arzt 3 (1981), S. 28ff.

(87) *Hamm, H.:* Arzneimittelprüfung in der Allgemeinpraxis ... Allgemeinmedizin International 2 (1983), S. 54ff.

427

(88) *Hantel, FW.:* Rheumatische Erkrankungen und mikrobiologische Therapie. EHK 3 (1985), S. 131 ff.

(89) *Hartmann, E.:* Krankheit als Standortproblem. HVH (1976)[3].

(90) *Hartmann, E.:* Erdstrahlen und Krebs. In (*285*), S. 167 ff.

(91) *Hartmann, F.:* Beschreibung und / oder Benennung krankhafter Vorgänge. AA 4 (1983), S. 362 ff. Teil I; 5 (1983), S. 498 ff. (Teil II).

(92) *Hartmann, F.:* Die Effektivität der Klinischen Diagnostik. AA 9 (1983), S. 886 ff. (Teil I); 10 (1983), S. 1013 ff. (Teil II).

(93) *Hauss, WH.:* Lehrbuch der inneren Medizin. J. F. Lehmanns Verlag. München (1973)[2].

(94) *Hauswirth, O.:* Über verschiedene Formen der Sauerstofftherapie. BM 2 (1981), S. 455 ff.

(95) *Hauswirth, O.:* RC-Messung verschiedener Herdreaktionen. BM 2 (1982), S. 73 ff.

(96) *Heinecker, R.:* Ist ein intravenöse Sauerstofftherapie vertretbar? MMW 9 (1984), S. 241 f.

(97) *Heinke, W.:* Akupunktur – Möglichkeiten und Grenzen. AA 4 (1985), S. 274 ff.

(98) *Heisenberg, W.:* Physik und Philosophie (1959). Ullsteinbuch Nr. 35132. Frankfurt – Berlin – Wien (1981).

(99) *Heisenberg, W.:* Der Teil und das Ganze (1973). dtv München (1981)[6].

(100) *Heisenberg, W.:* Was ist eigentlich Wirklichkeit? (1939/40). Südd. Zeitung, 24.–27. Dez. 1981, S. 65.

(101) *Henn, R.:* Neuere medizinische Behandlungsmethoden aus dem Blickwinkel der forensischen Medizin. RuZ. 12 (1984), S. 8 ff.

(102) *Herget, HF.:* Neuro- und Phytotherapie schmerzhafter funktioneller Erkrankungen (Band 1). Pascoe, Gießen (1979).

(103) *Hildebrandt, G.:* Über die Wirkprinzipien der künstlichen und natürlichen Therapie und die Notwendigkeit chronobiologischer Begutachtung. In (*42*), S. 170.

(104) *Hildebrandt, G.:* Biologische Rhythmen in der Medizin. EHK 1 (1984), S. 1 ff.

(105) *Holtzmann, HG.:* Die Unterschiede der Fastenkuren nach *Buchinger* und *Mayr* aus der Sicht des Mayr-Arztes. EHK 5 (1978), S. 276 ff.

(106) *Honegger, H.:* Die antidyskratische Behandlung als Basistherapie chronischer Krankheiten. HVU (1959).

(107) *Illich, J.:* Die Enteignung der Gesundheit. Rowohlt. Reinbeck b. Hamburg (1975).

(108) *Issels, J.:* Ganzheitliches Konzept der Krebstherapie. In (*285*), S. 109.

(109) *Jung, CG.:* Über die Psychologie des Unbewußten. Fischer Taschenbuch, Frankfurt (1983).

(110) *Jung, CG.:* Bewußtes und Unbewußtes. Fischer Taschenbuch Frankfurt (1983).

(111) *Kaiser, JH.:* Was ist die moderne Kneippkur, die Physiotherapie nach Kneipp, wirklich? In: Die moderne Kneippkur. Hrsg.: Kneippärztebund e. V. u. a. Holzmann-Druck-Service. Bad Wörishofen.

(112) *Kaltenborn, F.:* Manuelle Therapie der Extremitätengelenke. Olaf Norlis Bokhandel, Oslo (1979)[5].

(113) *v. Kapff, SH.:* Der Säure – Basen – Haushalt und die dreidimensionale Messung von Blut, Speichel und Urin. BM 5 (1978), S. 198 ff.

(114) *Kent, JT.:* Repertorium der homöopathischen Arzneimittellehre. Hippokrates Verlag, Stuttgart (1979).

(115) *Kern, B.:* Der Myokard-Infarkt. HVH (1974)[3].

(116) *Kienle, G.:* Der Wirksamkeitsnachweis im Arzneimittelrecht. In (*42*), S. 158.

(117) *Kienle, G., Burkhardt, R.:* Der Wirksamkeitsnachweis für Arzneimittel – Analyse einer Illusion. Urachhaus, Stuttgart (1983).

(118) *Köhnlechner, M.*: Handbuch der Naturheilkunde. Kindler Verlag, München (1975) (Band I und II).

(119) *v. Koerber, K., Männle, T., Leitzmann, C.*: Vollwert-Ernährung. Grundlagen einer vernünftigen Ernährungsweise. HVH (1982)[2].

(120) *Krack, N.*: Biotypen. HVH (1980).

(121) *Kramer, F.*: Die Belastung der Grundregulation durch Strombildung und Silberamalgam. In (*285*), S. 155 ff.

(122) *Kropej, H.*: Systematik der Ohrakupunktur. In: Handbuch der Akupunktur und Aurikulotherapie (Hrsg. *J. Bischko*). HVH (1977)[3].

(123) *Lachnit, KS.*: Organotherapie im Alter. EHK 3 a (1984), S. 24 ff.

(124) *Lampert, H., Schliephake, E.*: Kurzgefaßtes Lehrbuch der physikalischen Therapie. vfm (1972)[4].

(125) *Leitzmann, C.*: Der Einfluß der in der Vollwert-Ernährung enthaltenen Ballaststoffe ... EHK 9 (1982), S. 694 ff.

(126) *Leitzmann, C.*: Vollwert-Ernährung. EHK 9 (1982), S. 683 ff.

(127) *Leonhardt, HW.*: Elektroneural-Diagnostik und Therapie nach CROON. (Inaugural-Dissertation Univ. Marburg 1981).

(128) *Lewit, K.*: Manuelle Medizin im Rahmen der medizinischen Rehabilitation. Urban und Schwarzenberg. München (1978)[3].

(129) *Lewit, K.*: Manualtherapie und Rehabilitation des Bewegungsapparats. In (*66*), S. 127 ff.

(130) *Lohmann, W.*: Elektrospin-Resonanz und osmotische Resistenz. Untersuchungen über den Einfluß von Strophanthin und Digitoxin ... Rbr. 61 (1984), S. 1 ff.

(131) *Ludwig, W.*: Neue Erkenntnisse der Biophysik und Krebserkrankung. In (*285*), S. 39 ff.

(132) *Ludwig, W.*: Die Grundlagen der Mora-Therapie. EHK 9 (1985), S. 668 ff.

(133) *Mahr, H.*: Zur Enzymtherapie entzündlicher Venenerkrankungen ... EHK 3 (1983), Sonderdruck.

(134) *Mao Tse-Tung*: Ausgewählte Werke Bd. I – Über die Praxis – Über den Widerspruch. Verlag für fremdsprachige Literatur, Peking (1968), S. 347 ff.

(135) *Martini, P. u. a.*: Methodenlehre der therapeutisch klinischen Forschung. Springer. Berlin – Heidelberg (1931, 1968)[4].

(136) *Mayr, FX.*: Schönheit und Verdauung. Verlag Neues Leben. A-4822 Bad Goisern (1975)[5].

(137) *Mersmann, L.*: Geopathologie Teil I. RuZ 7 (1983), S. 117 f. Teil III; RuZ 9 (1984), S. 73 ff.

(138) *Mezger, J.*: Gesichtete Homöopathische Arzneimittellehre. Band I und II. HVH (1977)[4].

(139) *Mittelmeier, H.*: Orthopädie und manuelle Medizin – eine Bilanz. In (*66*), S. 1 ff.

(140) *Mössinger, P.*: Der praktische Arzt als Fachmann für Erfahrung und Beobachtung. HVH (1974).

(141) *Mössinger, P.*: So kann es nicht weitergehen – Zur Krise der gesetzlichen Krankenversicherung. HVH (1978).

(142) *Nagel, GA., Schmähl, D.*: Krebsmedikamente mit fraglicher Wirksamkeit ... W. Zuckschwerdt Verlag. München (1984).

(143) *Nash, EB.*: Leitsymptome in der Homöopathischen Therapie. HVH (1977)[8].

(144) *Neumann, HD.*: Scriptum zum Informationskurs der Deutschen Gesellschaft für Manuelle Medizin (1981)[2]. Über Sekretariat der Dt. Ges. für Man. Medizin, Ostenallee 80, 4700 Hamm.

(145) *Nieper, HA.*: Spektral-Analyse des Vollblutes: Bezug zu kardiopathogener Konstitution und zum Immunprofil ... In (*212*), S. 69 ff.

(146) *Nieper, H.A.*: Die Behandlung der Multiplen Sklerose. RuZ 15 (1985), S. 8ff.
(147) *Oepen, I.*: Zum Problem der Außenseitermethoden in der Medizin (I). Med. Welt 29/30 (1980), S. 1106 ff.
(148) *Oepen, I.*: Paramedizinische Heilmethoden . . . ZfA 22 (1980), S. 1375 ff.
(149) *Oepen, I.*: Zur Diagnostik und Therapie über die Haut aus rechtsmedizinischer Sicht. EHK 4 (1982), S. 334 ff.
(150) *Oepen, I.*: Kritische Bemerkungen zum „Herdgeschehen". HNO 32 (1984), S. 108 ff.
(151) *Oepen, I.*: Kritische Argumente zur Akupunktur. ZfA 22 (1980), S. 1401 ff.
(152) *Oepen, I.*: Baunscheidtismus – ein „Naturheilverfahren"? EHK 6 (1981), S. 460 ff.
(153) *Oeser, H., Koeppe, P.*: Ernährung und Krebs. MMW 3 (1983), S. 23 ff.
(154) *Paracelsus*: Vom Licht der Natur und des Geistes (Eine Auswahl). Reclam. Stuttgart (1979).
(155) *Peper, W.*: Technik der Chirotherapie. HVH (1981)[10].
(156) *Perger, F.*: Die Praxis der Herdsanierung. EHK 11 (1981), S. 887 ff.
(157) *Perger, F.*: Psychosomatische oder somatopsychische Erkrankung? EHK 12 (1982), S. 930 ff.
(158) *Perger, F.*: Regulationsveränderungen innerhalb von 3 Dezennien. EHK 2 (1984), S. 78 ff.
(159) *Pflaum,H.*: Praktikum der Bioelektronischen Funktions- und Regulationsdiagnostik (BFD). HVH (1979).
(160) *Pflaum, H.*: Blitzdiagnosen bei Herderkrankungen und Toxikosen . . . Selbstverlag. Dittelbrunner Str. 35, 8720 Schweinfurt.
(161) *Pietschmann, H.*: Das Ende des naturwissenschaftlichen Zeitalters. Ullstein, Frankfurt – Berlin – Wien (1983).
(162) *Pischinger, A.*: Das System der Grundregulation. HVH (1976)[2].
(163) *Popp, FA., Strauss, VE.*: So könnte Krebs entstehen . . . Fischer Taschenbuch Verlag (1979).
(164) *Popp, FA.*: Stellungnahme zur Dissertation „Elektroneural – Diagnostik und – Therapie nach *Croon*" . . . EHK 12 (1982), S. 939 ff.
(165) *Popp, FA.*: Neue Horizonte in der Medizin. HVH (1983).
(166) *Popp, FA.*: Wachstum im Regelkreis zwischen Chaos und Ordnung. In *(285)*, S. 29 ff.
(167) *Porkert, M.*: Lehrbuch der chinesischen Diagnostik. vfm (1976).
(168) *Prokop, O., Wimmer, W.*: Wünschelrute, Erdstrahlen, Radiästhesie. Enke – Verlag. Stuttgart (1977).
(169) *Prokop, O. Dotzauer, G.*: Die Akupunktur. Gustav Fischer Verlag. Stuttgart, New York (1979).
(170) *Rakow, M.*: Klinischer Nachweis der Wirkungen homöopathischer Mittel bei Rindern. EHK 7 (1985), S. 521 ff.
(171) *Ransberger, K.*: Entzündliches Rheuma, immunkomplexbedingte Erkrankungen und die Enzymbehandlung. Seminar 4 (1985), S. 27 ff.
(172) *Rauch, E.*: Diagnostik nach F. X. Mayr. HVH (1977).
(173) *Raue, H.*: Rechtsmedizin auf Abwegen? . . . EHK 8 (1985), S. 608 ff.
(174) *Reckeweg, HH.*: Homotoxikologie. Ganzheitsschau einer Synthese der Medizin. Aurelia Baden Baden (1977)[4].
(175) *Reymond, E.*: Datenverarbeitung, Biologie und Homöopathie. Die C.E.I.A.-Methode. EHK 7 (1985), S. 525 ff.
(176) *Rilling, S.*: Zur Synopsis der Blutmineralien. EHK 4 und 7 (1975), Sonderdruck.
(177) *Rilling, S.*: Nicht toxische Additivtherapie und diagnostische Verfahren beim Karzinom. vfm (1979).

(178) *Rilling, S., Viebahn, R.*: Ozon-Sauerstoff-Therapie in Grundlagen und Anwendung. RuZ. 6 (1983), S. 10 ff.

(179) *Rilling, S., Viebahn, R.*: Die Dosierung in der Ozon-Sauerstoff-Therapie. RuZ 8 (1984), S. 15 ff.

(180) *Rilling, S., Viebahn, R.*: Die Ozon-Sauerstoff-Therapie. RuZ 12 (1984), S. 4 ff.

(181) *Ritter, H.*: Über die Verbreitung allgemein nicht üblicher Heilverfahren in der freien Praxis. Dt.Äbla. 39 (1968), S. 2113 ff.

(182) *Rölke, HW.*: „Außenseitermethoden" und Naturheilverfahren – Ihre Grenzen zur Schulmedizin verlaufen fließend. Der Dt. Arzt 7 (1984), S. 34 ff.

(183) *Rohlffs, K., Rodrian, J., Pirlet, K.*: Intestinale Autointoxikation und Kanzerogenese. MMW 41 (1976), S. 1327.

(184) *Rokitansky, O.*: Die eingeschränkte Radikaloperation des Mamma-Karzinoms mit prä- und postoperativer Enzymbehandlung. BM 4 (1976), S. 140 ff.

(185) *Rokitansky, O.* und *A.*: Elektronenmikroskopische Untersuchungen . . . nach Ozon – Sauerstoff-Applikation im Tierversuch. EHK 10 (1985), S. 773 ff.

(186) *Rosendorf, A.*: Neue Erkenntnisse in der Naturheilbehandlung aus fünfzigjähriger Praxis. Turm-Verlag. Bietigheim (1954).

(187) *Rost, A.*: Herde im Zahn-, Mund- Kieferbereich und ihre Sanierung mit Begleittherapie. BM 6 (1976), S. 205 ff.

(188) *Rost A.* (Hrsg.): Thermographie und Thermoregulationsdiagnostik. Med. Lit. Verlagsgesellschaft mbH. Uelzen (1980).

(189) *Rost, A.*: Wirkungsnachweis homöopathischer Mittel mit Hilfe der Thermographie. In *(188)*, S. 181 ff.

(190) *Rost, A.*: Zur Problematik der Herddiagnostik. ZM 13 (1981), S. 796 ff.

(191) *Rost, A.*: Thermoregulations-Diagnostik – Leitfaden und Atlas für die tägliche Praxis. Hippokrates. Stuttgart (1983).

(192) *Rothschuh, KE.*: Was ist Krankheit? . . . Wissensch. Buchges. Darmstadt (1975).

(193) *Rothschuh, KE.*: Konzepte der Medizin in Vergangenheit und Gegenwart. Hippokrates. Stuttgart (1978).

(194) *Rothschuh, KE.*: Aus der Geschichte der Naturheilbewegung (I). ZfA (1981), S. 1011 ff.

(195) *Rusch, V.* (Hrsg.): Dysbiosetherapie – Symbioselenkung (1977). Arbeitskreis f. Symbioselenkung e. V. D-6348 Herborn, Postfach 1580.

(196) *Rusch, V.* et. al.: Immunmodulation in Tiermodellen mit Präparaten intestinaler Bakterien. Cytobiolog. Revue 2 (1982), S. 82 ff.

(197) *Rusch, V.* et. al.: Zur Frage der Wirkung und Unschädlichkeit von Vakzinen physiolog. Bakterien. EHK 9 (1984), S. 597 ff.

(198) *Salz, H.*: Phytotherapie in der Allgemeinpraxis. Rbr. 65 (1985), S. 4.

(199) *Salz, H., Schneider, B.*: Perlinguales g – Strophanthin bei stabiler Angina pectoris. ZfA 33 (1985), S. 1223 ff.

(200) *Sander, FF.*: Über Genese und Pathologie latenter Azidosen. Der Dt. Apotheker 5 (1969), Sonderdruck.

(201) *Schaefer, H.*: Plädoyer für eine neue Medizin. Piper Verlag München (1979).

(202) *Schaefer, H.*: Gedanken zur Kritik am Ärztestand. Medica 3 (1980), S. 221 ff.

(203) *Schaefer, H.*: Kritische Bemerkungen zum Herzinfarkt. EHK 11 (1981), S. 876 ff.

(204) *Schettler, G.* (Hrsg.): Innere Medizin – Ein kurzgefaßtes Lehrbuch Bd. I. u. II. G. Thieme Verlag. Stuttgart (1970)[2].

(205) *Scheller, EF.*: Universeller zytoplasmatischer Krebsbluttest. BM 2 (1979), S. 362 ff.

(206) *Scheller, EF.*: Modell einer erfolgreichen Krebsbehandlung. BM 1 (1980), S. 39 ff.

(207) *Schimmel, H.*: Leitfaden zur . . . Bioelektronischen Funktionsdiagnostik – (BFD) . . . Über Fa. Pascoe. Gießen.

(208) *Schipperges, H.:* Moderne Medizin im Spiegel der Geschichte. dtv und Georg Thieme. Stuttgart (1970).

(209) *Schlaudraff, U.:* Beobachtung und Wahrnehmung In: „Der prakt. Arzt" 13 (1984), S. 1010 ff.

(210) *Schlenz, M.:* Die Schlenz-Kur ... Verlag G. Kaffke. Bergen-Enkheim b. Ffm. (1972)[9].

(211) *Schmid, H.:* Die neue Lebenshilfe Biorhythmik. Buch u. Zeit Verlagsges. Köln (1980).

(212) *Schmidt, K.; Bayer, W.* (Hrsg.): Mineralstoffwechsel und Abwehrsystem. vfm (1982).

(213) *Schmidt, K.:* Zink und granulozytäre Abwehr. In (*212*), S. 11 ff.

(214) *Schmidt, R.F.:* Neurobiologische Aspekte der Akupunktur und ihre Konsequenzen. Dt. Äbla 7 (1985), S. 413 ff.

(215) *Schmiedecker, K.:* Untrügliche Zeichen der Gesundheit. Verlag Neues Leben. A-4822 Bad Goisern.

(216) *Schmiedecker, K.:* Gesundung und ihr Training. Verlag Neues Leben. A-4822 Bad Goisern (1970, 1971)[2].

(217) *Schneider, B.:* Methodische Probleme bei Therapiestudien in der ärztlichen Praxis. Allgemeinmedizin 1 (1985), S. 25 ff.

(218) *Schnitzer, JG.:* Die neue Heilbehandlung für Diabetiker. Schnitzer KG – Verlag. St. Georgen (1978)[4].

(219) *Schnitzer, JG.:* Das Schnitzer-System zur Wiederherstellung der natürlichen Gesundheitsgrundlagen. Schnitzer KG – Verlag. St. Georgen (1980, 1981)[13].

(220) *Schnitzer, JG.:* Der heutige Stand der therapeutischen Erfahrungen mit „zivilisierter Urnahrung" (Schnitzerkost) als Basistherapie. EHK 12 (1983), S. 851 ff.

(221) *Schnizer, W.* et al.: Untersuchungen zur Sauerstoff-Mehrschritt-Therapie nach von Ardenne. Dt. Äbla 27 (1985), S. 2026 ff.

(222) *Schnorrenberger, CC., Kiang Ching –Lien:* Klassische Akupunktur Chinas (Ling Kü King). Hippokrates. Stuttgart (1974).

(223) *Schnorrenberger, CC.:* Chen-Chi – Das neue Heilprinzip. Aurum Verlag. Freiburg (1975).

(224) *Schnorrenberger, CC.:* Lehrbuch der chinesischen Medizin für westliche Ärzte. Hippokrates. Stuttgart (1978).

(225) *Schnorrenberger, CC.:* Die gegenwärtige Lage der Akupunktur in Ost und West. Der Dt. Arzt 13/14 (1981), S. 27 ff.

(226) *Schoeler, H.:* Über die wissenschaftlichen Grundlagen der Homöopathie (1948); Über angewandte Toxikologie (1949). Sonderdruck, hrsg. von DHU. Karlsruhe 41, Postfach 109.

(227) *Schönberger, M.:* Wirbelsäule und Schmerz – aus der Sicht der manuellen Medizin. Der prakt. Arzt 22 (1976), S. 4426 ff.

(228) *Schönberger, M.:* Die ganze Wirbelsäule behandeln – von oben bis unten, von unten bis oben. Der prakt. Arzt 9 (1978), S. 1120 ff.

(229) *Schönberger, M.:* Signale der gestörten Wirbelsäule – Allgemeinmedizin und Chirotherapie. EHK 8 (1981), S. 607 ff.

(230) *Schramm, E.:* Ein erweiterter bioelektronischer Test zur Bestimmung der Neoplasmaphasen... BM 3 (1978), S. 105 ff.

(231) *Schriefers, H.:* Glanz und Elend des Reduktionismus.... Med. Welt 1 (1983), S. 2 ff.

(232) *Schrömbgens, HH.:* Außenseitermethoden in der Allgemeinpraxis. MMW 49 (1978), S. 1620 f.

(233) *Schroth, R.:* „Die Schrothkur". Über Schrothkurheim in A-9821 Obervellach.

(234) *Schuler, R., Schuler, E.:* Symbiose und gezielte Symbioselenkung... Naturheilpraxis 2 (1978), S. 81 ff.

(235) *Sedlacek, E.:* Die Fußreflexzonen. EHK 9 (1982), S. 727 f.

(236) *Seeger, PG.:* Enzyme als Katalysatoren der Lebensprozesse in den Zellen. EHK 1 (1984), S. 39 ff.

(237) *Sehrt, U.:* Laudatio auf den Hirudo medicinalis. MMW 5 (1985), S. 16 ff.

(238) *Selawry, A. u. O.:* Die Kupferchlorid-Kristallisation . Gustav Fischer Verlag. Stuttgart (1957).

(239) *Senn, D.:* 20 Jahre Erfahrungen mit der Revitorgan-Therapie. EHK 3a (1984), S. 21 ff.

(240) *Seyfert, S.* et al.: Disseminierte Enzephalomyelitis nach Siccazell-Injektion. Dt. Äbla 41 (1985), S. 2984 f.

(241) *Sonnenschein, B.:* Zusammensetzung und Bedeutung der Darmflora des Menschen. EHK 5 (1984), S. 313 ff.

(242) *Stahlkopf, GC.:* Die kausale REGENA-Ganzheits-Zell-Therapie. RuZ 11 (1984), S. 4 ff und RuZ 13 (1984), S. 4 ff.

(243) *Steinlechner, F.:* Über Gefahren und Nutzen der Fluoride. BM 6 (1977), S. 483 ff.

(244) *Stiefel, T.:* NeyTumorin®-Sol: Ein biologischer Response Modifier in der Onkologie . . . EHK 3a (1984), S. 32 ff.

(245) *Stiles, EG.:* Muskelenergietechnik (MET): Therapeutische Grundsätze und praktische Anwendung. In (66), S. 150 ff.

(246) *Strobl, A.:* Die Zungendiagnostik als Hilfsmittel des praktischen Arztes. HVH (1979)[5].

(247) *Stübler, M.:* Die Arzneimittelprüfung am Gesunden. Moderne Prüfungsmethoden. EHK 7 (1985), S. 496 ff.

(248) *Sturm, E.:* Renaissance des Hausarztes. Springer-Verlag. Berlin–Heidelberg (1983).

(249) *Surya, GW.:* Paracelsus – richtig gesehen. Rohm-Verlag. 7120 Bietigheim (1980)[3].

(250) *Theill, CF., Rottka, H.:* Reduktions- und Außenseiterdiäten – Versprechen und Wirklichkeit. ZfA 8 (1985), S. 235 ff.

(251) *Theurer, K.:* Dreiländerkongreß . . . 1983 in Basel. Begrüßung. EHK 3a (1984), S. 1 f.

(252) *Theurer, KG.:* Die Zytoplasmatische Therapie und die Methoden der Serum-Desensibilisierung . . . EHK 3a (1984), S. 2 ff.

(253) *Thomas, B.:* Rohkost – Kochkost. Wie groß sind die Unterschiede? EHK 9 (1982), S. 688 ff.

(254) *Tilscher, H.:* Möglichkeiten und Grenzen der manuellen Medizin in der konservativen Orthopädie. In (66), S. 115 ff.

(255) *Tilscher, H., Eder, M.:* Psychosomatische Erkrankungen des Bewegungsapparats aus der Sicht des Orthopäden. Man. Med. 23 (1985), S. 94 ff.

(256) *Überla, KK.:* Die Qualität der Erfahrung in der Medizin. MMW 46 (1982), S. 18 ff.

(257) Upanishaden – Die Geheimlehre der Inder. Diederichs Verlag. Köln (1984).

(258) *Utsch, HH.:* Über die Zelltherapie und ihre Möglichkeiten. RuZ 9 (1984), S. 61 ff.

(259) *Varro, J.:* Die Krebsbehandlung mit Ozon. In (279), S. 85 ff.

(260) *Vithoulkas, G.:* Medizin der Zukunft – Homöopathie. G. Wenderoth Verlag. Kassel (1979).

(261) *Waerland, A.:* Die Waerlandkost hat uns gerettet. Verlag Volksgesundheit. Zürich.

(262) *Walb, L., Walb, J.:* Die Haysche Trenn-Kost. HVH (1981)[35].

(263) *Walb, HL.:* Die Elektroneural-Diagnostik und -Therapie nach Dr. Croon. EHK 9 (1982), S. 721 ff.

(264) *Weidner, K.:* Bedeutung der Ernährung in der modernen Medizin (Kongreßbericht). ZfA 35/36 (1983), S. 1977 ff.

(265) *Weingärtner, O.:* Perspektiven zum Nachweis der Wirksamkeit homöopathischer Medikamente. EHK 1 (1983), S. 34 ff.

433

(266) *Weiss, R.F.:* Lehrbuch der Phytotherapie. Hippokrates Stuttgart (1960, 1974)[3].

(267) *Wendt, L., Wendt, Th.:* Der Eiweißspeicher des Menschen, seine Krankheiten und ihre Therapie. EHK 8 (1978), S. 491 ff.

(268) *Wendt, L.:* Umweltverschmutzung – Blutverschmutzung – Angiopathien. EHK 11 (1979), S. 914 ff.

(269) *Wendt, L.:* Die Stellung der Biologie in unserem materialistisch-physikalischen Weltbild heute. EHK 12 (1979); 1 (1980) und 2 (1980).

(270) *Wendt, L.:* Gesund werden durch Abbau von Eiweißüberschüssen. EHK 12 (1983), S. 837 ff.

(271) *Werner, F., Voll, R.:* Elektroakupunktur – Fibel – Interpretation der Akupunkturregeln des Energieausgleichs. Med. Lit. Verlagsges. Uelzen (1975).

(272) *Wertsch, GI., Schrecke, BD., Küstner, P.:* Ohrakupunktur für die Praxis. Württemberg. Verl. ges. 7061 Oberberken (1975).

(273) *Wieland, W.:* Erkennen in der Medizin. AA 2 (1984), S. 129 ff. (Teil I); AA 3 (1984), S. 244 ff. (Teil II).

(274) *Wiesenauer, M.:* Unsere wichtigsten Naturheilverfahren. Hippokrates Verlag. Stuttgart (1984).

(275) *Windstosser, K:* Eine Methode der vereinfachten Blutwäsche nach *Windstosser. In (279),* S. 69 ff.

(276) *Windstosser, K.:* Die Summationsdiagnostik. . . . vfm (1974).

(277) *Windstosser, K.:* Die Ernährung des Krebskranken und Krebsgefährdeten. In (*285*), S. 209 ff.

(278) *Wolff, HH.:* Das medizinische Ozon. vfm (1979).

(279) *Wolff, HH.* (Hrsg.): Ozon-Therapie. HVH (1975).

(280) *Wolff, O.:* Anthroposophisch orientierte Medizin und ihre Heilmittel. Weleda AG. Arlesheim (Schweiz) – Schwäbisch Gmünd (1980).

(281) *Wurmser, L.:* Die Entwicklung der homöopathischen Forschung Allg. Homöopath. Zeitschrift, Hefte 8–11, (1969) (Sonderdruck der DHU, Postfach 430109, 7500 Karlsruhe 41).

(282) *Zabel, W.:* Die interne Krebstherapie und die Ernährung des Krebskranken. Bircher Benner Verlag. Bad Homburg v. d. Höhe und Zürich (1977)[6].

(283) *Zentralinstitut f. d. kassenärztliche Versorgung in der Bundesrepublik Deutschland* (Hrsg.): Standortbestimmung und Konzept Allgemeinmedizin... Deutscher Ärzteverlag. Köln (1982).

(284) *Zentralverband der Ärzte für Naturheilverfahren* (Hrsg.): Naturheilverfahren heute. Med. Lit. Verlagsges. Uelzen (1983)[3].

(285) *ZDN Zentrum zur Dokumentation für Naturheilverfahren e. V.* (Hrsg.): Ein ganzheitsmedizinisches Konzept am Beispiel: Krebs VGM Verlag für Ganzheitsmedizin. Essen (1984).

(286) *Zimmermann, W.* u. a.: Consilium Cedip Naturheilweisen. Cedip. München (1985).